Bryan T. Kelly / Asheesh Bedi
Christopher M. Larson / Eilish O'Sullivan

Sports Hip Injuries
Diagnosis and Management

髋部运动损伤
诊断与治疗

主　编　〔美〕布莱恩·T.凯利　等
主　审　王坤正
主　译　陈晓东　夏　军　何　伟

天津出版传媒集团
天津科技翻译出版有限公司

著作权合同登记号:图字:02-2018-219

图书在版编目(CIP)数据

髋部运动损伤 : 诊断与治疗 / (美) 布莱恩 · T. 凯利 (Bryan T. Kelly) 等主编 ; 陈晓东, 夏军, 何伟主译. —天津:天津科技翻译出版有限公司,2020.11

书名原文:Sports Hip Injuries: Diagnosis and Management

ISBN 978-7-5433-4044-2

Ⅰ.①髋… Ⅱ.①布… ②陈… ③夏… ④何… Ⅲ.①髋骨-运动性疾病-损伤-诊疗 Ⅳ.①R683.3

中国版本图书馆 CIP 数据核字(2020)第 156824 号

The original English language work:
Sports Hip Injuries: Diagnosis and Management, first edition ISBN: 9781617110467
by Bryan T. Kelly, Asheesh Bedi, Christopher M. Larson, Eilish O'Sullivan has been published by:SLACK, Inc.
Thorofare. New Jersey, U. S. A.

授权单位:SLACK Incorporated
出　　版:天津科技翻译出版有限公司
出 版 人:刘子媛
地　　址:天津市南开区白堤路 244 号
邮政编码:300192
电　　话:(022)87894896
传　　真:(022)87895650
网　　址:www.tsttpc.com
印　　刷:天津海顺印业包装有限公司分公司
发　　行:全国新华书店
版本记录:787mm×1092mm　16 开本　19 印张　400 千字
2020 年 11 月第 1 版　2020 年 11 月第 1 次印刷
定价:138.00 元

(如发现印装问题,可与出版社调换)

译者名单

主　审　王坤正

主　译　陈晓东　夏　军　何　伟

副主译　朱俊峰　沈　超　盛璞义　张庆文　黄钢勇

译　者　（按姓氏汉语拼音排序）

陈光兴　中国人民解放军陆军军医大学第一附属医院

陈疾忤　复旦大学附属华山医院

陈康明　复旦大学附属华山医院

陈蔚深　中山大学附属第一医院

陈晓东　上海交通大学医学院附属新华医院

陈哲峰　江苏省人民医院

丁哲慈　复旦大学附属华山医院

古明晖　中山大学附属第一医院

韩　雪　北京电力医院

何　伟　广州中医药大学第一附属医院

黄钢勇　复旦大学附属华山医院

李　川　中国人民解放军联勤保障部队第九二〇医院

李　扬　上海交通大学医学院附属新华医院

李春宝　中国人民解放军总医院

刘　帅　中国医科大学附属盛京医院

彭建平　上海交通大学医学院附属新华医院

沈　超　上海交通大学医学院附属新华医院

盛璞义　中山大学附属第一医院

苏　眺　中国人民解放军陆军军医大学第一附属医院

汤哲雄　中国人民解放军陆军军医大学第一附属医院
王　宁　中国人民解放军总医院
王雪松　北京积水潭医院
魏秋实　广州中医药大学骨伤科研究所
夏　军　复旦大学附属华山医院
徐　峰　北京石景山医院
张庆文　广州中医药大学第一附属医院
张阳春　深圳市宝安人民医院
张紫机　中山大学附属第一医院
赵潇艺　中山大学附属第一医院
朱俊峰　上海交通大学医学院附属新华医院

主编简介

Bryan T. Kelly 博士，运动医学损伤、关节镜和开放性手术治疗围髋关节非关节炎疾患专家。他在威尔·康奈尔医学院任教，并在纽约特种外科医院和纽约–长老会医院任职。他担任纽约巨人队和美国职业足球大联盟纽约红牛队队医，并在新泽西网队和三州地区的几个大学队担任髋部损伤治疗团队顾问。

2001 年于纽约特种外科医院完成住院医师规培后，Kelly 医师在那里完成了为期两年的运动医学和肩部外科专科培训。随后，他在匹兹堡大学医学中心运动医学中心师从 Marc J. Philippon 医师，完成了髋部运动损伤和关节镜的专科培训。在开始独立执业之前，Kelly 医师还获得了 AO 国际访问学者奖，在此期间，他向奥地利萨尔茨堡 Landeskliniken 医院的 Herbert Resch 医师以及瑞士伯尔尼的 Reinhold Ganz 教授学习了有关开放性术式治疗髋部和肩部损伤的先进技术。

Kelly 医师目前担任保髋中心主任，该中心旨在为各级髋部损伤患者提供多学科治疗。其临床和基础科学研究方向范围较广，包括开发临床结果登记评估系统、用生物力学研究评估髋股撞击症中的撞击模式和盂唇修复技术、开发用于盂唇重建和软骨损伤的合成支架，以及发展用于治疗髋关节周围软组织损伤的新型手术技术。他撰写了 100 余篇科研论文、图书章节和评论文章。

Asheesh Bedi 博士，密歇根大学骨科和运动医学项目 Harold 及 Helen W. Gehring 早期职业教授，纽约特种外科医院保髋中心兼职副教授。他还是密歇根大学和东密歇根大学运动队队医，也是美国职业橄榄球大联盟和国家冰球联盟球员协会的顾问医师，专门从事针对肩、肘、髋部和膝部的关节镜和开放手术。Bedi 医师在西北大学完成了本科培训，并以最优等成绩毕业。他于密歇根大学医学院获得 AΩA 认证后毕业，并留在安娜堡，继续在密歇根大学进行骨外科住院医师培训。随后，Bedi 医师在纽约特种外科医院和威尔·康奈尔医学院完成了运动医学、肩部外科和保髋的专科培训。他因与 Scott Rodeo 医师一起在骨科基础研究和肌腱骨愈合研究方面的工作获得了 2008

年和2009年的Leonard Marmor杰出骨科住院医师奖和纽约特种外科医院Philip D. Wilson卓越奖。Bedi医师是2010年和2014年美国肩肘外科医师Neer奖获得者，也是美国运动医学骨科学会颁发的2010年Cabaud奖获得者。他撰写了200多篇有关运动员肩、肘、膝部和髋部损伤的论文、图书章节和同行评审出版物。

Christopher M. Larson博士，受过运动医学专科培训，主要致力于髋关节镜、髋股撞击症的治疗、前交叉韧带重建和腘绳肌近端修复。在明尼苏达大学完成本科（最优等成绩）和医学院（AΩA荣誉）学习后，Larson医师在北卡罗来纳大学进行住院医师培训，完成了住院医师基础研究，获得了明尼阿波利斯运动医学中心教学奖，并同时完成了运动医学专科培训。他已经完成了3000多例髋关节镜检查/髋股撞击症矫正手术，并定期在国内外开展讲座。他是北美关节镜协会的主讲师，美国矫形外科协会保髋课程联合主席，发表了100多篇有关髋关节和膝关节运动医学的同行评审文章和图书章节。Larson医师目前是明尼苏达狂野队（国家冰球联盟）队医，并于2007—2011年担任明尼苏达维京人队（美国职业橄榄球大联盟）队医。他是明尼苏达州骨科运动医学研究所/Fairview骨科运动医学专科培训项目主任。

Eilish O'Sullivan，物理治疗师、物理治疗博士、骨科专科认证物理治疗师，专门治疗髋部和核心肌肉损伤。她目前担任Kelly医师团队的临床护理协调员，负责监督患者的临床护理并使他们重返运动。她还小范围地治疗有髋部和核心肌肉损伤的患者。O'Sullivan医师毕业于普林斯顿大学，获得心理学学士学位。她在麻省总医院职业健康学院获得物理治疗博士学位，然后在斯波尔丁康复医院实习一年。随后，她去了纽约特种外科医院，在运动康复和实战中心工作，开展了一系列关于髋关节康复和核心肌肉稳定主题的继续教育课程。O'Sullivan医师是美国物理治疗协会体育学组成员，研究方向包括髋关节生物力学和髋关节损伤后恢复运动，她在这两个方向已出版了相关著作。

编者名单

Stanley Antolak, MD (Chapter 10)
Interventional Pain Management
Medical Advanced Pain Specialists
Edina, Minnesota

Patrick Birmingham, MD (Chapter 7, 13)
Orthopaedic Sports Medicine
NorthShore University HealthSystem
Chicago, Illinois

James P. Bradley, MD (Chapter 8)
Department of Orthopedic Surgery
University of Pittsburgh
Pittsburgh, Pennsylvania

Karen K. Briggs, MBA, MPH (Chapter 18)
Center for Outcomes-Based Orthopaedic Research
Steadman Philippon Research Institute
Vail, Colorado

J. W. Thomas Byrd, MD (Chapter 12)
Nashville Sports Medicine Foundation
Nashville, Tennessee

Steven B. Cohen, MD (Chapter 8)
Department of Orthopedic Surgery
Sydney Kimmel Medical College at Thomas Jefferson University
Rothman Institute
Philadelphia, Pennsylvania

Struan H. Coleman, MD, PhD (Chapter 14)
Sports Medicine and Shoulder Service
Hospital for Special Surgery
New York, New York

Toni Dauwalter, PT (Chapter 17)
Accelerated Sports Therapy & Fitness
Plymouth, Minnesota

Pete Draovitch, PT, MS, ATC, CSCS (Chapter 17)
Sports Rehabilitation and Performance Center
Hospital for Special Surgery
New York, New York

Jaime Edelstein, PT, DScPT, COMT, CSCS (Chapter 17)
Hospital for Special Surgery
New York, New York

Marci Goolsby, MD (Chapter 11)
Primary Care Sports Medicine
Hospital for Special Surgery
New York, New York

Carlos A. Guanche, MD (Chapter 8)
Southern California Orthopedic Institute
Van Nuys, California

Suzanne Gutierrez-Teissonniere, MD (Chapter 15)
NY Sports Med
New York, New York

Landon Hough, MD (Chapter 11)
Primary Care Sports Medicine
Mercy Sports Medicine
Springfield, Missouri

Aaron J. Krych, MD (Chapter 5)
Department of Orthopedic Surgery
Mayo Clinic
Rochester, Minnesota

Michael Leunig, MD (Chapter 3)
Department of Orthopaedic Surgery
Schulthess Clinic
Zurich, Switzerland

Eddie Y. Lo, MD (Chapter 8)
Orthopedic Surgery
California Pacific Medical Center
San Francisco, California

Travis Maak, MD (Chapter 12)
Orthopedic Surgery
University Orthopaedic Center
Salt Lake City, Utah

Hal D. Martin, DO (Chapter 10)
Baylor University Medical Center
Hip Preservation Center
Dallas, Texas

Peter J. Moley, MD (Chapter 15)
Department of Physiatry
Hospital for Special Surgery
New York, New York

Shane Nho, MD (Chapter 9)
Hip Preservation Center
Department of Orthopaedic Surgery
Rush University Medical Center
Chicago, Illinois

Nikhil Oak, MD (Chapter 6)
Orthopaedic Surgery
University of Michigan Health System
Ann Arbor, Michigan

Marc J. Philippon, MD (Chapter 18)
Department of Hip Arthroscopy
Center for Outcomes-Based Orthopaedic Research
Steadman Philippon Research Institute
Vail, Colorado

Lazaros A. Poultsides, MD, MSc, PhD (Chapters 1, 4, 9)
Department of Orthopaedic Surgery
Hospital for Special Surgery
New York, New York

Anil Ranawat, MD (Chapter 14)
Sports Medicine and Shoulder Service
Hospital for Special Surgery
New York, New York

Marc R. Safran, MD (Chapters 11, 14, 15
Department of Orthopaedic Surgery
Stanford University School of Medicine
Redwood City, California

Ernest L. Sink, MD (Chapter 16)
Center for Hip Preservation
Hospital for Special Surgery
New York, New York

Jack G. Skendzel, MD (Chapter 18)
Summit Orthopedics
Woodbury, Minnesota

Michael D. Stover, MD (Chapter 4)
Department of Orthopaedic Surgery
Feinberg School of Medicine
Northwestern University
Chicago, Illinois

Matthew Thompson, MD (Chapter 14)
Orthopedic Surgery
Drisko, Fee, & Parkins
Independence, Missouri

Lisa M. Tibor, MD (Chapters 3, 16)
Kaiser Permanente Medical Center
South San Francisco, California

James Voos, MD (Chapter 6)
Division of Sports Medicine
Department of Orthopaedic Surgery
University Hospitals Case Medical Center
Cleveland, Ohio

Russell F. Warren, MD (Foreword)
Sports Medicine and Shoulder Service
Hospital for Special Surgery
New York, New York

Alexander E. Weber, MD (Chapter 1)
Department of Orthopaedic Surgery
University of Michigan
Ann Arbor, Michigan

中文版序言

21世纪，关节置换技术的成熟和推广，是国内关节外科领域最为瞩目的成绩。与此同时，面对年轻或症状轻微的患者，专科医师也在探索：除了等待置换，是否还有其他治疗手段可以纠正畸形、改善症状并延缓髋关节的退行性病变。过去10年，随着经济的快速发展，国人对体育运动的热情日渐高涨，对更高生活质量的追求尤为迫切。原先不易被察觉的髋关节疾病，由于高活动量的激发，如今可以更早地被发现。正是基于这样的背景，保髋手术治疗近年来快速发展，并引起国内同道的广泛兴趣。

髋关节镜手术并不是一个新生事物。尽管存在设备使用门槛较高和学习时间较长等问题，但由于微创的优点，髋关节镜技术在国内方兴未艾。其临床应用从初期的探查、诊断、游离体取出和冲洗，逐渐发展到髋关节撞击的治疗。髋关节撞击综合征，大多特指一类以髋关节解剖结构轻度异常为特征的疾病，这种异常撞击导致盂唇和软骨退行性病变，最终形成髋关节骨关节炎。接受髋关节镜治疗的多是年轻患者，手术包括盂唇的修补、重建，股骨骨软骨成形术，关节囊和其他关节外病变的处理。文献中的术后随访肯定了髋关节镜的临床效果，但也发现了一些问题，需要进一步研究来解决。例如，髋关节不稳，尤其是合并轻度髋关节发育不良的患者，髋关节镜手术可能导致其关节不稳加重，促使关节退行性病变的进展。能否在此类疾病诊疗中继续应用髋关节镜？是否需要调整技术流程？如何定义髋关节镜临床应用的适应证？这些都是近年来众多专科医师关心并积极探讨的话题。

基于上述学科背景，本书主译陈晓东、夏军、何伟三位教授联合本领域多位知名学者，翻译了本书。本书不仅包含髋关节撞击的解剖、临床体检的介绍，还有关于髋关节不稳和周围软组织损伤的分析，以及相关运动损伤和康复的内容。希望本书的出版有助于将保髋手术治疗体系逐渐向标准化和规范化方向推动。相信在未来很长的一段时间里，这一领域必将是百花齐放、百家争鸣，有时甚至会令人迷茫，但这是迈向成功的必经之路。展望未来，期待有更多的专科医师加入保髋行列。保髋成功的喜悦，会充盈每个患者和专科医师的心，这是最好的礼物。

中华医学会骨科学分会候任主任委员、关节外科学组组长

中文版前言

以往多数骨科医师对于髋部疼痛的认识仅限于骨折、股骨头坏死、滑膜炎或是肌肉扭伤。近年来，随着人们对髋关节解剖以及生物力学的进一步了解，发现髋关节解剖结构异常可导致运动力学的改变，进而损伤髋关节软骨、盂唇、关节囊与软组织，最终导致骨性关节炎的发生，如髋关节发育不良、髋股撞击症，以及盂唇损伤等。而诊疗技术与手段的不断发展，不仅深化了人们对上述疾病的认识，也改变了上述髋关节疾病的治疗方式。

近10年来，髋关节镜的应用呈爆炸式增长。基于我国人口基数庞大，以及生活与运动方式的改变，髋关节损伤发病率较高，对髋关节镜等保髋治疗的需求极大。然而，我国在此领域才刚刚起步，仅有少数医疗中心涉足保髋以及髋关节镜领域，这显然无法满足广大患者的需求。

本书内容翔实，介绍了髋关节的解剖，髋关节损伤的病理生理、临床表现、体格检查、影像学以及治疗方案的选择，包括非手术治疗与手术治疗，手术治疗又包括开放手术和髋关节镜手术。本书尤其对髋关节发育不良与髋关节不稳定、髋股撞击症以及髋关节周围不同肌群损伤的诊治等做了详尽描述，此外，对髋关节运动损伤的诊断与处理亦做了详细介绍。为此，我们组织国内同行翻译了本书，希望对骨科医师，特别是有志于保髋的关节外科医师有所帮助。由于时间紧迫，书中难免存在差错，欢迎各位同道批评指正！

陈振东 夏亚 何伟

序言

《髋部运动损伤:诊断与治疗》一书由 Bryan T. Kelly、Asheesh Bedi、Christopher M. Larson 和 Eilish O'Sullivan 四位医师主编,汇集了他们多年丰富的临床经验。以前,运动员髋部损伤通常被诊断为拉伤,且很少有客观证据,因此对运动员的髋部损伤知之甚少。本书为运动医学医师或物理治疗师评估髋部疾病提供了新的思路与方法。诊断标准的确立以及影像学的发展突出了这些进步。

凸轮型和钳夹型撞击的概念早已被阐明,其治疗方法及其疗效也为人所知。凸轮型撞击和不稳定的问题也已被良好阐述。髋关节疾病和相关损伤,如运动疝、内收肌拉伤和耻骨联合症状都被详细阐述。运动医学医师会发现,本书中对许多以前令人费解的损伤进行了分类,并制订出相关治疗方案。本书由多位杰出的编者精心编写,将有助于运动医学医师更好地服务患者。

Russell F. Warren
运动医学和肩部专科
特种外科医院
纽约州,纽约市

前 言

在过去的5~10年中，我们对非炎性髋部疼痛评估和管理的了解不断加深。传统上，髋部疼痛和髋部损伤的评估仅限于明显的病症，如髋关节炎和髋部骨折，或之前被认为是微不足道的“软组织”拉伤和挫伤，如腹股沟拉伤、髋痛点以及滑囊炎。两个同步进展的领域使我们对运动损伤和髋部疾病早期潜在的生物力学基础方面的复杂性认识有了极大改善。第一个是运动医学领域，由于诊断技能的提高，我们可以更好地解释细微的关节内疾病及其对核心肌肉的影响，从而进一步明确髋关节和髋部损伤在运动表现中的作用。第二个是保髋领域，我们对股骨头和髋臼之间生物力学不匹配对于早期髋部损伤和损伤发展的影响的理解有了重大进展。这些平行区域的整合加速了我们对髋部和早期髋部损伤在人类行为和功能中重要性的理解。

有症状的髋部损伤的发展与髋关节的基础解剖结构相关，并与关节受到的机械负荷有关。保髋领域的领导者已经阐明了髋关节结构解剖复杂性以及病理性髋部结构影响关节负荷特征的各种方式。髋股撞击症(FAI)可能最能代表引起非发育不良髋关节中早期软骨和盂唇损伤发展的常见机制。股骨近端和(或)髋臼解剖异常导致髋部动态运动期间发生重复碰撞，导致股骨头颈交界处对髋臼缘区域的异常负荷。由此产生的异常运动可直接损伤软骨、盂唇和关节囊周围结构，最终导致早期骨关节炎的改变。髋关节在运动期间受到的机械负荷可超过体重的5~7倍。当这些负荷与FAI中观察到的病理结构改变相结合时，在体育运动中髋部动态运动期间发生的此类重复碰撞的影响将被放大。运动过程中机械过载的放大效应可用于局灶性软骨和盂唇病变的早期诊断和治疗。

关节镜检查在上述进展中的作用在于其能够通过侵入性较小的技术解决多种关节内疾病，从而实现更快速的康复。缩短恢复时间和降低相关软组织发病率的重要性最明显地体现在运动员中，其中，加速恢复在其运动寿命的延续中起决定性作用。髋关节镜检查的技术挑战可能令人生畏，需要详细了解髋关节的独特解剖学特征。相对于膝、肩和踝等更浅表关节的关节镜检查，髋关节位于多个肌肉层的深处，使得与建立通道时和器械操作相关的周围软组织损伤更成问题。髋关节特有的其他解剖学挑战包括股骨头和髋臼之间高度匹配的关节面，需要关节牵开以允许器械安全地进入，以及较厚的关节囊不方便操作。

多项生物力学研究已经开始证明盂唇和关节囊在髋关节静态稳定性中的重要性。盂唇在股骨头周围形成圆周密封圈并产生负压密封效应，这对于维持关节内静水压非常关键，其减少了关节负荷期间的软骨硬度和压力。随着髋关节镜的发展，器械和技术得以提高，使得关节囊损伤和关节微不稳定修复以及治疗技术得以发展。

在患有FAI的高水平运动员中，患者的髋部经常处于过度和超生理范围的活动状态，导致较高的撞击负荷。对关节周围软组织(包括盂唇、关节囊和上层肌肉组织)的代偿性作用导致盂唇的直接损伤和撕裂、关节囊衰减，以及对周围肌肉组织和局部神经的直接和间接影响。盂唇修复和髋部囊肿的基本原理是通过解剖修复恢复唇功能，并减少患有囊膜薄弱患者的冗余关节囊。髋部临床检查，以及对盂唇病变、FAI、软骨损伤、关节囊松弛和关节外软组织损伤的诊断评估，并非矫形外科医师传统培训的重点领域。随着我们对导致髋部病变症状的各种临床表现了解的加深，临床检查技能变得更加重要。

髋关节镜技术要求较高，这使得其手术操作程序比其他关节的关节镜手术更难。目前，关于修复/重新固定和恢复盂唇解剖和功能的重要性观点表明，适当的修复技术，无论是开放术式还是关节镜下操作，对正常髋部功能都很重要。普遍的共识是，无论是通过有限的清创还是修复技术，应尽一切可能保护功能性盂唇组织。然而，关于关节囊在髋关节稳定性中的作用的意见并不统一。当采用更先进的技术，利用选择性关节囊切开术改善外周间室病变的暴露时，恢复正常的关节囊解剖结构在预后中显然也很重要。

在保髋领域专家的持续努力下，已经证明大多数关节内病变与一些可识别的机械性力线不良相关。FAI仍然是最常相关的力学问题，可导致盂唇和软骨病变，并可通过关节镜干预治疗。通常，导致运动相关髋关节损伤的动态力学因素包括凸轮型撞击、髋臼边缘撞击、股骨后倾和股骨内翻。静态超负荷问题，包括髋臼发育不良和股骨侧发育不良，如股骨前倾和股骨内翻，也会导致关节内病变。然而，由于在这些情况下无法改变潜在的力学特征，因此，它们不太可能通过关节镜技术治疗。彻底了解潜在的力学问题对于成功诊断和治疗关节内髋部病变至关重要。

髋部损伤伴有FAI或不稳定的患者通常伴有相关软组织代偿性损伤。经常受关节内髋关节紊乱影响的软组织结构包括屈髋复合体、髂腰肌腱、内收肌群和腹直肌腱、近端腘绳肌腱复合体损伤和外展肌功能丧失。髋关节弹响综合征包括髋关节内弹响(腰肌腱)和髋关节外弹响(髂胫束),在腱性结构收缩并穿过骨性股骨和骨盆的突出部位时经常可以听到或触及。这些综合征可孤立发生,但它们通常与某些已知的结构性力线不良和关节内损伤相关。以转子滑囊炎、外展肌腱炎以及臀中肌和臀小肌肌腱撕裂为表现的外展肌功能障碍也可导致髋部周围的症状性关节周围软组织功能障碍。

随着我们对运动医学和保髋等骨科亚专科中髋部损伤的评估和治疗了解的加深,对运动员和非运动员患者髋部症状病因学的了解也更为深入。在运动中,髋关节机械性力线不良与随后的跛行和软骨损伤发展之间的明确关系可以被放大。在许多情况下,运动时的关节负荷将导致症状的早期发作,应允许早期治疗干预。在过去的10年中,随着对病理学了解的加深,髋关节镜在治疗这些关节内疾病中的应用已经发生了变化。目前,技术和手术器械的更新使治疗效果不断被优化,但应继续强调正确的患者选择,正确地治疗关节内病变和潜在的结构性力线不良,这对于该领域的进一步发展十分必要。

本书是第一部尝试将传统保髋概念与高水平运动员髋部损伤相关的独特问题结合起来的教科书。基于此,我们将本书分成两部分。第1部分“基础损伤模式”讨论了与非关节炎性髋关节疾病相关的损伤,重点介绍基本的病理解剖过程、临床表现、体格检查、影像学、处理要点和不同的治疗选择,包括非手术治疗、关节镜和开放手术。本部分中的每一章还包含了一般康复原则。第2部分“运动性损伤”将关注常见的髋部和骨盆损伤,重点是运动员中最常见的损伤。本部分将关注紧急情况中的初始评估、处理和治疗方法,并且适用于可能是第一个评估这些运动员的教练员和初级保健医师。本部分将涉及安全返回比赛、退赛管理、适当的检查和评估、赛季损伤处理、治疗指南、特定运动康复和重返比赛等问题。

本书旨在为专注于这些患者治疗和手术处理的骨科医师提供有价值的参考,同时为教练员、物理治疗师和初级保健医师提供运动员的初步评估方法和评估指南。

Bryan T. Kelly

我们希望将本书献给我们所有的患者。我们帮助过很多患者,但显然我们也从患者身上学到很多。如果没有他们的信任,这一领域就不可能取得进步。我们也希望将本书献给我们各自的导师,是他们让我们在这一领域取得进步,是他们的悉心教导使我们成为优秀的外科医师,并培育了我们对于扩展这一通常被误解或忽略领域的求知欲。

目　录

第 1 部分　基础损伤模式 …… 1

第 1 章　解剖基础和临床检查 …… 3

第 2 章　髋股撞击症：病理解剖、临床评估和关节镜治疗策略 …… 23

第 3 章　髋股撞击症：开放手术治疗的策略和结果 …… 45

第 4 章　发育不良和不稳定 …… 57

第 5 章　外伤性髋关节半脱位/脱位和髋股撞击症所致的不稳定 …… 72

第 6 章　髋关节前侧软组织损伤：髋屈肌、髂腰肌和髂嵴撞击 …… 83

第 7 章　髋关节内侧软组织损伤：内收肌劳损和运动性耻骨痂/核心肌群损伤 …… 96

第 8 章　髋关节后侧软组织损伤：腘绳肌 …… 114

第 9 章　髋关节外侧软组织损伤：外展肌和髂胫束综合征 …… 128

第 10 章　髋关节和深部臀肌综合征的神经压迫 …… 139

第 11 章　髋关节和骨盆的应力性骨折 …… 155

第 2 部分　运动性损伤 …… 171

第 12 章　接触类运动员：足球和橄榄球 …… 173

第 13 章　旋转类运动员：曲棍球、足球、长曲棍球、篮球和摔跤 …… 192

第 14 章　过顶运动员：棒球、排球和网球 …… 203

第 15 章　耐力运动员：跑步、骑车、划船和铁人三项 …… 217

第 16 章　极限运动项目运动员：舞蹈、啦啦队、花样滑冰和体操 …… 234

第 17 章　专项运动康复指南 …… 251

第 18 章　重返运动的结果 …… 268

索引 …… 281

第 1 部分

基础损伤模式

第 1 章 解剖基础和临床检查

Alexander E. Weber, Lazaros A. Poultsides, Eilish O'Sullivan, Bryan T. Kelly, Asheesh Bedi

对运动员髋关节运动损伤的成功处理是基于全面、彻底的诊断评估。在对这样一名患者的评估中,首要的是进行系统的检查。因此,将髋关节的正常解剖和病理由浅至深层次化,有利于全面而系统地评估有腹股沟和髋关节疼痛的运动员其疼痛产生的独立或关联因素(表 1-1)。在本章中,我们将会讨论前面提到的评估髋关节病理状态时的分层方法,介绍一种全面的临床检查,并提供必要的影像诊断加以概述,以确诊并制订最佳的治疗方案。

分层法在髋痛运动员诊断中的应用

第Ⅰ层:骨软骨层

第Ⅰ层是骨软骨层,其提供了髋关节的正常匹配和骨关节动力学。组成这一层的结构有髋骨、髋臼和股骨。这一层的异常可被分为截然不同的 3 类:①静态过载荷;②动态撞击;③动态不稳定[1-8]。导致静态过载荷的解剖学变异包括髋臼外侧或前方覆盖不全/发育不良、股骨前倾和髋外翻。这些异常结构导致了轴向负重位(如站位)时股骨头和髋臼间的偏心载荷、异常应力增加以及不对称载荷。在髋关节活动时,由于股骨头和髋臼缘间出现非正常的应力和接触,力学因素可能会造成髋关节疼痛。第Ⅰ层内不同的结构变异,包括髋股撞击症(FAI)(凸轮型以及局部或广泛髋臼缘撞击)、股骨反倾和股骨内翻可能造成这样的力学撞击。当参加运动比赛或日常活动需要的关节功能性活动度超过了髋关节解剖学结构允许的生理性活动时,则必伴随代偿性的活动度增加。特别是耻骨联合、骶髂关节和腰椎活动度与应力会增加。当功能性活动的需求超过正常活动度的限制时,发生在极度内旋末期的前方强力接触可能会导致股骨头撬出髋臼窝,表现为髋关节后方半脱位形式的动态不稳[1,9]。而后方超生理性接触可能会发生前方半脱位。在 X 线片上的各种影像学指标,如 Tönnis 骨关节炎分级、外侧中心边缘角、Tönnis 角和源于 CT 扫描的测量,能更好地描述骨性解剖并有助于力学诊断[10-16]。

表 1-1 髋关节解剖和病理分层方法的概述

层次	名称	结构	目的	病理	
Ⅰ	骨软骨层	股骨 髋臼 髋骨	关节匹配度 关节运动学/生物力学	静态 • 发育性发育不良 • 髋臼过深/内陷 • 股骨/髋臼倾角 • 股骨内外翻	动态 • 凸轮型/髋臼缘撞击 • 粗隆撞击 • 棘下撞击 • 软骨剥脱
Ⅱ	关节囊盂唇层	关节囊 盂唇 韧带复合体 圆韧带	静态稳定性	• 关节囊不稳定 • 盂唇撕裂 • 圆韧带撕裂 • 粘连性关节囊炎	
Ⅲ	肌肉层	关节周围肌肉系统 腰骶肌肉系统 盆底	动态稳定性	前部 • 耻骨痛 • 屈髋受限 • 髂腰肌/股直肌撞击 内侧 • 内收肌肌腱病 • 腹直肌肌腱末端病 后部 • 腘绳肌腱扭伤 • 深臀综合征 外侧 • 转子周围疾病 • 臀中肌撕裂	
Ⅳ	神经层	骨盆带和髋关节的神经血管系统 机械性刺激感受器 胸腰和下肢力学	生物反馈 运动链灌注的时机和顺序	神经 • 神经卡压 • 脊神经牵涉痛 • 神经肌肉功能失调 • 区域疼痛综合征	力学 • 脊柱侧弯 • 步行/足部结构和力学变化 • 骨盆姿态 • 耻骨炎 • 骶髂功能失调 • 耻骨联合功能失调

形态解剖

对患有髋关节疼痛的运动员骨软骨层的评估可由髋关节骨性标志物的认识开始。最重要的骨性标志物包括大转子、髂前上棘(ASIS)、耻骨联合、髂嵴、髂后上棘和坐骨(图 1-1)。这些标志物在体格检查时作为深层软组织结构的参考点。例如,髋关节镜术中大粗隆和 ASIS 已被认为是准确建立外侧和前方通道的关键标志。

髋关节的骨结构

髋关节、股骨和骨盆在软骨中预先成形。髂骨、坐骨和耻骨的骨化中心被称作 Y 形软骨。在宫内发育大约 9 周时,髂骨的骨化中心最先出现。坐骨和耻骨的骨化中心分别在第

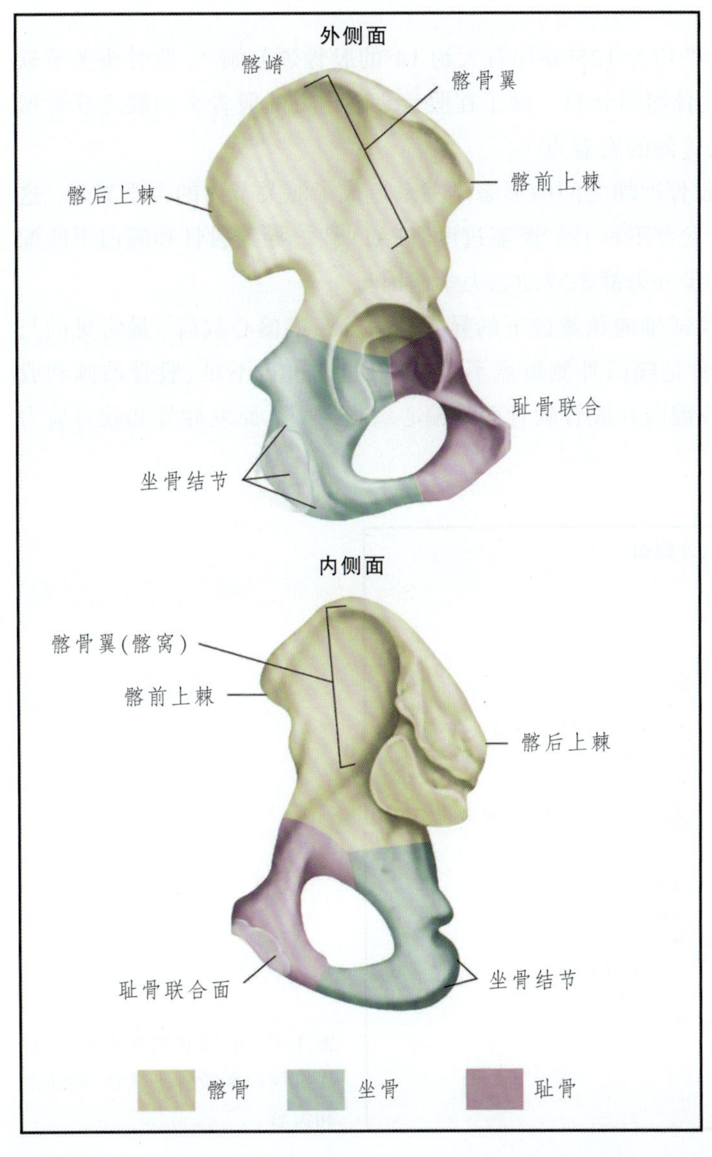

图 1-1　髋部体检时可触及的骨性标志,包括 ASIS、耻骨联合、髂嵴、髂后上棘和坐骨结节。

16个月和第20个月时出现。髋臼一直是一个软骨结构，直到8~9岁时才开始转化为骨性结构。软骨中心的融合在16~18岁时完成[17,18]。

在围生期，髋臼的形态同样发生改变。起初，髋臼是一个深陷的、几乎完全包绕股骨头的腔，逐步塑形变浅直至出生。在产后期，这一过程反转，髋臼又变深[19,20]。

近端股骨的两个骨化中心（股骨骨骺和大粗隆隆起）在出生前并没有出现，然而，它们在出生后的第一年内变得明显。股骨骨骺骨化中心位于股骨头偏外侧，并在早期发育中经历了一个相似的形态学改变。3岁前，其前后径比横径大，随后前后径和横径相等，继之横径进一步发展[21,22]。成人髋臼对股骨头的骨性覆盖比在儿童和青少年中要大。然而，加上盂唇后，儿童髋臼对股骨头的覆盖要比成人大[23]。

关节面，或者卵圆窝，为马蹄形，并且髋臼的中下部缺乏软骨。这一裸露的区域是圆韧带在髋臼侧附着的位置，而圆韧带被滑膜的脂肪垫所包绕。马蹄形的髋臼在下方由髋臼横韧带连接（图1-2）[17]。

在髋关节股骨侧，颈干角平均为125°并伴有大约14°的股骨颈前倾[24]。股骨头关节软骨约占2/3的球面。股骨头软骨均匀分布，除了在股骨头下内方的股骨头凹缺乏软骨覆盖，此股骨头凹是圆韧带在股骨侧的附着点[17]。

发育异常的骨性髋臼和股骨近端之间的形态学关系造成了髋关节内的力学异常。这种异常可表现为“覆盖不足”（发育不良）到“覆盖过度”（FAI）[1,4,5]。导致股骨和髋臼不匹配的特定病理原发因素，可进一步分为静态或动态力学病因[1]。

静态力学因素导致站立位或轴向负重位下的异常应力分布或偏心载荷。最常见的与静态力学应力相关的骨性异常是髋臼外侧覆盖不足、髋臼前方覆盖不足、股骨前倾和股骨外翻。前面提到的应力导致髋臼和股骨软骨面的偏心磨损[1,25-27]。原发性骨和软骨应力

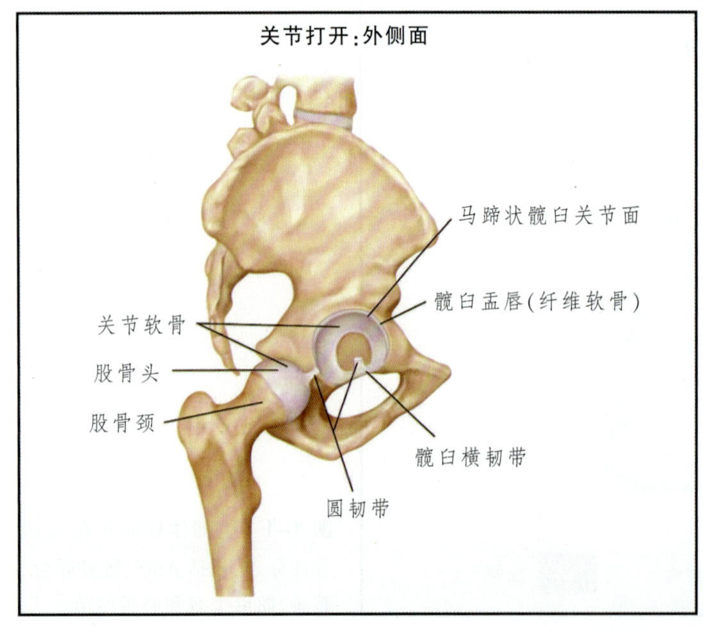

图1-2 髋臼和股骨头示意图，注意髋臼和股骨头软骨、圆韧带和盂唇。

可能会导致代偿性肌肉损伤或过载荷(外展肌、髂腰肌和内收肌),因为这些关节周围的肌肉系统试图稳定不匹配的髋关节,并影响本章后面所讨论的第Ⅲ层组织浅层。

在动态力学问题中,潜在的骨性畸形导致了髋关节活动时股骨头和髋臼缘间非正常接触。最常见的与动态应力相关的骨性异常是凸轮型损伤、髋臼缘损伤(局部、广泛反倾,髋臼过深,髋臼内陷)、股骨反倾或股骨内翻。上述病理状况的力学应力可能首先导致髋关节和前内侧腹股沟痛。然而,当运动员对髋关节的需求超过功能性关节活动度时,可能会在腰椎、耻骨联合、骶髂关节和髋臼后部出现代偿性应力和随之而来的疼痛[1]。代偿性应力或对关节周围肌肉系统的需求可能也会导致第Ⅲ层结构,如长收肌、腘绳肌近端、外展肌、髂腰肌和屈髋肌群的损伤[28]。

第Ⅱ层:关节囊盂唇层

第Ⅰ层机械应力能产生反应性髋关节疼痛,其与髋关节匹配不足或股骨头与髋臼撞击有关,而这会导致髋臼与股骨头之间软骨面的偏心磨损,并可能伴有髋关节不稳定。因此,第Ⅰ层对髋关节的静态层有直接影响。

第Ⅱ层包括盂唇、关节囊、韧带复合体和圆韧带,它们参与构成了髋关节的静态稳定。当源自第Ⅰ层内的异常机械应力作用在髋关节时,就可以发生盂唇损伤、圆韧带撕裂、关节囊激惹继发不稳定或粘连性关节囊炎和各种韧带撕裂的病变。磁共振成像(MRI)可以帮助评估软骨、盂唇和关节囊的损伤。关节活动度的需求与运动强度相关,结合第Ⅰ层的结构力学,可以推测第Ⅱ层结构损伤的类型。

关节囊的结构与功能

关节囊复合体由四块独立的增厚组织块构成。它们被称为韧带(髂股韧带、坐股韧带和耻股韧带;图 1–3)以及轮匝带。后者是关节囊远端的增厚组织,形成了一个环绕股骨颈的环状结构。这些韧带各自都起源于骨盆三块骨骼中的一块,并有效地将髋关节从髋臼到转子间嵴密封起来。从髋臼的附着点开始,关节囊向外侧伸展以环绕股骨头、股骨颈并呈扇形展开广泛附着。其在股骨上向前附着于粗隆间线,向上附着于股骨颈的基底部,向后附着于粗隆间嵴的上内侧,下方附着于股骨颈[17]。

髂股韧带(Y 形韧带)构成了关节囊的前部,因外形似倒置的"Y"形而得名。其普遍起源于髂前下棘(AIIS)与髋臼缘之间,在跨越(髋)关节时分成了上下两支[17,29]。其上支沿髋关节前方水平走行并附着于近侧粗隆间线。其下支垂直走行并附着于远侧粗隆间线[30]。它是三根韧带中最强、最厚者,限制了髋关节前方半脱位或前脱位,尤其是当髋关节在伸直和外旋时[17,29]。在其收缩状态时,它使得髋关节呈屈曲与内旋的姿势。有鉴于此,对于有过度松弛、前方不稳定或髋臼覆盖不足的患者来说,在保髋手术中倾向于保留或修复髂股韧带。

髋关节囊的后部大部分是坐股韧带。它起源于髋臼的坐骨缘并围绕股骨颈的后方附着[29]。坐股韧带也被分为两束,较上方的一束与轮匝带的纤维混合,而较下方的一束向后方附着于粗隆间嵴上[30]。坐股韧带对抗髋关节的内旋和内收。与人体最强的韧带——髂股

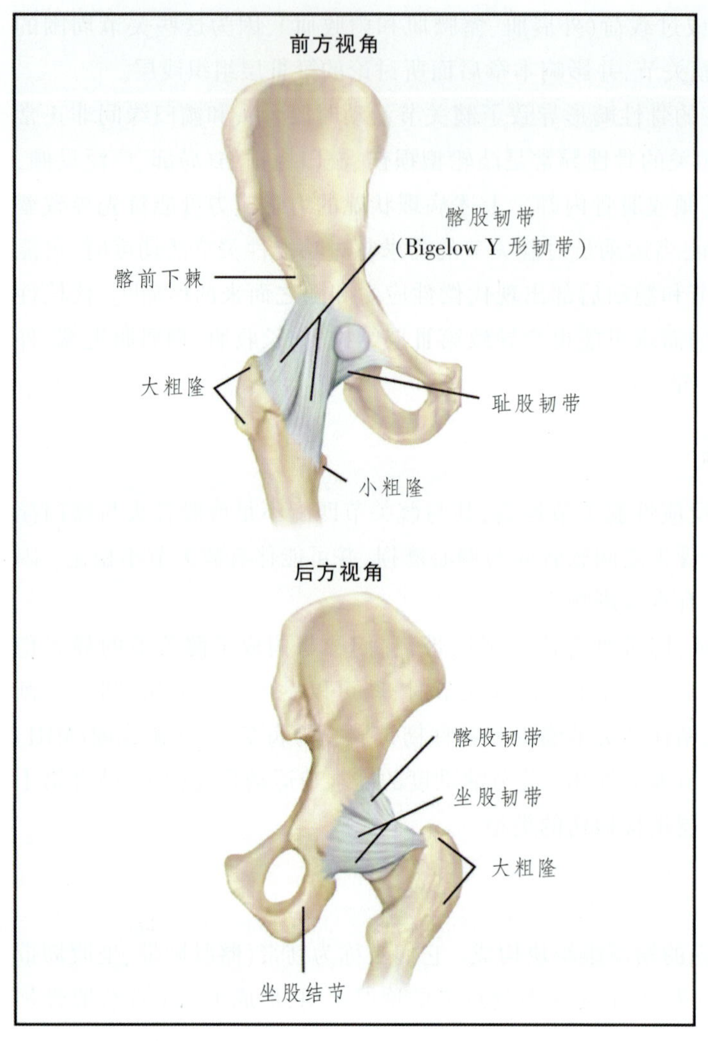

图 1-3 关节囊复合体示意图：髂股韧带、坐股韧带和耻股韧带。

韧带相比,坐股韧带只有其不到一半的极限强度[29-31]。

耻股韧带起源于髋臼缘的耻骨部分和耻骨的闭孔嵴,并似一根悬带般呈扇形向远端展开,以附着于股骨颈。耻股韧带的纤维与髂股韧带的内侧束融合,韧带远端于坐股韧带下方止于股骨颈的后方。耻股韧带,与髂股韧带的内侧和外侧一起,起到控制髋关节外旋的作用[17,30]。

与外层关节囊(髂股韧带、坐股韧带和耻股韧带)的纵向纤维形成对比,轮匝带的内侧关节囊纤维呈环状、水平向走行。这些纤维环绕股骨颈,形成髋关节囊内最狭窄的区域。关节囊纤维的这一条带就像一根环绕股骨颈的锁环,防止股骨头从髋臼内分离出来[32]。这些纤维对髋关节稳定性的重要性最近由 Ito 等[32]量化出来。通过把尸体标本的髋关节囊和盂唇逐步切除,他们证实了轮匝带作为对抗分离力量的主要髋关节稳定器的重要性。

除了为髋关节提供稳定性以外,髋关节囊保护了软骨以及髋臼和股骨头的血供。有 4

条主要穿过并供应髋关节囊的血管：臀上动脉、臀下动脉、旋股内侧动脉和旋股外侧动脉(图 1–4)。由于臀上动脉与臀下动脉从骨盆下降，髋关节囊后部从它们那里接受血供。由于旋股内侧动脉与旋股外侧动脉通过髋关节囊上升，髋关节囊前部血供由其保障[33]。在大多数情况下，旋股内侧动脉走行以成为股骨头的主要血供。然而，Kalhor 等[33]证明了在少数情况下，臀下动脉是股骨头的主要血供。在大多数情况下，股骨头的主要血供从远端来源于髋关节囊的附着处，因此在髋关节镜术中，为了暴露或器械操作而对髋关节囊过度解剖会使股骨头血供丧失。因此，如果必须通过关节囊切开术或关节囊切除术打开(髋)关节囊，应该在外侧滑膜皱褶和内侧滑膜皱褶间以及髂囊肌和臀小肌之间的肌间隙进行切开或锐性分离[17,33]。

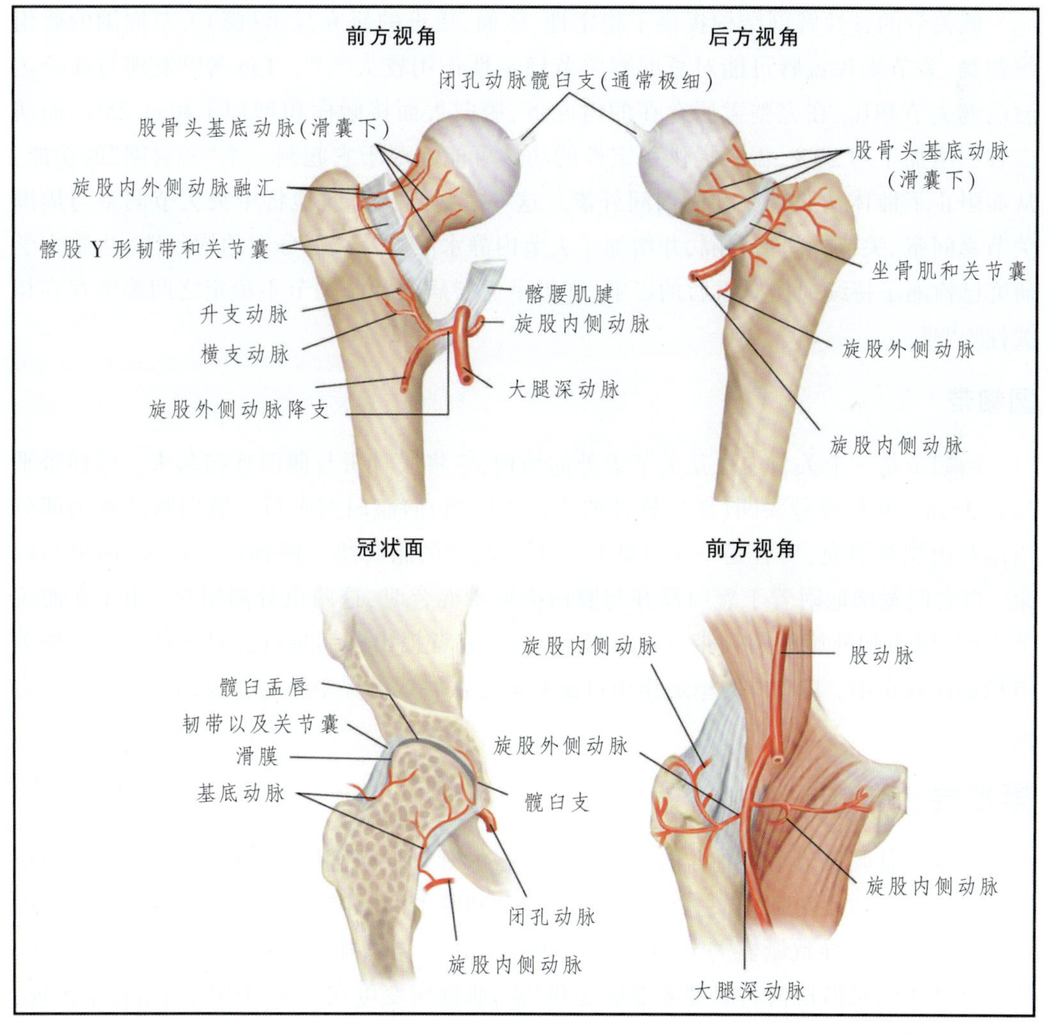

图 1–4　髋部主要血管示意图。

盂唇的结构与功能

盂唇是一个纤维软骨结构，它附着于髋臼的骨性缘并起有效加深髋臼的作用。盂唇横截面呈三角形，三角形顶点为其游离缘。在下方，盂唇止于髋臼窝的前缘和后缘，并在这两处与髋臼横韧带相连(见图1-2)[17]。三角形的盂唇基底部通过一个具有明显边界的钙化软骨过渡带附着于髋臼关节软骨上[34]。有报道称盂唇的平均厚度为5.3mm(标准差=2.6mm)[35]。盂唇厚度随位置而变化，在后上区直径最大而在前下区直径最小。盂唇是一个含有神经、血管的结构，而血管从其外侧的关节囊附着处穿过盂唇，导致盂唇偏髋臼中心一侧绝大部分区域血供较差。与膝关节半月板相似，外周关节囊盂唇移行部具有最高的愈合潜能[36]。研究显示，盂唇含有游离神经末梢，后者包含本体感觉纤维和痛觉纤维。这也许证明了患有盂唇组织撕裂的运动员会出现本体感觉和痛觉减退的临床发现[37]。

髋关节的骨性解剖结构提供了稳定性，然而，更近的研究显示(髋)关节周围的软组织包绕、关节囊和盂唇可能对总的髋关节稳定性作用较大[38-40]。Tan等[35]发现与缺乏盂唇的髋关节相比，在完整盂唇存在的情况下，髋臼表面接触面积增加了超过25%，而髋臼容积增加了约20%。盂唇提供稳定性的功效可能起源于它起到一个“密封圈”的功能，从而阻止了液体从股骨头和髋臼间外渗。这一密封结构有效地将中央关节间室与周围关节囊间室、关节外间室分隔，并增加了关节内静水压以及载荷分布的均匀性。生物力学研究已检测了持续损伤对盂唇的影响，并提示盂唇病变和髋关节不稳定之间确实存在相关性[38,40,41]。

圆韧带

圆韧带是一个关节内也是关节囊外的结构，它将股骨头与髋臼连接起来。圆韧带平均长35mm，并从股骨头凹(缺少软骨的股骨头区域)向髋臼窝走行。髋臼窝的剩余部分由脂肪组织块填充，后者是一个可能负责关节润滑的脂肪垫。圆韧带有两束，前束与后束。当它们宽阔地附着于髋臼窝并与髋臼横韧带混合时，这两束分离明显。由于在髋关节内收、屈曲和外旋时圆韧带变得紧绷，一些研究者提出圆韧带可能对这些位置的髋关节稳定性有作用。其次要的稳定作用可能对缺乏盂唇或髋关节发育不良的患者来说最为受益[17,42]。

第Ⅲ层：肌肉层

第Ⅲ层是髋关节和半骨盆的可收缩层。它由所有半骨盆周围的肌肉系统组成，包括腰骶肌肉系统和盆底肌群。它负责髋关节、骨盆和躯干的肌肉平衡和动态稳定性。第Ⅰ层中的力学异常可导致骶髂关节、耻骨联合和坐骨的应力增加，以及继发性增加附着于这些骨盆结构的肌肉扭伤。肌腱末端病变和(或)肌腱病变可在关节周围肌肉结构中出现，并能基于它们相对于髋关节的位置(前侧、内侧、后侧和外侧)而被分为多组。前方肌腱末端病变包括屈髋肌扭伤、髂腰肌撞击和棘下撞击。内侧肌腱末端病变包括传统上被描述为运动员耻骨痛或“运动性疝”的内收肌和股直肌肌腱病。后侧肌腱末端病主要包括近端腘绳肌腱扭伤，但也可包括含梨状肌在内的短外旋肌损伤，并可能涉及一系列被描述为"深臀综合征"的疼痛模式，后者涉及后侧软组织损伤和坐骨神经刺激或压迫[43]。外侧肌腱末端病涉及粗隆周围间隙以及臀中肌肌腱与臀小肌肌腱的损伤。第Ⅰ层中病变的特定模式可与第Ⅲ层内特定的代偿性损伤模式有关。横跨髋关节的肌肉很多，共 27 块。基于位置和功能，这些肌肉可被划分为多组（表 1–2）。主要的屈髋肌群为髂肌、腰大肌、髂囊肌、耻骨肌、股直肌直头和折返头，以及缝匠肌。伸髋肌群包括臀大肌、半膜肌、半腱肌、股二头肌短头和长头，以及大收肌（坐骨髁部分）。髋关节外展肌为臀中肌、臀小肌、阔筋膜张肌和髂胫束。内收肌群为短收肌、长收肌、大收肌（前部）和股薄肌。外旋肌群为梨状肌、股方肌、上孖肌、下孖肌、闭孔外肌和闭孔内肌[17]。髋关节内旋肌群包括臀小肌和耻骨肌。对这些肌肉

表 1–2　髋关节周围肌肉系统概览

肌群	肌肉
屈髋肌	• 髂肌 • 腰大肌 • 股直肌直头 • 股直肌折返头 • 缝匠肌
伸髋肌	• 臀大肌 • 半膜肌 • 半腱肌 • 股二头肌长头 • 股二头肌短头 • 大收肌：坐骨髁部分
髋关节外展肌	• 臀中肌 • 臀小肌 • 阔筋膜张肌
髋关节内收肌	• 短收肌 • 长收肌 • 大收肌：前部 • 股薄肌 • 耻骨肌
髋关节外旋肌	• 梨状肌 • 股方肌 • 上孖肌 • 下孖肌 • 闭孔外肌 • 闭孔内肌
髋关节内旋肌	• 臀小肌 • 大收肌：后部
髋关节稳定肌	• 髂囊肌

的附着处、功能和神经支配的详细了解对于准确诊断髋关节疼痛非常重要。此外,这些基础知识对于安全开展开放性术式或内镜治疗也尤为重要。

髂腰肌

基于其起点和止点,髂腰肌是能够同时为躯干、骨盆和腿的稳定性和活动做出贡献的唯一髋关节周围肌肉。由于髂腰肌有两个由不同神经支配的组分,这两块肌肉可能一起或独立地运作。Andersson 等[44]分别用肌电图研究了髂肌和腰大肌对不同身体位置和动作的反应,他们的发现显示两块肌肉都参与了屈髋和大腿极度外展。髂肌选择性地参与了髋关节和骨盆间的活动,而腰大肌选择性地参与了站立位下轴向载荷施加于身体对侧时相应的腰椎稳定[44]。

这一较少为人所知的肌肉直接横跨于髋关节囊的前内侧之上并参与了对髋关节囊的控制[45,46]。研究显示,髂囊肌的收缩导致髋关节囊变紧以及随后的股骨头相对稳定[45,46]。Ward 等[46]发现在发育不良的髋关节中,髂囊肌要比在无发育不良的髋关节中更明显。除了起到髋关节囊动态稳定肌的作用,在髋关节镜术中,为了在臀小肌和髂囊肌之间的肌间隙中行关节囊切开,以避免对关节囊和盂唇的失神经支配或血管的损伤,髂囊肌起到了一个重要标志物的作用。

臀小肌

臀小肌起源于髂骨外侧和坐骨切迹处的骨盆内面, 止于大转子和髋关节囊前上部。根据髋关节的位置,臀小肌起到屈肌、内旋肌和外展肌的作用。在对周围间室的关节镜术中,附着于关节囊前上部的臀小肌止点纤维起到一个可靠标志物的作用。

第Ⅳ层:神经层

第Ⅳ层是神经运动层,其包括胸腰骶丛、腰骶组织和下肢结构。这一层起到了神经肌肉间桥梁的作用,因此,其在所处环境中对整个节段层面的功能起控制作用。这一层中的代偿性损伤包括神经压迫和疼痛综合征、神经肌肉功能失调以及脊柱牵涉痛。常见髋关节周围神经障碍包括股外侧皮神经疾患(感觉异常性股痛)、股神经疾患、坐骨神经疾患(梨状肌综合征或深臀综合征)、闭孔神经疾患、臀上神经与臀下神经疾患、阴部神经疾患、髂腹股沟神经疾患、髂腹下神经疾患和股生殖神经疾患[47-49]。除了股外侧皮神经浅支外,髋关节周围的神经结构都与它们的同名血管相伴。股神经血管结构(神经、静脉和动脉)在出骨盆后向深部从 ASIS 和耻骨结节之间走行于腹股沟韧带中部。股神经是这三个结构中最外侧且最表浅的,它与关节囊之间通过髂腰肌相间隔。股神经通过前皮支负责大腿前部感觉,并为腰大肌、髂肌、耻骨肌、缝匠肌和股四头肌提供运动神经支配。大腿的股外侧皮神经起源于腰丛,并在 ASIS 附近出骨盆进入腹股沟韧带的深面。闭孔神经起源于腰丛,并在分裂成前支与后支前经由闭孔管离开骨盆。闭孔神经通过皮支为大腿下内侧提供感觉,并为股薄肌、闭孔外肌和内收肌群提供运动神经支配。坐骨神经起源于腰骶丛,通过坐骨大孔离开骨盆并走行于梨状肌深面,然后向外短旋肌浅行。坐骨神经通过相应的分支为短外旋肌提供运动神经支配，并向远端分支为胫神经和腓总神经支配股二头肌、半腱肌和半膜肌提供运动神经。臀上神经和臀下神经分别随其同名伴行动脉离开坐骨大孔。臀上神经在梨状肌水平上方离开骨盆并发出神经支配臀中肌、臀小肌和阔筋膜张肌。臀下动脉在梨状肌下方离开并发出神经支配臀大肌。除了神经压迫综合征和单神经疾患，脊髓病变或神经根疾患也可诱发髋关节和腹股沟痛。无论何时评估髋关节疼痛的运动员患者，这一点都应考虑在内[17,47]。

全面的临床检查

一个全面和兼顾局部的病史询问和体格检查有助于阐明诱发患者症状的特定力学病因，同时有助于区分原发的关节内病变和关节外病变。应注意疼痛的持续时间、位置和特征。关节内病变和 FAI 一般表现为腹股沟前、深部痛[50]。此外，髋关节关节内病变或发育不良的患者可能也会出现继发的粗隆周围疼痛症状，而这可能是由于外展肌过载荷造成的[9]。

应关注诱发疼痛、使症状加剧的活动，如上下车、下蹲或运动时的扭转动作。在这些活动中，深度屈髋和(或)极度内旋能诱发源于骨性撞击和盂唇病变的疼痛[9,50,51]。清楚地阐明症状加剧的位置和活动能发掘潜在的力学问题。骨性撞击一般发生在久坐时，而长时间的负重后症状加剧往往提示髋关节发育不良或不稳定[51]。弹响伴疼痛的主诉可能提示存在关节内游离体或髂腰肌腱、髂胫束、圆韧带和盂唇异常。所有先前的手术，包括髋关节镜术、髋关节外科脱位或骨盆截骨手术都应被记录。之前治疗内收肌撕裂或股直肌拉伤的运动性耻骨痛手术往往是为了治疗一些可能与撞击有关的横跨半骨盆的第Ⅲ层代偿性肌肉损伤。先前的任何操作，包括物理治疗和治疗性关节内或关节外注射在内的非手术治疗都应被记录。

对髋关节体格检查的目标是通过一个细致而可复制的系统方法缩小鉴别诊断。这种检查的一个例子是先检查皮肤是否有明显的损伤、肿胀或淤斑，以及步态是否存在外展肌无力、步态对称性和脚部推进角。体位应评估肢体长度差异、骨盆倾斜、脊柱侧突和(或)肌肉挛缩。单腿独立测试是传统的 Trendelenburg 试验的变体，除了评价外展肌把骨盆保持在一个平衡位置上的能力之外，还评价了患者患肢本体感觉的神经环路。应在患者处于坐位或仰卧位时触诊髋关节区域，观察是否有局部压痛或肌肉不平衡(肥大或萎缩)[52]。触诊压痛很少与关节内病变相关，因此它可被用于快速缩小鉴别诊断。主动和被动的关节活动及力量测试应在仰卧位进行并与对侧做比较，双侧下肢的神经、血管也应完整检查。

Martin 等[53]提出，一个综合体格检查应从 5 个不同的体位进行，包括站立位、坐位、仰卧位、侧卧位和俯卧位。站立检查的重点是步态障碍、腰椎机械性力线不良的评估、外展肌无力的 Trendelenburg 测试、盆腔不对称的评估以及全身习惯性和松弛性。坐位检查应对神经和血管，以及皮肤和淋巴系统的异常进行全面评估，并评估髋部内、外旋转和骨盆稳定的情况。在仰卧位下，应完整评估关节活动度并行力量和疼痛激发试验。侧卧位可对股骨转子周围区域进行完整的评估,并应对是否有对外展肌的损伤,或者髂胫束或臀大肌在跨粗隆区域异常弹响进行更全面的评价。屈膝可减弱阔筋膜张肌和髂胫束的作用,以便更特异性地检查臀中肌肌腱和(或)(臀)小肌肌腱肌力减弱。对俯卧位应进行查体,以评估源于近端腘绳肌腱综合征、坐骨神经刺激或由坐骨结节撕脱伤等原因诱发的髋关节后侧疼痛。俯卧位是评估是否有骶髂关节压痛的理想位置。此外,股骨前倾最好在这个体位上检查,具体为将膝关节屈至90°,而脚和小腿旋至检查者明显触及大粗隆最外侧。这根轴与胫骨之间的夹角近似于股骨前倾,而正常范围是8°~15°。通过被动屈膝来检查股直肌挛缩的Ely试验也在俯卧位进行。屈膝时,骨盆前倾增加和臀部离开检查台以代偿紧张的股直肌,提示Ely试验阳性[52]。

可通过一系列特异的疼痛激发试验来发现潜在的病变。首先是要轴向滚动下肢,以识别髋关节内疼痛[52]。动态外旋撞击试验(DEXRIT)要在患者处于仰卧位且对侧下肢屈曲并抵在胸前,以消除腰椎前突的情况下进行。然后,受累的髋关节被屈曲90°并弧形外展外旋。测试阳性可诱发患者疼痛,并提示撞击或盂唇撕裂。动态内旋撞击试验类似DEXRIT的过程,除了关节活动的运动弧是内收和内旋形成的。同样的,患者疼痛的重现提示试验阳性并存在撞击或盂唇病变。屈曲外展外旋测试也在仰卧位下做,可行此试验以区分对侧骶髂病变和(或)同侧髂腰肌病变。患肢踝关节放置在受累肢体上,形成数字"4"的姿势。一旦处于这个姿势后,要让患者指出疼痛的位置。屈曲内收内旋试验可在仰卧位或患肢在上的侧卧位下进行。检查者将患肢被动屈曲90°、内收并内旋。阳性试验可重现患者客观存在的不适主诉。髋臼后缘撞击在仰卧位下检查,检查时应使患者双腿自髋部以下悬空于检查床末端。双下肢屈曲,为受累侧抱膝而受累侧髋部充分过伸、外展和外旋。试验阳性会产生疼痛并提示股骨头在髋臼后壁的撞击。多项测试可以用来检测梨状肌综合征,然而,资深人士最常用的测试是在坐位时下肢主动抗阻力外旋。

资深人士已经发现了与髋关节解剖结构的不同潜在力学改变有关的9种不同激发试验。疼痛的精确位置(前侧、后侧和外侧)和疼痛强度能帮助准确描述力学异常(表1-3)。

影像研究概述

X线片

用以评估髋关节疼痛的力学原因的X线片应包括一张骨盆(双侧髋关节)前后位片、Lequesne假斜位片和股骨近端的侧位片(如改良Dunn位与蛙位)。骨盆前后位片在患者站立且双脚内旋大约15°时拍摄。应将X线对准中央并朝向骨盆中部,使得髂骨、骶骨、耻骨、坐骨、股骨头和股骨颈、大粗隆或小粗隆、髋臼前后壁和眉弓的轮廓能清晰地显现出来。髂耻线、髂坐线(Kohler)和弓状线,以及髋臼泪滴、骶孔和骶髂关节都应清晰可见。骶尾关节之间的距离,女性平均为47mm,男性平均为32mm,提示骨盆处于中立位。这相当于正常的骨盆前后位片上尾骨尖至耻骨联合距离为0~2cm,同时双侧闭孔对称,大小一致。应评估关节间隙狭窄,以客观地描述髋关节内存在的退行性改变程度,因为在负重位

表 1–3　基于疼痛位置对髋关节病变的特殊试验

疼痛位置	适应的特殊试验
前方	撞击试验：屈曲、内收和内旋时腹股沟痛是前内侧撞击的“经典”试验，其由典型前上部凸轮型和(或)钳夹型的前内侧撞击引起
	髂腰肌撞击试验/关节囊前部炎症试验：通过髋关节屈曲、外展和外旋，以对一个有炎症的前内侧关节囊盂唇复合体和(或)髂腰肌肌腱动态施加应力造成前方腹股沟痛
	前方不稳/恐惧试验：在前方不稳和前方发育不良的情况下，通过过伸、外旋髋关节对关节囊前部加压，能产生疼痛和(或)恐惧反应
	棘下撞击：直接极度屈髋超过 90°时，出现的最大程度的疼痛源于恰好位于 AIIS 下方的髋臼缘撞击
后方	后撞击：当髋关节过伸和外旋时，髋关节后部和臀部出现不适提示髋关节后方机械撞击
	粗隆疼痛征：抗阻力屈髋至 45°、外展并外旋将会诱发外展肌止点处和粗隆后外侧面疼痛，并可反映外展肌肌腱病变
	坐股撞击征：髋关节过伸和内旋，髋下后方疼痛可源自近端股骨/小粗隆和坐骨间的继发性撞击
外侧	髋臼外侧缘撞击：外展髋关节，髋关节外侧疼痛能反映股骨外上侧和髋臼缘在 12 点位置的撞击
	蝶式扑救测试：屈髋 40°、外展和内旋时，髋关节前方和外侧疼痛提示上后方 FAI

片关节间隙<2mm，通常提示保髋手术预后不佳。Lequesne 假斜位片提供了前方关节间隙情况有价值的信息，并评估了髋臼前方覆盖不足或覆盖过度，而这些信息是骨盆前后位 X 线片不可能提供的。Dunn 位片在腿呈 45°或 90°的屈曲、极度外展和旋转中立位下拍摄。结合蛙位片，可对股骨头颈交界处进行合理的评估，以观察偏心距的丧失、凸轮畸形和股骨前倾[10,14,16,54,55]。

对 X 线片的仔细分析能获取大量关于股骨和髋臼形态学异常的信息。在股骨侧，头颈结合处偏心距的损失和股骨头欠圆滑能在前后位片和 Dunn 位上观察到。颈干角一般为 125°~130°，可用于识别髋内翻和髋外翻。粗隆的高度能为内翻或外翻畸形提供次要指标，表现为在前后位片上粗隆尖分别在股骨头中心上方或下方。可在骨盆前后位片及 Dunn 位片上估计 α 角，后者由股骨颈旋转轴与股骨头中心和脱离股骨头圆弧位置连线之间的夹角所定义。对于病理性 α 角的绝对取值并未统一，但总的来说，超过 55°可能提示凸轮型撞击的形态学变化(图 1–5)。可能会在股骨头颈交界处看到滑囊疝，后者与此处的机械撞击一致[12,15,56]。

在髋臼侧，许多影像学表现有助于发现形态学异常。泪滴是髂骨在髋臼下缘形成的致密影，其与髂坐线相连。在一张前后位片上，一个宽阔的泪滴能提示髋臼较浅和(或)股骨的外移。当外侧 CE 角>35°，一个狭窄的泪滴或在髂骨坐骨线内侧的泪滴往往提示髋臼深于正常髋臼和整体覆盖过度(髋臼过深)。股骨头内移时，当股骨头接触或跨过髂骨线时提示髋臼内陷畸形[11,13]。在 X 线片上难以充分评估髋臼覆盖，但某些发现可能提示形态

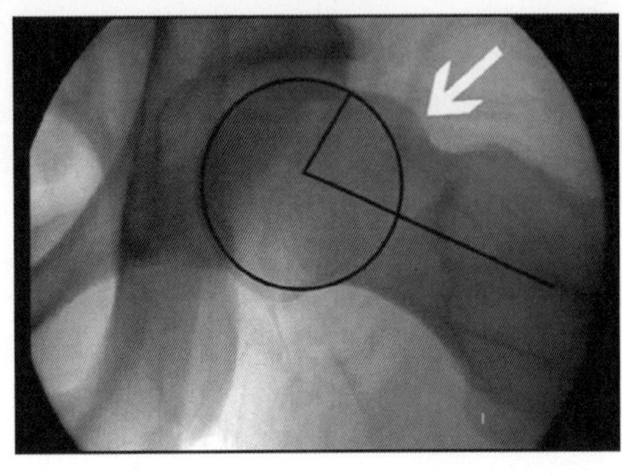

图 1–5 髋部侧位片提示 α 角异常以及相应的凸轮状畸形病变(箭头所示)。

异常。前后位片上的 Wiberg 外侧 CE 角和假斜位片上的 Wiberg 前方 CE 角分别是外侧和前方覆盖的量化指标,其值<25°提示发育不良(图 1–6A)。臼顶,或眉弓,应覆盖球形股骨头宽度约 80%。Tönnis 角,或连接眉弓内、外侧缘的线应是水平的或与水平线的夹角在 0°到上斜 10°之间(图 1–6B)[11–13,16]。眉弓上斜较大可能代表发育不良和(或)股骨头外侧半脱位,而眉弓下斜可能反映股骨头内移和(或)内侧骨关节病。

髋臼前倾最难在 X 线片上明确,这是因为其在髋臼缘的不同位置上变异较大,还极易受影像学技术轻微变化的影响[57]。然而,某些发现可能会提高对形态学异常的注意。在典型前倾髋臼中,前壁和后壁在眉弓的外侧缘相互接触并不交叉(图 1–6C)。任何前壁交叉、后壁正常提示前方过度覆盖或“头侧反倾”。此外,后壁应正常地恰好经过股骨头中心的内侧。如果在一张适宜的前后位片上,后壁在(股骨)头中心外侧经过,可能存在后方过度覆盖。此外,在一张前后位片上出现坐骨棘突出提示髋臼真性反倾[58]。其他提示力学异常的发现包括源自发育不良的髋臼缘过载荷或源自与钳夹型撞击所形成的软骨下骨囊肿。钳夹型撞击的盂唇/髋臼缘骨化能在髋臼缘形成骨赘,而且常能看到骨折后的“钳夹型撞击髋臼缘碎片”。

Clohisy 等[59]最近评估了髋关节专科医师准确发现重要影像学特征和基于 X 线片做出诊断的能力。5 位髋关节专科医师和 1 位主治医师同时对髋关节的影像资料进行盲审,其含有 25 个对照髋关节、25 个发育性发育不良髋关节和 27 个有 FAI 的髋关节。髋臼外翻(κ=0.72)和对股骨头中心位置测定(κ=0.77)的同一观察者内可靠值最高。髋臼外翻(κ=0.61)和 Tönnis 骨关节炎分级(κ=0.59)的观察者间可信度最高。包括诊断在内的所有其他测量的 κ 值都<0.55。由此可以得出,许多用于诊断发育性不良和(或)FAI 的标准影像学参数的重复性较差,这突出了 CT 图像对明确形态学异常的重要性[59]。

CT

X 线片最大的局限之一是对股骨旋转和髋臼朝向的确定。髋臼朝向不能用单一值来概括,其取决于前壁与后壁的相对关系且在髋臼缘的不同位置上变异。这一关系无法在 X 线片上明确,且极易受影像技术细微改变带来的误差,以及 X 线透照光束及骨盆倾斜

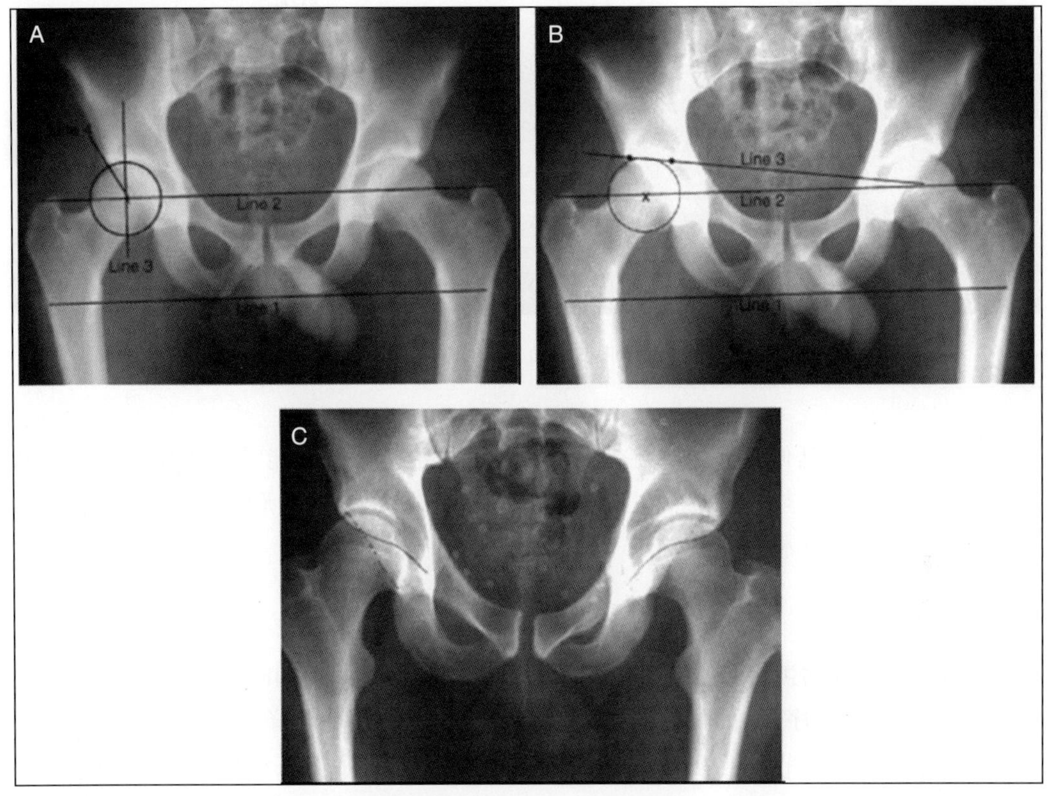

图 1–6　骨盆前后位 X 线片提示(A)外侧中心边缘角(Widerg CE 角),(B)Tönnis 角以及测量方法,(C)右髋交叉症(髋臼前壁;实线)与髋臼后壁(虚线)交叉。

的影响。相应的,能在 X 线片上估计股骨旋转但不能可靠地测量它,这是由于必须确定远端股骨的通髁轴(图 1–7)。髋关节的联合前倾角,或 McKibbin 指数,对功能性髋关节活动度和有症状的撞击损伤的治疗有巨大的影响[60,61]。此外,在 X 线片上区分局灶性前方过度覆盖或“头侧反倾”与真性髋臼反倾较为困难。由于对这些疾患有效的手术治疗明显不同,区分这些损伤非常重要。就这点来说,带有三维重建的 CT 扫描已证明对于确定局灶钳夹型撞击形态的位置,以及明确髋臼缘上每一个位置髋臼的覆盖和前倾的作用都是不可估量的[62]。就像在 X 线片上一样,在 CT 扫描仪上对骨盆恰当的定位对于准确解读 CT 扫描图像来说至关重要。由于骨盆倾斜和旋转方向的确定需要一个半骨盆与对侧的关系,CT 扫描应包括整个骨盆,以进行准确的测量[63–65]。

X 线片可提示在股骨侧的偏心距损失和凸轮畸形,但它们对于畸形所处的三维位置和断层提供的信息有限。α 角表明了球形的丧失,但这一结果随着在头颈交界的轴向图像所选取的不同股骨颈截面而存在较大变异。而且,α 角不能解释更远端的股骨偏心距异常[64]。此外,虽然凸轮的形态在 Dunn 位片上可能明显,但它沿着头颈结合处向内侧或后外侧延伸可能观察不到。一次有效的骨成形术必须恢复所有这些位置的球形形态和偏心距,以彻底地解决力学撞击,因此关于凸轮形态大小和程度的信息非常重要。此外,对

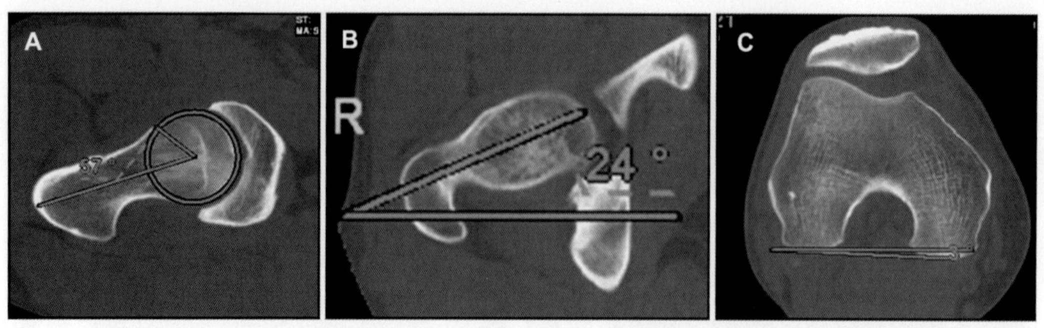

图 1-7 轴位 CT 图像用于计算股骨前倾角,包括(A)α 角、(B)股骨前倾和(C)通髁线。

向上延伸甚至向后延伸至外侧支持带血管后方的撞击的识别可能需要改良的手术技术或需要联合开放手术与关节镜。在这一点上,CT 扫描能对凸轮畸形形态重点区分,以便选取合适髋镜或开放术式[64,66]。

MRI

MRI 一直是评估盂唇和关节软骨的诊断工具[67-70]。该技术可同时进行对比关节造影。然而,使用了恰当的序列后,非对比 MRI 能在避免造影有创性和降低医疗系统支出的情况下全面地评估髋关节软组织[69]。在用 MRI 评估髋关节时,所有三种标准的成像平面(冠状位、矢状位和轴位)都应使用。

股骨头和髋臼的负重部分最好在矢状面上评估。明显的软骨退行性病变会降低 FAI 关节镜或开放手术干预的疗效,因此,在患者选择和术前谈话中对关节炎前改变的认知非常重要[71-73]。盂唇撕裂的类型和位置提供了关于潜在痛源以及骨性撞击类型和位置的重要信息。前方盂唇最好在矢状面影像中观察。冠状面用于评估股骨头小凹以上部分和髋臼穹隆,以及盂唇的上节段。粗隆滑囊以及臀中、小肌的肌腱末端最好在冠状面上评估。肌腱病变和臀中、小肌肌腱的撕裂是沿着髋关节外侧顽固性疼痛的一个常见原因,可以术前在 MRI 上识别出来[74]。闭孔内肌、闭孔外肌、股方肌和所有内收肌肌腹内的病变最好在冠状面上观察,并且可能提示坐骨和股骨撞击或其他关节外病变。最后,通过计算 α 角和头颈偏心距,轴向斜面(以股骨颈长轴为方向)可被用于量化凸轮型撞击的程度[15]。轴向斜位图像也适用于髋关节周围神经血管束的评估,尤其是对坐骨神经、闭孔神经和股神经分支的检查。最后的盂唇区域(后部)是通过轴向平面观察的,后方盂唇信号紊乱通常提示先前的髋关节半脱位或脱位[70,75]。

MRI 也能发现不易在 X 线片上发现的未塌陷股骨头缺血性坏死。此外,MRI 可发现额外的软组织病变,如色素沉着绒毛结节性滑膜炎、多发性滑膜软骨瘤病、运动性耻骨痛、肌肉肌腱障碍和软组织块/肿瘤,此类发现可能会促进对患者症状学的了解,并有助于制订整体治疗计划[69,70]。对软骨敏感的高级的序列已越来越多地作为评估关节软骨健康状况的标准。诸如 T2 映射、T1 弛豫和延迟增强软骨成像,使得对软骨健康状况有一个更客观的评估,并可为术后临床改善提供依据。

诊断性注射

注射已被证明在对患有髋关节疼痛的年轻患者的处理中是一个极其有价值的诊断和治疗工具。虽然缓解的时间和程度各异,透视引导的关节内皮质类固醇和局部麻醉药注射能缓解盂唇撕裂和 FAI 导致的症状。对准确注射的无效反应应促使医师迅速评估隐匿性和关节外来源的症状,并对未经进一步检查而进行手术的潜在预后反复推敲。作为一种对临床检查、影像和 MRI 的辅助工具,透视或超声引导下对髋关节的注射可能在诊断性检查中有所帮助。关节内注射有效提示 90%可能存在关节内异常[67]。在关节内注射后粗隆间疼痛或腰痛有所改善并非罕见,提示这些腰部和外展肌肌肉系统的异常运动和应变是继发于髋关节机械撞击的。超声引导的对内收肌裂口、耻骨联合、骶髂关节、棘下间隙、髂腰肌肌腱、粗隆滑囊或腘绳肌腱起点的注射,对这些部位病变引起的髋部疼痛有诊断价值。为了在手术时彻底解决所有引起问题的病变,识别所有潜在痛源非常重要。

要点与陷阱

• 对髋关节病变的诊断和管理系统性分层的方法,有助于阐明髋关节疼痛的原因和可能作为结果出现的代偿性机制。

• 骨性解剖结构,有助于了解可能出现的特定盂唇关节囊层、肌肉层和神经肌肉运动事件。必须首先了解疼痛来源于关节内、关节外或两者皆有之。

• X 线片是评估患者的一个重要工具,它提供了对患者解剖结构的深入了解。这些 X 线片应包括一张骨盆前后位片、一张假斜位片和一张股骨侧位片(如一张改良 Dunn 位片)。

• 注射可能提供了对特定痛源的深入了解,并可能在更复杂的病例中考虑或排除关节外病变。

总结

对髋关节和腹股沟的骨和软组织解剖结构的全面了解,对完整采集患有运动髋关节损伤的运动员的病史、行完整的体格检查和影像学检查至关重要。分层评估方法使得对潜在关节内和关节外痛源系统而综合的评价成为可能。静态和动态力学因素可能诱发症状,并常与髋关节异常运动相关联。总的来说,疼痛的位置和程度应与力学诊断以及原发、继发的损伤模式相符。如果是这样,那么用一种保髋手术同时纠正力学问题,以及原发、继发的损伤会取得最佳疗效。

(朱俊峰 陈晓东 译)

参考文献

1. Bedi A, Dolan M, Leunig M, Kelly BT. Static and dynamic mechanical causes of hip pain. *Arthroscopy.* 2011;27(2):235-251.
2. Bredella MA, Stoller DW. MR imaging of femoroacetabular impingement. *Magn Reson Imaging Clin N Am.* 2005;13(4):653-664.
3. Dolan MM, Heyworth BE, Bedi A, Duke G, Kelly BT. CT reveals a high incidence of osseous abnormalities in hips with labral tears. *Clin Orthop Relat Res.* 2011;469(3):831-838.
4. Ganz R, Leunig M, Leunig-Ganz K, Harris WH. The etiology of osteoarthritis of the hip: an integrated mechanical concept. *Clin Orthop Relat Res.* 2008;466(2):264-272.
5. Ganz R, Parvizi J, Beck M, Leunig M, Notzli H, Siebenrock KA. Femoroacetabular impingement: a cause for osteoarthritis of the hip. *Clin Orthop Relat Res.* 2003;417:112-120.
6. Leunig M, Beck M, Woo A, Dora C, Kerboull M, Ganz R. Acetabular rim degeneration: a constant finding in the aged hip. *Clin Orthop Relat Res.* 2003;413:201-207.
7. Leunig M, Werlen S, Ungersböck A, Ito K, Ganz R. Evaluation of the acetabular labrum by MR arthrography. *J Bone Joint Surg Br.* 1997;79(2):230-234.
8. Wenger DE, Kendell KR, Miner MR, Trousdale RT. Acetabular labral tears rarely occur in the absence of bony abnormalities. *Clin Orthop Relat Res.* 2004;426:145-150.
9. Voos JE, Mauro CS, Kelly BT. Femoroacetabular impingement in the athlete: compensatory injury patterns. *Oper Tech Orthop.* 2010;20(4):231-236.
10. Clohisy JC, Nunley RM, Otto RJ, Schoenecker PL. The frog-leg lateral radiograph accurately visualized hip cam impingement abnormalities. *Clin Orthop Relat Res.* 2007;462:115-121.
11. Garbuz DS, Masri BA, Haddad F, Duncan CP. Clinical and radiographic assessment of the young adult with symptomatic hip dysplasia. *Clin Orthop Relat Res.* 2004;(418):18-22.
12. Lequesne M, Bellaiche L. Anterior femoroacetabular impingement: an update. *Joint Bone Spine.* 2012;79(3):249-255.
13. Manaster BJ, Zakel S. Imaging of femoral acetabular impingement syndrome. *Clin Sports Med.* 2006;25(4):635-657.
14. Meyer DC, Beck M, Ellis T, Ganz R, Leunig M. Comparison of six radiographic projections to assess femoral head/neck asphericity. *Clin Orthop Relat Res.* 2006;445:181-185.
15. Nötzli HP, Wyss TF, Stoecklin CH, Schmid MR, Treiber K, Hodler J. The contour of the femoral head-neck junction as a predictor for the risk of anterior impingement. *J Bone Joint Surg Br.* 2002;84(4):556-560.
16. Tannast M, Siebenrock KA, Anderson SE. Femoroacetabular impingement: radiographic diagnosis—what the radiologist should know. *AJR Am J Roentgenol.* 2007;188(6):1540-1552.
17. Hansen JT. *Netter's Clinical Anatomy.* Philadelphia, PA: Saunders/Elsevier; 2010.
18. Lindstrom JR, Ponseti IV, Wenger DR. Acetabular development after reduction in congenital dislocation of the hip. *J Bone Joint Surg Am.* 1979;61(1):112-118.
19. Stiegler H, Hafner E, Schuchter K, Engel A, Graf R. A sonographic study of perinatal hip development: from 34 weeks of gestation to 6 weeks of age. *J Pediatr Orthop B.* 2003;12(6):365-368.
20. Walker JM, Goldsmith CH. Morphometric study of the fetal development of the human hip joint: significance for congenital hip disease. *Yale J Biol Med.* 1981;54(6):411-437.
21. Birkenmaier C, Jorysz G, Jansson V, Heimkes B. Normal development of the hip: a geometrical analysis based on planimetric radiography. *J Pediatr Orthop B.* 2010;19(1):1-8.
22. Carbonell PG, de Puga DB, Vicente-Franqueira JR, Ortuno AL. Radiographic study of the acetabulum and proximal femur between 1 and 3 years of age. *Surg Radiol Anat.* 2009;31(7):483-487.
23. Horii M, Kubo T, Hachiya Y, Nishimura T, Hirasawa Y. Development of the acetabulum and the acetabular labrum in the normal child: analysis with radial-sequence magnetic resonance imaging. *J Pediatr Orthop.* 2002;22(2):222-227.
24. Reikeras O, Bjerkreim I, Kolbenstvedt A. Anteversion of the acetabulum and femoral neck in normals and in patients with osteoarthritis of the hip. *Acta Orthop Scand.* 1983;54(1):18-23.
25. Leunig M, Huff TW, Ganz R. Femoroacetabular impingement: treatment of the acetabular side. *Instr Course Lect.* 2009;58:223-229.
26. Leunig M, Nho SJ, Turchetto L, Ganz R. Protrusio acetabuli: new insights and experience with joint preservation. *Clin Orthop Relat Res.* 2009;467(9):2241-2250.
27. Maquet P, Vu Anh T. On the forces exerted on the hip during gait. *Arch Orthop Trauma Surg.* 1981;99(1):53-58.
28. Nassif NA, Pekmezci M, Pashos G, Schoenecker PL, Clohisy JC. Osseous remodeling after femoral head-neck junction osteochondroplasty. *Clin Orthop Relat Res.* 2010;468(2):511-518.
29. Fuss FK, Bacher A. New aspects of the morphology and function of the human hip joint ligaments. *Am J Anat.* 1991;192(1):1-13.

30. Martin HD, Savage A, Braly BA, Palmer IJ, Beall DP, Kelly B. The function of the hip capsular ligaments: a quantitative report. *Arthroscopy.* 2008;24(2):188-195.
31. Hewitt J, Guilak F, Glisson R, Vail TP. Regional material properties of the human hip joint capsule ligaments. *J Orthop Res.* 2001;19(3):359-364.
32. Ito H, Song Y, Lindsey DP, Safran MR, Giori NJ. The proximal hip joint capsule and the zona orbicularis contribute to hip joint stability in distraction. *J Orthop Res.* 2009;27(8):989-995.
33. Kalhor M, Beck M, Huff TW, Ganz R. Capsular and pericapsular contributions to acetabular and femoral head perfusion. *J Bone Joint Surg Am.* 2009;91(2):409-418.
34. Seldes RM, Tan V, Hunt J, Katz M, Winiarsky R, Fitzgerald RH Jr. Anatomy, histologic features, and vascularity of the adult acetabular labrum. *Clin Orthop Relat Res.* 2001(382):232-240.
35. Tan V, Seldes RM, Katz MA, Freedhand AM, Klimkiewicz JJ, Fitzgerald RH Jr. Contribution of acetabular labrum to articulating surface area and femoral head coverage in adult hip joints: an anatomic study in cadavera. *Am J Orthop (Belle Mead NJ).* 2001;30(11):809-812.
36. Kelly BT, Weiland DE, Schenker ML, Philippon MJ. Arthroscopic labral repair in the hip: surgical technique and review of the literature. *Arthroscopy.* 2005;21(12):1496-1504.
37. Kim YT, Azuma H. The nerve endings of the acetabular labrum. *Clin Orthop Relat Res.* 1995(320):176-181.
38. Crawford MJ, Dy CJ, Alexander JW, et al. The 2007 Frank Stinchfield Award. The biomechanics of the hip labrum and the stability of the hip. *Clin Orthop Relat Res.* 2007;465:16-22.
39. Dy CJ, Thompson MT, Crawford MJ, Alexander JW, McCarthy JC, Noble PC. Tensile strain in the anterior part of the acetabular labrum during provocative maneuvering of the normal hip. *J Bone Joint Surg Am.* 2008;90(7):1464-1472.
40. Greaves LL, Gilbart MK, Yung AC, Kozlowski P, Wilson DR. Effect of acetabular labral tears, repair and resection on hip cartilage strain: A 7T MR study. *J Biomech.* 2010;43(5):858-863.
41. Ferguson SJ, Bryant JT, Ganz R, Ito K. An in vitro investigation of the acetabular labral seal in hip joint mechanics. *J Biomech.* 2003;36(2):171-178.
42. Rao J, Zhou YX, Villar RN. Injury to the ligamentum teres. Mechanism, findings, and results of treatment. *Clin Sports Med.* 2001;20(4):791-799, vii.
43. Martin HD, Shears SA, Johnson JC, Smathers AM, Palmer IJ. The endoscopic treatment of sciatic nerve entrapment/deep gluteal syndrome. *Arthroscopy.* 2011;27(2):172-181.
44. Andersson E, Oddsson L, Grundström H, Thorstensson A. The role of the psoas and iliacus muscles for stability and movement of the lumbar spine, pelvis and hip. *Scand J Med Sci Sports.* 1995;5(1):10-16.
45. Babst D, Steppacher SD, Ganz R, Siebenrock KA, Tannast M. The iliocapsularis muscle: an important stabilizer in the dysplastic hip. *Clin Orthop Relat Res.* 2011;469(6):1728-1734.
46. Ward WT, Fleisch ID, Ganz R. Anatomy of the iliocapsularis muscle. Relevance to surgery of the hip. *Clin Orthop Relat Res.* 2000(374):278-285.
47. Draovitch P, Edelstein J, Kelly BT. The layer concept: utilization in determining the pain generators, pathology and how structure determines treatment. *Curr Rev Musculoskelet Med.* 2012;5(1):1-8.
48. Leunig M, Beck M, Stauffer E, Hertel R, Ganz R. Free nerve endings in the ligamentum capitis femoris. *Acta Orthop Scand.* 2000;71(5):452-454.
49. Zazulak BT, Hewett TE, Reeves NP, Goldberg B, Cholewicki J. Deficits in neuromuscular control of the trunk predict knee injury risk: a prospective biomechanical-epidemiologic study. *Am J Sports Med.* 2007;35(7):1123-1130.
50. Burnett RS, Della Rocca GJ, Prather H, Curry M, Maloney WJ, Clohisy JC. Clinical presentation of patients with tears of the acetabular labrum. *J Bone Joint Surg Am.* 2006;88(7):1448-1457.
51. Clohisy JC, Knaus ER, Hunt DM, Lesher JM, Harris-Hayes M, Prather H. Clinical presentation of patients with symptomatic anterior hip impingement. *Clin Orthop Relat Res.* 2009;467(3):638-644.
52. Braly BA, Beall DP, Martin HD. Clinical examination of the athletic hip. *Clin Sports Med.* 2006;25(2):199-210, vii.
53. Martin HD, Kelly BT, Leunig M, et al. The pattern and technique in the clinical evaluation of the adult hip: the common physical examination tests of hip specialists. *Arthroscopy.* 2010;26(2):161-172.
54. Jamali AA, Mladenov K, Meyer DC, et al. Anteroposterior pelvic radiographs to assess acetabular retroversion: high validity of the "cross-over-sign". *J Orthop Res.* 2007;25(6):758-765.
55. Mast NH, Impellizzeri F, Keller S, Leunig M. Reliability and agreement of measures used in radiographic evaluation of the adult hip. *Clin Orthop Relat Res.* 2011;469(1):188-199.
56. Barton C, Salineros MJ, Rakhra KS, Beaule PE. Validity of the alpha angle measurement on plain radiographs in the evaluation of cam-type femoroacetabular impingement. *Clin Orthop Relat Res.* 2011;469(2):464-469.
57. Zaltz I, Kelly BT, Hetsroni I, Bedi A. The crossover sign overestimates acetabular retroversion. *Clin Orthop Relat Res.* 2013;471(8):2463-2470.
58. Kalberer F, Sierra RJ, Madan SS, Ganz R, Leunig M. Ischial spine projection into the pelvis: a new sign for acetabular retroversion. *Clin Orthop Relat Res.* 2008;466(3):677-683.
59. Clohisy JC, Carlisle JC, Trousdale R, et al. Radiographic evaluation of the hip has limited reliability. *Clin Orthop Relat Res.* 2009;467(3):666-675.

60. Anda S, Svenningsen S, Dale LG, Benum P. The acetabular sector angle of the adult hip determined by computed tomography. *Acta Radiol Diagn (Stockh).* 1986;27(4):443-447.
61. Hapa O, Yuksel HY, Muratli HH, et al. Axial plane coverage and torsion measurements in primary osteoarthritis of the hip with good frontal plane coverage and spherical femoral head. *Arch Orthop Trauma Surg.* 2010;130(10):1305-1310.
62. Dandachli W, Islam SU, Liu M, Richards R, Hall-Craggs M, Witt J. Three-dimensional CT analysis to determine acetabular retroversion and the implications for the management of femoro-acetabular impingement. *J Bone Joint Surg Br.* 2009;91(8):1031-1036.
63. Jacobson JA, Bedi A, Sekiya JK, Blankenbaker DG. Evaluation of the painful athletic hip: imaging options and imaging-guided injections. *AJR Am J Roentgenol.* 2012;199(3):516-524.
64. Milone MT, Bedi A, Poultsides L, et al. Novel CT-based three-dimensional software improves the characterization of cam morphology. *Clin Orthop Relat Res.* 2013;471(8):2484-2491.
65. Peters CL, Erickson JA, Anderson L, Anderson AA, Weiss J. Hip-preserving surgery: understanding complex pathomorphology. *J Bone Joint Surg Am.* 2009;91(Suppl 6):42-58.
66. Nepple JJ, Martel JM, Kim YJ, Zaltz I, Clohisy JC. Do plain radiographs correlate with CT for imaging of cam-type femoroacetabular impingement? *Clin Orthop Relat Res.* 2012;470(12):3313-3320.
67. Byrd JW, Jones KS. Diagnostic accuracy of clinical assessment, magnetic resonance imaging, magnetic resonance arthrography, and intra-articular injection in hip arthroscopy patients. *Am J Sports Med.* 2004;32(7):1668-1674.
68. Kramer J, Recht MP. MR arthrography of the lower extremity. *Radiol Clin North Am.* 2002;40(5):1121-1132.
69. Mintz DN, Hooper T, Connell D, Buly R, Padgett DE, Potter HG. Magnetic resonance imaging of the hip: detection of labral and chondral abnormalities using noncontrast imaging. *Arthroscopy.* 2005;21(4):385-393.
70. Potter HG, Schachar J. High resolution noncontrast MRI of the hip. *J Magn Reson Imaging.* 2010;31(2):268-278.
71. Bedi A, Chen N, Robertson W, Kelly BT. The management of labral tears and femoroacetabular impingement of the hip in the young, active patient. *Arthroscopy.* 2008;24(10):1135-1145.
72. Clohisy JC, St John LC, Schutz AL. Surgical treatment of femoroacetabular impingement: a systematic review of the literature. *Clin Orthop Relat Res.* 2010;468(2):555-564.
73. Ng VY, Arora N, Best TM, Pan X, Ellis TJ. Efficacy of surgery for femoroacetabular impingement: a systematic review. *Am J Sports Med.* 2010;38(11):2337-2345.
74. Lequesne M, Djian P, Vuillemin V, Mathieu P. Prospective study of refractory greater trochanter pain syndrome. MRI findings of gluteal tendon tears seen at surgery. Clinical and MRI results of tendon repair. *Joint Bone Spine.* 2008;75(4):458-464.
75. Gold SL, Burge AJ, Potter HG. MRI of hip cartilage: joint morphology, structure, and composition. *Clin Orthop Relat Res.* 2012;470(12):3321-3331.

第 2 章 髋股撞击症：病理解剖、临床评估和关节镜治疗策略

Bryan T. Kelly, Christopher M. Larson

FAI 已越来越多地被认为是一种可导致进行性盂唇和软骨损伤以及早期髋关节退行性病变的疾病。髋关节结构性异常引起的动态撞击可限制髋关节活动范围(ROM),并导致股骨头颈部对髋臼缘的反复撞击,导致盂唇和邻近的髋臼软骨损伤。造成关节内撞击的两个主要结构畸形发生在髋关节股骨侧(凸轮型撞击;图 2-1)或髋臼侧(边缘撞击;图 2-2)。随着屈曲内旋或伸直屈曲,盂唇和邻近的软组织受损,最终导致关节软骨不可逆性损伤和早发性关节退行性病变[1]。在过去 10 年中,对关节内和关节外撞击的其他类型和来源的认识使其诊断和治疗方案更加系统深入。通过病史询问、体格检查和影像学检查识别这些结构的异常对于关节软骨不可逆性损伤前的早期诊断、手术和治疗至关重要。此外,鉴于 FAI 是盂唇损伤和关节软骨退行性病变的原因,青年髋痛患者的治疗策略已经发生改变。

人类凸轮畸形和边缘撞击的病因尚存争议[2]。Hogervorst 等描述了人类进化对髋关节和骨盆发育影响的独特方面:向直立步态的过渡和大脑的进化。髋关节的一种形态是“直

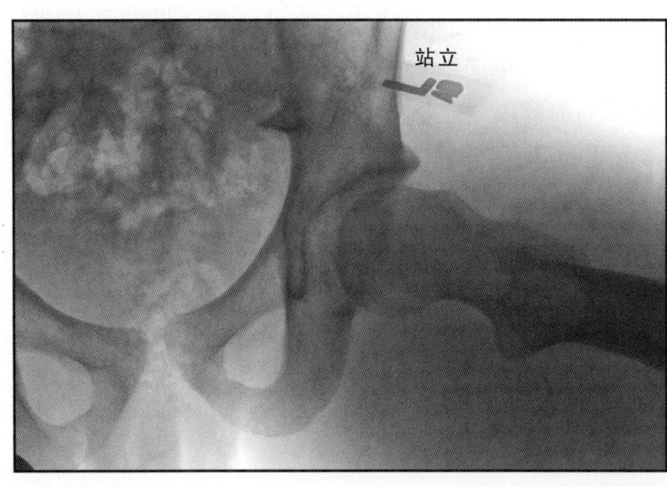

图 2-1 一例股骨头非球面患者的 X 线片显示符合原发凸轮型撞击。这种 FAI 模式导致原发包容模式损伤,因为凸轮畸形部分进入髋臼,并对位于盂唇和髋臼关节软骨交界处的过渡区软骨造成磨损。

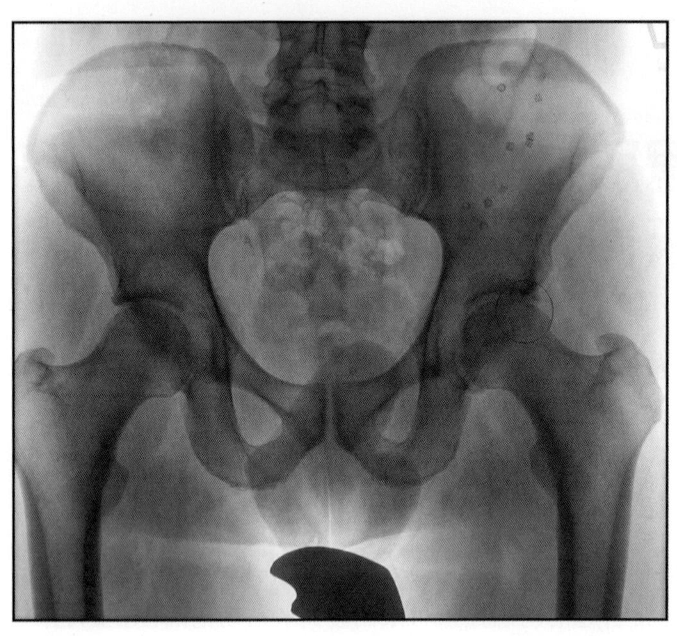

图 2–2 原发性边缘撞击症患者的X线片,以髋臼过度覆盖为特征。传统上称为钳夹型撞击。这种 FAI 模式导致盂唇原发撞击损伤,而髋臼过渡区软骨相对完好。

形髋”,其特征是股骨头或头颈交界处有一个直的或非球面部分,这也是典型的凸轮形态。从结构上讲,这是一种更适合跑步和狩猎的髋关节,同时也解释了年轻且多运动的男性中凸轮畸形发生率较高的原因。另一种形态类型是“圆形髋”,其特点是一个球形股骨头以及较大的头颈偏心距。这一类型主要见于擅长攀爬和游泳的哺乳动物,也是女性更为常见的髋关节形态。“圆形髋”可以增加髋部的运动,并在分娩过程中适应髋部的位置要求。直立步态与分娩头颅增大胎儿间进化的冲突表现在女性骨盆和髋部,并可能为髋臼边缘撞击提供解释,如“髋臼过深”[2]。亚临床股骨头骺滑脱或相关损伤也与 FAI 有关,其最初被认为是“手枪柄”样畸形的病因[3]。近年来,其他学者提出,头颈交界处的非球面骨软骨突起可能与骨骺延迟闭合和(或)股骨与股骨大粗隆骨骺未分离有关。另一方面,儿童晚期和青春期早期髋关节负荷增加导致该畸形[4]。在未发育成熟的体育运动员中,过多的体育活动增加了髋关节负荷会增加凸轮畸形的发病率也为这一想法提供了支持[5]。对竞技运动员症状性凸轮畸形认识和治疗的增加进一步支持了这一理论,即对骨骺未闭的股骨近端的异常负荷是引起 FAI 髋痛的病因[6–8]。最后,遗传因素可能也是 FAI 的病因之一。Pollard 等[9]报道 FAI 患者的兄弟姐妹发生凸轮畸形的相对风险是 2.8(FAI 患者兄弟姐妹组为 66/160,对照组为 23/154,$P<0.000\ 01$),髋臼边缘畸形的相对风险是 2.0(FAI 患者兄弟姐妹组为 43/116,对照组为 29/154,$P=0.001$)。FAI 患者的兄弟姐妹中,双侧畸形的相对风险是 2.6(FAI 患者兄弟姐妹组为 42/96,对照组为 13/77,$P=0.0002$)[9]。FAI 发病率存在地区差异,其在西方国家非常普遍。据估计,FAI 是除髋关节发育不良以外最常见的骨关节炎病因[10]。相比之下,FAI 在东方国家的发病率极低,在这些国家和地区,髋关节发育不良和股骨头坏死更为普遍,这或许是受到遗传和生活方式的影响[11]。

撞击的病理解剖学:概述

了解 FAI 的病理生理学特点需要考虑导致髋关节承受不均匀载荷和关节面磨损的潜在力学因素。在过去 10 年中,越来越多的研究证据表明,有症状的损伤导致的非关节炎的髋关节通常是解剖结构异常合并髋关节机械力学负荷的结果。已有文献证明,大约90%的患有盂唇和软骨损伤的患者有股骨和(或)髋臼形态的潜在骨性异常[12,13]。事实上,鉴于 Ganz 及其同事的工作,髋关节"特发性"骨关节炎的传统概念已基本不存在。相反,确定的复杂髋关节结构异常可导致关节软骨、盂唇和关节囊结构的异常负荷,进而导致关节退行性病变[14-16]。

FAI 和发育不良是导致软骨和盂唇早期损伤发展的两种最常见机制[10,17,18]。大多数体育运动中关节应力额外增加,这些导致早期关节内损伤的结构特点可加速关节磨损。我们曾经将髋关节力学的特点描述为从"覆盖不足"(发育不良)到"覆盖过度"(FAI)的连续变化,但随着我们对髋关节形态学变化的认识有所提高,我们已经清楚地认识到,髋关节力学变化是动态和静态机械因素的复杂结合。

动态撞击

导致动态应力异常的最常见结构性畸形是股骨头颈偏心距消失("凸轮型"撞击)、髋臼边缘部分或全部过度覆盖("边缘"撞击),或两种畸形同时存在导致撞击。股骨近端和髋臼解剖结构异常导致在髋关节运动期间发生反复撞击,引起股骨头颈交界处和髋臼缘的局部应力。这一局部应力导致盂唇损伤、软骨分层以及更广泛的非局灶性关节内损伤的退行性级联反应[1]。最终,继发于髋关节重复的功能性运动疼痛不断进展,超过了髋关节的解剖和生理耐受[19]。除关节内组织结构破坏外,以上生物力学方面的改变也可以改变肌肉的动态力学特点,并使骨盆周围的其他结构变形。由动态撞击引起的代偿性肌肉功能障碍可影响所有关节周围肌肉,但最常见的是长收肌、近端腘绳肌、外展肌、髂腰肌和其他屈髋肌(见图 2-1)[20-22]。

凸轮型撞击

凸轮畸形是由股骨头颈偏心距消失和股骨头非球面造成的。这种形态变异是导致髋关节关节炎前疼痛的最常见机械因素,通常发生在年轻的男性运动员[23]。股骨头颈偏心距不足可发生在股骨头颈部一周的任何点,但最常见的位置通常是前上方(1~2 点位置)[24]。通常在屈曲内旋过程中,股骨头的非球面部分反复进入髋关节,导致头颈结合部和邻近髋臼软骨剪切损伤[25,26]。原发的凸轮畸形导致的盂唇撕裂一般会导致过渡区软骨剥脱而非关节内结构的损伤[12,27]。

这些损伤通常局限于髋臼缘的前上区域,但根据凸轮形态的位置和大小,可以预测盂唇撕裂和软骨分层损伤的位置。Johnston 等[28]研究了凸轮畸形大小与关节内损伤严重程度之间的关系,发现反映偏心距大小的 α 角增大与髋臼缘软骨缺损($P \leq 0.044$)和髋臼软骨全层剥脱有关($P \leqslant 0.034$)。盂唇基底部分离的患者α角增大($P \leqslant 0.016$)。另一项回顾性研究显示,64例有症状的FAI患者中软骨分层的患病率为44%,且显示出与男性性别和凸轮形态存在密切相关性(比值比为0.16,$P \leqslant 0.05$)[29]。盂唇和相关软骨损伤的严重程度往往取决于未治疗前的持续时间,提示早期诊断和治疗的重要性[27,28,30]。与内部撕裂相比,这种类型的盂唇撕裂在重新固定后具有较高的愈合率,因为其损伤机制不同,损伤部位主要位于移行区,因此损伤区域大,组织质量较高且保留了来自关节囊的血供[31,32]。

边缘撞击

局灶性髋臼后倾是FAI的一个独特动态性机械因素,据报道在女性中更为常见[10]。然而近期数据表明,男性更容易发生髋臼后倾,女性髋臼前倾可能性更大[33,34]。髋臼后倾导致正常股骨头颈部和前方过度覆盖的髋臼反复撞击。在一张标准拍摄的骨盆前后位(AP)X线片上,当髋臼前缘位于髋臼后缘(交叉征)外侧时,怀疑髋臼后倾,并且经常与坐骨棘征和后壁征相关。但与CT相比,这些平片的参数可靠性有限[19,35,36]。局部髋臼后倾需与髋臼过深和髋臼内陷造成的整体过度覆盖加以区别。整体性过度覆盖在女性中发病率更高[18,37,38]。髋关节发育不良行髋臼周围截骨术中过度旋转也可引起医源性局部和整体过度覆盖[39]。

髋关节屈曲内旋时,股骨头颈交界处在异常髋臼缘反复撞击,导致前上方盂唇压迫损伤和退化,同时造成内下方股骨头和髋臼软骨损失的"对冲伤"[16,19]。软骨对冲损伤被认为是由于髋关节的屈曲或旋转超过关节的生理功能范围时,股骨头和(或)颈部在髋臼边缘上的杠杆作用,以及后方软骨表面上的异常剪切力造成的[10,40]。与凸轮畸形引起的盂唇损伤相反,边缘撞击往往引起盂唇内部损伤,因此通常难以修复。异位骨化通常发生在邻近盂唇基底部的骨性边缘上,并且可以进展,进而导致整个受损的前上盂唇骨化。在后期阶段,形成的骨化组织无法与天然骨骼区分,并且在影像学检查中似乎盂唇缺如[19]。总体而言,与凸轮畸形造成的软骨损伤一般程度较深且软骨分层不同,局部边缘撞击造成的软骨损伤往往比较局限[10,15]。

混合型FAI,同时伴股骨和髋臼畸形,是FAI最常见的类型[10,15]。Beck等[15]报道,302例髋部中只有26例有孤立的凸轮畸形,302例髋部中只有16例有孤立的钳夹型畸形。Allen等[41]报道了共113例至少一侧髋关节有症状的凸轮畸形患者,88例患者(77.8%)存在双侧凸轮畸形,而仅有26.1%患有双侧髋关节疼痛。有症状和无症状的髋关节平均α角差异有统计学意义(69.9°对63.1°,$P<0.001$)。在有凸轮畸形的201例髋部中,42%同时有局部边缘撞击[41]。

相对或绝对股骨反倾会加剧凸轮畸形并减少髋关节活动度,这是由于髋关节在屈曲内旋活动时,股骨颈反倾会使股骨近端和髋臼过早撞击。即使在没有股骨或髋臼畸形的情况下,股骨后倾也会增加功能性外旋,相应地会缩小髋关节内旋的范围[19,42]。在股骨颈前倾角增大或正常的患者,即使前方凸轮畸形,也不会明显地限制髋关节活动,直至屈曲内旋活动的终末或许都不会引起症状。同样的凸轮畸形,如果同时伴有股骨颈反倾,则会在较小的活动范围内发生明显的髋股撞击,造成内旋活动受限和疼痛症状[12,19,42]。

关节外撞击

动态撞击还可由关节外撞击引起,继发于运动过程中股骨近端的囊外部分与髋臼和(或)骨盆的非关节部分之间的撞击。已经描述了三种特定类型的关节外撞击。股骨大转子-骨盆撞击继发于股骨大转子与股骨头旋转中心之间关系的改变。股骨大转子-骨盆撞击最典型的例子是 Legg-Calvé-Perthes(LCP)病导致的内翻畸形,导致髋关节屈曲活动范围减少和病理性外展铰链畸形(图 2-3)[43,44]。由于股骨反倾导致大转子前面与 AIIS 过早接触,也可能发生转子-骨盆撞击。

坐骨-股骨撞击症最近被描述为自身髋关节坐骨和股骨小转子之间的异常接触,导致髋关节后方和臀部的隐匿性疼痛,髋关节后伸和外旋可加重[45,46]。这一撞击的最初报道是在 1977 年,发生在一例全髋关节置换术后的患者[47],最近有文献记录了由于坐骨结节和小转子之间间隙变窄导致的股四头肌损伤。这种狭窄可能是由于小粗隆的增大和(或)坐骨解剖变异,其中最明显的是继发于青少年坐骨结节的骨突撕脱。坐骨-股骨撞击也可能继发于股骨前倾增加,导致股骨粗隆后方与髂骨的异常接触。

最后,伸直屈曲时由于 AIIS 与股骨颈下部异常接触,可能会引发 AIIS 棘下撞击[34,48]。这可能只是典型的边缘撞击的少许变化, 但随着发病率的增加,AIIS 形态的特征差异已被识别。在青少年中,股四头肌直头牵拉引起的 AIIS 撕脱或损伤而导致其增大,继发异位骨化可能进而压迫关节囊和股四头肌肌腱,而不是像典型的边缘撞击所见的关节内唇直接损伤。在以前的截骨术中,如果将截骨块过多地向前方旋转,也可能引起 AIIS 棘下撞击[39]。识别潜在的关节外动态撞击对于了解可能引起机械性髋关节疼痛来源的整体结构畸形至关重要。

髋关节撞击引起的关节不稳

由于股骨头与髋臼的过早接触,动态不稳以髋关节后方半脱位的形式出现[49,50]。髋关节后方不稳的范围从半脱位到全脱位。运动比赛中最常见的创伤性损伤机制是在髋关节弯曲内收位受到向后的暴力。髋关节不稳的非创伤性和低能量创伤机制也已被描述。据

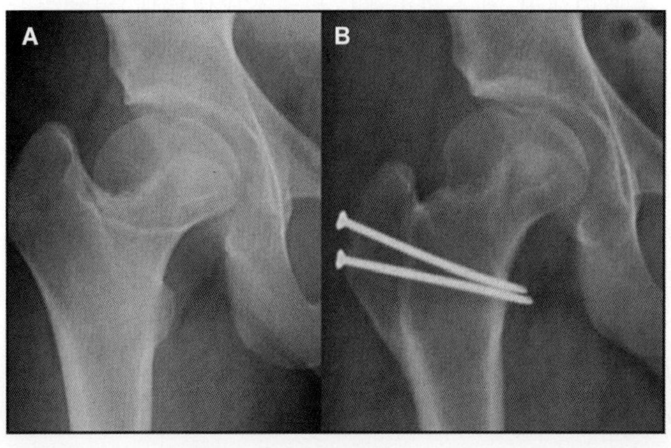

图 2-3 (A)转子骨盆撞击是动态撞击的一种变异,导致大粗隆与骨盆反复撞击。最明显的例子是 LCP 畸形,但在评估疼痛、无关节炎的髋关节时,必须寻找关节外撞击的细微畸形。(B)这些手术通常需要开放性外科脱位手术和关节囊修复。

报道，在美式足球、滑雪、橄榄球、体操、慢跑、篮球、自行车和足球运动中都有髋关节脱位发生[49-51]。运动员中有囊性松弛或骨形态异常者易患髋关节不稳[51]。

动态不稳和静态过负荷

与动态撞击相比，静态过负荷病理形态学会导致在轴向应力体位股骨头与髋臼窝(即站立位置)之间产生异常应力和不均匀负荷。最常见的静态超负荷类型是髋臼发育不良导致的股骨头前外侧覆盖不足[52,53]。股骨近端解剖结构异常也可能导致髋臼对股骨头的相对覆盖不足。股骨前倾过度会导致髋臼前侧和关节囊盂唇复合体的静态超负荷，类似于髋臼前方覆盖不足引起的异常应力。髋外翻可引起类似髋臼对股骨头外侧覆盖不足引起的超负荷应力。所有这些静态机械应力异常导致的髋关节疼痛与头臼不匹配有关，引起了髋臼和股骨头软骨面不对称磨损，无论是否伴有髋关节不稳。与静态过负荷相关的髋关节疼痛无须髋关节活动参与。

与动态撞击引起的代偿性肌肉功能障碍类似，头臼静态超负荷的患者经常会出现关节周围肌肉组织的代偿性改变，从而在没有良好骨性包容覆盖的情况下维持关节的动态稳定[19]。本章的重点是动态撞击，但认识到复杂的混合畸形可以共存也非常重要。发育不良和FAI共存相对少见，但目前，学者已经认识到这种混合畸形发生频率的增加。Clohisy等[54]报道了一系列髋臼发育不良和股骨近端畸形并存导致髋关节功能障碍和退行性软骨-盂唇损伤的患者。作者认为，复杂的FAI和发育不良合并损伤类型可能需要髋臼周围截骨术同时联合头颈部骨软骨成形术，以达到全面矫正畸形并改善髋关节功能的目的[54]。

FAI的临床评估要点

病史和体格检查

正如前一章详细描述的那样，一个全面且有重点的病史询问和体格检查对于帮助确定每例患者症状的特定病因，并制订一个合理的治疗方案至关重要。为了实现这一目标，有必要采用一套标准、系统的方法，这一方法包括通过病史询问、体格检查、放射学检查和特殊测试(MRI、CT扫描、关节内注射、动态超声评估和动态成像评估)得到综合信息[23,27]。

病史应确定损伤机制、症状持续时间、原发疼痛部位和继发疼痛部位、加重症状的活动、相关应力症状的存在以及髋关节近端或远端的代偿性疼痛的存在。通常情况下，继发于未确诊髋关节原发病变的撞击患者会有较长一段时间的症状。Clohisy等[23]报道，从症状出现到最终确诊的时间平均为3.1年，在诊断之前，平均有4.2名医师对患者进行过评估。不准确的诊断很常见，13%的患者接受了其他部位的失败的手术。

Martin等提出了包括5个不同部位的综合体检[55]。这种综合检查适合于所有患者，但最终目标是为每例患者实现特定的4个层次的诊断。如前一章所述，髋关节的4个解剖层次包括骨性结构、关节囊盂唇复合体、关节周围肌肉组织和产生相关疼痛症状或直接卡压症状的髋周神经组织。实现这 4 层诊断的临床检查至少包括步态评估、活动度检查、刺激性疼痛测试、力量测试和髋周触痛区域评估。

对于撞击症的评估，临床评估的两个最关键内容包括完整、准确的活动度评估及通过刺激性测试对疼痛部位和程度的详细记录。对有症状的髋关节和对侧髋关节的活动度都应进行评估，包括髋关节屈曲 90°内旋、屈曲 90°外旋、仰卧位后伸和外展，以及俯卧位和坐位内旋、外旋。在评估仰卧位髋关节活动度时要注意固定骨盆，因为整个骨盆的旋转或半骨盆在耻骨联合和骶髂关节的活动可能会导致错误地高估髋关节的内外旋转活动范围。应特别注意髋关节内旋和屈曲活动范围。撞击症患者在屈髋 80°~90°时内旋活动减少，同时伸膝位屈髋活动范围减小。在极端的情况下，髋关节屈曲时被迫外旋。髋关节活动的这种改变是准确诊断髋部撞击症的重要线索。

可以利用能引起与 FAI 相同疼痛的疼痛激发试验来进行鉴别诊断。疼痛激发试验被用来确定引起髋痛的特定机械性病理改变或几种病理改变的组合，因为每个被测位置均代表关节内或关节外不同软组织结构的卡压或紧张。至少有 9 种不同的疼痛激发试验可能与髋关节解剖中的不同机械性改变有关。疼痛的确切位置(前、中、后、外侧)和疼痛的强度有助于确定机械性异常(见第 1 章)。通过这些疼痛刺激试验，外科医师可以确定疼痛的运动轨迹，以明确预期的异常病理位置。髋关节前内侧疼痛最常见的是髋关节屈曲、内收、内旋转时前方和前外方疼痛(传统撞击试验)，以及髋关节伸膝屈曲时的前方疼痛(髂前下棘下撞击试验)。通过疼痛激发试验提供第Ⅰ层(骨软骨层)病理形态学的初步解剖诊断，影像学检查可以作为验证手段，来进一步证实髋关节疼痛的机械性原因而不是发现病因的方法。

髋周局部代偿性疼痛和(或)功能障碍常与髋关节活动功能障碍有关。通过髋关节屈曲、外展、内收和后伸的静态和耐力试验，以及对骶髂关节、耻骨联合、ASIS、髋屈肌、外展肌、内收肌、近端腘绳肌和坐骨肌的触诊可以评估这种代偿性病变。核心肌肉，包括腹直肌和内收肌功能障碍，通常表现为疼痛和(或)无力，和 FAI 共存常见[21,56]。

在完成病史询问和体格检查后，可以进行初步的 4 层诊断。额外的影像诊断、动态成像评估，以及关节内或关节外诊断性注射将进一步支持最终诊断。下面是 4 层诊断的一个例子。

1.第Ⅰ层：骨软骨层——原发的动态撞击和继发的静态过负荷

(1)α 角：在 11 点(后上)和 6 点(下)之间的上方、外上、上、前、前上、下方部位 α 角增大，最大值在 1:30 位置，74°

(2)股骨颈前倾角：5°

(3)髋臼前倾角在 12 点、1 点、2 点和 3 点位置分别为−5°、−8°、0°和 12°

(4)外侧 CE 角：29°

(5)臼顶角：5°

(6)前方 CE 角：30°

(7)AIIS 形态：Ⅱ型

2.第Ⅱ层:关节囊盂唇层——原发损伤类型

(1)盂唇损伤在12点到3点之间,有撞击和嵌入机械性损伤

(2)棘下反应性滑膜炎,与棘下撞击一致

(3)盂唇邻近的过度区域软骨3度损伤(软骨从软骨下骨上分离)

(4)髋臼和股骨头其余部分无明显软骨磨损

(5)圆韧带部分损伤

(6)无关节内游离体

3.第Ⅲ层:肌肉层——代偿性损伤类型

(1)无肌力减弱的长收肌起点疼痛。关节内注射可以缓解疼痛

(2)腹直肌附着的耻骨联合周围或耻骨近端无疼痛

(3)其他肌力评估良好

4.第Ⅳ层:神经层

(1)没有提示神经性疼痛的证据

有了这个详细的4层诊断,就可以找出问题所在并制订所需的治疗方案。

影像学要点

FAI的影像学评估至少应包括一个骨盆前后位X线片和一个髋股骨颈侧位(Dunn位)片[57]。在骨盆前后位片上,交叉征阳性已被证明是提示髋臼后倾的有效方法[58]。如果怀疑同时有发育不良存在,就应拍摄假斜位片,也可以对AIIS形态进行最好的影像学评估。通过Dunn位(屈髋45°或90°)图像,可以对头颈结合部进一步评估[57]。该图像可用于判断凸轮畸形和计算α角,α角用于评估股骨头的非球面程度。与蛙式位获得的股骨颈侧位片相比,这一改进后的摄片可以在1:30到2:00的位置更好地评估头颈部形态,而不会有股骨大粗隆的遮挡。其他摄片包括穿桌位和蛙式位。

无论是否使用造影剂钆,MRI影像都可以对关节内和关节周围软组织结构准确成像,包括股骨头和髋臼软骨、盂唇、关节囊和嵌入关节的周围的肌腱。包括T2像、T1 rho像和钆延迟增强(dGEMRIC)技术在内的高级软骨成像技术,可以提高对软骨完整性的定量评估[59,60]。CT扫描加三维重建和股骨颈前倾角分析,可以更详细地分析股骨近端和髋臼的形态。这对于微创技术,如关节镜或前路小切口手术治疗撞击症非常有用,也有助于分析多种畸形同时存在的复杂病理形态。

透视引导下关节内注射局麻药和类固醇激素既可用于诊断也可用于治疗,是全面评估的重要辅助手段。关节内注射后的反应作为诊断关节内病变的一个指标被证明有90%的可靠性[61]。偶尔,关节腔内注射较高剂量的钆可能导致关节囊膨胀,使患者不适。为了更好地评估髋关节作为疼痛来源的程度,随后可能需要较低容量(<5mL)的局麻药注射。

目前,一些临床中心使用先进的动态成像分析以方便实时评估撞击。动态超声可用于观察疼痛激发试验中出现的骨和软组织撞击压迫引起髋关节疼痛时的位置。三维CT

成像计算机后处理分析可以分析髋关节内的撞击模式[48,62]。将计算机术前模拟手术用于术前计划的制订可以提高手术干预的准确性。

治疗选择

非手术选择

在某些情况下，对于 FAI 的初始治疗，非手术治疗可能是可取的。代表性的治疗方式包括改变活动内容、使用抗炎药物、增强核心肌肉力量、平衡和协调训练、改变造成“功能性”撞击的骨盆和腰椎的位置，以及活动度练习。然而，没有研究数据显示这些干预措施对症状性 FAI 患者的疼痛缓解和功能改善有效。事实上，非手术治疗在已有可确定的病理改变的患者中通常是无效的，因为 FAI 患者通常是年轻的、运动活跃的，且有机械性病理改变。

然而，非手术治疗对 FAI 退行性改变的自然史和病程进展的影响尚不清楚。Hartofilakidis 等[63]对 96 例平均年龄为 49.3 岁，有 FAI 影像学证据的无症状患者的长期预后进行了回顾性研究。总的来说，79 例(82.3%)髋部平均随访 18.5 年(10~40 年)，未发生骨关节炎。相比之下，17 例(17.7%)髋部平均随访 12 年后(2~28 年)就患上骨关节炎。回归分析显示，只有对侧髋关节存在特发性骨关节炎才能预测无症状侧骨关节炎的发展(P=0.039)。作者的结论是，相当一部分患有 FAI 的髋关节在较长一段时间内可能不会发展成骨关节炎[63]。到目前为止，还没有高级别的证据证明非手术治疗对有症状的髋关节撞击症有效。同样，也没有高级别的证据表明影像学显示有撞击的形态改变可以预测无症状髋关节软骨退化。

手术指征

大量研究表明，开放手术和关节镜手术方法可以有效矫正引起 FAI 症状的结构畸形[6,17,64-70]。根据病理解剖学，手术治疗可能包括通过切开或关节镜的髋臼成形术、股骨头成形术、软骨成形术、保留盂唇的有限清创和盂唇固定手术[14]。开放手术方法包括髋关节外科脱位(SHD)[14]、Smith-Peterson 入路或通过前方 Heuter 间隙的关节切开术[68]，以及增加髋臼前倾角的反髋臼周围截骨术(PAO)，以纠正髋臼后倾[10,71]。关节镜治疗 FAI 的应用越来越广泛，因为仪器的改进和手术技术的进步使手术入路更加微创且具有更好的可视性。尽管如此，开放手术仍然发挥着重要作用，特别是对于动态和静态超负荷混合病变患者和怀疑关节外撞击的患者。有几项研究记录了开放和关节镜下治疗 FAI 获得了良好的结果[17,72]。

有症状的 FAI 外科治疗适应证包括：

(1)尝试了包括改变活动内容、物理治疗、非甾体抗炎药和核心肌肉功能性训练等保守治疗措施后仍持续疼痛。

(2)有明确的可治疗的结构畸形,并与软组织损伤和临床体格检查时疼痛的产生相关。

(3)没有明显关节软骨磨损的证据。

应通过一套彻底的诊断检查得出一个精确的4层诊断,以便制订一个合理的外科治疗计划。在进行手术干预之前,尤其是在非典型疼痛的病例,应完成对相关代偿性疼痛和(或)继发性疼痛的完整评估。虽然可能存在特殊情况,一般情况下,以下因素与不良预后相关,在X线片上,任何负重区存在50%以上的关节间隙狭窄和(或)<2mm的关节间隙,或MRI上全层度软骨消失,软骨下骨暴露[73]。无法确定原发疼痛的情况下,可以考虑在髋关节内或关节周围诊断性局部注射,但应认识到使用皮质类固醇和局麻药可能导致局部软骨损伤[74]。仅在MRI上显示盂唇撕裂或三维CT上显示撞击的结构形态异常并不是手术治疗的适应证,因为在无症状的志愿者中,盂唇撕裂和引起撞击的结构形态异常都很常见[75]。然而,越来越多的证据表明,早期干预有症状的FAI患者可以改善预后,因为在手术时,髋关节内软骨永久性损伤的程度对关节功能和关节使用寿命有着显著影响[62,66,67]。

采取关节镜手术还是开放式手术取决于医师对引起异常应力的解剖畸形的大小和位置的透彻了解,以及外科医师的专业知识。无论采取哪种方法,重要的是解决所有解剖结构异常造成的撞击,其次是治疗关节内病变[19]。值得注意的是,关节镜下可轻易进入前方头颈交界区,而后上和后下方头颈交界区则较难到达。镜下难以到达后方头颈交界区,这些区域的凸轮畸形和更严重的角度异常(髋内翻或髋外翻)、旋转畸形(后倾或前倾),以及大粗隆撞击可能需要髋关节外科脱位等开放手术,应根据具体情况决定是否采用股骨近端截骨。通过关节镜可以显露大多数髋臼缘,但一些更严重的病变需要骨盆截骨术,如髋臼后倾、髋臼过深或内陷。最终,手术目标是减轻疼痛,改善功能,恢复活动,防止髋关节退行性病变[17-19]。在没有准确诊断和处理骨性结构异常的情况下,仅对盂唇进行治疗是症状复发的最常见原因[76,77]。

手术技术:关节镜

随着对FAI理解的深入以及关节镜技术的发展,对各种类型撞击的有效和综合治疗成为可能。这些治疗包括通过有限清创或再固定来治疗盂唇损伤,对髋臼和股侧引起撞击的解剖形态异常进行矫正[7,78-81]。关节镜下关节囊充分切开技术改善了髋关节中央间室和外周间室暴露,方便了髋臼缘切除术、盂唇病变和软骨损伤的治疗以及凸轮畸形矫正成形术[6,7,82,83]。最近的研究已经证实,对于经验丰富的外科医师,通过外科脱位开放入路和关节镜下进行撞击畸形的外科矫正手术可以获得良好的疗效。Bedi等[82]报道了60例活动较多的有症状的男性髋关节撞击患者,其中,30例患者通过外科脱位入路进行手术,30例行关节镜手术,通过比较术前和术后侧位片的股骨颈α角,发现两种手术方法在畸形矫正方面没有明显差异。然而,对于凸轮畸形延伸到外上区域的患者,由于前后位片上α角增大,开放手术组的效果更好。这提示,对于向上外侧或后方延伸的凸轮畸形患者,应考虑髋关节外科脱位开放手术。Mardones 等[84]在尸体研究和临床研究中对这些技术进行了比较,就切除的范围而言,开放手术和关节镜手术之间没有统计学上的显著差异。然而,与开放手术相比,关节镜下骨软骨成形术的定位不太可靠,这是由于镜下骨成形术容易偏后、偏远。作者认为,通过关节镜手术进行骨软骨成形术的定位高度依赖于外科医师的经验,通过仔细的术前规划和影像学分析,这些差异可以得到纠正。

髋关节镜治疗 FAI 可以采用仰卧位或侧卧位。手术可分为 8 个步骤:①摆放体位;②建立入路通道;③通道间关节囊切开;④髋臼边缘准备/切除;⑤盂唇固定/选择性清创;⑥进入/显露外周间室;⑦股骨成形;⑧关闭关节囊。

重要的是手术医师要小心、谨慎地进行每一个步骤,因为在任何一点上的技术错误都可能导致手术不顺利,最终可能导致较差的治疗结果。

第 1 步:摆放体位

患者采取的体位(仰卧位或侧卧位)基于外科医师的偏好,每种体位各有利弊。由于与髋关节镜相关的大多数并发症都与患者的体位和牵引有关,由外科医师和助手摆放患者体位至关重要。仰卧位摆放类似于髋关节骨折固定,使用骨折牵引床。接受过关节置换训练的外科医师通常更喜欢侧卧位,因为这与关节置换术所需的体位相似。对于这两种体位,都要用衬垫保护好足部,且用一个超大号会阴阻挡垫,从而以最少的牵引力达到最好的髋关节牵开。应对对侧下肢施加温和的对抗牵引,以更好地维持患者在手术台上的稳定。

牵引要在透视下进行。初始牵引方向应与股骨颈平行,而不是与股骨干平行,根据大转子的高度和髋臼顶眉弓倾斜度,髋关节外展 10°~30°。初始轴向牵引采取髋关节伸直位,当髋关节内收至中立位时,就可以以最小的轴向牵引力将股骨头从髋臼窝内向外侧很好地脱出。如果髋关节在内收位屈曲,将需要更大的轴向牵引力,阴部神经损伤的风险也随之增加。通过透视显示确定关节是否充分牵开,在前后位片上需要大约 10mm 的关节间隙。如果在初始牵引时,关节密封性没有被破坏,应避免过大的牵引力,小心地使用穿刺针可以可控的方式释放负压密封。适当的牵引通常需要大约 50 磅(1 磅≈0.45 千克)的力量。最后将髋关节内旋,可以减少前关节囊的张力,使器械更容易进入。对髋关节个体化结构的了解也可以帮助精细调节患者体位的摆放。例如,股骨颈后倾增大的患者应减少髋关节内旋。在股骨颈后倾的情况下,旋转中立位甚至轻微的外旋将使大转子远离前外侧通道和前外侧远端辅助通道。将 ASIS 平行于地板和(或)天花板,骨盆适度左右倾斜/上下倾斜(Trendelenberg)将有助于在透视影像上再现术前标准的骨盆前后位影像。这有助于通过术前影像学检查和术中透视图像比较,更好地确定髋臼缘切除术的范围。

第 2 步:建立入路通道

准确的入路通道位置对于获得最佳镜下视野和安全进入关节腔至关重要。Byrd 和 Jones[85]最初描述的通道是围粗隆前外入路、围粗隆后外入路和前方入路。此后,也有许多其他入路被相继报道。这些入路有利于更高级别的手术技术,且不会增加局部神经血管损伤风险。目前大多数关节镜手术使用其中2个或3个入路,这取决于外科医师的偏好和接受过的培训。两个最常见的主要入路是围粗隆前外侧(外侧)入路,再加一个标准的前方入路或“改良”前方入路。其他常用入路包括围粗隆后外侧入路、前外侧远端辅助入路、前外侧近端辅助入路和各种远端经皮入路,这些入路可以更精确地置入铆钉[86]。

围大粗隆前外侧入路的建立应首先确定大粗隆前上角,再向上1~2cm,向前1~2cm。牵引髋关节后,附着于髂胫束后部上的紧张的臀大肌前束,这是一个比较恒定的可触及的软组织参考点。但在建立第一个通道之前,应规划好第二个通路,因为两个通道之间至少需要6cm的距离,以便通过两个通道进入的工具有更大的工作空间。首先,在透视引导下将穿刺针置入适当的位置。在不损伤关节面软骨的前提下,针头应尽量靠近股骨头,这样可以减少对盂唇的损伤。如果针头没有穿到盂唇,会感觉关节囊的阻力突然消失的落空感。如果阻力没有突然消失,那么就要考虑穿刺针穿到了盂唇,应重新定位。其次,取下穿刺针内芯后,在透视图像上可观察到关节腔积气。最后,向关节腔内注入15~25mL盐水使关节膨胀,随后会有液体流出。如果没有液体流出,要么是穿刺针未进入关节腔,要么是穿刺针被关节囊或盂唇等的软组织堵塞。一旦确定穿刺针进入关节腔,经穿刺针置入导丝,直到导丝进入髋臼的中央窝区域。通过导丝置入小直径套管(4.5mm或5.0mm)和套管针。小心不要把导丝抵到髋臼折弯或弄断。然后将70°的关节镜通过套管插入中央腔室。

然后建立一个前方或改良前中入路。在常见入路通道中,最初的前方入路由于靠近股外侧皮神经近端而造成神经血管损伤的风险较大[86]。为了减少对股外侧皮神经的创伤,则在较传统的前通道稍微偏外、偏远建立改良的前中通道。这一通道中偏远端的入点有利于进入具有髋臼反倾的髋关节的前部,其角度有助于锚钉放置和必要时行髋臼缘微骨折。将腰穿针以向头侧倾斜45°和向内侧倾斜30°的方向瞄准髋关节,在透视下,通过观察到针尖与关节镜末端汇合的显像来确认腰穿针置入髋关节。直视髋关节囊的前三角,可安全进入髋关节,该通道可以靠近盂唇而无穿透之虞。一旦第二根腰穿针被安全地放置在关节内,就可以打开液体(开关),以冲洗关节内的液体和碎片,而第二根套管针-套筒可在直视下无创地被放置入髋关节中。

应考虑在两个平面上调整通道位置。在矢状面,穿刺针和手术工具在内外方向移动。因此,在仰卧位时,针平行于地面刺入可以达到更内下位置,垂直于地面可以达到更外上侧位置。在轴向横断面,穿刺针和手术工具以远近端的方向移动。因此,如果针尖指向近端(要么在唇上,要么对着髋臼),就将针尾朝患者的头部抬起,如果针尖指向股骨头,就将针尾朝患者的尾端压低。在整个手术过程中,通过调整这两个平面内的穿刺针和手术器械位置,可以在软组织损伤最小的情况下,准确放置所有器械。

最常用的第三个通道包括粗隆旁后外侧通道和前外侧远端辅助通道。粗隆旁后外侧通道位于股骨大粗隆顶点的后方和近端。当患者采取侧卧位时,通常使用这个通道。外旋下肢可以使坐骨神经更接近通道近端,所以仔细注意患者体位至关重要。前外侧远端辅助通道与外侧通道在一条线上,在其远端4~5cm。这个通道也可以经皮置入铆钉到髋臼边缘。一个更远端的入点使得沿着髋臼边缘平行置入锚钉成为可能,并减少了医源性铆钉穿入髋关节的风险,而更靠近前方和近端的通道置入铆钉更容易进入关节腔。前外侧远端辅助通道也可用于进行外周间室股骨颈部成形。

通道建立好以后,首先镜下检查中央室结构,以充分评估整个盂唇、髋臼和股骨头的软骨、圆韧带和关节囊结构。诊断性关节镜检查是手术医师确认 4 层诊断的最后机会,因为结构异常会导致关节内可预测的和特征性的损伤,其基础是和三维解剖结构相关的关节应力以及每个运动员进行不同运动时的功能负荷要求[12,87]。

第 3 步:通道间关节囊切开

通道间关节囊切开是髋关节镜手术的一部分,这与其他关节,如肩和膝关节的关节镜手术不同。Ito 及其同事很早就认识到,由于局部髋臼后倾(向头侧反倾)、真性髋臼后倾(伴有后壁缺损)和全髋臼覆盖过度(髋臼过深和髋臼内陷)引起的臼缘和股骨颈撞击导致特征性的盂唇损伤,通常表现为盂唇磨损扁平、退化或囊性变[40]。在单纯的臼缘撞击中,髋臼软骨通常幸免。如果盂唇组织血供还可以,保留盂唇组织并将其固定是最佳选择[16,67]。在这些情况下,髋臼边缘减压时必须仔细保护盂唇,因为切除边缘病变可能破坏稳定或需要将盂唇游离。沿盂唇损伤区域暴露髋臼边缘对于准确显示和治疗边缘撞击必不可少。应进行关节囊切开以充分暴露,并将前方通道/前中通道与前外侧/外侧通道相连。如果盂唇损伤或边缘病变在 12 点位置后方,则可能需要将关节囊进一步向后延伸切开。通道间关节囊切开应仔细设计规划好,只在有髋臼边缘和盂唇病变的区域进行切开。过多切开关节囊不仅是不必要的,而且在没有常规关节囊修复/闭合的情况下,可能会导致术后关节不稳[33]。

第 4 步:髋臼边缘准备/切除

术前影像学检查提示髋臼边缘病灶,以及术中直视下观察到盂唇关节囊面损伤或变性(图 2-4),则需要进行髋臼边缘的处理。介绍两种常用技术。第一种,通过动力磨头和低能量射频,将髋臼过度覆盖区域的关节囊提起,但并不将盂唇从髋臼上分离下来。通过这一方法,可以对髋臼边缘进行打磨成形,重建髋臼前后壁之间的正常关系。这一方法也可用于髂前下棘下撞击区域的减压成形[34]。如果采用这种技术,那么对髋臼边缘的成形减压须延伸到移行区软骨,这一点很重要,因为这样就不会遗漏骨性突起畸形。如果移行区软骨存在明显损伤,可能会发生盂唇不稳,这将需要重新固定/加固。第二种技术是基于 Ganz 等[14,16]对髋臼边缘成形的原始描述。这种方法是将盂唇从其附着处分离后进行髋臼边缘的骨性结构成形。如果选择这种技术,必须注意避免盂唇被切断或使盂唇缺损,以便再次固定。在确定髋臼边缘成形减压的范围和位置时,传统上将骨盆前后位片上的交叉征作为手术中判断的参数。近期研究表明,由于 AIIS 形态变异,基于骨盆前后位片的交叉征判断髋臼后倾可能并不准确。因术前计划不完整或不准确而过度切除髋臼边缘可能导致术后的不良结果[88]。单纯依靠髋臼前倾或后倾来决定是否进行边缘切除,会导致医源性髋关节不稳或撞击。无论采用哪种技术,均需采用术中透视和镜下观察来确定适当的边缘切除范围。

第 5 步:盂唇固定/选择性清创

一旦足够的骨性边缘切除完成,使用标准的关节镜技术将不稳定或分离的盂唇重新固定到髋臼边缘。通过尽可能靠远端的通道向髋臼边缘置入铆钉,这样,铆钉不容易穿入关节腔(图 2–5)。较小直径的锚具是最理想的,因为它们允许将盂唇固定到更适宜解剖的位置。此外,与肩关节镜相比,铆钉拔出的要求明显降低,肩部需要更大的稳定效果。术中需始终在关节面直接观察确认铆钉不穿入关节腔。置入铆钉后,以一针垂直褥式或来回多次垂直褥式缝合方法缝合盂唇组织。垂直褥式缝合法可防止盂唇变形,并且不会直接接触髋臼负重区域的软骨组织。在某些情况下,盂唇组织易碎,需要缝合一些周围组织,以重建稳定的盂唇足印区。无论是在盂唇组织内缝合还是连同盂唇周围组织一起加固缝合,都应尽量减少盂唇外翻。必要时可采用多个铆钉固定盂唇,直到整个盂唇完全固定在髋臼上,并恢复其密封作用[89–91]。

第 6 步:进入/显露外周间室

髋臼边缘成形和盂唇固定完成后处理凸轮畸形。由于这部分手术是在外周隔室进行的,将髋关节在屈曲位牵引脱位。最显著的凸轮畸形通常在前外侧或外上方(在 1:30 位置),将髋关节屈曲 30°~45°之间时可得到最好的手术视野[24]。增加屈曲和外旋可观察到更靠近内下的区域。髋关节后伸内旋可观察到更靠近外上方的股骨颈。如果凸轮畸形分布在靠近近端上方,那么仍将髋关节置于牵引状态可能是最好的。股骨成形术的手术目

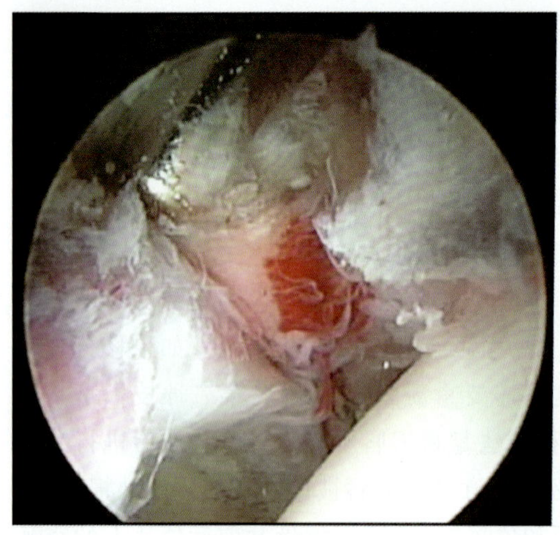

图 2–4 髋臼盂唇撞击损伤相关的关节内特征性表现,与突出的髋臼边缘(钳夹型畸形)撞击有关,这种损伤需要对髋臼边缘切除和盂唇再固定作为最终治疗。

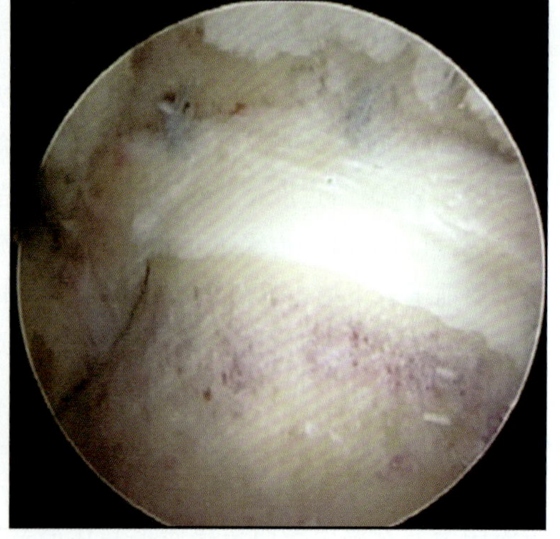

图 2–5 可以使用各种不同的技术进行盂唇固定。一般的原则应该是尽可能地保留健康盂唇组织,并恢复盂唇功能,以恢复其正常的密封和负吸作用,在轴向负荷时维持一个流体静压做缓冲,以减少软骨负荷。

标是恢复头颈交界处的正常偏心距,恢复屈曲内旋是髋臼股骨头之间的间隙(图 2-6)。

有许多方法可以达到这一目的,但无论采用何种技术,充分暴露对外周间室的凸轮畸形都是必需的。术中透视有助于凸轮畸形和减压成形的定位。一些学者赞成使用 T 形切开关节囊来增加外周室壁暴露性,减少意外的关节囊损伤。将镜头从前中通道置入,从前外侧远端辅助通道置入交换棒,在臀小肌、髂股韧带外侧支和髂囊肌、髂股韧带内侧支之间钝性分离出肌间隙。一旦明确这一间隙,就可以用射频将其清理确定,这个间隙将 Bigelow Y 形韧带(髂股韧带)的内侧支和外侧支分开,要非常小心,以免损伤周围肌肉组织。利用 Beaver 刀从股骨颈向股骨粗隆间沟切开关节囊,留下锐性切开的关节囊边缘,方便在股骨成形术完成后修复。关节囊 T 形切开不应涉及较厚的轮匝韧带,因为这不仅不能改善术野暴露,还可能影响关节囊的完整性。这种关节囊切开方法可以很好地显露股骨颈的成形情况,并能完全评估股骨头颈交界处内下支持带血管,外上支持带血管,并且可以暴露至转子间线。通过这一技术,可以获得充分的头颈部减压成形,甚至可以处理一些可能引起关节外撞击的大粗隆前方局部畸形。

不做关节囊 T 形切开也可以有效地进行外周间室减压,但在整个手术过程中,需要将髋关节做更大程度的屈曲、后伸、内旋和外旋活动,以便将凸轮畸形旋转到关节囊切开区域。关节囊 T 形切开的缺点是如果不仔细注意保护软组织,可能会增加术后异位骨化的风险,且需要缝合切开的关节囊,以恢复正常的关节囊解剖。不做关节囊 T 形切开的缺点是进行远端大范围畸形的切除成形更具挑战性,且如果未仔细注意关节囊,缺乏经验的外科医师可能会造成更广泛的关节囊损伤。然而,这两种技术都是有效的,采用最熟悉的技术可能是最重要的考虑因素。

第 7 步:股骨成形

两种方法都可以镜下动态观察外周间室,可以确定撞击的位置并实现对整个凸轮畸形可视。将更为正常的前内侧头颈结合处作为引导,辨认凸轮型撞击损伤的边界。术中变

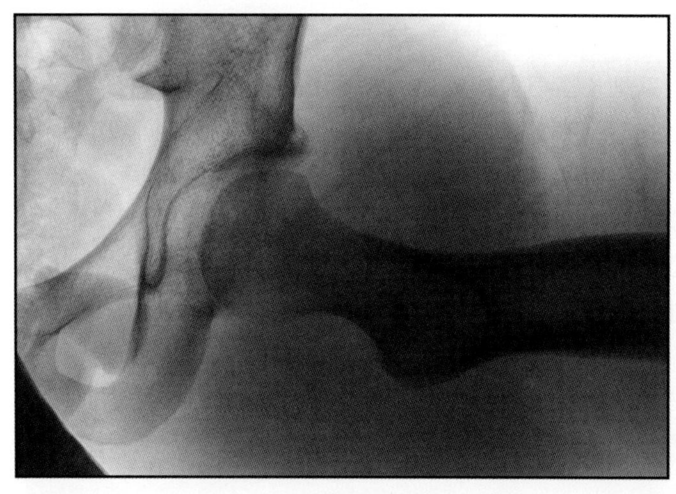

图 2-6　股骨成形术或凸轮畸形减压应重建正常的股骨头球面,重建头颈交界处的正常偏心距,并提供动态评估时股骨头进入髋臼足够的间隙。术中应采用透视和动态关节镜检查,以确认足够和充分的减压成形。

换镜头和手术器械的位置角度就可以很好地观察凸轮畸形并进行成形。如果镜头从前方中间通道进入,那么可使用一个 5.5mm 的磨头通过前外侧通道,对上方和外侧凸轮畸形进行打磨成形,通过远端前外侧辅助通道,对前方、前外侧和下方凸轮畸形进行打磨成形。如果使用了三通道技术,将一根交换棒置入第三个通道,挑起关节囊有助于在股骨成形术过程中获得更好的镜下视野。然后依次打磨去除上方、上外方、前方、前外方和下方凸轮形态畸形,以重建一个球形的股骨头。应小心显露并保护外侧支持带血管,外侧支持带血管沿着股骨颈的后外侧走行。只要在支持带血管进入股骨颈位置的近端成形,就可向后扩大成形范围。在骨性畸形切除成形结束后,应清除周围间室内的所有骨骼碎片并移动镜头方向,以确认没有任何残余撞击。目标是恢复股骨头颈部的球形结构和偏心距,关节活动时无撞击。建议头颈结合处切除范围<30%,因为这一范围已被表明会保留股骨颈的承重能力[92]。术后股骨颈骨折或应力反应不常见,但文献中已有对这一并发症的描述,即使是过度骨骼切除[93]。

第 8 步:关闭关节囊

如前所述,对关节囊解剖结构的详细了解并仔细处理关节囊非常重要,因为已有报道指出,因过度切除髋臼缘减压、过度切开关节囊和未充分修复关节囊会造成术后关节不稳[33,94]。如果已经沿股骨颈将关节囊 T 形切开,那么 T 形切口和通道间切口都应当修复。只有髋臼缘减压时保留了足够的近端关节囊,对通道间切口的修复才有可能。经外侧入路,缝合钩带线环穿过关节囊的外侧部,线环通过由外向内法穿过关节囊。经远端前外入路,用鸟嘴钳穿过关节囊内侧部,将线环拉出,线环将缝线带入,穿过关节囊,最后通过同一个套管,将缝线两端拉出,并打结收紧。根据关节原有的松弛度和因股骨颈前倾过大,以及临界性髋臼覆盖不良引起的潜在不稳定性的力学评价,将关节囊进行 4~6 针缝合[94](图 2-7)。如果担心关节不稳,也可对关节囊从近端至远端进行解剖重建缝合。手术结束时,应由高年资医师常规对 T 形切口和通道间切口进行关闭。

并发症

关节镜下治疗 FAI 技术的特殊性使学习曲线较长。可基于外科医师的偏好,对关节镜下治疗 FAI 的手术步骤做适当修改。例如,Dienst 等[95]已普遍采取先无牵引下进入周围间室,然后再直视下进入中央间室。然而,考虑到这个手术本身的挑战性,每一名外科医师都需要通过有序而可重复的步骤来减少失误,提高效率。由于运动员和骨科医师对可治疗病变的识别能力和对 FAI 意识的提高,镜下治疗 FAI 的手术估计每年以 15%的比率增多。对不适当或不佳的手术进行翻修正变得越来越多。

髋关节镜手术并发症并不常见(据报道<10%),但其影响显著,尤其是医师缺乏经验或者对关节周围解剖结构不够熟悉的情况下[96]。围术期和术后并发症往往与牵引时间过长和(或)通道建立不准确有关[97]。文献中报道的术中并发症可能低估了由于穿刺针和手

术器械进入关节囊和中央间室时，以及器械破损所造成的医源性软骨和盂唇损伤的发生率[96]。一过性或永久性神经麻痹(坐骨神经、股神经、阴部神经或股外侧皮神经)通常与中央间室手术时体位摆放、下肢包裹不当和牵引时间过长有关。据报道其发生率<10%[98,99]。继发于压迫性坏死的会阴区软组织损伤也与牵引力过大和时间过长有关。如前所述，关节囊切开有利于进入和暴露，但也增加了液体外渗至大腿和腹部的风险。已有关于腹腔间室综合征的病例报道发表[100,101]。对股骨头颈部外上方大范围成形时，需要保护外侧支持带血管，以避免继发性股骨头骨坏死，这极其罕见，但并非不可能[102]。血管损伤罕见，但通道位置不良可造成股动脉和股静脉或旋股内侧动脉损伤。

术后并发症也极其罕见。几篇对术后医源性髋关节不稳的病例报道分析术后不稳的原因，指出髋臼缘过度切除和(或)关节囊未充分修复造成了髋关节不稳[33]。异位骨化可在多达 8%的关节镜病例中发生，并且有可能与过度骨骼切除以及与关节囊切开造成的出血增加有关[103]。术后常规预防性使用非甾体抗炎药并仔细处理关节囊周围肌肉可将异位骨化的发生率降至 1%以下[103]。大多数异位骨化没有症状，但少数伴有活动受限和疼痛症状的 Brooker Ⅲ级或Ⅳ级异位骨化可能需要手术治疗。已有报道指出深静脉血栓形成(DVT)的发生率高达 3.7%[104]。虽然根据我们的经验和大多数文献来看，这一发生率要小得多(<0.1%)。按当前可获得的证据来看，并没有常规采用 DVT 预防措施的指征[96]。有一例病例报道是关于髋关节镜术后发生股骨颈轻微移位的骨折并且进行了内固定治疗的[93]，但这一并发症的总发生率似乎远小于 1%。引起术后持续性疼痛和功能障碍的最常见原因是骨性结构去除不足造成术后持续撞击，但这往往被低估了。随着关节镜下撞击手术的量迅速增加，小心切除成形对确保结果的可重复性和良好的远期预后非常重要。

术后护理与康复

应根据骨性结构成形和盂唇修复的范围制订术后康复计划。术后 10 天至 4 周，患者全足着地，负重限制在 20 磅以内。我们的康复方案是术后 4 周内每天进行 2~4h 的持续被动活动，以促进关节营养并减少术后粘连。鼓励患者术后立即骑高座固定自行车。用 3~4 个月的时间逐步过渡到完全负重和主动活动。这一渐进的方案避免了髋关节屈肌、外展肌和内收肌的主动活动或负荷过大，因为这些肌肉群术后更容易疲劳并产生肌腱炎。预期术后 5~6 个月可完全恢复运动，但直到术后一年，症状仍然会持续改善[105,106]。第 17 章将会对非手术治疗以及运动康复做更多阐述[17]。

要点与陷阱

恰当的训练和严格遵守前文所述的步骤有助于改善预后，但这里仍要强调 3 条关节镜下成功治疗 FAI 的关键点。

- *对患者病理解剖细致了解*。花时间完成特定的 4 层诊断极其重要。越细致，则手

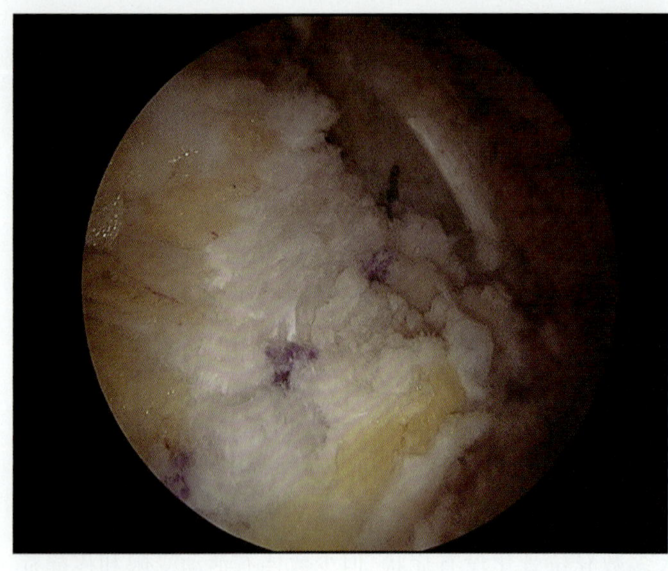

图 2-7 所有病例常规进行关节囊修复。在许多情况下，将关节囊解剖重建到正常状态是手术的一个关键部分，特别是对于存在全身韧带松弛或髋关节微不稳的患者。

术成功的概率越大。在髋关节达到极端活动度时，镜下观察和动态评估术前骨性畸形和术后成形程度的能力会受到影响，因此了解病理解剖特点并制订手术计划至关重要。

- *术中保持清晰的视野*。在整个手术过程中，清晰的镜下视野至关重要，这不仅有利于充分成形，还可以避免对软骨和唇结构的医源性损伤。可通过以下两点改善术野：控制水泵压力，并对经常出现滑膜性髋关节炎的丰富血管进行仔细电凝止血。泵应保持在尽可能低的压力设置，以避免医源性液体外溢，并在整个手术过程中对水泵和患者进行持续仔细监测。在周围间室，牵开关节囊将大大改善术野范围，并有利于完整的骨性畸形的切除成形。
- *保护软组织*。关节镜手术被认为是创伤最小的技术，但在插入和拔出器械的过程中如果不够仔细、小心的话，可对髋周软组织造成明显损伤。因此，减少器械插入的次数非常重要，并应尽可能通过鞘管插入手术器械，以避免肌肉损伤。

总结

关节镜下处理 FAI 从早期诊断和适当治疗开始。对引起 FAI 的骨骼畸形的了解是获得最佳手术结果的关键。盂唇撕裂常见，但盂唇损伤通常只是骨性问题的表象。随着关节镜技术治疗 FAI 的不断进展，外科医师必须了解关节镜治疗 FAI 的适应证、手术的重要技术及其局限性。

（彭建平 陈晓东 译）

参考文献

1. Ganz R, Parvizi J, Beck M, Leunig M, Notzli H, Siebenrock KA. Femoroacetabular impingement: a cause for osteoarthritis of the hip. *Clin Orthop Relat Res.* 2003;417:112-120.
2. Hogervorst T, Bouma H, de Boer SF, de Vos J. Human hip impingement morphology: an evolutionary explanation. *J Bone Joint Surg Br.* 2011;93(6):769-776.
3. Leunig M, Casillas MM, Hamlet M, et al. Slipped capital femoral epiphysis: early mechanical damage to the acetabular cartilage by a prominent femoral metaphysis. *Acta Orthop Scand.* 2000;71(4):370-375.
4. Siebenrock KA, Wahab KH, Werlen S, Kalhor M, Leunig M, Ganz R. Abnormal extension of the femoral head epiphysis as a cause of cam impingement. *Clin Orthop Relat Res.* 2004;418:54-60.
5. Johnson AC, Shaman MA, Ryan TG. Femoroacetabular impingement in former high-level youth soccer players. *Am J Sports Med.* 2012;40(6):1342-1346.
6. Byrd JW, Jones KS. Arthroscopic management of femoroacetabular impingement in athletes. *Am J Sports Med.* 2011;39(Suppl):7S-13S.
7. Nho SJ, Magennis EM, Singh CK, Kelly BT. Outcomes after the arthroscopic treatment of femoroacetabular impingement in a mixed group of high-level athletes. *Am J Sports Med.* 2011;39(Suppl):14S-19S.
8. Philippon M, Schenker M, Briggs K, Kuppersmith D. Femoroacetabular impingement in 45 professional athletes: associated pathologies and return to sport following arthroscopic decompression. *Knee Surg Sports Traumatol Arthrosc.* 2007;15(7):908-914.
9. Pollard TC, Villar RN, Norton MR, et al. Genetic influences in the aetiology of femoroacetabular impingement: a sibling study. *J Bone Joint Surg Br.* 2010;92(2):209-216.
10. Ganz R, Leunig M, Leunig-Ganz K, Harris WH. The etiology of osteoarthritis of the hip: an integrated mechanical concept. *Clin Orthop Relat Res.* 2008;466(2):264-272.
11. Takeyama A, Naito M, Shiramizu K, Kiyama T. Prevalence of femoroacetabular impingement in Asian patients with osteoarthritis of the hip. *Int Orthop.* 2009;33(5):1229-1232.
12. Dolan MM, Heyworth BE, Bedi A, Duke G, Kelly BT. CT reveals a high incidence of osseous abnormalities in hips with labral tears. *Clin Orthop Relat Res.* 2011;469(3):831-838.
13. Wenger DE, Kendell KR, Miner MR, Trousdale RT. Acetabular labral tears rarely occur in the absence of bony abnormalities. *Clin Orthop Relat Res.* 2004;426:145-150.
14. Ganz R, Gill TJ, Gautier E, Ganz K, Krügel N, Berlemann U. Surgical dislocation of the adult hip: a technique with full access to the femoral head and acetabulum without the risk of avascular necrosis. *J Bone Joint Surg Br.* 2001;83(8):1119-1124.
15. Beck M, Kalhor M, Leunig M, Ganz R. Hip morphology influences the pattern of damage to the acetabular cartilage: femoroacetabular impingement as a cause of early osteoarthritis of the hip. *J Bone Joint Surg Br.* 2005;87(7):1012-1018.
16. Espinosa N, Rothenfluh DA, Beck M, Ganz R, Leunig M. Treatment of femoro-acetabular impingement: preliminary results of labral refixation. *J Bone Joint Surg Am.* 2006;88(5):925-935.
17. Clohisy JC, St John LC, Schutz AL. Surgical treatment of femoroacetabular impingement: a systematic review of the literature. *Clin Orthop Relat Res.* 2010;468(2):555-564.
18. Peters CL, Erickson JA, Anderson L, Anderson AA, Weiss J. Hip-preserving surgery: understanding complex pathomorphology. *J Bone Joint Surg Am.* 2009;91(Suppl 6):42-58.
19. Bedi A, Dolan M, Leunig M, Kelly BT. Static and dynamic mechanical causes of hip pain. *Arthroscopy.* 2011;27(2):235-251.
20. Feeley BT, Powell JW, Muller MS, Barnes RP, Warren RF, Kelly BT. Hip injuries and labral tears in the National Football League. *Am J Sports Med.* 2008;36(11):2187-2195.
21. Larson CM, Pierce BR, Giveans MR. Treatment of athletes with symptomatic intra-articular hip pathology and athletic pubalgia/sports hernia: a case series. *Arthroscopy.* 2011;27:768-775.
22. Schilders E, Talbot JC, Robinson P, Dimitrakopoulou A, Gibbon WW, Bismil Q. Adductor-related groin pain in recreational athletes: role of the adductor enthesis, magnetic resonance imaging, and entheseal pubic cleft injections. *J Bone Joint Surg Am.* 2009;91:2455-2460.
23. Clohisy JC, Knaus ER, Hunt DM, Lesher JM, Harris-Hayes M, Prather H. Clinical presentation of patients with symptomatic anterior hip impingement. *Clin Orthop Relat Res.* 2009;467(3):638-644.
24. Beaulé PE, Rakhra K. Cam-type FAI: is the alpha angle the best MR arthrography has to offer? *Skeletal Radiol.* 2009;38(9):855-862.
25. Leunig M, Beck M, Kalhor M, Kim YJ, Werlen S, Ganz R. Fibrocystic changes at anterosuperior femoral neck: prevalence in hips with femoroacetabular impingement. *Radiology.* 2005;236:237-46.
26. Ito K, Minka MA 2nd, Leunig M, Werlen S, Ganz R. Femoroacetabular impingement and the cam-effect. A MRI-

based quantitative anatomical study of the femoral head-neck offset. *J Bone Joint Surg Br.* 2001;83(2):171-176.
27. Burnett RS, Della Rocca GJ, Prather H, Curry M, Maloney WJ, Clohisy JC. Clinical presentation of patients with tears of the acetabular labrum. *J Bone Joint Surg Am.* 2006;88(7):1448-1457.
28. Johnston TL, Schenker ML, Briggs KK, Philippon MJ. Relationship between offset angle alpha and hip chondral injury in femoroacetabular impingement. *Arthroscopy.* 2008;24(6):669-675.
29. Anderson LA, Peters CL, Park BB, Stoddard GJ, Erickson JA, Crim JR. Acetabular cartilage delamination in femoroacetabular impingement. Risk factors and magnetic resonance imaging diagnosis. *J Bone Joint Surg Am.* 2009;91:305-313.
30. Kelly BT, Weiland DE, Schenker ML, Philippon MJ. Arthroscopic labral repair in the hip: surgical technique and review of the literature. *Arthroscopy.* 2005;21:1496-1504.
31. Seldes RM, Tan V, Hunt J, Katz M, Winiarsky R, Fitzgerald RH Jr. Anatomy, histologic features, and vascularity of the adult acetabular labrum. *Clin Orthop Relat Res.* 2001;382:232-240.
32. Kelly BT, Shapiro GS, Digiovanni CW, Buly RL, Potter HG, Hannafin JA. Vascularity of the hip labrum: a cadaveric investigation. *Arthroscopy.* 2005;21:3-11.
33. Ranawat AS, McClincy M, Sekiya JK. Anterior dislocation of the hip after arthroscopy in a patient with capsular laxity of the hip. A case report. *J Bone Joint Surg Am.* 2009;91:192-197.
34. Larson CM, Kelly BT, Stone RM. Making a case for anterior inferior iliac spine/subspine hip impingement: three representative case reports and proposed concept. *Arthroscopy.* 2011;27:1732-1737.
35. Clohisy JC, Carlisle JC, Trousdale R, et al. Radiographic evaluation of the hip has limited reliability. *Clin Orthop Relat Res.* 2009;467(3):666-675.
36. Kalberer F, Sierra RJ, Madan SS, Ganz R, Leunig M. Ischial spine projection into the pelvis: a new sign for acetabular retroversion. *Clin Orthop Relat Res.* 2008;466:677-683.
37. Leunig M, Nho SJ, Turchetto L, Ganz R. Protrusio acetabuli: new insights and experience with joint preservation. *Clin Orthop Relat Res.* 2009;467:2241-2250.
38. Siebenrock KA, Kalbermatten DF, Ganz R. Effect of pelvic tilt on acetabular retroversion: a study of pelves from cadavers. *Clin Orthop Relat Res.* 2003;407:241-248.
39. Myers SR, Eijer H, Ganz R. Anterior femoroacetabular impingement after periacetabular osteotomy. *Clin Orthop Relat Res.* 1999;363:93-99.
40. Ito K, Leunig M, Ganz R. Histopathologic features of the acetabular labrum in femoroacetabular impingement. *Clin Orthop Relat Res.* 2004;429:262-271.
41. Allen D, Beaule PE, Ramadan O, Doucette S. Prevalence of associated deformities and hip pain in patients with cam-type femoroacetabular impingement. *J Bone Joint Surg Br.* 2009;91:589-594.
42. Tonnis D, Heinecke A. Acetabular and femoral anteversion: relationship with osteoarthritis of the hip. *J Bone Joint Surg Am.* 1999;81:1747-1770.
43. Eijer H, Berg RP, Haverkamp D, Pécasse GA. Hip deformity in symptomatic adult Perthes' disease. *Acta Orthop Belg.* 2006;72(6):683-692.
44. Kim YJ, Novais EN. Diagnosis and treatment of femoroacetabular impingement in Legg-Calvé-Perthes disease. *J Pediatr Orthop.* 2011;31(2 Suppl):S235-S240.
45. Ali AM, Whitwell D, Ostlere SJ. Case report: imaging and surgical treatment of a snapping hip due to ischiofemoral impingement. *Skeletal Radiol.* 2011;40(5):653-656.
46. Tosun O, Algin O, Yalcin N, Cay N, Ocakoglu G, Karaoglanoglu M. Ischiofemoral impingement: evaluation with new MRI parameters and assessment of their reliability. *Skeletal Radiol.* 2012;41:575-587.
47. Johnson KA. Impingement of the lesser trochanter on the ischial ramus after total hip arthroplasty. Report of three cases. *J Bone Joint Surg Am.* 1977;59:268-269.
48. Bedi A, Dolan M, Magennis E, Lipman J, Buly R, Kelly BT. Computer-assisted modeling of osseous impingement and resection in femoroacetabular impingement. *Arthroscopy.* 2012;28:204-210.
49. Berkes MB, Cross MB, Shindle MK, Bedi A, Kelly BT. Traumatic posterior hip instability and femoroacetabular impingement in athletes. *Am J Orthop (Belle Mead NJ).* 2012;41(4):166-171.
50. Moorman CT 3rd, Warren RF, Hershman EB, et al. Traumatic posterior hip subluxation in American football. *J Bone Joint Surg Am.* 2003;85(7):1190-1196.
51. Philippon MJ, Kuppersmith DA, Wolff AB, Briggs KK. Arthroscopic findings following traumatic hip dislocation in 14 professional athletes. *Arthroscopy.* 2009;25:169-174.
52. Leunig M, Siebenrock KA, Ganz R. Rationale of periacetabular osteotomy and background work. *Instr Course Lect.* 2001;50:229-238.
53. Siebenrock KA, Leunig M, Ganz R. Periacetabular osteotomy: the Bernese experience. *Instr Course Lect.* 2001;50:239-245.
54. Clohisy JC, Nunley RM, Curry MC, Schoenecker PL. Periacetabular osteotomy for the treatment of acetabular dysplasia associated with major aspherical femoral head deformities. *J Bone Joint Surg Am.* 2007;89:1417-1423.
55. Martin HD, Kelly BT, Leunig M, et al. The pattern and technique in the clinical evaluation of the adult hip: the common physical examination tests of hip specialists. *Arthroscopy.* 2010;26:161-172.
56. Hammoud S, Bedi A, Magennis E, Meyers WC, Kelly BT. High incidence of athletic pubalgia symptoms in

professional athletes with symptomatic femoroacetabular impingement. *Arthroscopy.* 2012;28(10):1388-1395.

57. Meyer DC, Beck M, Ellis T, Ganz R, Leunig M. Comparison of six radiographic projections to assess femoral head/neck asphericity. *Clin Orthop Relat Res.* 2006;445:181-185.
58. Jamali AA, Mladenov K, Meyer DC, et al. Anteroposterior pelvic radiographs to assess acetabular retroversion: high validity of the "cross-over-sign". *J Orthop Res.* 2007;25(6):758-765.
59. Kim YJ, Bixby S, Mamisch TC, Clohisy JC, Carlisle JC. Imaging structural abnormalities in the hip joint: instability and impingement as a cause of osteoarthritis. *Semin Musculoskelet Radiol.* 2008;12(4):334-345.
60. Potter HG, Black BR, Chong le R. New techniques in articular cartilage imaging. *Clin Sports Med.* 2009;28(1):77-94.
61. Byrd JW, Jones KS. Diagnostic accuracy of clinical assessment, magnetic resonance imaging, magnetic resonance arthrography, and intra-articular injection in hip arthroscopy patients. *Am J Sports Med.* 2004;32:1668-1674.
62. Bedi A, Dolan M, Hetsroni I, et al. Surgical treatment of femoroacetabular impingement improves hip kinematics: a computer-assisted model. *Am J Sports Med.* 2011;39(Suppl):43S-49S.
63. Hartofilakidis G, Bardakos NV, Babis GC, Georgiades G. An examination of the association between different morphotypes of femoroacetabular impingement in asymptomatic subjects and the development of osteoarthritis of the hip. *J Bone Joint Surg Br.* 2011;93:580-586.
64. Peters CL, Erickson JA. Treatment of femoro-acetabular impingement with surgical dislocation and debridement in young adults. *J Bone Joint Surg Am.* 2006;88:1735-1741.
65. Beaule PE, Le Duff MJ, Zaragoza E. Quality of life following femoral head-neck osteochondroplasty for femoroacetabular impingement. *J Bone Joint Surg Am.* 2007;89:773-779.
66. Byrd JW, Jones KS. Prospective analysis of hip arthroscopy with 10-year followup. *Clin Orthop Relat Res.* 2010;468(3):741-746.
67. Larson CM, Giveans MR, Stone RM. Arthroscopic debridement versus refixation of the acetabular labrum associated with femoroacetabular impingement: mean 3.5-year follow-up. *Am J Sports Med.* 2012;40:1015-1021.
68. Laude F, Sariali E, Nogier A. Femoroacetabular impingement treatment using arthroscopy and anterior approach. *Clin Orthop Relat Res.* 2009;467:747-752.
69. Leunig M, Beaule PE, Ganz R. The concept of femoroacetabular impingement: current status and future perspectives. *Clin Orthop Relat Res.* 2009;467:616-622.
70. Philippon MJ, Stubbs AJ, Schenker ML, Maxwell RB, Ganz R, Leunig M. Arthroscopic management of femoroacetabular impingement: osteoplasty technique and literature review. *Am J Sports Med.* 2007;35:1571-1580.
71. Siebenrock KA, Schoeniger R, Ganz R. Anterior femoro-acetabular impingement due to acetabular retroversion. Treatment with periacetabular osteotomy. *J Bone Joint Surg Am.* 2003;85(2):278-286.
72. Bedi A, Chen N, Robertson W, Kelly BT. The management of labral tears and femoroacetabular impingement of the hip in the young, active patient. *Arthroscopy.* 2008;24:1135-1145.
73. Larson CM, Giveans MR, Taylor M. Does arthroscopic FAI correction improve function with radiographic arthritis? *Clin Orthop Relat Res.* 2011;469:1667-1676.
74. Chu CR, Izzo NJ, Coyle CH, Papas NE, Logar A. The in vitro effects of bupivacaine on articular chondrocytes. *J Bone Joint Surg Br.* 2008;90:814-820.
75. Weir A, de Vos RJ, Moen M, Holmich P, Tol JL. Prevalence of radiological signs of femoroacetabular impingement in patients presenting with long-standing adductor-related groin pain. *Br J Sports Med.* 2011;45:6-9.
76. Philippon MJ, Schenker ML, Briggs KK, Kuppersmith DA, Maxwell RB, Stubbs AJ. Revision hip arthroscopy. *Am J Sports Med.* 2007;35:1918-1921.
77. Heyworth BE, Shindle MK, Voos JE, Rudzki JR, Kelly BT. Radiologic and intraoperative findings in revision hip arthroscopy. *Arthroscopy.* 2007;23:1295-1302.
78. Byrd JW, Jones KS. Hip arthroscopy for labral pathology: prospective analysis with 10-year follow-up. *Arthroscopy.* 2009;25:365-368.
79. Ilizaliturri VM Jr, Orozco-Rodriguez L, Acosta-Rodríguez E, Camacho-Galindo J. Arthroscopic treatment of cam-type femoroacetabular impingement: preliminary report at 2 years minimum follow-up. *J Arthroplasty.* 2008;23(2):226-234.
80. Larson CM, Giveans MR. Arthroscopic management of femoroacetabular impingement: early outcomes measures. *Arthroscopy.* 2008;24:540-546.
81. Fabricant PD, Heyworth BE, Kelly BT. Hip arthroscopy improves symptoms associated with FAI in selected adolescent athletes. *Clin Orthop Relat Res.* 2012;470:261-269.
82. Bedi A, Zaltz I, De La Torre K, Kelly BT. Radiographic comparison of surgical hip dislocation and hip arthroscopy for treatment of cam deformity in femoroacetabular impingement. *Am J Sports Med.* 2011;39(Suppl):20S-28S.
83. Philippon MJ, Briggs KK, Yen YM, Kuppersmith DA. Outcomes following hip arthroscopy for femoroacetabular impingement with associated chondrolabral dysfunction: minimum two-year follow-up. *J Bone Joint Surg Br.* 2009;91:16-23.
84. Mardones R, Lara J, Donndorff A, et al. Surgical correction of "cam-type" femoroacetabular impingement: a cadaveric comparison of open versus arthroscopic debridement. *Arthroscopy.* 2009;25:175-182.
85. Byrd JW, Jones KS. Prospective analysis of hip arthroscopy with 2-year follow-up. *Arthroscopy.* 2000;16:578-587.

86. Robertson WJ, Kelly BT. The safe zone for hip arthroscopy: a cadaveric assessment of central, peripheral, and lateral compartment portal placement. *Arthroscopy.* 2008;24:1019-1026.
87. Heyworth BE, Dolan MM, Nguyen JT, Chen NC, Kelly BT. Preoperative three-dimensional CT predicts intraoperative findings in hip arthroscopy. *Clin Orthop Relat Res.* 2012;470(7):1950-1957.
88. Zaltz I, Bedi A, Kelly BT. Cross-over sign overestimates acetabular retroversion: significance of the anterior-inferior iliac spine. *Clin Orthop Relat Res.* 2013;47(8):2463-2470.
89. Ferguson SJ, Bryant JT, Ganz R, Ito K. The influence of the acetabular labrum on hip joint cartilage consolidation: a poroelastic finite element model. *J Biomech.* 2000;33(8):953-960.
90. Ferguson SJ, Bryant JT, Ganz R, Ito K. The acetabular labrum seal: a poroelastic finite element model. *Clin Biomech (Bristol, Avon).* 2000;15(6):463-468.
91. Ferguson SJ, Bryant JT, Ganz R, Ito K. An in vitro investigation of the acetabular labral seal in hip joint mechanics. *J Biomechan.* 2003;36:171-178.
92. Mardones RM, Gonzalez C, Chen Q, Zobitz M, Kaufman KR, Trousdale RT. Surgical treatment of femoroacetabular impingement: evaluation of the effect of the size of the resection. *J Bone Joint Surg Am.* 2005;87:273-279.
93. Ayeni OR, Bedi A, Lorich DG, Kelly BT. Femoral neck fracture after arthroscopic management of femoroacetabular impingement: a case report. *J Bone Joint Surg Am.* 2011;93:e47.
94. Bedi A, Galano G, Walsh C, Kelly BT. Capsular management during hip arthroscopy: from femoroacetabular impingement to instability. *Arthroscopy.* 2011;27:1720-1731.
95. Dienst M, Godde S, Seil R, Hammer D, Kohn D. Hip arthroscopy without traction: in vivo anatomy of the peripheral hip joint cavity. *Arthroscopy.* 2001;17:924-931.
96. Ilizaliturri VM Jr. Complications of arthroscopic femoroacetabular impingement treatment: a review. *Clin Orthop Relat Res.* 2009;467:760-768.
97. Flierl MA, Stahel PF, Hak DJ, Morgan SJ, Smith WR. Traction table-related complications in orthopaedic surgery. *J Am Acad Orthop Surg.* 2010;18(11):668-675.
98. Clarke MT, Arora A, Villar RN. Hip arthroscopy: complications in 1054 cases. *Clin Orthop Relat Res.* 2003;406:84-88.
99. Sampson TG. Complications of hip arthroscopy. *Clin Sports Med.* 2001;20(4):831-835.
100. Bartlett CS, DiFelice GS, Buly RL, Quinn TJ, Green DS, Helfet DL. Cardiac arrest as a result of intraabdominal extravasation of fluid during arthroscopic removal of a loose body from the hip joint of a patient with an acetabular fracture. *J Orthop Trauma.* 1998;12(4):294-299.
101. Sharma A, Sachdev H, Gomillion M. Abdominal compartment syndrome during hip arthroscopy. *Anaesthesia.* 2009;64:567-569.
102. Scher DL, Belmont PJ Jr, Owens BD. Case report: osteonecrosis of the femoral head after hip arthroscopy. *Clin Orthop Relat Res.* 2010;468:3121-3125.
103. Bedi A, Zbeda RM, Bueno VF, Downie B, Dolan M, Kelly BT. The incidence of heterotopic ossification after hip arthroscopy. *Am J Sports Med.* 2012;40:854-863.
104. Salvo JP, Troxell CR, Duggan DP. Incidence of venous thromboembolic disease following hip arthroscopy. *Orthopedics.* 2010;33(9):664.
105. Edelstein J, Ranawat A, Enseki KR, Yun RJ, Draovitch P. Post-operative guidelines following hip arthroscopy. *Curr Rev Musculoskelet Med.* 2012;5:15-23.
106. Enseki KR, Martin RL, Draovitch P, Kelly BT, Philippon MJ, Schenker ML. The hip joint: arthroscopic procedures and postoperative rehabilitation. *J Orthop Sports Phys Ther.* 2006;36:516-525.

第 3 章 髋股撞击症：开放手术治疗的策略和结果

Lisa M. Tibor, Michael Leunig

FAI 的开放手术

Ganz 等[1]首先详细描述了开放性外科脱位手术，这一技术可以全面地治疗 FAI，目前已被广泛报道。这一手术入路利用股骨大转子截骨，可以在保护旋股内侧动脉的同时，将股骨头安全地从前方脱位[2]。通过外科脱位技术，医师可以全方位地探查髋臼缘，包括盂唇、软骨和股骨头颈交界处，同时也可以处理关节内病变，恢复正常的关节间隙[3-6]。尤其对于已确认或高度可疑的关节外来源的撞击，这些无法由关节镜提供视野的区域，正是外科脱位入路的优势和最佳适应证。

直接前方入路，或者说微创前方入路，通过改良的 S-P[7]或 Hueter[8]入路，无须股骨大转子截骨，可以提供很好的前方视野，观察前方髋臼缘和股骨头颈交界处。这一入路并不能提供比关节镜更好的视野，但对于不熟悉关节镜技术的临床医师，这是很有帮助的。前方入路可以进行髋关节发育不良的髋臼周围截骨手术，并在术中同时处理近端股骨前方的撞击。另外一些少见的情况，髋股的撞击并不是来源于股骨侧的畸形，而是由于髋臼的反倾导致前方过度覆盖而后方覆盖不足。这时，临床医师可以利用前方入路进行反向翻转的髋臼周围截骨[9]。

外科脱位技术的适应证首先受制于临床医师的个人技术背景。医师本人是否很好地理解髋部病变，是否熟练掌握关节镜技术，决定了外科脱位技术的应用时机。第二个适应证是股骨头后方的凸轮畸形引起的后方撞击，这一位置不容易在镜下处理。另外一些髋关节镜的相对禁忌证也可以考虑应用外科脱位技术来处理，如镜下难以取出的关节内较大的游离体、股骨近端的旋转畸形和需要骨软骨移植的股骨头软骨损伤。

自 FAI 的概念提出以来，开放性手术技术一直伴随着 FAI 治疗理念的发展而发展。FAI 的开放手术治疗主要通过股骨大转子截骨和外科脱位技术实现，这一技术的发展是基于对旋股内侧动脉和髋部后方肌群解剖的研究[1,2]。旋股内侧动脉深支是股骨头的主要血供来源，了解它的解剖对外科脱位的安全性和避免股骨头缺血坏死至关重要(图 3-1)。

旋股内侧动脉深支在股骨颈下方向后发出，移行于股方肌和下孖肌之间，经过闭孔外肌后方，上孖肌、闭孔内肌和下孖肌前方[2]，紧贴梨状肌附着点的远端进入关节囊。终末支行走于股骨颈后外侧连接部的滑膜鞘内，在距离股骨头软骨边缘外侧2~4mm处（箭头所示）进入股骨头内部[2]。旋股内侧动脉深支还相对恒定地发出大的交通支，行走于梨状肌下方，与臀下动脉相连通[2]。如果旋股内侧动脉深支损伤，这一交通支有可能替代其供血股骨头[2]，所以术中应受到很好的保护。

Ganz等[1]描述的外科脱位入路和其他髋关节后方入路最大的不同在于是否行股骨大转子截骨。通过大转子截骨，股骨头可以在保留梨状肌和外旋短肌完整的前提下从前方脱位，使股骨头的血供因此得以保存。而在K-L入路中，梨状肌和外旋短肌必须被分离开，才能实现髋关节脱位，因此旋股内侧动脉深支容易损伤，股骨头缺血坏死风险高。

开放性手术适合处理所有类型的症状性FAI，尤其是对于在关节镜下无法彻底清理的撞击畸形，开放性手术更有优势。这包括髋臼整体过度覆盖引起的钳夹畸形、Perthes病后畸形、髋臼缘大块骨折的切开复位内固定和股骨头较后外侧的凸轮畸形。开放性手术能够在处理FAI的同时联合其他外科治疗方法，如髋臼和股骨头囊样软骨损伤的修复、盂唇重建、股骨近端去旋转截骨、髋臼截骨和股骨头缩头术。

与髋关节镜类似，开放手术处理FAI的相对禁忌证包括X线片上关节间隙狭窄、Tönnis 1级或以上的关节退行性病变。但一些非常年轻的患者，即使已出现明显的关节退行性病变（Tönnis 1级以上），其往往还是无法接受关节置换。对他们来说，使用外科脱位技术进行开放手术可能是有限选项中比较理想的选择。另外，在一些特定的患者群中，其

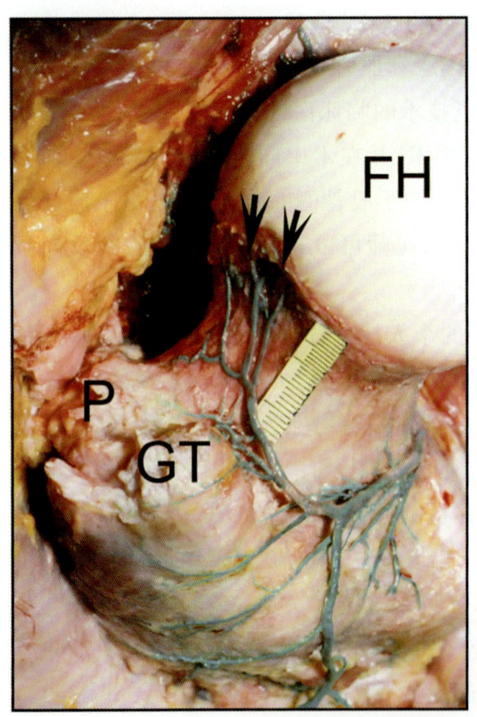

图3-1 旋股内侧动脉深支的解剖。旋股内侧动脉深支在股骨颈下方开始向后发出，移行于股方肌和下孖肌之间，经过闭孔外肌后方和上孖肌前方（图中肌肉止点已切除），紧贴梨状肌附着点（P）的远端进入关节囊。终末支行走于股骨颈后外侧连接部的滑膜鞘内，在距离股骨头软骨边缘外侧2~4mm处（箭头所示）进入股骨头内部。GT=大转子；FH=股骨头。（Reprinted with permission from Katharina Leunig-Ganz, MD.）

软骨损伤程度无法准确评估。此时,医师可以考虑选择外科脱位技术,术中根据关节软骨退行性病变的情况,决定行保髋手术还是表面置换。值得注意的是,近年来,髋关节表面置换的适应证已呈逐渐收窄的趋势,多适用于关节退行性病变的年轻成年男性。鉴于目前金属对金属摩擦界面的争论,表面置换的适应证未来有可能进一步改变。

外科脱位技术

患者侧卧位,支撑固定胸椎、坐骨和耻骨。两腿间加软垫,保护下方肢体的同时给上方的患肢提供一个支撑平面(图 3–2)。在膝关节前方安放一个消毒的口袋,便于脱位后放置患肢。切口以大转子顶点为中心,沿下肢方向经过大转子前 1/3。切口的长度一定程度上取决于患者的体型和手术操作的具体需要,平均 20~25cm。如果术中发现软组织张力过大,可以将切口向两端延长。

直接切开皮肤和皮下组织,直达髂胫束和臀大肌筋膜。筋膜的切开位置,近端在臀大肌和臀中肌之间,向远端顺股骨方向延长。臀下动脉穿支从深面穿出移行于阔筋膜,再潜行至皮下组织,据此可以在筋膜上辨认臀肌的前缘。对于运动员患者,阔筋膜需要向近端分离到髂嵴水平,尽管皮肤切口并不需要这么长。

切开大转子浅层的组织,包括大转子滑囊,牵向前方进行保护,留待切口关闭时解剖修复。暴露股外侧肌背和旋股内侧动脉转子分支,将后者电凝以减少大转子截骨时出血。

髋关节内旋 20°~30°作为大转子截骨的体位,暴露臀中肌和大转子的后缘。虽不是必需的,有的医师喜欢同时暴露梨状肌腱。为了再固定时骨块更好的稳定性,截骨时也可以

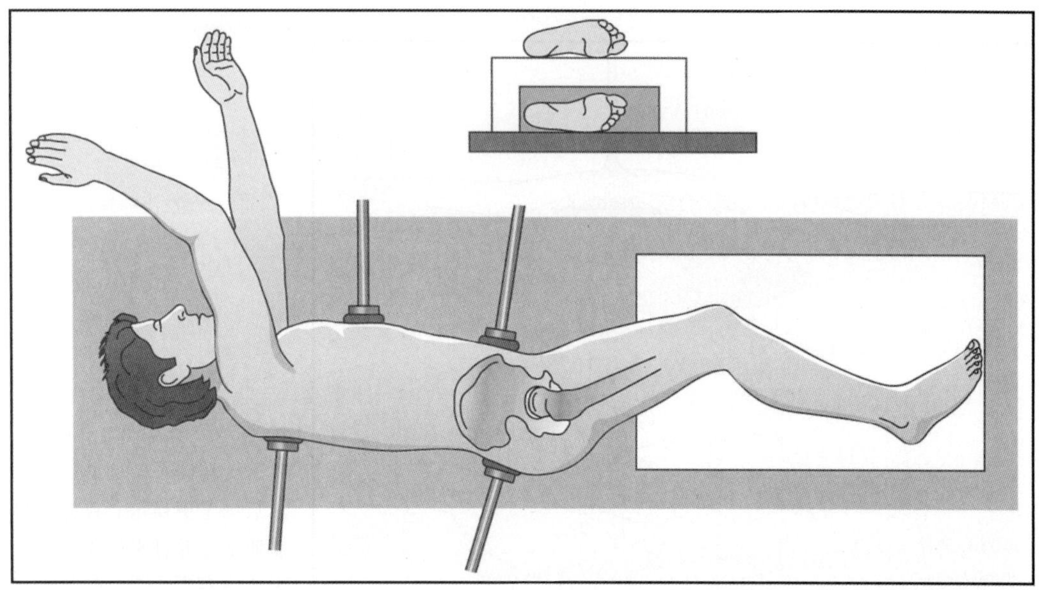

图 3–2 外科脱位时患者体位。患者侧卧位,支撑固定胸椎、坐骨和耻骨。两腿间加软垫,保护下方肢体的同时给上方的患肢提供一个支撑平面。

选择台阶样截骨[10,11](图 3–3)。手指触摸梨状肌窝,确认截骨线水平。台阶样截骨的上端截骨线紧贴梨状肌窝上方,平行于股骨干,选择薄而柔韧的锯片,仅锯透至前方的骨皮质。将锯片留置于截骨面中作为参考。下端的截骨线平行于第一条截骨线,但更偏远端 2mm,偏股骨内侧 5~6mm,做一个厚 1~1.5cm 的截骨块。两条截骨线之间的骨桥用薄的直骨刀截断,将宽骨刀分别插入两个截骨线中向前方掀起截骨块,在股骨前方皮质处形成铰链样折断。上述方法有利于术中进行截骨块的复位和固定,并可提供更多的旋转稳定性,以利于骨块愈合。截骨后,在股骨前缘放置窄 Hohmann 拉钩,将骨块向前牵开。一次满意的大转子截骨完成后,臀中肌、臀小肌和股外侧肌附着于游离的截骨块,而梨状肌和其他外旋短肌群仍附着于固定的股骨端。旋股内侧动脉的深支和臀下动脉交通支因此得以被妥善地保护。

臀中肌、臀小肌和股外侧肌的一些肌纤维束有可能残留于股骨端,需要将其锐性切断以充分活动截骨块。梨状肌腱往往附着于股骨端,部分纤维如果附着于游离的截骨块上,同样予以游离。患肢屈曲外旋,进一步向前方牵引截骨块。

为了完全暴露前方关节囊,股外侧肌和股中间肌被从股骨外侧和前方锐性分离。向前方牵开臀中肌后,臀小肌和梨状肌得以暴露。确认两者之间的间隙尤其重要,在梨状肌近端剥离时要注意对坐骨神经、臀下动脉交通支和旋股内侧动脉深支的保护。将臀小肌小心地剥离关节囊,牵向近端。前方关节囊完全暴露后进行"Z"形切开。"Z"字的第一刀平行于股骨颈,近端拐角接近髋臼边缘,从里向外切开,避免损伤盂唇。"Z"字近端切口线平行髋臼边缘,向外延续至梨状肌。关节囊远端切口线平行于前方的转子间线,在股骨颈下部保留一段"袖套"样组织,便于后来的缝合固定。同时,切口线保持在小转子前方,这也有利于避免损伤旋股内侧动脉和髂腰肌腱。

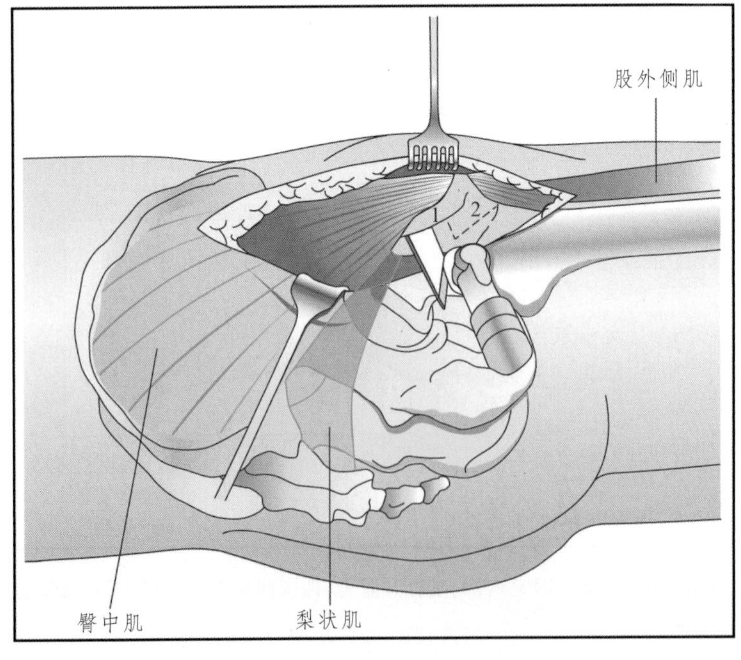

图 3–3　大粗隆台阶样截骨。大粗隆台阶样截骨可使术后固定更稳定。首先在梨状肌上方并且平行于股骨干做上方截骨(1)。再向远端 2mm 于股外侧肌附着处内侧 5~6mm 做下方截骨(2)。

打开关节囊,探查关节液、滑膜炎症情况和凸轮畸形在股骨头的具体定位。屈曲内旋患肢,评估髋股撞击的严重程度。屈曲外旋患肢,对抗盂唇的负压密封作用将股骨头脱位。可以使用脱位钩勾住股骨距,维持牵引下,用弧形剪刀切断股骨头圆韧带。进一步外旋患肢,将其放置于消毒口袋内,完全脱位股骨头。此时,股骨头软骨和盂唇损伤的程度可以得到全面的评估。

临床医师可根据患者的术前症状、影像学检查和术中探查情况,判断引起撞击的畸形部位并予以处理。首先考量髋臼,如果需要髋臼成形,完整的盂唇可以从髋臼边缘锐性分离下来,但要保持游离环状盂唇的连续性。可使用 15mm 的弧形骨凿进行髋臼成形手术。髋臼成形的范围对于髋臼后倾的患者来说取决于髋臼局部过度覆盖的具体定位。而对于髋臼内陷的患者,这种过度覆盖是全方位的。通常,医师从术前的影像学检查上可以明确需要成形的区域,避免造成髋关节继发不稳。应清理任何不稳定的髋臼软骨瓣,直至其基底部,如果损伤缺损面积大,予以微骨折处理。最后,使用缝合锚钉将盂唇重新固定至髋臼缘(图 3–4)。如果盂唇先前已被切除,可以进行盂唇重建。

将膝关节抬起并推向手术医师,可以很好地暴露髋臼。而将膝关节压低放置于消毒口袋内,可以很好地将股骨头暴露至皮肤切口以外。股骨头暴露后,应不断洒水保持湿润。凸轮畸形部位的软骨颜色比股骨头其他部位软骨更红(图 3–5A)。球面模板可以用来检查股骨头非球面的部位。大多数凸轮畸形位于股骨头前上方[3,12],所以,切除畸形部分并不会危害股骨头的血供[13]。当畸形向后向上延展时,继续切除可能会存在破坏血供的风险[2,13]。手术的目的是切除引起撞击的畸形,恢复球面的外形,同时保护好股骨头的血供。因此,医师应避免过度切除骨软骨,切除深度如果超出股骨颈直径的 30%,将使股骨颈力量下降[14]。使用弧形骨凿清除凸轮畸形,恢复股骨头颈部的偏心距。如果凸轮畸形部分延伸至血管汇入股骨头的部位,可以从近向远小块切入,撬断后用刀从里往外切除。切除后的部位也可以用球面模板来检查。一旦成形满意(图 3–5B),可以继续进行其他促进

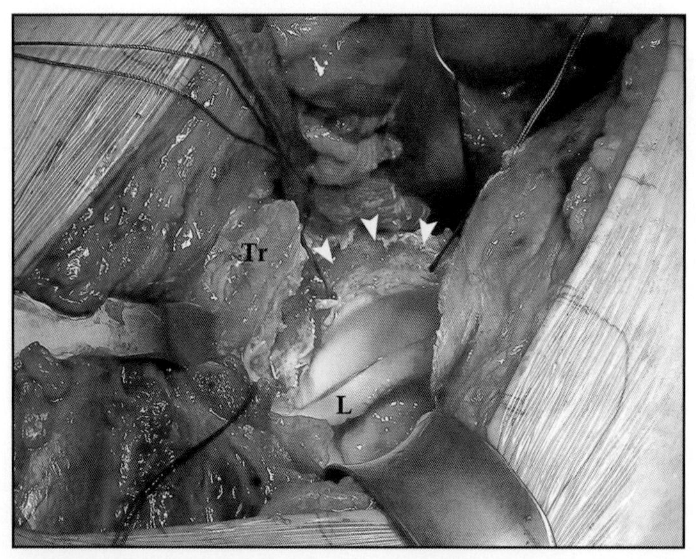

图 3–4 髋臼缘成形和盂唇再固定。盂唇(L)从髋臼边缘锐性分离,但保持游离环状盂唇的连续性。使用骨凿进行髋臼缘成形(箭头所示)后,缝合锚钉植入髋臼缘,以待将盂唇重新固定。Tr=转子。(扫码看彩图)

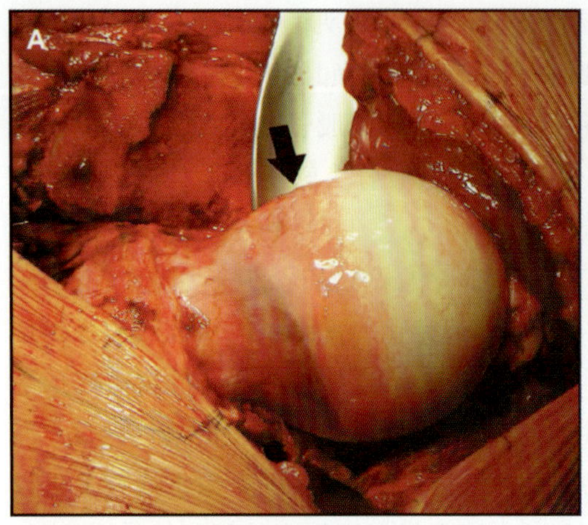

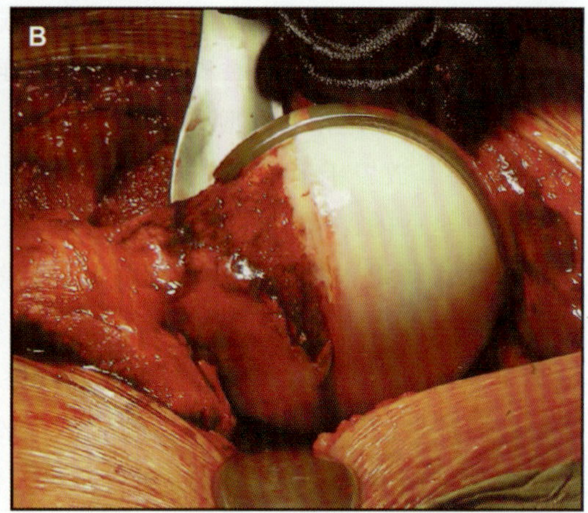

图 3–5 股骨颈骨软骨成形。(A)骨软骨成形前的股骨头和凸轮畸形。凸轮畸形部位(箭头所示)的软骨颜色比股骨头其他部位软骨更红。(B)骨软骨成形后的股骨头。切除凸轮畸形后,股骨头颈部恢复圆弧形。

软骨恢复的治疗手段。

在将股骨头复位之前,圆韧带残端予以切除,股骨头的血供可以从小凹动脉的渗血情况来判断,或者,另外在股骨头上钻一个 2mm 的小孔来观察渗血情况。然后,轴向牵引、屈曲和内旋患肢,将股骨头复位后,患肢置于手术台上。应再次评估髋关节活动范围以及撞击处理得是否充分。

间断或连续缝合关闭关节囊,避免缝合过紧,否则会牵拉供应股骨头血供的血管支持带。将大转子骨块复位,使用两根 3.5mm 或 4.5mm 螺钉平行固定(图 3–6)。如果可能,可以将包含大转子滑囊的软组织层重新缝合回转子表面,这样有利于切口愈合后髂胫束的活动。最后,逐层关闭髂胫束、皮下组织和皮肤。

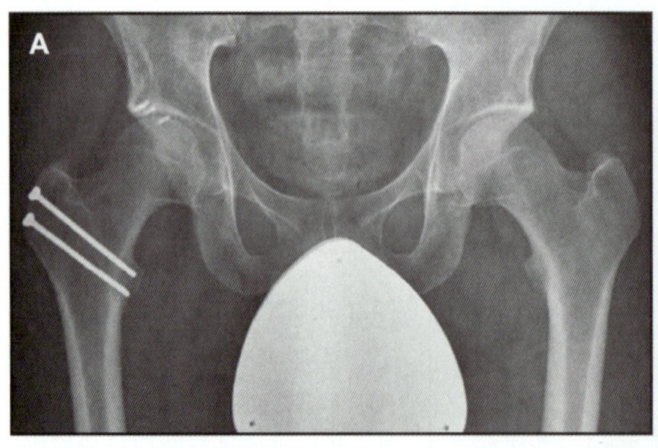

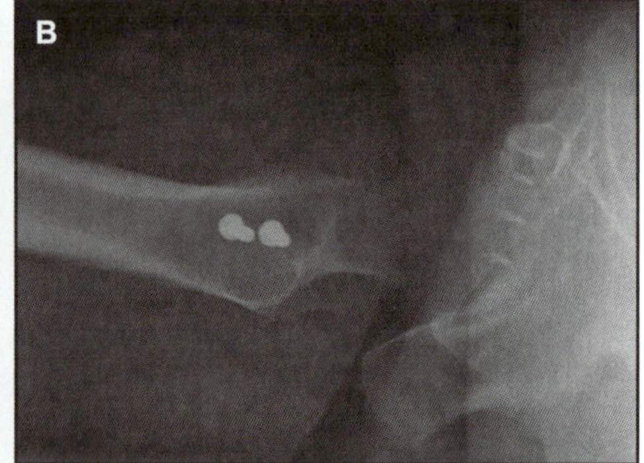

图 3–6 外科脱位髋臼缘和股骨头成形后(A)前后位和(B)侧位 X 线片。

FAI 小切口技术

小切口技术通过髋部前方切口处理凸轮畸形，可以联合应用髋关节镜技术。如果单独应用小切口，其缺点是无法处理髋关节中央间隙的病变。小切口技术联合髋关节镜应用是单纯髋关节镜技术和外科脱位技术之间的一个折中手段。其优势是可以在直视下处理关节镜下看不到的凸轮畸形，并且在直视下可修复关节囊。与外科脱位技术相比，小切口技术无须大转子截骨，软组织剥离也较少[15,16]。小切口技术的缺点在于医师只能处理股骨颈和关节囊的前方部分，而外科脱位和关节镜可以提供更好的视野来处理凸轮样病损。所以，盂唇固定以及其他髋臼内部操作只能通过外科脱位和关节镜技术来处理。

小切口技术适合孤立的凸轮畸形患者，且畸形位于股骨头的前方或前上方。其禁忌证是存在关节内病损需要处理，包括髋臼缘成形和盂唇再固定。

小切口外科技术

高级学者(ML)推荐髋关节镜联合应用小切口技术。根据医师个人喜好，髋关节镜可以在仰卧位或侧卧位操作。在镜下可以清除不稳定的软骨瓣，切除不稳定的损伤盂唇，如果技术上允许，还可以对损伤盂唇予以修补固定。最后松开牵引，缝合关节镜的切口。

如果关节镜是在患者仰卧位操作，后续的小切口技术无须额外的消毒铺巾。如果是在侧卧位进行的关节镜，后续患者需变更为仰卧位，重新常规的消毒铺巾。切口和入路是标准的 Hueter 入路，长 5~8cm，起始于 ASIS 远端 2cm，外侧 2cm。然而，高级学者在腹股沟选择 5cm 的斜行切口，从 ASIS 内板开始向内外延伸。锐性切开皮肤、皮下组织，钝性拉钩暴露阔筋膜张肌(图 3-7)，沿皮肤切口方向切开。将阔筋膜和深层的肌肉分离，在肌鞘深面，利用骨撬确认股直肌和臀中肌间隙。分别将股直肌向内侧、臀中肌向外侧牵开，可看到关节囊外脂肪组织和远端的股外侧肌。应将钝性 Hohmann 拉钩放置于大转子水平和股骨颈内侧，以获得良好的显露。清除关节囊外脂肪组织，做关节囊的"H"形切口，切口

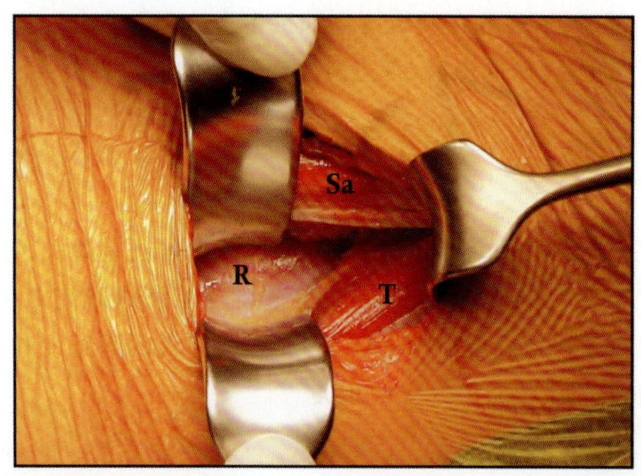

图 3-7　FAI 的前方小切口。高级学者(ML)在腹股沟皮肤皱褶处选择斜行切口。在阔筋膜张肌深面，打开股直肌(R)和臀中肌间隙。FAI=髋股撞击症；Sa=股薄肌；T=阔筋膜张肌。

长轴顺股骨颈方向，近端切开时小心保护，避免损伤盂唇。然后，将Hohmann拉钩放置于股骨颈周围，直视下显露凸轮畸形。

将股骨内外旋转以全面探查凸轮样畸形，使用高速磨钻头或骨刀进行骨软骨的成形。小切口技术的治疗原则和外科脱位技术相同：清除导致撞击的畸形，同时保护好股骨头的血供，重建圆润的股骨头表面，避免过多切除。成形满意后，冲洗切口，缝合关闭关节囊，可吸收线连续缝合修复阔筋膜张肌膜。皮肤和皮下组织缝合可根据手术医师喜好。

并发症

外科脱位

外科脱位最常见的术后并发症是BookerⅠ级或Ⅱ级异位骨化[17]，约60%的患者可在术后1年的影像学检查中发现，但其对患肢功能没有明显的影响。大转子疼痛在术后较为常见[18]，有研究报道称术后1年内46%的患者出现这一症状，疼痛多出现在运动后或偶然的患侧卧位时。大转子疼痛可能的原因很多，如局部螺钉的机械刺激和肌力不足等，但没有患者出现影像学可见的大转子截骨处不愈合。在笔者治疗过的外科脱位患者中，接近50%的患者行大转子螺钉取出。

术后持续腹股沟疼痛的原因可能与撞击畸形纠正不足或关节内粘连有关。粘连通常发生于盂唇和关节囊之间，或者骨软骨成形处与关节囊之间[19,20]。磁共振关节造影有利于关节内粘连的诊断和治疗方式的选择。关节镜下松解、粘连切除有助于缓解疼痛，改善功能[19,20]。

外科脱位术后出现严重并发症是很罕见的。在两个大样本研究中，可见坐骨神经麻痹的报道[1,17]，但都未出现股骨头坏死或股骨颈骨折[1,17]。

小切口

小切口治疗FAI术后最常见的并发症是一过性股外侧皮神经麻痹[16,21]。毫无疑问，这和手术区域的皮神经受损有关。同样的问题也常见于前方入路的关节镜手术[22]。一项研究中报道了1例术后股骨颈骨折，2例深部感染，后者在经历清创和抗生素治疗后愈合[8]。上述研究中同样报道了13例盂唇修补后继发疼痛的患者，都进行了再次手术切除盂唇[8]。

结果

从大量研究的短期和中期的术后随访看，无论是外科脱位、小切口技术还是髋关节镜，都可以安全、有效地治疗症状性FAI[23-26]。在一项1980—2008年的文献回顾研究中，Bedi等[27]认为外科脱位进行盂唇切除和骨软骨成形治疗FAI是成功的，患者的满意度和患髋术后的Harris或Merle d'Aubigné-Postel功能评分密切相关。

上述研究发现术后 40 个月时，65%~85%的患者对关节功能满意，但也存在一个共性问题，即术前伴有明显骨关节炎的患髋手术失败率高[27]。

另外一些文献荟萃分析指出了同样的问题。Clohisy 等[28]回顾分析了 1950—2009 年所有的 FAI 文献。11 篇文献符合纳入标准，临床结果随访至少 2 年。所有纳入研究的文献都是Ⅲ级或Ⅳ级的循证医学证据，平均随访 3.2 年。术后文献中常用的 Merle d' Aubigné-Postel 评分提高范围为 2.4~5.0 分。65%~96%的患者髋关节疼痛和功能得到改善。严重并发症的发生率为 0~18%，术后 0~26%的患者需再次行关节置换手术。预后的负面因素包括术前进展期的骨关节炎、严重的软骨退行性病变和年龄较大[28]。Ng 等[29]也报道了 23 项研究(970 例)的荟萃分析结果，以外科手术治疗 FAI，术后患髋的功能评分普遍改善，但患者的满意度反馈并不都是理想的。平均的疼痛评分改善为 25%~100%，患者不满意率为 0~31%。多达 30%的患者术后由于随访结果恶化而转行关节置换，这些患者术前都有 Tönnis 2 级的影像学改变或术中发现 OuterbridgeⅢ级或Ⅳ级软骨损伤[29]。

Matsuda 等[21]近来回顾分析比较了外科脱位、小切口技术和髋关节镜三种方法治疗 FAI 的结果。在 5856 篇同行评议的文章中，有 18 篇符合研究纳入标准，包括 6 篇外科脱位、4 篇小切口和 8 篇关节镜的文章，临床结果随访时间至少 1 年。此研究的结论和先前的类似，短期和中期的术后随访提示三种治疗方法都可以缓解疼痛，改善患髋功能。然而，Matsuda 等也指出大转子截骨和内固定相关并发症多见于外科脱位技术，股外侧皮神经损伤多见于小切口技术。关节镜技术具有相似的临床结果，且严重并发症发生率低，但前提是具备有经验的医师团队[21]。

必须指出的是，回顾分析研究中纳入文献的质量是不高的，大多是循证医学Ⅲ级或Ⅳ级的研究。因此，医师需要谨慎对待上述回顾性比较研究的结果。关于保守和手术治疗、开放和关节镜技术的效果，至今还没有前瞻性或随机对照研究。临床医师技术背景的差异加大了随机对照研究的难度，阻碍了这一临床问题的解决。

外科治疗的长期临床结果及其对 FAI 自然病程的影响至今还没有定论。迄今为止，还没有任何的长期临床随访结果证实外科治疗可以阻止或延缓骨关节炎的发生。而 Beck 等[5]报道外科治疗 19 例 FAI 4.7 年的术后随访中，患髋的骨关节炎没有进展。因此，目前的文献支持对活动量大且没有骨关节炎的患者进行外科手术干预，而并不支持对没有症状的关节进行预防性外科干预，以防止关节退行性病变的发生。对骨关节炎的预防作用还没有定论，但近来的体内研究发现，外科治疗 FAI 后，患髋的运动学情况得到了改善[30-32]。

Bedi 等[30]报道了 10 例有症状的局部凸轮和钳夹畸形的 FAI 患者，外科手术前后分别进行高分辨率 CT 扫描和三维重建。平均 α 角度从术前的 59.8°(36°~76°)改善到术后的 36.4°(22°~46°)。平均(10.9±7.4)个月的随访结果显示：股骨侧和髋臼缘的成形术明显改善了患髋的屈曲(3.8°，P=0.002)和内旋(9.3°，P=0.0002)，这与 HHS 评分的改善密切相关，后者从术前的(65.86±6.66)分提高到术后的(89.1±13.02)分。

术后护理与康复

外科脱位

术后康复的目标是在术后早期保护大转子截骨部位和关节内的愈合，避免或减少粘连，避免关节置于撞击位置从而减轻炎症。因此，患者应在术后 4~6 周使用拐杖，患肢部分负重，以保护大转子截骨块。术后即开始患肢持续被动活动练习，髋关节屈曲活动度限制在 0~70°。术后 10 天内予以非甾体抗炎药(吲哚美辛)预防异位骨化的发生。一旦术后影像学检查提示大转子截骨处愈合，可以脱拐，完全负重，开始物理治疗，以促进步态、关节活动度和肌力的恢复。

小切口

小切口术后的康复计划和关节镜类似。术后可以完全负重，但建议使用拐杖 2~4 周，以保护关节内损伤的修复。术后早期开始患肢持续被动活动，5~6 周后开始常规的物理治疗。

要点与陷阱

- 开放手术可以处理复杂的骨性畸形，如关节外撞击、髋臼整体过度覆盖和严重的畸形。
- 仔细的术前计划有助于避免畸形的过度纠正或纠正不足。
- 外科脱位中大转子的台阶样截骨可以有效减少骨不愈合的发生。
- 全面理解股骨头的血供并仔细分离，可以降低股骨头坏死的风险。

总结

治疗 FAI 的关键在于早期诊断和恰当的、有针对性的治疗。评估骨性形态并分析撞击来源，对于取得最好的术后效果至关重要。通常来说，盂唇损伤仅仅是潜在问题的表象。

不管是开放的保髋手术还是髋关节镜，都已经成为治疗早期髋部疾病的重要外科干预手段，并且在近 10 年来得到快速推广。FAI 是目前最常见的保髋手术指征，也是导致非髋关节发育不良患者软骨和盂唇损伤的最常见机制。由它引起的髋关节运动学异常，不仅造成直接的关节内损伤，而且代偿性地诱发关节周围肌肉软组织损伤。未来，该领域研究当致力于分析影响保髋手术治疗 FAI 效果的解剖学、机械学、临床和生物学因素，致力于如何基于解剖学特点进行客观评估，以及更恰当地应用开放或关节镜手术进行治疗。

(沈超 李扬 陈晓东 译)

参考文献

1. Ganz R, Gill TJ, Gautier E, Ganz K, Krügel N, Berlemann U. Surgical dislocation of the adult hip: a technique with full access to the femoral head and acetabulum without the risk of avascular necrosis. *J Bone Joint Surg Br.* 2001;83(8):1119-1124.
2. Gautier E, Ganz K, Krügel N, Gill T, Ganz R. Anatomy of the medial femoral circumflex artery and its surgical implications. *J Bone Joint Surg Br.* 2000;82(5):679-683.
3. Ganz R, Parvizi J, Beck M, Leunig M, Nötzli H, Siebenrock KA. Femoroacetabular impingement: a cause for osteoarthritis of the hip. *Clin Orthop Relat Res.* 2003(417):112-120.
4. Beck M, Leunig M, Clarke E, Ganz R. Femoroacetabular impingement as a factor in the development of nonunion of the femoral neck: a report of three cases. *J Orthop Trauma.* 2004;18(7):425-430.
5. Beck M, Leunig M, Parvizi J, Boutier V, Wyss D, Ganz R. Anterior femoroacetabular impingement: part II. Midterm results of surgical treatment. *Clin Orthop Relat Res.* 2004;418:67-73.
6. Lavigne M, Parvizi J, Beck M, Siebenrock KA, Ganz R, Leunig M. Anterior femoroacetabular impingement: part I. Techniques of joint preserving surgery. *Clin Orthop Relat Res.* 2004;418:61-66.
7. Cohen SB, Huang R, Ciccotti MG, Dodson CC, Parvizi J. Treatment of femoroacetabular impingement in athletes using a mini-direct anterior approach. *Am J Sports Med.* 2012;40(7):1620-1627.
8. Laude F, Sariali E, Nogier A. Femoroacetabular impingement treatment using arthroscopy and anterior approach. *Clin Orthop Relat Res.* 2009;467(3):747-752.
9. Siebenrock KA, Schoeniger R, Ganz R. Anterior femoro-acetabular impingement due to acetabular retroversion. Treatment with periacetabular osteotomy. *J Bone Joint Surg Am.* 2003;85(2):278-286.
10. Bastian JD, Wolf AT, Wyss TF, Nötzli HP. Stepped osteotomy of the trochanter for stable, anatomic refixation. *Clin Orthop Relat Res.* 2009;467(3):732-738.
11. Schoeniger R, LaFrance AE, Oxland TR, Ganz R, Leunig M. Does trochanteric step osteotomy provide greater stability than classic slide osteotomy? A preliminary study. *Clin Orthop Relat Res.* 2009;467(3):775-782.
12. Rakhra KS, Sheikh AM, Allen D, Beaulé PE. Comparison of MRI alpha angle measurement planes in femoroacetabular impingement. *Clin Orthop Relat Res.* 2009;467(3):660-665.
13. Lavigne M, Kalhor M, Beck M, Ganz R, Leunig M. Distribution of vascular foramina around the femoral head and neck junction: relevance for conservative intracapsular procedures of the hip. *Orthop Clin North Am.* 2005;36(2):171-176, viii.
14. Mardones RM, Gonzalez C, Chen Q, Zobitz M, Kaufman KR, Trousdale RT. Surgical treatment of femoroacetabular impingement: evaluation of the effect of the size of the resection. *J Bone Joint Surg Am.* 2005;87(2):273-279.
15. Barton C, Banga K, Beaulé PE. Anterior Hueter approach in the treatment of femoro-acetabular impingement: rationale and technique. *Orthop Clin North Am.* 2009;40(3):389-395.
16. Lincoln M, Johnston K, Muldoon M, Santore R. Combined arthroscopic and modified open approach for cam femoroacetabular impingement: a preliminary experience. *Arthroscopy.* 2009;25(4):392-399.
17. Sink EL, Beaulé PE, Sucato D, et al. Multicenter study of complications following surgical dislocation of the hip. *J Bone Joint Surg Am.* 2011;93(12):1132-1136.
18. Beck M, Buchler L. Prevalence and impact of pain at the greater trochanter after open surgery for the treatment of femoro-acetabular impingement. *J Bone Joint Surg Am.* 2011;93(Suppl 2):66-69.
19. Beck M. Groin pain after open FAI surgery: the role of intraarticular adhesions. *Clin Orthop Relat Res.* 2009;467(3):769-774.
20. Krueger A, Leunig M, Siebenrock KA, Beck M. Hip arthroscopy after previous surgical hip dislocation for femoroacetabular impingement. *Arthroscopy.* 2007;23(12):1285-1289.e1.
21. Matsuda DK, Carlisle JC, Arthurs SC, Wierks CH, Philippon MJ. Comparative systematic review of the open dislocation, mini-open, and arthroscopic surgeries for femoroacetabular impingement. *Arthroscopy.* 2011;27(2):252-269.
22. Matta JM, Shahrdar C, Ferguson T. Single-incision anterior approach for total hip arthroplasty on an orthopaedic table. *Clin Orthop Relat Res.* 2005;441:115-124.
23. Fabricant PD, Heyworth BE, Kelly BT. Hip arthroscopy improves symptoms associated with FAI in selected adolescent athletes. *Clin Orthop Relat Res.* 2012;470(1):261-269.
24. Ilizaliturri VM Jr, Nossa-Barrera JM, Acosta-Rodriguez E, Camacho-Galindo J. Arthroscopic treatment of femoroacetabular impingement secondary to paediatric hip disorders. *J Bone Joint Surg Br.* 2007;89(8):1025-1030.
25. Ilizaliturri VM Jr, Orozco-Rodriguez L, Acosta-Rodríguez E, Camacho-Galindo J. Arthroscopic treatment of cam-type femoroacetabular impingement: preliminary report at 2 years minimum follow-up. *J Arthroplasty.* 2008;23(2):226-234.

26. Larson CM, Giveans MR, Taylor M. Does arthroscopic FAI correction improve function with radiographic arthritis? *Clin Orthop Relat Res.* 2011;469(6):1667-1676.
27. Bedi A, Chen N, Robertson W, Kelly BT. The management of labral tears and femoroacetabular impingement of the hip in the young, active patient. *Arthroscopy.* 2008;24(10):1135-1145.
28. Clohisy JC, St John LC, Schutz AL. Surgical treatment of femoroacetabular impingement: a systematic review of the literature. *Clin Orthop Relat Res.* 2010;468(2):555-564.
29. Ng VY, Arora N, Best TM, Pan X, Ellis TJ. Efficacy of surgery for femoroacetabular impingement: a systematic review. *Am J Sports Med.* 2010;38(11):2337-2345.
30. Bedi A, Dolan M, Hetsroni I, et al. Surgical treatment of femoroacetabular impingement improves hip kinematics: a computer-assisted model. *Am J Sports Med.* 2011;39(Suppl):43S-49S.
31. Bedi A, Dolan M, Magennis E, Lipman J, Buly R, Kelly BT. Computer-assisted modeling of osseous impingement and resection in femoroacetabular impingement. *Arthroscopy.* 2012;28(2):204-210.
32. Kubiak-Langer M, Tannast M, Murphy SB, Siebenrock KA, Langlotz F. Range of motion in anterior femoroacetabular impingement. *Clin Orthop Relat Res.* 2007;458:117-124.

第 4 章 发育不良和不稳定

Lazaros A. Poultsides, Eilish O' Sullivan, Michael D. Stover

发育不良的病理解剖学

在过去的 20 年里，人们对于年轻人髋关节疾病的认识明显加深，同时也推动了成年人髋臼发育不良手术治疗方法的改善。髋臼发育不良是指一种未充分发育的或是较浅的、向上倾斜的，伴有不同区域的发育不良，主要发生在对股骨头前方与侧方覆盖的部位。髋臼覆盖不良可能与不同程度的股骨近端畸形有关，如髋外翻、前倾角过大，或头颈偏心距减小。髋关节发育不良(DDH)或许是由于胚胎在子宫内，髋关节保持弯曲和后侧髋关节结构的内收拉伸的位置所决定的。臀位被发现会导致 DDH 的风险超过 40%，甚至在常规的超声筛查之后，风险仍可达 29%[1]。这些条件可能引起一系列病症，从新生儿的髋关节不稳定、髋关节半脱位和全脱位，到青少年和成年人的髋关节发育不良。另外的风险因素包括新生儿体积过大，或子宫较小、关节运动过大、女性、有家族史和临产妇[1]。这里需要特别强调的是并非所有髋臼发育不良都是由 DDH 引起的。凹形髋臼在没有股骨头减少的同心力的情况下无法形成。髋臼发育可能受多种临床因素的影响，包括韧带过度松弛、唐氏综合征、大脑性瘫痪、遗传性运动和感觉性神经病，以及小儿麻痹症。Y 形软骨可能受外伤和败血症的影响，导致髋臼外侧不完全发育。最后，股骨近端发育不全或缺损(覆盖不全)的疾病、小儿股骨头骨骺坏死(LCP)疾病和骨骼发育不良也可能影响髋臼的发育[1]。

对比 FAI 中髋关节的活动会导致损伤，髋关节发育不良是由于骨骼结构的改变导致关节力学的异常与软骨的静态负荷和继发的退化[2]。股骨和髋臼的结构异常在发育不良的髋关节中可造成股骨头和髋臼之间接触区域减少。髋臼盂唇肥大是由于髋臼前方和侧方对股骨头的覆盖不足而增加了负荷的结果，是为了增加股骨头的覆盖并保持关节润滑。盂唇肥厚在保持力学平衡和防止过早出现症状方面有非常重要的作用。然而，髋关节前上侧和外上侧接触和剪切力的增加可能导致盂唇撕裂以及最终软骨的退化。类似的原因导致软骨下囊肿，被损坏的盂唇就像一个瓣膜，导致腱鞘囊肿的发生。当 MRI 检查发现囊肿时，应怀疑发育不良的可能。髋臼边缘的骨缺损有可能发生，被称为髋臼缘综合征[2]。

临床表现

为了及时地对有症状的髋臼发育不良做出明确诊断，临床医师必须熟悉临床表现、常见的体格检查和影像学检查。在发展成骨关节炎(OA)前,这些症状可能持续多年。此外,成人髋臼发育不良的临床表现多样。由于一些特殊的临床症状和体格检查难以及时发现,通常会延迟诊断。因此,熟悉髋臼发育不良的早期临床表现对于骨骼成熟的患者是最重要的,并且应做出及时的诊断,给予适当的治疗建议。

体格检查应结合病史,关注患者的症状特点,鉴别症状主要起源于发育不良或负荷过重、FAI,或是以上的结合。重要的是最初的评估应排除起源于脊柱、骨盆或关节周围的肌肉组织疼痛。髋部疼痛可能很隐蔽,或在体力活动增加时急性发作。发育不良的症状包括股前外侧或外侧独立运动时疼痛,或者由于在站立和长期的步行后外展肌疲劳导致转子周围的疼痛[3,4]。不稳定、无力或一种"死腿"的感觉可能是髋关节发育不良的另一些特征。这些症状可能由于长时间保持坐的姿势、爬入或爬出汽车、下楼梯,或者突然的旋转运动发生。妊娠和体重增加可能引起髋关节发育不良的症状恶化。FAI的症状较为典型,包括灵敏的、活动相关的腹股沟内侧疼痛,屈髋活动可引起病情加重,如久坐。髋关节发育不良的症状出现在前方盂唇损伤和邻近关节软骨的损伤。由于髋臼经常会有先天性缺损,这些患者可能描述关节前方有弹响声,或是先出现的腰大肌肌腱炎和刺激(腰大肌作为第二重要的前侧稳定器)或断裂(对抗于髂耻的隆起,股骨头或AIIS侧缘的)。然而,发育不良和髋臼边缘损坏的患者可能会出现腹股沟的剧烈疼痛[3]。

最近一项前瞻性研究[4]调查了骨骼发育成熟的有早期症状的髋关节发育不良患者,发现髋部最初症状有97%是隐匿性的,且发现多数患者每天都有中至重度疼痛。疼痛主要集中于腹股沟(72%)和(或)髋部外侧(66%)。与活动相关的髋部疼痛较普遍(88%),而限制活动经常可缓解髋部疼痛(75%)。患者平均看过3.3名保健医师,从开始出现症状到诊断为髋关节发育不良的平均时间为5年。

临床检查要点

临床评估应包括对患者详细病史及复杂症状的描述。应记录每例患者的人口统计学数据,包括性别、身高、体重和年龄。患者需要描述他们的疼痛程度、疼痛部位(腹股沟中央、前部、外侧、后部)、疼痛性质、持续时间、活动后症状,以及加重和缓解因素。还应记录他们的活动量(久坐、活动、休闲运动或高负荷运动)。关于跛行、是否借助辅助设备、行走距离、上下楼梯的能力、穿脱鞋袜以及长时间坐或站立的问题可说明其症状对日常活动的影响[4]。

体格检查应包括步态评估,表明跛行和Trendelenburg征存在与否。髋关节活动度的正常或增加应被认为是伴有正常髋臼软骨的发育不良的患者。此外,在鉴别FAI和DDH时,关节不稳定的患者屈髋增大,在屈髋90°时内旋活动度更大。通过伸髋和外旋,他们可能出现恐惧症阳性(由于前方覆盖不足而引起的髋关节前方疼痛)或由于撞击引起的后部疼痛(大转子后方与坐骨撞击),特别是在联合前倾角偏大(McKibbin 指数>45°)及活动度超过正常的情况下[5]。在最近的一项研究中,对 57 例骨龄成熟的患者进行身体检查,其中共有 65 例髋部具有症状并诊断为髋臼发育不良,48%表现为跛行,38%Trendelenburg征阳性,97%撞击征阳性[4]。

影像学要点

影像学分析可能具有一定挑战,特别是对于交界性或轻度髋臼畸形的患者。先前存在的关节内损伤是一个不良预后因素,可能对手术决策产生影响,并且对于考虑患者的预后很重要。

普通 X 线片

首次 X 线片应包括站立前后位(AP)骨盆像、45°或 90°的 Dunn 侧位、假侧位和患髋被动内旋功能位。骨盆前后位 X 线片常用来评估髋臼外侧覆盖情况(图 4-1A)、髋臼情况和术前退行性病变情况,这些应依据 Tönnis 和 Heinecke 的修订标准进行分类。骨盆中立位屈曲和旋转位片很重要。骨盆前后位片的评估应包括 Shenton 线(半脱位)、髋臼倾斜角(图 4-1B)、髋关节侧方中心边缘角和髋关节中心位置。起初,Wiberg 认为,<20°的侧方中心边缘角可表明发育不良。Dunn 侧位 X 线片用来评估股骨头颈偏移,这对于识别 FAI 和发育不良的矛盾共存意义重大,并且必须注意为了降低髋臼重新定位后持续或医源性 FAI 的风险。假侧位 X 线片(图 4-1C)通过计算前方中心边缘角来评估髋臼前壁覆盖,而冯罗森视图(图 4-1D)用来评估潜在校正后的髋部一致性,并帮助确定股骨头是否半脱位,从而有助于在 AP 片上观察到关节间隙狭窄[6,7]。

MRI

MRI 在髋部的病理症状评估中是一种非常有意义的影像方法,尤其是在髋部周围的软组织、盂唇及软骨。关节内病变理想情况下应再进行钆造影后进行评估。隐匿性关节软骨病变也可能被发现,而盂唇损伤则有更高的敏感性[8]。据报道,为探测软骨分层情况的磁共振造影的敏感性为 22%,而特异性可达 100%[2]。对于在普通影像学检查上有关节病迹象的患者,软骨的相关特殊检查,如钆造影下的增强 MRI 扫描、T1 或 T2 像,可以提供更好的软骨情况为术者提供决策[9]。MRI 可以促进股骨头颈部异常偏移的表征和股骨近端骨畸形的特征,利用股骨颈作为中轴的放射图像可以在其他位置显示出股骨头颈连接,从而更好地确定凸轮畸形的形态。

盂唇囊肿在髋关节发育不良中很常见,在 MRI 中,它们常与盂唇撕裂相联系并呈液体样信号,多叶形囊肿则可能填满关节内造影剂(图 4-2)。OA 可能出现关节间隙狭窄或是在软骨板层间、骨赘、各种骨髓水肿和软骨下囊肿组织有染色侵袭。髂腰肌囊肿可延伸至髂腰肌腱或包绕髂腰肌,其通常为出现在股骨头前部和髂腰肌腱内的一个明显流体集

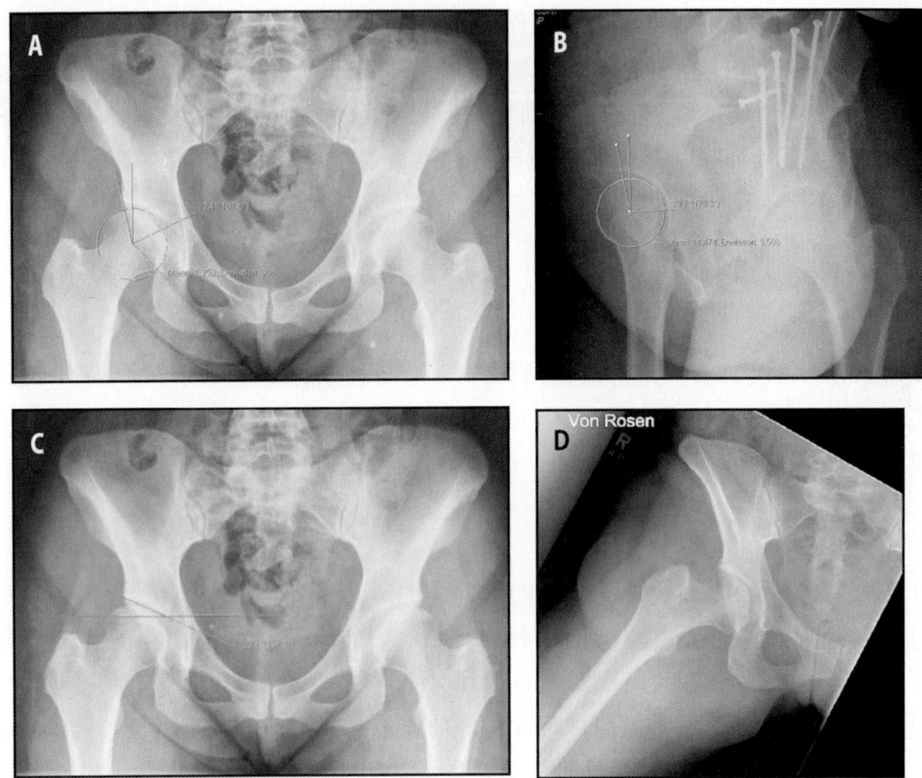

图 4–1 术前骨盆前后位(AP)片用于(A)外侧中心–边缘角和(B)苏尔西尔角的测量。中心–边缘角<20°提示潜在发育不良的可能。如上图所示,12.5°的中心–边缘角清楚地证实发育不良。苏尔西尔角测量的是髋臼的承重区域的倾斜角,并且通常>10°提示发育不良。(C)矢状面中心–边缘角或假侧位测量股骨头的前方覆盖,正常的髋关节应>20°。(D)外展位或冯罗森视图可用于评估髋臼截骨重建术后对股骨头覆盖的影响。

合。麻醉药物可以加入关节内部的 MRA 注射中,若疼痛减轻,表明在 MRI 下关节内部的异常情况可能为疼痛的来源[10]。髂囊肌作为稳定髋关节发育不良的另一结构通常会过度增生肥大[11]。

CT

CT 是对术前计划中普通 X 线片的重要补充。3D 重建提高了对髋臼形态和臼窝深度的评估(图 4–3)。特别是图像在斜面、冠状面和矢状面上被重新格式化,测量方法包括 α 角,外侧与前方的中心–边缘角,股骨颈干角,髋臼和股骨的形态都可以被计算出。从最佳的图像中获得三种髋臼类型的测量方法,可以更好地理解髋臼的形态[2]。沿着股骨颈轴的径向成像还显示了在常规倾斜成像平面上看不到的股骨头颈骨异常。AIIS 的形态学可以被评估与分类[12],因为一个突出的 AIIS 可能会导致重建后的关节撞击。基于 CT 的三维软件可以帮助判断潜在的股骨和髋臼形态,产生关节内外的撞击[13]。

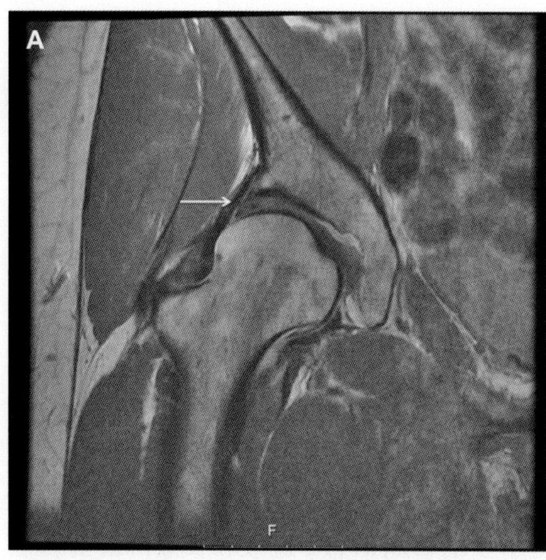

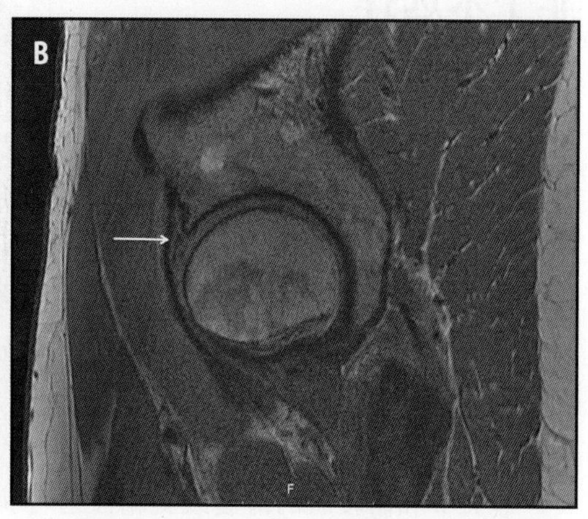

图 4-2　冠状图(A)和矢状图(B)MRI 图像显示盂唇撕裂与潜在发育不良相关。发育不良的盂唇通常容易肥厚并出现内部退化，和(或)在髋臼边缘(箭头所示)的基底部附着处撕裂。

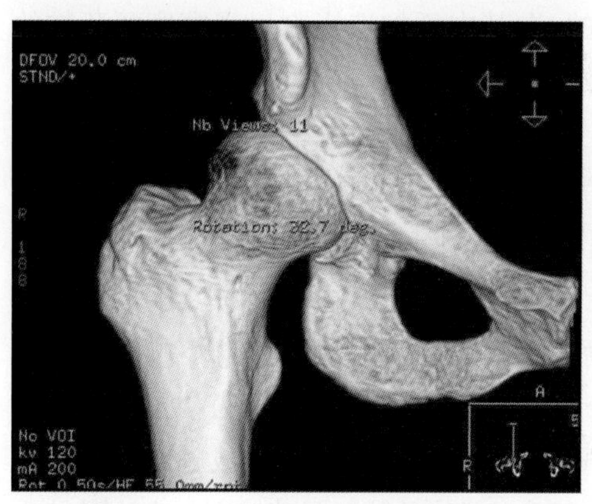

图 4-3　三维 CT 对于充分评估髋臼对股骨头的覆盖有很大帮助。在这个病例中，发育不良导致股骨头外侧和前方覆盖明显不足。(扫码看彩图)

超声

对于伴有腹股沟内侧疼痛的发育不良患者，超声在动态评估髂腰肌肌腱，引导髋关节周围软组织相互作用和注射方面具有重要作用。当患者将腿从蛙侧位伸直时，由髂腰肌肌腱复合体组成的肌腱和肌肉会慢慢旋转而不会突然移动或折断。在病理学中，髂肌内侧纤维介于腰大肌主要的肌腱和髂骨之间。当腿进一步伸直时，髂肌腱突然随着髂骨纤维向髂骨方向移动，不再插入二者之间。髋关节内部弹响的其他原因可能与关节内异常有关，如关节内游离体[14]。同样，患者在髋关节屈伸活动时产生的疼痛与髂胫束或臀大肌与大转子之间发生的弹响有关[10]。

非手术选择

骨科医师的诊断越早,可获得的治疗方法选择数量越多。非手术治疗的初步试验可能适用于轻度髋关节发育不良的年轻人,或髋关节发育不良导致显著软骨破坏,且其唯一治疗选择只能是全髋置换术(THA)的年轻成人。临床医师需要密切监测那些有细微症状和发育不良的患者,进而发现各种需要进一步治疗的疾病进展。对于两组患者,抗炎药物减少炎症、缓解疼痛,特定的物理治疗增强核心区和外展肌肉力量,关节腔内类固醇及麻醉药物注射、限制性活动、减轻体重和拄拐可以帮助缓解症状。生活方式的改变是必要的,选择骑车或是游泳来代替高强度的负重运动(如跑步、打篮球),可以减少髋关节的压力,从而减缓软骨退化。

髋关节和髂腰肌的滑囊或腱鞘注射可获得重要的诊断信息。短效和长效麻醉药物注射到关节腔内可以帮助区别关节内部和外部病变[10]。特别是合并 FAI 和轻度发育不良、软骨病变或髋臼分层的患者在关节内注射麻醉剂后疼痛可缓解,但无法缓解关节外病变导致的疼痛[15]。在 MRA 检查时,可以使用诊断性注射,但其结果的可靠性可能因注入造影剂的体积而不同。如果麻醉注射是独立进行的,在其中添加造影剂以观察麻醉药物的分布情况通常很重要。髋关节注射期间髂腰肌滑囊的偶然充盈表明关节和滑囊相通,因此,疼痛的来源可能包括解剖结构的异常。肾上腺皮质激素类可被加入麻醉药物中作为一种治疗选择。医师必须考虑关节内注射对患者的利与弊,有研究报道称关节内使用多种麻醉药物和肾上腺皮质激素后出现了软骨损伤[16]。

与前关节囊相连接的髂腰肌与髂囊肌,由于它们在髋关节发育不良中起了次要稳定的作用,通常容易肥大[11]。罕见的是髂腰肌肌腱病变和撕裂也可能会发生。髂腰肌肌腱病变的出现可能导致邻近的盂唇病变[17]。髂腰肌滑囊肿胀可能会单独出现,通常与髋关节积液并提示潜在的关节异常相关。可以用超声引导准确地进行髂腰肌滑囊或腱鞘周围的麻醉和皮质类固醇注射。针头放置在髂腰肌肌腱与髂骨之间,平髂耻骨隆突处。确认了针头不在肌肉或肌腱内之后,注射麻醉剂和皮质类固醇。髂腰肌注射后反应良好的患者可能会出现髂腰肌肌腱的松弛或延长[14]。

关节镜治疗

随着关节盂唇损伤诊断与手术治疗的进展,关节镜下髋臼盂唇清理术最初获得了普及,并实现了长期无关节炎改变的疗效[18]。在临界或轻度发育不良的情况下,早期研究显示关节镜下选择性盂唇清理和(或)重建的成功临床结果[19]。然而,也有关于髋关节发育不良患者行关节镜下盂唇清理术后发生退行性进展的报道[20]。由于发育异常肥大的盂唇具有代偿性稳定作用,保留盂唇至关重要。在髋臼发育不良的情况下,如果不解决潜在的异常髋关节力学问题, 关节镜下盂唇清理术可能无法获得长期的症状减轻及功能改善。关节镜治疗通过影像学参数定义发育异常程度将导致失败的事实已经更加明确。此外,由于股骨头前外侧移位和髋臼边缘剪切力增加,清理盂唇可能会进一步影响髋关节稳定性[20]。之前的关节镜下盂唇清理治疗可能未对髋关节发育不良患者随后的 PAO 的功能结果有负面影响,但我们认为,单独使用关节镜治疗发育不良的盂唇时,外科医师应谨慎行事。在考虑关节镜治疗前应进行全面的体格检查和影像学评估,关节镜检查不应作为症状性髋臼发育不良的主要治疗方式。如果髋臼发育不良患者出现症状,并且进行了关节镜下治疗,随访至关重要。当关节镜下盂唇清理术或修复术无法改善症状时,可将髋臼周围截骨视为实现良好功能结果的联合治疗手法[21]。使用关节镜作为 PAO 的辅助手段已变得越来越普遍。关节镜的可视化能更全面地评估软骨损伤程度,并且可能影响晚期软骨损伤行 PAO 的决策。

手术治疗的适应证

PAO 和髋臼重建最令人接受的适应证是轻至中度发育不良[3]。最初,关于髋臼重建能治疗发育不良及伴随的股骨头退行性病变程度存在争议[22]。然而,近期报道严重畸形患者获得令人满意的结果后,其适应证已经得到扩大。继发于弛缓或痉挛性神经肌肉疾病和 LCP 病的发育不良被认为是 PAO 的适应证[23-25]。全髋关节后倾,特别是如果伴有后壁缺损和(或)随后的后部不稳定引起前方撞击,也被认为是 PAO 的指征[26]。PAO 也可用于边界不典型增生(Wiberg 侧向中心角为 20°~25°)和临床症状不稳定的患者。中期和长期随访结果研究显示,X 线片上轻微或无关节炎改变(Tönnis 0 级或 1 级)[27]、手术时年龄<35 岁的患者手术效果更好[28,29]。术前 Tönnis 2 级和 3 级骨关节炎是 PAO 术后失败的重要预测因素[27,30-32]。一项成本效益分析显示 Tönnis 3 级骨关节炎更适合 THA,而 1 级或 2 级骨关节炎更适合 PAO[33]。然而,一些 2 级或 3 级骨关节炎患者的中期随访评分有所改善且关节间隙相对完好,特别是当髋关节在术前的旋转中心是正常时[30]。因此,骨关节炎是 PAO 的相对禁忌证,但在某些年轻患者,髋关节重建可能优于 THA。

禁忌证

当术前髋关节的外展内旋位或屈曲假侧位 X 线片出现不一致时是 PAO 的禁忌。此情况通常发生在非球形股骨头及髋臼半径小于股骨头半径时。年龄<10 岁或 11 岁也是 PAO 的禁忌证,因为髋臼截骨可能伤及 Y 形软骨。从很多继发于髋臼骨折的创伤性髋臼发育不良的患者中[34]可以看出,年龄>10 岁的患者出现 Y 形软骨损伤的概率很小。Clohisy 等[22]认为 Severin Ⅴ级的假髋臼的术后疗效较差,这可能与关节面多为纤维软骨,而不是透明软骨有关。

作者首选的 PAO 技巧

PAO 可以在全麻或腰硬联合麻醉与镇静下完成。为了减少神经损伤的风险,连续的肌电图检测周围神经可以用于整个手术过程。患者可在术前预置 1U 自体血,并在术后第 1 天回输。自体血血液回输系统也可用于术中。对于 PAO,患者在可透视的手术台上取仰卧位,于所有骨突放入衬垫,手术侧的手臂放置在合适位置,以避免妨碍术中骨刀或螺钉的操作。脚踏可固定于手术台上,以在术中保持髋部极度屈曲的位置。对侧下肢被固定于手术台。我们使用改良的 Smith-Petersen 入路对髋关节进行暴露(图 4-4)。切口开始于髂嵴的外侧并稍微向 ASIS 弯曲,随后向下延展至阔筋膜张肌的隆起处,距 ASIS 约 10cm。提起皮瓣及皮下组织并向两侧分开,注意避免损伤股外侧皮神经(LFCN)。在切口近端,由腹部肌群和下肢外展肌群之间的间隙暴露髂嵴。在切口远端,沿肌纤维方向切开覆盖于阔筋膜张肌表面的筋膜,分离肌纤维暴露 ASIS 及 AIIS 之间的髂骨脊。向外侧牵开阔筋膜张肌(TFL),暴露深部的股直肌及股外侧肌,牵开显露覆盖于髋关节的支持带组织及股直肌附着处,旋股外侧动脉的横支通常在此支持带的深面。分离髂小肌与髋关节囊。

然后进行 ASIS 截骨,从 TFL 起点和髂骨外侧 2cm 近端处开始截骨,距离 ASIS 1.5~2cm,垂直于髂嵴方向截骨 1~2cm 深。将骨从棘突区域截下来后,将骨块拉向内侧,保留缝匠肌和腹股沟韧带附着到截骨块上。需要特别留意 ASIS 附近,因为近侧 LFCN 分支在 5cm 以内和 ASIS 内侧,在显露中可能受到损伤,但这种情况不常见[35]。近端,腹外斜肌腱膜从嵴顶部锐性分离,髂骨起源于嵴内部的骨膜下隆起。在这个过程中,腿弯曲到 45°,放松髋部屈肌,有利于髂内窝从骨盆边缘剥离。确定了股直肌的联合肌腱。PAO 术后有潜在的长时间的髋部屈曲无力,尽管横切有利于股直肌的直头和反折头可保留连接(保留股直肌的方法),并在暴露关节囊内侧时向内侧收缩。显露髂囊肌应小心剥离并拉向内侧。髋关节前关节囊和髂腰肌之间的间隙可以向内侧延伸。其次,剥离髂骨、髂关节囊及股直肌,显露髂腰肌并拉向内侧。显露耻骨上支外侧,髂骨上屈肌骨膜下剥离可延伸至四边形板。屈髋内收有助于暴露。将钝的 Hohmann 牵开器放于坐骨棘上,显露骨盆内面。肌电图研究表明,坐骨神经刺激确实发生在手术中,因为神经起源于坐骨大切迹,接近于内部的牵开器,因此,适当的牵开器放置至关重要[36]。髂腰肌腱和关节囊之间的间隙向内延伸。髋关节前内侧的韧带组织用弯剪在髋关节囊的内侧进入截骨第一刀的坐骨支髋臼沟,然后

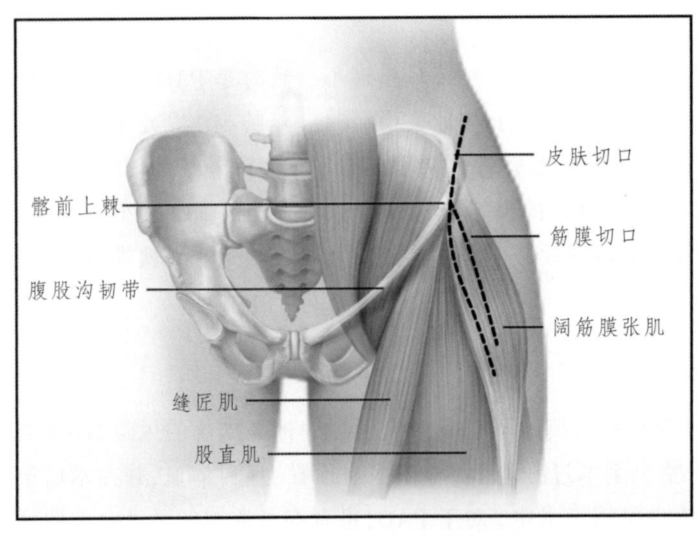

图 4-4 改良的前外侧入路示意图。

用一个特殊的弯曲或成角的骨刀经通道进入到达坐骨支行第一次截骨。用前后位和45°倾斜透视检查骨刀的位置。髋臼下方截骨术可使用透视法进行,从远端至髋臼下方切口开始,45°倾斜透视观察坐骨棘中部,向后延伸约20mm。首先将骨刀沿内侧皮质插入,并将其推进到后柱平分的轨迹水平(在后柱后皮质前约1cm处;图4-5)。由于后柱外侧狭窄且靠近坐骨神经,侧方截骨仅有15~20mm深。侧方皮质截骨操作时需在下肢外展伸直完成,骨刀应在内侧操作,以避免侧滑,从而将坐骨神经损伤的风险降到最低。而且,应注意避免损伤闭孔动脉髋臼分支,这是髋臼骨块血供来源之一[35,37]。

接着应注意耻骨上支的暴露,髂腰肌和股神经血管束在内侧,要避免过度用力或长时间牵引, 以减少股神经血管束的损伤。髋关节屈曲和内收有利于耻骨上支的暴露,同时,也减少了软组织袖套受压。用一窄而尖的Hohmann拉钩锤击固定在耻骨上支内侧上皮质,以便更清楚地显露。沿耻骨上支的轴切开厚的骨膜,剥离远端前后骨膜显露髂耻隆起。窄的、钝的、弯曲的拉钩放置于耻骨上支的前方、后方,以保护耻骨上支下方的闭孔神经。耻骨上支截骨术用一个小的摆锯锯到深皮质,并用半英寸(1英寸≈2.54厘米)角骨刀截断。截骨位于耻骨上隆起的内侧,垂直于骨面,通常与手术台平面约45°。截骨方向远离关节倾斜自前外侧到后外侧。X线透视可以确认耻骨上支截骨的确切位置。检查耻骨的活动性,年轻患者截骨周围的骨膜完整,可以减少重建过程中骨碎片的松动。

注意力转向髋臼上方髂骨截骨。外展肌仅在截骨水平上进行穿过,用一把钝的、大的Hohmann拉钩放置于坐骨大切迹。用一把直的眼镜蛇拉钩朝向坐骨棘放在骨盆内侧。髋关节应屈曲内收,以扩宽视野。髂骨(第一)截骨通过髂骨翼。首先沿着内侧皮质,垂直于身体纵轴的ASIS截骨处远端,使用摆锯沿坐骨截骨平行于轴向平面。45°倾斜透视图像可以验证髂骨截骨的最佳方向和位置。摆锯髂骨截骨时下肢取外展位。在开始髋臼上方截骨前,在骨盆边缘侧约1cm处做标记或打孔(使用高速磨钻),通常与假性侧位透视中的坐骨切迹顶点对齐。在这个标记点,截骨角度发生改变。髋臼后壁(后柱)与髋臼上方截骨的角度为120°,并且指向第一刀坐骨截骨方向(图4-6)。旨在将髋骨平分为前关节面和后缘之间的后柱,可以直接截骨并在X线透视可视下操作,通常可以用15mm直骨刀从内侧皮质开始截骨。通常用一个标准刻度半英寸骨刀沿后柱向下延伸5~6cm操作完

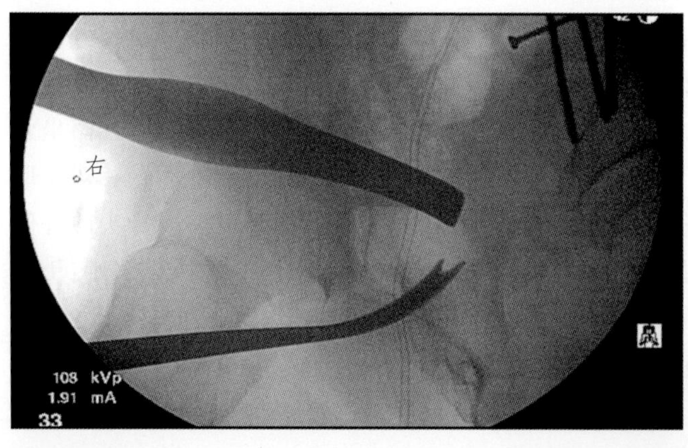

图4-5 术中透视图显示了坐骨切迹的位置。截骨刀首先沿内层皮质插入,瞄准坐骨棘,并且被推进到平分后柱的水平。由于后侧柱变窄并接近坐骨神经,注意不要过度扩张切口的后外侧。

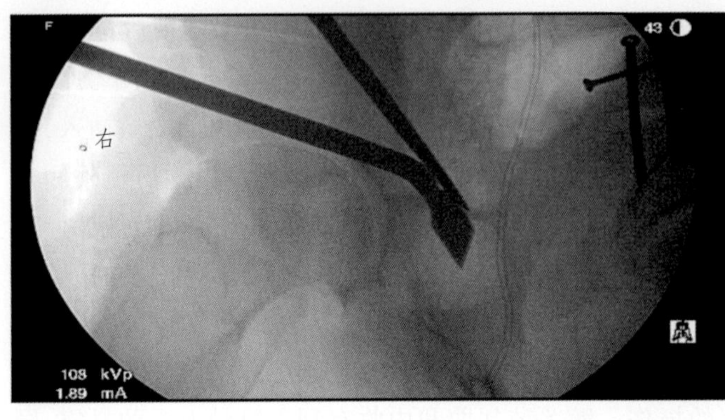

图 4-6 术中X线透视显示了后柱截骨。骨刀以120°角从髂骨截骨向坐骨截骨方向移动。向后截骨应将后柱平分，使位于髋关节后方和坐骨神经前切迹的位置充分。截骨用45°角骨刀横向完成。

成。有效的透视技术可避免截骨延伸至关节后柱,在假性侧位图像上看到截骨完美的侧面图像。一旦内侧截骨完成,通常会观察到截骨块轻微移动,但通常在尾部和外侧保持附着状态。因此,两个额外的通道是必要的:一个中心和一个侧面。此时用Schanz固定在AIIS髋臼上并维持张力,在内侧截骨处用椎板撑开器撑开,以便于沿着所需的轨迹暴露和截骨。重要的是,外侧皮质截骨作为可控骨折,由于后柱远侧变薄和坐骨神经接近(直接位于下方),它仅延展约4cm。

截骨术的危险可能蔓延到邻近结构,包括坐骨神经[35]。有助于避免这种情况发生的技术要点包括在ASIS截骨近端区域开始髂骨截骨,向后延伸约1cm,位于坐骨大切迹和骨盆边缘的外侧。关于髋臼后截骨,骨刀从前向后稍微倾斜,以避免进入关节后方。透视检查在整个手术过程中非常重要,特别是髋臼后方截骨的深度和轨迹,以确保与坐骨截骨汇合。

完成4处截骨后,Schanz钉用于控制髋臼骨块的移动。一把大的复位钳固定在髋臼骨块侧的髂骨部分和Schanz钉,有助于复位过程中对髋臼骨块的移动和控制。如果髋臼不能充分转动,无论是软组织还是骨性铰链,都会妨碍矫正并限制关节的内移。对于典型的发育不良,外侧和前方矫正很重要。因此,髋臼骨块必须外展和屈曲。然而,应根据术前的影像学解剖和计划,对每例患者进行个体化矫形。一旦获得初步校正,用2mm克氏针固定髋臼骨块,并用X线透视评估。术中X线片可与术前影像学检查进行比较。

术中有一些要点要进行评估并完成。髋臼眉弓覆盖股骨头是水平的和平衡的[35]。冠状面上中心-边缘角度应为25°~35°,至少有80%的股骨头被覆盖。髋关节中心应略为内侧,以改善关节反应力,通常可以从股骨头内侧到髂坐骨线10mm以内。然而,由于会导致医源性内陷,应避免过度内移[35]。另一个表明适当内移的因素是泪滴比以前更靠近髂坐骨线。最后,注意保持髋臼骨块的前倾角。这是通过保持髋关节内旋实现的。后壁相对于股骨头中心的位置也将提供边缘平衡的信息。总体而言,重建的目标是增加股骨头前外侧覆盖,维持或获得髋臼前倾角,并按标志将髋关节旋转中心内移。髋臼复位应采用:①内旋(外侧覆盖和前倾角);②向前倾斜或伸展(前覆盖);③内移(关节中心的内移)。

为了确保复位的准确评估,通过X线透视显示高质量的骨盆前后位片。一旦获得满意的矫正，用3枚或4枚直径为3.5mm或4.5mm的皮质骨螺钉将髂骨和髋臼骨块从骨盆前后位和斜位不同方式最终固定。切除 ASIS 的突出部位骨质植入髂骨缝隙。在某些情况下,前后横向螺钉可增加额外的稳定性。最常见的固定方式包括 2 枚自后向前螺钉和 1 枚后横向螺钉固定在 AIIS 上[3]。不同方向的 3 枚螺钉的生物力学分析表明,横向螺钉更为坚固,似乎具有更高的失效载荷[38]。第 4 螺钉的生物力学效果尚不清楚。如果对髋臼骨块的稳定性、后柱完整性或慢性废用造成的骨质量有任何顾虑,建议用小的骨盆重建钢板沿骨盆边缘固定到髋臼骨块。复位后,用 2.7mm 或 3.5mm 的皮质螺钉固定 ASIS 截骨块,伤口的其余部分以常规的分层方式封闭(图 4–7)。

联合方法

髋关节镜术可作为 PAO 辅助治疗症状性髋关节发育不良的手段。其旨在处理由关节内病变和机械症状引起的软骨和(或)唇撕裂损伤。已经证实在 65%~77%的髋关节发育不良患者中存在盂唇损伤[39]。如果辅助的关节镜用于盂唇清理或修复和软骨评估,应首先让患者取仰卧位在牵引床上进行规范的关节镜技术检查[40]。先前已经描述了在一次麻醉下依次行关节镜检查和 PAO[39],但结果数据尚不可用,且修补盂唇的适应证尚不清楚。PAO 患者的完整盂唇被发现与更好的长期结果评分和骨关节炎进展风险较低有关[26]。根据已发表的关于盂唇生物力学功能的文献报道[41,42],在那些存在盂唇撕裂的患者中,最好在同次麻醉下进行关节镜下的盂唇修补,然后进行 PAO。然而,有效地实施关节镜手术以减少软组织流体外渗,可避免增加 PAO 手术的难度。证据表明这种联合方法正在发展。

股骨切开成形术

一旦实现髋臼矫正和稳定固定,就可解决任何潜在的关节内或关节外撞击。评估髋关节运动范围内屈曲和内外旋转或各种组合的位置。通过股骨颈前囊切开检查髋臼唇,并评估股骨头颈交界处的解剖结构。评价任何潜在的关节内撞击部位。根据股骨近端的

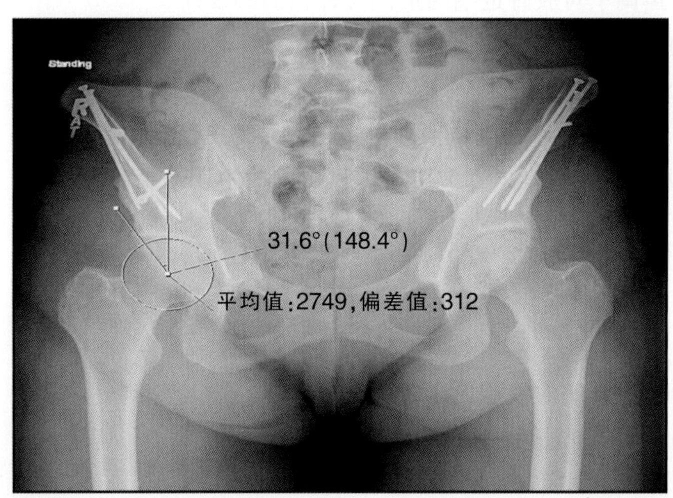

图 4–7　双侧 PAO 患者术后站立位骨盆前后位(AP)X 线片。可见髋臼外侧中心边缘角和臼顶角得到合适矫正。

解剖结构,可以施行股骨头颈成形术,特别是如果对运动有任何限制。通常,前外侧头颈交界处缺乏正常的偏移,需进行骨成形术来优化无撞击髋关节屈曲运动,并降低继发性前方 FAI 的风险,尤其是在髋臼骨块向前屈曲时,旨在纠正髋关节前覆盖的不足。此外,对于关节外撞击的情况,这种方法可以评估来自 AIIS 的撞击或关节活动受限情况,同时可以切除导致股骨颈中下部及大转子前方撞击的 AIIS 相应部分 (通常是 AIIS 的前下方),之后使用可吸收线缝合关节囊。

中央间室评估技术

关节镜技术已经发展到可以通过有限的清创或重新固定,以及对髋臼侧病理形态学的机械矫正,来有效地治疗盂唇损伤。伸直位关节镜下囊切术可以改善中央室暴露和对髋臼边缘进行评估,以及对盂唇病变和软骨损伤的治疗。作者在联合方法中首选中央间隔评估技术对髂腰肌病变的保护和修复,以及可能的脊柱减压,避免髋臼缘切除。应仔细执行过程中的每个步骤,因为每个过程中都可能出现错误。该过程已在第2章中详细讨论。该过程从患者的适当定位开始,然后仔细放置门静脉。门静脉切开需充分暴露,并仔细准备髋臼缘,然后进行盂唇重新固定。

发育不良和 FAI 的矛盾组合也可能发生[23]。Clohisy 等报道了一系列髋臼发育不良的患者,与股骨近端畸形有关,导致髋关节功能障碍。作者认为,PAO 联合股骨头成形术可为 FAI 和发育不良的复杂模式提供全面的畸形矫正并改善髋关节功能[23]。

最近的一项研究[43]进行了回顾性分析,在至少随访2年后,一组接受 PAO 的患者有(同时)或没有开放的股骨头颈关节骨软骨成形术。比较2组的改良 Harris 髋关节评分、影像学纠正、并发症和再手术情况。作者认为这种联合手术治疗有症状的髋臼发育不良和相关的股骨头颈交界畸形与并发症的发生率无关。当它与单纯的 PAO 对比,它能有效地矫正相关的股骨头颈部畸形,产生类似的早期功能效果。

此外,在147例接受 PAO 治疗的患者的回顾性研究中证实[44],其随访时间至少为10年(范围为10~14年),适当的髋臼重建和球形股骨头的建立提高了存活率并延迟了伴有 DDH 患者的 OA 进展,这些结果强调了对股骨近端畸形同时评估的必要性。

Kim 等[45]前瞻性地评价了髋关节镜联合 PAO 治疗43例髋关节。术中关节镜检查显示在38例髋关节中存在盂唇损伤。平均随访74个月(60~97个月),平均 Harris 髋关节评分从72.4分提高到94分,与所有放射学参数($P<0.001$)相比均有显著提高。作者认为这种联合手术治疗在有症状的髋关节发育不良患者中可以提供良好的中期结果,并且关节镜下治疗关节内病变可以改变 OA 的进展。

并发症

根据研究和学习曲线的不同,PAO 的并发症发生率为11%~45%[31]。股外侧皮神经损伤常见,损伤程度从暂时性感觉异常到无痛麻木,再到痛性神经痛或神经瘤[35]。其他神经系统并发症的发病率更低。术中肌电图显示在手术中神经刺激的发生，因此，腓神经短暂麻痹并不常见[31]。坐骨神经损伤继发于后部骨碎片也有报道[35]。最近的一项多中心研究表明，在 PAO 期间，坐骨神经或股神经的主要神经缺损发生率低于先前报道。作者报道了 2.1%的发病率，并且只有 50%的患者能够完全康复，更常见的是股神经损伤[中位恢复期或平稳期为 5.5 个月(范围为 2 天至 24 个月)]。他们得出结论，如果怀疑有直接神经损伤，可能需要进行探查[46]。

血管的并发症更少见。在广泛采用改良 Smith-Petersen 入路之前，髂腹股沟入路的动脉血栓形成已经被报道[35,47]。髋臼骨坏死罕见，但在严重发育不良和关节内延伸的坐骨截骨的情况中被报道[35,48]，由于关节内延伸的坐骨截骨可能损害闭孔动脉的髋臼分支[37]。关节内截骨的扩展可能导致关节不协调、骨不连或是矫正的丧失。多个系列报道了骨不连或持续不稳定[31,35]。伤口血肿或感染和异位骨化也被报道[31,35,48]。一旦外展肌受到保护，异位骨化会显著降低。静脉血栓形成的总发生率较低，在多中心研究中，每 1000 例发生率为 9.4[49]。最后，不论来自过度矫正还是矫正不足的医源性撞击也被报道为一种并发症[35]。最近，对文献的系统回顾表明[50]，主要并发症发生率为 6%~37%。最常见的主要并发症包括神经麻痹、关节内截骨、症状性异位骨化、固定失效、复位不良和创伤性血肿。最常见的中度并发症是有症状的金属植入物需要拆除。13 项研究中的 8 项认为与此外科手术相关的相当大的学习曲线，提示并发症发生率可能随着经验的增加而减少。总的来说，并发症的发生率随着 PAO 手术技术的发展、FAI 的识别以及术前影像和手术计划的改进而降低。

术后康复

术后，患者在医院停留 3~6 天，以控制疼痛和活动。患者可在第 4~6 周用拐杖进行 20%的足部承重。承重是有限的，因为对螺钉构造的载荷测试发现，最终失效可能发生在低于 1.27 倍体重的负荷情况下[38]，并且矫正的丧失发生在术后过早开始承重的患者中。在医院中应进行温和而持续的被动运动，以防止形成粘连，并保证患者髋关节可以正常运动。在第 6 周，患者可以开始负重并轻微活动。术后 3 个月，患者可以逐渐恢复正常活动。

要点与陷阱

• 患者选择是关键的组成部分——患者年龄相对较小(<40 岁)、有良好的运动(FAI 和发育不全组合除外)、关节间隙良好。

• 对 PAO 有一个陡峭的学习曲线——培训、手术观察、尸体训练和共同处理需要很长时间。

• 必须进行全面的术前规划，以确保充分矫正并避免过度矫正。

总结

临床医师仍需要提高对髋关节发育不良的认识,尤其是在影像学上轻度的疾病或微妙的临床症状。骨骼成熟的髋臼发育不良患者仍有被延误诊断和缺乏及时干预的风险。在年轻患者中,应仔细调查起病隐匿、活动性腹股沟疼痛和(或)外侧髋部疼痛的主诉,以获得准确的诊断,并为患者提供关于疾病预后和治疗选择的建议。交界性发育不良的患者,以及合并撞击和发育异常病理的患者的适当管理,在保髋中仍是更具挑战性的领域之一。

(魏秋实 张庆文 何伟 译)

参考文献

1. Stevenson DA, Mineau G, Kerber RA, Viskochil DH, Schaefer C, Roach JW. Familial predisposition to developmental dysplasia of the hip. *J Pediatr Orthop.* 2009;29(5):463-466.
2. Bedi A, Dolan M, Leunig M, Kelly BT. Static and dynamic mechanical causes of hip pain. *Arthroscopy.* 2011;27(2):235-251.
3. Ganz R, Klaue K, Vinh TS, Mast JW. A new periacetabular osteotomy for the treatment of hip dysplasias: technique and preliminary results. *Clin Orthop Relat Res.* 1988;232:26-36.
4. Nunley RM, Prather H, Hunt D, Schoenecker PL, Clohisy JC. Clinical presentation of symptomatic acetabular dysplasia in skeletally mature patients. *J Bone Joint Surg Am.* 2011;93(Suppl 2):17-21.
5. Poultsides LA, Bedi A, Kelly BT. An algorithmic approach to mechanical hip pain. *HSS J.* 2012;8(3):213-224.
6. Murphy SB, Ganz R, Müller ME. The prognosis in untreated dysplasia of the hip. A study of radiographic factors that predict the outcome. *J Bone Joint Surg Am.* 1995;77(7):985-989.
7. Nepple JJ, Carlisle JC, Nunley RM, Clohisy JC. Clinical and radiographic predictors of intra-articular hip disease in arthroscopy. *Am J Sports Med.* 2011;39(2):296-303.
8. Perdikakis E, Karachalios T, Katonis P, Karantanas A. Comparison of MR-arthrography and MDCT-arthrography for detection of labral and articular cartilage hip pathology. *Skeletal Radiol.* 2011;40(11):1441-1447.
9. Potter HG, Black BR, Chong le R. New techniques in articular cartilage imaging. *Clin Sports Med.* 2009;28(1):77-94.
10. Jacobson JA, Bedi A, Sekiya JK, Blankenbaker DG. Evaluation of the painful athletic hip: imaging options and imaging-guided injections. *AJR Am J Roentgenol.* 2012;199(3):516-524.
11. Babst D, Steppacher SD, Ganz R, Siebenrock KA, Tannast M. The iliocapsularis muscle: an important stabilizer in the dysplastic hip. *Clin Orthop Relat Res.* 2011;469(6):1728-1734.
12. Hetsroni I, Poultsides L, Bedi A, Larson CM, Kelly BT. Anterior inferior iliac spine morphology correlates with hip range of motion: a classification system and dynamic model. *Clin Orthop Relat Res.* 2013;471(8):2497-2503.
13. Milone MT, Bedi A, Poultsides L, et al. Novel CT-based three-dimensional software improves the characterization of cam morphology. *Clin Orthop Relat Res.* 2013;471(8):2484-2491.
14. Blankenbaker DG, De Smet AA, Keene JS. Sonography of the iliopsoas tendon and injection of the iliopsoas bursa for diagnosis and management of the painful snapping hip. *Skeletal Radiol.* 2006;35(8):565-571.
15. Kivlan BR, Martin RL, Sekiya JK. Response to diagnostic injection in patients with femoroacetabular impingement, labral tears, chondral lesions, and extra-articular pathology. *Arthroscopy.* 2011;27(5):619-627.
16. Dragoo JL, Braun HJ, Kim HJ, Phan HD, Golish SR. The in vitro chondrotoxicity of single-dose local anesthetics. *Am J Sports Med.* 2012;40(4):794-799.
17. Alpert JM, Kozanek M, Li G, Kelly BT, Asnis PD. Cross-sectional analysis of the iliopsoas tendon and its relationship to the acetabular labrum: an anatomic study. *Am J Sports Med.* 2009;37(8):1594-1598.
18. Byrd JW, Jones KS. Prospective analysis of hip arthroscopy with 10-year followup. *Clin Orthop Relat Res.* 2010;468(3):741-746.
19. McCarthy JC, Lee JA. Hip arthroscopy: indications, outcomes, and complications. *Instr Course Lect.* 2006;55:301-308.
20. Parvizi J, Bican O, Bender B, et al. Arthroscopy for labral tears in patients with developmental dysplasia of the hip: a cautionary note. *J Arthroplasty.* 2009;24(6 Suppl):110-113.
21. Kain MS, Novais EN, Vallim C, Millis MB, Kim YJ. Periacetabular osteotomy after failed hip arthroscopy for

labral tears in patients with acetabular dysplasia. *J Bone Joint Surg Am.* 2011;93(Suppl 2):57-61.
22. Clohisy JC, Barrett SE, Gordon JE, Delgado ED, Schoenecker PL. Periacetabular osteotomy for the treatment of severe acetabular dysplasia. *J Bone Joint Surg Am.* 2005;87(2):254-259.
23. Clohisy JC, Nunley RM, Curry MC, Schoenecker PL. Periacetabular osteotomy for the treatment of acetabular dysplasia associated with major aspherical femoral head deformities. *J Bone Joint Surg Am.* 2007;89(7):1417-1423.
24. MacDonald SJ, Hersche O, Ganz R. Periacetabular osteotomy in the treatment of neurogenic acetabular dysplasia. *J Bone Joint Surg Br.* 1999;81(6):975-978.
25. Sierra RJ, Schoeniger SR, Millis M, Ganz R. Periacetabular osteotomy for containment of the nonarthritic dysplastic hip secondary to poliomyelitis. *J Bone Joint Surg Am.* 2010;92(18):2917-2923.
26. Fujii M, Nakashima Y, Yamamoto T, et al. Acetabular retroversion in developmental dysplasia of the hip. *J Bone Joint Surg Am.* 2010;92(4):895-903.
27. Trousdale RT, Ekkernkamp A, Ganz R, Wallrichs SL. Periacetabular and intertrochanteric osteotomy for the treatment of osteoarthrosis in dysplastic hips. *J Bone Joint Surg Am.* 1995;77(1):73-85.
28. Millis MB, Kain M, Sierra R, et al. Periacetabular osteotomy for acetabular dysplasia in patients older than 40 years: a preliminary study. *Clin Orthop Relat Res.* 2009;467(9):2228-2234.
29. Steppacher SD, Tannast M, Ganz R, Siebenrock KA. Mean 20-year followup of Bernese periacetabular osteotomy. *Clin Orthop Relat Res.* 2008;466(7):1633-1644.
30. Murphy S, Deshmukh R. Periacetabular osteotomy: preoperative radiographic predictors of outcome. *Clin Orthop Relat Res.* 2002;405:168-174.
31. Matheney T, Kim YJ, Zurakowski D, Matero C, Millis M. Intermediate to long-term results following the Bernese periacetabular osteotomy and predictors of clinical outcome. *J Bone Joint Surg Am.* 2009;91(9):2113-2123.
32. Cunningham T, Jessel R, Zurakowski D, Millis MB, Kim YJ. Delayed gadolinium-enhanced magnetic resonance imaging of cartilage to predict early failure of Bernese periacetabular osteotomy for hip dysplasia. *J Bone Joint Surg Am.* 2006;88(7):1540-1548.
33. Sharifi E, Sharifi H, Morshed S, Bozic K, Diab M. Cost-effectiveness analysis of periacetabular osteotomy. *J Bone Joint Surg Am.* 2008;90(7):1447-1456.
34. Dora C, Zurbach J, Hersche O, Ganz R. Pathomorphologic characteristics of posttraumatic acetabular dysplasia. *J Orthop Trauma.* 2000;14(7):483-489.
35. Hussell JG, Rodriguez JA, Ganz R. Technical complications of the Bernese periacetabular osteotomy. *Clin Orthop Relat Res.* 1999;363:81-92.
36. Pring ME, Trousdale RT, Cabanela ME, Harper CM. Intraoperative electromyographic monitoring during periacetabular osteotomy. *Clin Orthop Relat Res.* 2002;400:158-164.
37. Beck M, Leunig M, Ellis T, Sledge JB, Ganz R. The acetabular blood supply: implications for periacetabular osteotomies. *Surg Radiol Anat.* 2003;25(5-6):361-367.
38. Babis GC, Trousdale RT, Jenkyn TR, Kaufman K. Comparison of two methods of screw fixation in periacetabular osteotomy. *Clin Orthop Relat Res.* 2002;403:221-227.
39. Ross JR, Zaltz I, Nepple JJ, Schoenecker PL, Clohisy JC. Arthroscopic disease classification and interventions as an adjunct in the treatment of acetabular dysplasia. *Am J Sports Med.* 2011;39(Suppl):72S-78S.
40. Tibor LM, Sink EL. Periacetabular osteotomy for hip preservation. *Orthop Clin North Am.* 2012;43(3):343-357.
41. Crawford MJ, Dy CJ, Alexander JW, et al. The 2007 Frank Stinchfield Award. The biomechanics of the hip labrum and the stability of the hip. *Clin Orthop Relat Res.* 2007;465:16-22.
42. Ferguson SJ, Bryant JT, Ganz R, Ito K. An in vitro investigation of the acetabular labral seal in hip joint mechanics. *J Biomech.* 2003;36(2):171-178.
43. Nassif NA, Schoenecker PL, Thorsness R, Clohisy JC. Periacetabular osteotomy and combined femoral head-neck junction osteochondroplasty: a minimum two-year follow-up cohort study. *J Bone Joint Surg Am.* 2012;94(21):1959-1966.
44. Albers CE, Steppacher SD, Ganz R, Tannast M, Siebenrock KA. Impingement adversely affects 10-year survivorship after periacetabular osteotomy for DDH. *Clin Orthop Relat Res.* 2013;471(5):1602-1614.
45. Kim KI, Cho YJ, Ramteke AA, Yoo MC. Peri-acetabular rotational osteotomy with concomitant hip arthroscopy for treatment of hip dysplasia. *J Bone Joint Surg Br.* 2011;93(6):732-737.
46. Sierra RJ, Beaule P, Zaltz I, et al. Prevention of nerve injury after periacetabular osteotomy. *Clin Orthop Relat Res.* 2012;470(8):2209-2219.
47. Troelsen A, Elmengaard B, Søballe K. Comparison of the minimally invasive and ilioinguinal approaches for periacetabular osteotomy: 263 single-surgeon procedures in well-defined study groups. *Acta Orthop.* 2008;79(6):777-784.
48. Thawrani D, Sucato DJ, Podeszwa DA, DeLaRocha A. Complications associated with the Bernese periacetabular osteotomy for hip dysplasia in adolescents. *J Bone Joint Surg Am.* 2010;92(8):1707-1714.
49. Zaltz I, Beaulé P, Clohisy J, et al. Incidence of deep vein thrombosis and pulmonary embolus following periacetabular osteotomy. *J Bone Joint Surg Am.* 2011;93(Suppl 2):62-65.
50. Clohisy JC, Schutz AL, St John L, Schoenecker PL, Wright RW. Periacetabular osteotomy: a systematic literature review. *Clin Orthop Relat Res.* 2009;467(8):2041-2052.

第 5 章 外伤性髋关节半脱位/脱位和髋股撞击症所致的不稳定

Bryan T. Kelly, Eilish O' Sullivan, Aaron J. Krych

外伤性半脱位/脱位和髋股撞击症所致不稳定的病理解剖学

随着人们对髋关节病理机制的深入理解,髋关节不稳定被公认为是一种十分常见的疾病。髋关节不稳定可能由创伤性或非创伤性损伤引起。外伤性髋关节后部不稳定的范围从半脱位到弗兰克脱位。在严重病例中对脱位可获得明确的诊断,但由于细微的临床表现差别,髋关节半脱位引起的不稳定最初可能被误诊为髋关节扭伤[1]。然而,即使是髋关节半脱位也可能会发生缺血性坏死,导致严重的功能障碍[2]。因此,临床医师需要了解与髋关节不稳定有关的损伤模式和机制。

病理机制

在正常的解剖结构中,髋关节有较深的髋臼和坚强的关节囊盂唇复合体,可以承受运动时产生的强大关节应力[3,4]。在一般人群中,最常见的髋关节脱位机制是在机动车事故中产生的高能量损伤[5],其可对髋部坚硬的骨质和软组织的稳定性造成很大影响。然而,已有研究报道了在体育竞赛中低能量髋关节半脱位或脱位机制[1,6]。髋关节向后半脱位可发生在各种运动中,包括美式足球、滑雪、橄榄球、体操、篮球、慢跑、英式足球和骑自行车,甚至在一些非接触性运动中也可发生[7]。目前缺乏对这些低能量外力致病的潜在机制研究。

FAI 是一种引起髋关节接触应力异常的结构性疾病,可导致疼痛、功能障碍和早期骨关节炎[8,9]。FAI 包括凸轮型和(或)钳夹型,它们都限制了髋关节的屈曲和内旋[10],这是完成许多运动的必要动作[8]。在某些情况下,髋关节向后半脱位或脱位可能是伴有隐匿性 FAI 且长期运动的人中出现的第一个表现[11]。作者最近通过对患有髋关节后缘骨折伴脱位的运动员进行观察，这类人群 FAI 发病率高，总结出了一种新型的髋关节不稳定机制，创新性地提出了"FAI 诱发的髋关节不稳定"概念[12]。这是一种相对低能量的损伤机制，由于髋关节屈曲和内旋运动方式的增加，引起髋臼前缘和股骨头后方异常接触而形成凸轮型损伤(图 5-1)。

Philippon 等报道了一组因运动导致髋关节脱位的职业运动员，均接受髋关节镜检查证实存在髋关节内病变。在 12 个髋关节后脱位的病例中有 9 例 FAI[13]。尽管这组病例未提到损伤机制，其结果也暗示了髋关节后脱位和 FAI 之间可能存在某种相关性。在慢性 FAI 中，来自关节囊后方附着处的撞击损伤是因股骨头与髋臼窝之间的杠杆作用，以及髋关节持续屈曲所造成的拉伸损伤[14]。这种股骨头的微杠杆作用会引起髋臼后缘软骨和上方盂唇的慢性改变[15]。在这种情况下，运动过程中髋部产生的作用力可使股骨头更向后倾斜，从而导致半脱位。

Letournel 和 Judet 在 1981 年对髋关节脱位的机制进行了理论分析[16]。他们通过向量分析证明了腿和骨盆的位置与损伤之间的关系，解释了髋关节前脱位、后脱位或骨折脱位之间的差异。Letournel 和 Judet 报道髋关节内旋或外旋的程度极大地影响髋臼内股骨头的位置并由此产生复杂的损伤[16]。为了深入探讨这一理论，Upadhyay 及其同事对一系列患者进行了超声检查，发现这些髋关节后脱位患者的健侧和患侧的前倾角和对照组相比均减小[17]。他们提出股骨后倾可能会导致髋关节内旋减少，使髋关节存在后脱位的倾向。

相似的，FAI 是导致髋关节内旋受限的根本原因[16]。与正常人相比，FAI 患者的髋关节内旋和屈曲受限[10]。Audenaert 及其同事开展了一项针对有症状的凸轮型 FAI 男性患者运动中的三维分析，证明在髋关节屈曲 90°的情况下，内旋是导致髋关节凸轮型损伤的必要条件[18]。在运动中，尝试增加屈曲和内旋的角度可能导致髋关节的凸轮型损伤，造成凸轮型损害部位和髋臼前缘的异常接触，可能会将股骨头撬向后方。这可能会导致软组织和骨结构的损害，伴随髋臼后缘骨折和后方关节囊撕裂。Moorman 及其同事提出，在运动环境中可能会有来自后方的直接暴力使髋关节内收和屈曲而导致脱位，类似于因机动车

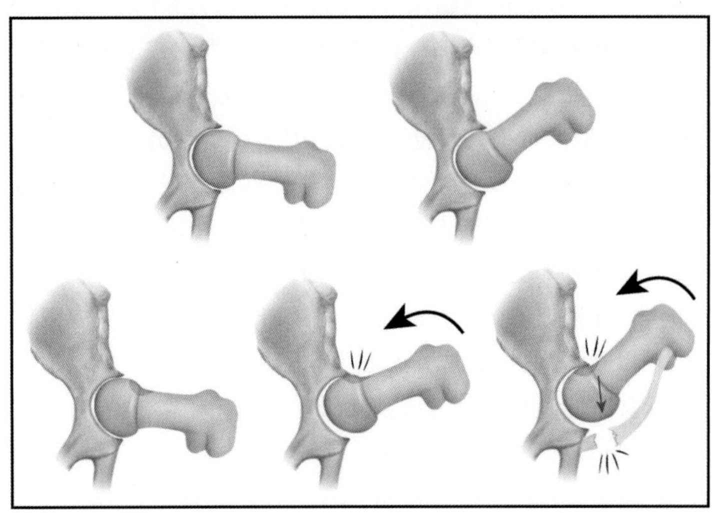

图 5-1　图示说明 FAI 和髋关节后方不稳定的损伤机制。第一行：正常髋关节，内旋不受限。下一行：在凸轮型 FAI 患者中，内旋受限(弯箭头所示)。抗阻力内旋会导致前方撞击和杠杆作用，从而使股骨头向后方运动(直箭头所示)。

事故引起的后脱位[1]。然而,与机动车事故相比,在这些病例中很少出现的髋臼后缘骨折,提示低能量损伤可导致半脱位,而不是脱位。在他们纳入的8名足球运动员中,没有提及有潜在FAI的患者。Letournel 和 Judet 的原始力向量分析研究提示,具有正常骨解剖结构的髋关节在这种病理机制下可能会发生半脱位。而在有FAI的患者中,发生髋关节半脱位的机制与过度屈曲和旋转机制明显不同。

合并伤

在22例FAI诱发关节不稳的病例中[12],最常见的病理表现包括后方的骨性Bankart损伤、前唇损伤、滑膜炎、伴游离体的股骨头软骨损伤及韧带撕裂。有8名患有髋关节向后半脱位的美式足球运动员临床表现为关节积血/积液、髂股韧带(前唇)破裂和髋臼后缘骨折,被称之为三联征[1]。Philippon 等发现在关节镜手术治疗的14名运动员中,髋臼上方盂唇撕裂、圆韧带撕裂和软骨缺损十分常见[13],14例患者中有5例(36%)存在髋臼缘骨折,但未在关节镜下得到修复[13]。Laorr 及其同事报道了18例连续髋关节后脱位患者的MRI结果,18例中有6例(33%)存在髋臼缘骨折[5]。不同患者的病理解剖类型不同,可能与不同的损伤机制有关,伴或不伴潜在的FAI及MRI、关节镜检查结果的不同。

在肩关节中,Bankart 损伤通常被认为是肩关节盂唇前下方在盂肱韧带附着处及关节囊的撕脱性损伤[19]。当关节盂内有游离骨时,通常出现骨性Bankart损伤。同样,也有病例报道在髋部也存在Bankart损伤。有研究报道一例21岁男性患者在髋部扭伤后出现髋关节反复脱位,其特征是髋臼盂唇后上方破裂后在髋臼后壁与小转子之间形成一个小袋[20]。Lieberman 等报道了第二个复发性髋关节后脱位合并后唇撕裂的病例[21]。

临床表现

严重的脱位很容易诊断,但低能量所致的髋关节半脱位不稳定发作在临床上很容易被忽视。在作者的经验中,运动员在损伤后的几个月内,往往会被误诊[1]。在一系列被诊断为FAI继发髋关节不稳定的运动员中,从受伤到临床诊断的时间平均为83天(范围为2~384天)。所有患者均出现腹股沟和(或)臀部疼痛。此外,所有患者表示在上下楼梯和做扭转动作时出现髋关节疼痛加重。需要注意既往有弹响、卡顿感、交锁、屈曲或因位置改变引起疼痛反复的关节不稳定。这种严重损伤可能被忽视,因为在运动员的日常生活中非常普遍。有时他们可以自己恢复,或者至少还可以尝试运动。即使是轻微的创伤,临床医师也应高度怀疑有关节内损伤。患者也可能有伴随的损伤,如软骨损伤、关节唇撕裂、关节囊损伤或韧带撕裂[6]。更轻微的不稳定病例,尤其是FAI诱发的不稳定,几乎没有令人注意的损伤机制,可能是非接触性扭伤所致。虽然不常见,FAI诱发的不稳定也可能发生在早期的后方股骨-盆腔接触以及后期的向前方半脱位或脱位中。这有可能与股骨前倾角的增加有关,导致股骨和骨盆在伸展和外旋时提前接触。

临床检查

髋关节不稳定的临床检查包括步态、活动度、神经和血管功能的检查。由髋关节脱位或骨折脱位引起的外伤性髋关节不稳定患者在严重时表现为下肢无法移动。在体格检查时,明显后脱位的患者会出现髋关节固定在屈曲、内旋和内收位。在对髋关节进行封闭或开放操作之前,应进行完整的神经血管检查,应注意是否有坐骨神经麻痹的表现。

更轻微的不稳定病例,尤其是 FAI 引起的不稳定,在临床上很难获得诊断,而体格检查是临床医师的重要工具。在后方撞击试验中,患者仰卧,检查者将患者髋关节后伸、外展和外旋(图 5-2),出现髋部不适或疼痛代表阳性。这一试验也可在侧卧的体位下进行,可免受臀部的影响。这说明来自后方的撞击,或由软组织损伤引起的异常运动,如前关节囊松弛,或在正常的生理活动中骨组织存在异常的解剖结构引起,如髋关节深部血管的异常[22]。Philippon 等报道了髋关节外旋试验,患者仰卧,下肢位于中立、外展和后伸位,内旋患肢,类似于滚动试验[23]。当患者肢体在垂直位上从水平面被动屈曲>45°时,被检查者患肢不能外旋,为阳性。Philippon 证实了髋关节外旋试验阳性和非创伤性前关节囊松弛的相关性。

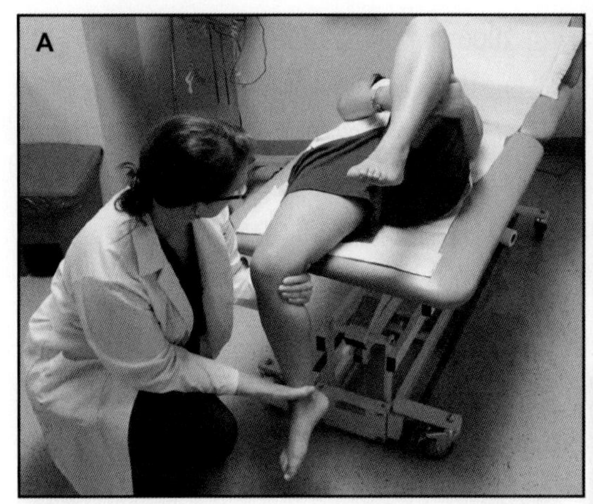

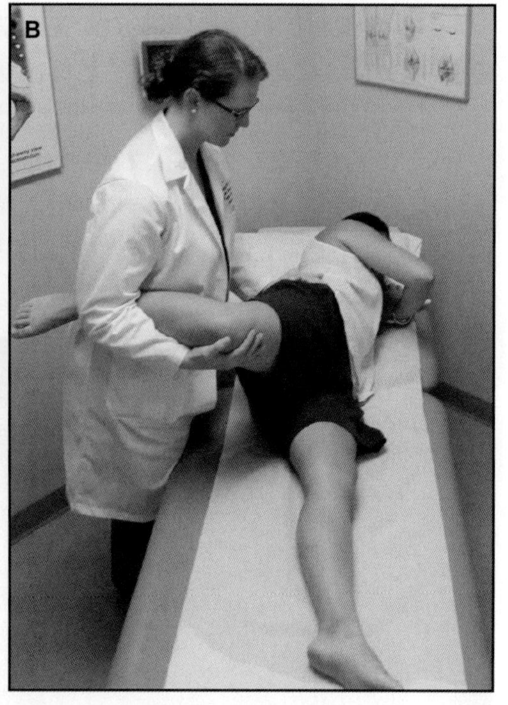

图 5-2　不稳定试验可以在(A)仰卧位或(B)侧卧位进行,方法是将髋关节进行后伸、外展并外旋。阳性表现包括恐惧或髋关节疼痛。

影像学要点

对于外伤性髋关节损伤，髋关节X线片是主要的放射学检查方法，包括骨盆正位(AP)、髋关节穿桌侧位、蛙式侧位(必要时)和受累髋关节的Judet体位。在多数病例中,这可以提供相对明确的诊断,如急性创伤性骨折、撕脱性骨折、脱位或半脱位。然而,在低能量引起的髋关节半脱位后,普通的X线片可能有正常表现,因此应仔细检查(图5-3A)。影像学检查应包括Judet位片,以评估髋臼后缘的小骨折(图5-3B)。一旦诊断为髋关节脱位,必须对股骨颈进行仔细评估,以排除骨折的可能,然后再进行其他操作。

CT对评估髋关节不稳定有特别帮助。髋臼处无移位的小骨折很容易识别,如果进行复位,还可以评估关节内游离体和复位的稳定性。MRI可将后缘骨折解释为后唇撕裂,因为该处为皮质骨且无血管，这种骨折通常不会像普通骨折预期的那样伴有大量的骨水肿。Laorr等连续报道了18例髋关节后脱位的患者,所有病例都有关节积血,12例有髂股韧带损伤,6例有髋臼骨折,6例有股骨头挫伤,4例有小的股骨头骨折,4例有关节内游离体[5]。

非手术选择

目前我们的机构仍然使用BTK资深学者在2006年首次提出的治疗流程(图5-4)。最初,髋关节脱位的首选处理方法是快速复位脱位,其次是择期处理[24]。及时的复位脱位降低了发展成股骨头坏死(AVN)的可能性。在对近80例患者的回访中,6h内进行闭合复位显示AVN发生率降低[25]。在文献中,髋关节脱位引起的AVN发生率为1%~17%[25,26]。为了实现安全复位,必须充分麻醉并使用透视。闭合复位后,通常需完善髋关节正位片和薄层(3mm)的髋关节CT扫描检查。CT扫描能够评估股骨头,并确定是否存在小的关节内

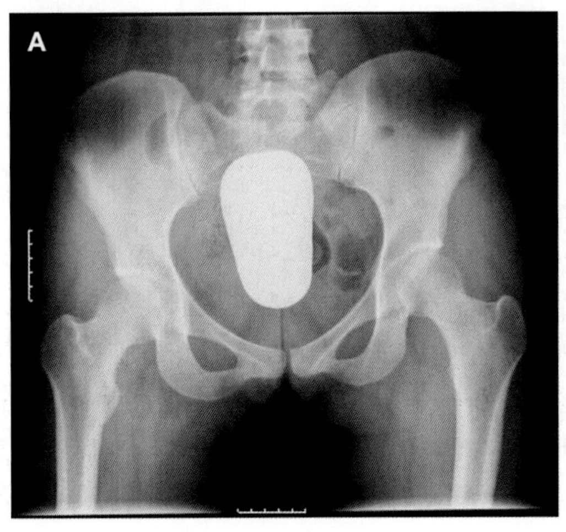

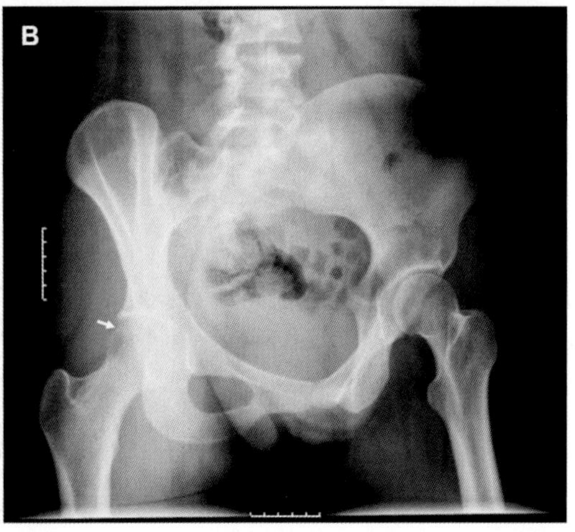

图5-3 (A)伴有髋关节损伤病史的患者骨盆X线片。(B)受累髋关节的斜位X线片显示髋臼后缘骨折。

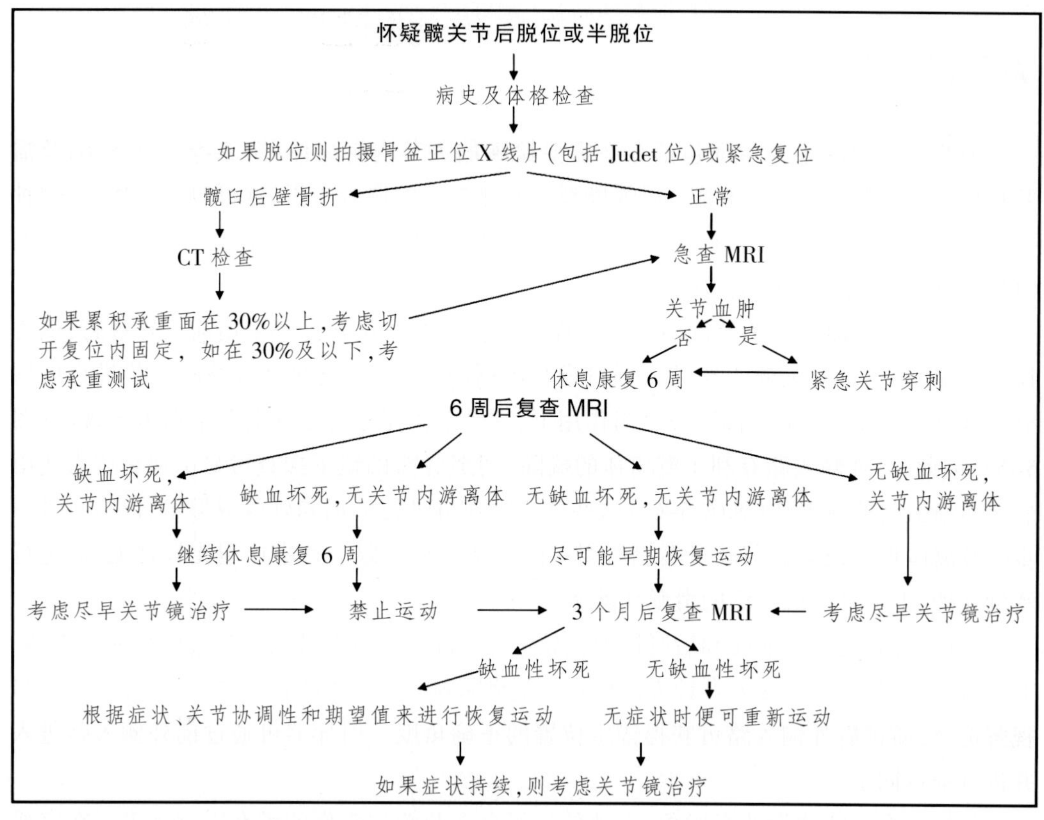

图 5–4　运动员外伤性脱位或髋关节脱位的治疗方法。[Reprinted from Clin Sports Med. Vol. 25, M. K. Shindle, A. S. Ranawat, and B. T. Kelly, Diagnosis and management of traumatic and atraumatic hip instability in the athletic patient, p. 319(2006), with permission from Elsevier.]

碎片。CT 也最适合于观察髋臼骨折块的大小、位置和移位情况。在创伤性髋关节脱位急性发作时,MRI 可帮助诊断上方盂唇撕裂、股骨头挫伤和微骨折、坐骨神经损伤以及关节内碎片[5]。由于是低能量所致的损伤,大多数运动性髋关节脱位是单纯的无骨折或髋臼边缘小骨折的脱位。在这种情况下,外科手术的稳定性往往无法预测。主动和被动活动可以从舒适的角度开始。为防止不稳进一步发展,6 周内不允许屈曲髋关节>90°,内旋>10°。为了减轻关节负荷,嘱患者减少负重扶拐 6 周。

涉及负重区的移位性髋臼骨折需要手术治疗,以恢复关节的稳定性,可允许早期行走和活动[27]。文献报道,在英式足球运动员骨折脱位中,如果涉及髋臼后壁负重面积的 20%~40%,需要切开复位和内固定(ORIF)[28]。髋关节麻醉下的应力测试检查可以明确是否存在后壁损伤。髋关节镜可用于处理股骨头的软骨损伤、游离体和上唇的病理改变。由于髋关节镜需要持续牵引,对髋关节脱位患者采用关节镜检查不合适。关节镜手术应延迟至少 6~12 周,因此患者在行牵引术前,应尽量复查 MRI 以排除早期 AVN 的存在。

关节镜治疗

关节镜治疗的主要指征包括存在需要摘除的关节内游离体(图 5-5 和图 5-6)及需要修复的前缘和(或)后缘撕裂。后缘撕裂通常伴有小的撕脱骨折,这可以一并修复,这种类型与肩关节脱位骨性 Bankart 损伤的修复类似。禁忌证包括可能有液体渗出的急性髋臼骨折,这可能导致腹腔室间隔综合征[29]。

关节镜治疗前应对关节间隙进行全面的镜下探查。作者推荐采用前入路视野,侧方操作入路,通过远端前侧入路植入锚钉进行前唇损伤修复,或通过后外侧入路进行后唇撕裂修复[30]。当髋关节在仰卧位牵引作用下,软骨游离体通常会在髋关节后方出现(见图 5-5)。因此,后外侧入路有利于游离体的摘除。对股骨头的镜下探查可显示剪切应力或由后部不稳引起的撞击伤(见图 5-6)。这些软骨损伤可进行清创和软骨成形术,以防止进一步的游离体形成或髋关节软骨瓣剥脱引起的关节活动受限。韧带撕裂比较常见,需进行清创处理,也可以进行广泛的滑膜切除术。

在作者的经验中,前唇和后唇撕裂比较常见。常规入路下带线锚钉可修复前唇撕裂。对于后唇撕裂,关节镜在 8 点钟方向位置会受到限制。而前入路视野更好,这样可以有多视野选择,通过后外侧入路可获得锚定位置的正确角度。引导器可通过前外侧入路进入并进行锚钉固定。

如果存在 FAI 诱发的半脱位,需评估是否存在凸轮型损伤的潜在影响因素。在完成关节镜探查关节间隙后,应从关节外间室处理凸轮型损伤。通过远端前外侧入路放置一个交换棒,并寻找横向的臀小肌和中间髂小肌内侧之间的间隔,以暴露关节囊[31]。处于这个间隔中可以保护周围的肌肉,也有利于关节囊的回缩。然后在该间隔进行 T 形关节囊切开术,以便完全显示凸轮型损伤。韧带血管的关节镜标记确定为内侧和外侧滑膜皱襞,

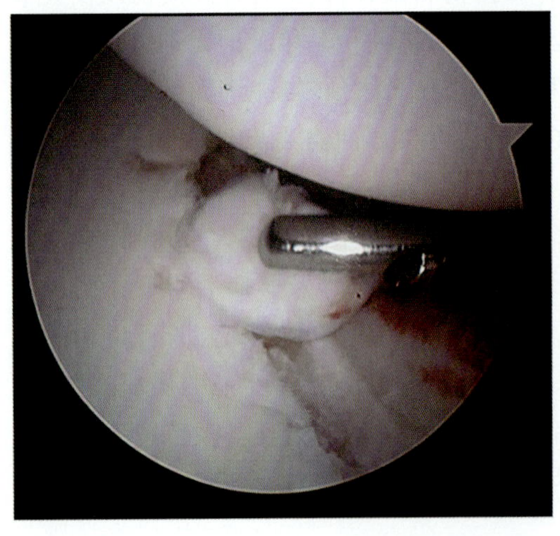

图 5-5 术中关节镜通过侧方入路观察并摘除游离体。

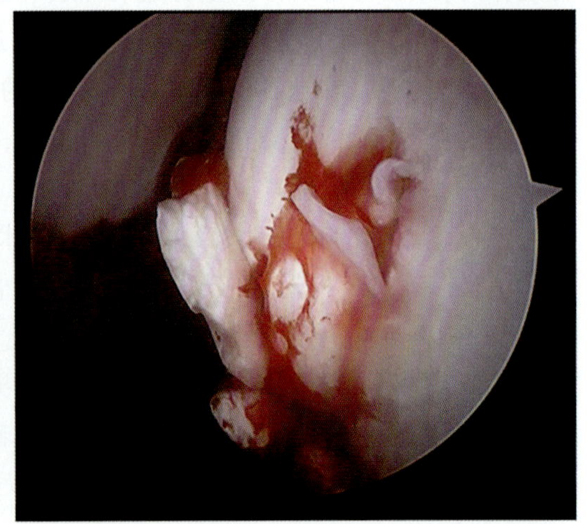

图 5-6 术中关节镜通过侧方入路观察股骨头软骨损伤。

应注意保护这些结构,以防止任何医源性 AVN 的产生。

一旦骨完全暴露后,用球形打磨器进行再成形。目的是去除术前 CT 扫描发现的异常骨,重建股骨颈与股骨头正常软骨交界处的正常结构(图 5-7)。术中用透视的方法来评价凸轮型损伤切除术非常重要[32]。应谨慎地去除骨碎片,以避免异位骨化。术后应用缓释吲哚美辛(每天 75mg,持续 4 天)和萘普生(500mg,每天 2 次,30 天)用于预防异位骨化,特别是创伤后的患者。

以前对髋关节不稳定的常规处理是关节囊修复。为做到这一点,髋关节镜采用前侧入路,增加髋关节屈曲以松弛关节囊,有利于修复固定。缝线器首先由前外侧入路通过"T"形滑囊切开的外侧支,然后用一个锋利的组织穿透器由远端的前外侧副入路通过内侧支。然后在前外侧入路,通过一个套管,缝线穿过两支并打结。如果以前存在关节囊松弛,则可以通过将"T"形关节囊切开的方法进行水平缝合来缩紧关节囊。

手术治疗

开放性手术治疗后壁骨折的适应证包括髋关节不稳定、关节内碎片、边缘撞击和髋关节不可复位的骨折脱位。文献报道中后壁骨折的治疗结果相对较差。在大数据中报告,ORIF 后的失败率为 18%~32%[33]。80%~96%的后壁骨折在手术时获得了解剖复位,但这些骨折复位还是失败了[27,33]。手术复位后的临床失败包括关节内硬物、复位不正、后部骨折碎片粉碎、关节面边缘撞击、骨折延伸至髋臼负重区,以及由于固定失败导致的髋关节早期半脱位。

首选俯卧位的 Kocher-Langenbeck 方法。重要的是要保持膝盖在屈曲的位置,以缓解坐骨神经的紧张。为了保持股骨头的血液供应,关键是梨状肌和闭孔内肌之间约 1.5cm 的手术通道[34]。暴露后壁,重要的是判断任何可能出现的骨折碎片和边缘撞击。为了髋部的稳定,这些碎片的解剖位置需要重新恢复。为了实现这一目的,可以牵引脱位的髋关

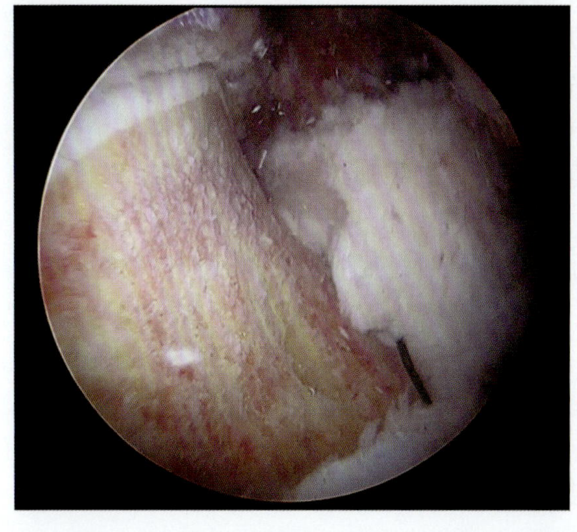

图 5-7 术中关节镜通过前入路观察到凸轮切除与股骨颈骨软骨成形术后恢复正常的股骨头颈交界处。

节,以便显露和移除任何软骨和其他关节内游离体。在去除所有关节内碎片,包括撕裂韧带的情况下,可以使用股骨头作为垫板来减少骨折碎片。小碎片可以用2.0mm微型螺钉或1.5mm生物可吸收钉固定。用推进器固定,在多视野下检查,然后整个结构用3.5mm的重建支撑板固定,可以减少大的后壁碎片。将这一钢板尽可能放置到边缘,这一点对关节稳定性很重要[34]。在广泛粉碎性骨折中,可以用1/3的管状弹簧板来增强结构。

临床结果

在1998—2010年间,25名运动员在激烈的比赛中出现髋关节后方不稳,从而引起疼痛,前来我院诊治,影像学检查明确有髋臼边缘骨折。非手术治疗包括6周的保护性支架免负重。采取髋关节后方预防措施,以避免深度屈曲和内旋。6周后开始进行渐进负重、ROM检查和髋关节康复计划。大约3个月后开始跑步。最常见的手术指征是有症状的游离体或非手术治疗失败。在这些患者中,只有一例患者因存在后壁较大的骨折块而接受了急性ORIF手术治疗。没有患者(6周内)接受髋关节镜检查。最常见的病理解剖学类型是后唇撕裂合并骨性Bankart损伤(N=22)、前唇撕裂(N=19)、韧带撕裂(N=17),有游离体的股骨头软骨损伤(N=12)。在这些病例中,接受手术治疗和非手术治疗的运动员在重返运动项目上没有差别,在每个组中,平均78%的运动员重返运动项目。在Moorman等对8名美国橄榄球运动员的研究中,所有运动员都接受6周的免负重并在康复计划下进行非手术治疗。8例中有6例在平均13周内恢复到完全无限制的活动。不幸的是,其中两例髋关节发生骨坏死,随后进行全髋关节置换术治疗严重髋关节病[1]。在Philippon等的研究中,所有14例手术治疗的患者恢复到以前职业运动的水平[12]。在他们的患者中没有发展成骨坏死。在我们的患者中,1名运动员发生了局灶性骨坏死,接受了髓芯减压,并建议他不要再次比赛。在两年的随访中,他的影像学资料未显示出任何继发性关节炎或股骨头塌陷。

并发症

与髋关节不稳定相关的最具破坏性的损伤是骨坏死。作者认为,早期信号改变(受伤后1~3个月后)在股骨头中(冲击伤中)是常见的。在髋关节脱位的MRI研究中,14例后脱位患者中有6例发生股骨头挫伤(骨小梁骨折)。骨小梁骨折的长期预后尚不清楚,但和无血管坏死间区分这些信号变化非常重要。总的来说,如果避免了骨坏死和随后的软骨溶解,运动员似乎很有可能重返运动[2]。因此,如果对患者进行急性评估,如在MRI上发现了关节血肿,我们同意Moorman等的建议,即通过透视下关节穿刺抽液来降低囊内压力,以避免骨坏死[1]。

术后康复

关节镜手术后,运动员用扁平足步态维持部分负重3周,而开放性手术后维持6周。

为了避免髋部屈肌的刺激,运动员要用扁平足的步态行走很重要。对于明显的关节囊移位,重要的是限制外部旋转和伸展,因为这将延长关节囊的修复。可以采取后部预防措施,包括避免髋关节屈曲超过 90°,内部旋转不超过 10°。在术后 2~4 周行走时,使用外展支具。我们还建议在术后立即进行持续被动运动(CPM)30°~70°,持续 4 周,每天持续 3h,达到 0~90°,然后在可接受的情况下继续达到 90°。我们认为这对于防止关节囊和关节唇之间的粘连非常重要。短曲柄固定自行车几乎可以在术后立即开始使用。运动员完成从缓慢运动到全力运动的过程,并且持续活动 4 个月。

要点与陷阱

• 患有 FAI 的运动员由于运动受限可能会增加创伤性后脱位或半脱位的风险,从而导致髋部向后倾斜。

• 运动员应被仔细评估,通过后撞击试验和关节囊松弛试验来评估,以避免忽略轻微的半脱位可能。

• 运动所致的外伤性脱位复位后及关节囊未破裂的情况下,保守治疗是首选。

• 脱位后 6~12 周复查影像资料可辅助诊断是否存在坏死。

总结

运动员髋关节不稳定逐渐成为公认的病理学现象。弗兰克脱位并不常见,但我们注意到,在关节后方边缘骨折伴脱位的运动员中,FAI 的发病率很高。伴有潜在 FAI 的运动员很可能会增加外伤性后脱位或半脱位的风险。这种表现可能并不明显。因此,临床医师需要了解这种损伤模式和机制,以更好地判断运动员的预后。

(魏秋实　张庆文　何伟　译)

参考文献

1. Moorman CT 3rd, Warren R, Hershman E, et al. Traumatic posterior hip subluxation in American football. *J Bone Joint Surg Am.* 2003;85(7):1190-1196.
2. Cooper D, Warren R, Barnes R. Traumatic subluxation of the hip resulting in aseptic necrosis and chondrolysis in a professional football player. *Am J Sports Med.* 1991;19(3):322-324.
3. Blount W. Don't throw away the cane. *J Bone Joint Surg Am.* 1956;38(3):695-708.
4. Hewitt J, Glisson R, Guilak F, Vail T. The mechanical properties of the human hip capsule ligaments. *J Arthroplasty.* 2002;17(1):82-89.
5. Laorr A, Greenspan A, Anderson M, Moehring H, McKinley T. Traumatic hip dislocation: early MRI findings. *Skeletal Radiol.* 1995;24(4):239-245.
6. Chudik S, Lopez V. Hip dislocations in athletes. *Sports Med Arthrosc Rev.* 2002;10:123-133.
7. Shindle M, Ranawat A, Kelly B. Diagnosis and management of traumatic and atraumatic hip instability in the athletic patient. *Clin Sports Med.* 2006;25(2):309-326.
8. Ganz R, Parvizi J, Beck M, Leunig M, Notzli H, Siebenrock K. Femoroacetabular impingement: a cause of osteoarthritis of the hip. *Clin Orthop Relat Res.* 2003;417:112-120.
9. Leunig M, Beaulé P, Ganz R. The concept of femoroacetabular impingement: current status and future per-

spectives. *Clin Orthop Relat Res.* 2009;616(22):616-622.

10. Clohisy J, Knaus E, Hunt D, Lesher J, Harris-Hayes M, Prather H. Clinical presentation of patients with symptomatic anterior hip impingement. *Clin Orthop Relat Res.* 2009;467(3):638-644.
11. Shindle M, Voos J, Heyworth B, et al. Hip arthroscopy in the athletic patient: current techniques and spectrum of disease. *J Bone Joint Surg Am.* 2007;89(Suppl 3):29-43.
12. Krych AJ, Thompson M, Larson CM, Byrd JWT, Kelly BT. Is posterior hip instability associated with cam and pincer deformity? *Clin Orthop Relat Res.* 2012;470(12):3390-3397.
13. Philippon M, Kuppersmith D, Wolff A, Briggs K. Arthroscopic findings following traumatic hip dislocation in 14 professional athletes. *Arthroscopy.* 2009;25(2):169-174.
14. Beck M, Kalhor M, Leunig M, Ganz R. Hip morphology influences the pattern of damage to the acetabular cartilage: femoroacetabular impingement as a cause of early osteoarthritis of the hip. *J Bone Joint Surg Br.* 2005;87(7):1012-1018.
15. Tannast M, Goricki D, Beck M, Murphy S, Siebenrock K. Hip damage occurs at the zone of femoroacetabular impingement. *Clin Orthop Relat Res.* 2008;466(2):273-280.
16. Letournel E, Judet R. *Fractures of the Acetabulum.* New York, NY: Springer-Verlag; 1981.
17. Upadhyay S, Moulton A, Burwell R. Biological factors predisposing to traumatic posterior dislocation of the hip. A selection process in the mechanism of injury. *J Bone Joint Surg Br.* 1985;67(2):232-236.
18. Audenaert E, Mahieu P, Pattyn C. Three-dimensional assessment of cam engagement in femoroacetabular impingement. *Arthroscopy.* 2011;27(2):167-171.
19. Bankart A. The pathology and treatment of recurrent dislocation of the shoulder-joint. *J Bone Joint Surg Br.* 1938;26:23-29.
20. Rashleigh-Belcher H, Cannon S. Recurrent dislocation of the hip with a "Bankart-type" lesion. *J Bone Joint Surg Br.* 1986;68(3):398-399.
21. Lieberman J, Altchek D, Salvati E. Recurrent dislocation of the hip with a labral lesion: treatment with a modified Bankart-type repair. *J Bone Joint Surg Am.* 1993;75(10):1524-1527.
22. Philippon M, Zehms C, Briggs K, Manchester D, Kuppersmith D. Hip instability in the athlete. *Oper Tech Sports Med.* 2007;15:189-194.
23. Boykin R, Anz A, Bushnell B, Kocher M, Stubbs A, Philippon M. Hip instability. *J Am Acad Orthop Surg.* 2011;19(6):340-349.
24. Yang E, Cornwall R. Initial treatment of traumatic hip dislocations in the adult. *Clin Orthop.* 2000;377:24-31.
25. Paus B. Traumatic dislocations of the hip; late results in 76 cases. *Acta Orthop Scand.* 1951;21(2):99-112.
26. Rodríguez-Merchán E. Osteonecrosis of the femoral head after traumatic hip dislocation in the adult. *Clin Orthop.* 2000;377:68-77.
27. Moed B, WillsonCarr S, Watson J. Results of operative treatment of fractures of the posterior wall of the acetabulum. *J Bone Joint Surg Am.* 2002;84(5):752-758.
28. Giza E, Mithofer K, Matthews H, Vrahas M. Hip fracture-dislocation in football: a report of two cases and review of the literature. *Br J Sports Med.* 2004;38(4):E17.
29. Bartlett C, DiFelice G, Buly R, Quinn T, Green D, Helfet D. Cardiac arrest as a result of intraabdominal extravasation of fluid during arthroscopic removal of a loose body from the hip joint of a patient with an acetabular fracture. *J Orthop Trauma.* 1998;12(4):294-299.
30. Robertson W, Kelly B. The safe zone for hip arthroscopy: a cadaveric assessment of central, peripheral, and lateral compartment portal placement. *Arthroscopy.* 2008;24(9):1019-1026.
31. Ward W, Fleisch I, Ganz R. Anatomy of the iliocapsularis muscle relevance to surgery of the hip. *Clin Orthop Relat Res.* 2000;374:278-285.
32. Larson C, Wulf C. Intraoperative fluoroscopy for evaluation of bony resection during arthroscopic management of femoroacetabular impingement in the supine position. *Arthroscopy.* 2009;25(10):1183-1192.
33. Moed B, Carr S, Watson J. Open reduction and internal fixation of posterior wall fractures of the acetabulum. *Clin Orthop Relat Res.* 2000;377:57-67.
34. Moed B, McMichael J. Outcomes of posterior wall fractures of the acetabulum. Surgical technique. *J Bone Joint Surg Am.* 2008;90(Suppl 2):87-107.

第 6 章 髋关节前侧软组织损伤：髋屈肌、髂腰肌和髂嵴撞击

Nikhil Oak, James Voos, Asheesh Bedi

髋关节前侧软组织损伤的病理解剖学

髋部的动力结构包括髋关节和盆底周围的肌肉组织，这可能是患者运动后出现疼痛不适的来源。髋关节前侧或腹股沟疼痛可能是由几种不同的软组织病变引起的，其中大部分可归因于髋屈肌拉伤、髂腰肌撞击和 AIIS 撞击。

髋屈肌拉伤

病理解剖学

在体育运动中，髋部和腹股沟最常见的损伤是肌肉拉伤。连接两个关节的肌肉，如股直肌，在肌肉强烈收缩的过程中更易拉伤[1,2]。不仅是肌肉收缩可以导致拉伤，肌肉运动时过度伸展也可能导致拉伤[3]。在快速屈伸髋、膝关节，如踢腿或冲刺时，股直肌容易受伤[4]。股直肌有两个头，直接头部起于 AIIS，间接头部起于髋臼上缘和髋关节囊(图 6-1)。典型的股直肌拉伤发生在肌腱止点，成年人可能伴有撕脱骨折，未成年患者可能发生骨骺移位[5]。在急性损伤的情况下，大多数患者的股直肌间接头部会损伤，并可能导致直接头部联合肌腱的损伤，使病情加重[6]。

临床表现和体格检查要点

易使患者股直肌拉伤的因素包括既往有受伤史、肌肉缺乏锻炼、肌肉疲劳和热身运动不足[3]。体检时，患者可出现轻至中度的防痛步态。第一次临床检查应包括股四头肌活动度、强度和功能的检查。髋屈肌拉伤通常在 ASIS 下方 8~10cm 处的大腿前部或腹股沟处有压痛，并可触及肿胀[1]。如果肌肉没有回缩，病变可能表现为弥漫性肿胀，甚至类似于软组织肿瘤[7]。检查时会发现主动屈髋和(或)伸膝的力量减弱，并且在髋关节前外侧会诱发疼痛[8]。髋关节的旋转活动度也有助于鉴别肌肉拉伤和 FAI[8]。然而，Foote 等[9]最近报道

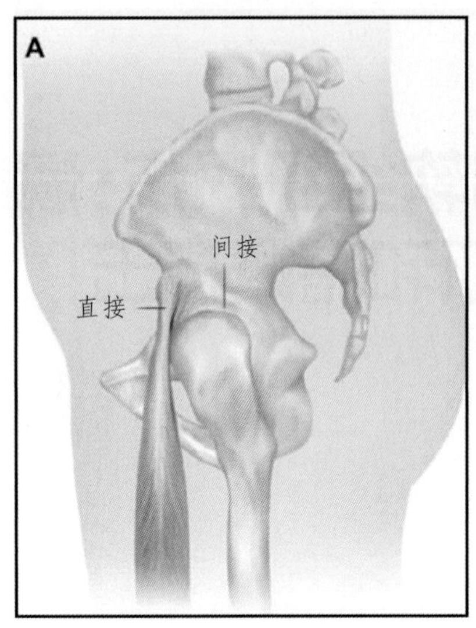

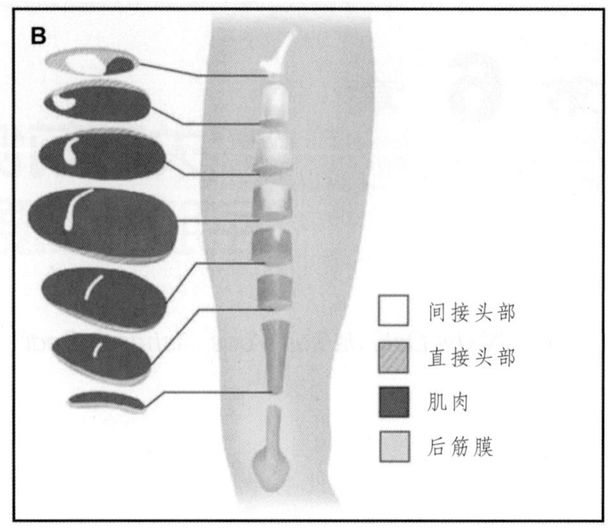

图 6-1 股直肌近端解剖。间接头部起自髋臼,直接头部起自 AIIS。

了9例股直肌撕裂伴盂唇损伤的患者,提出股直肌反射头(止点)撕裂与盂唇损伤可能存在一定联系,并且可能存在潜在的牵引性损伤范围。慢性损伤可能更多地表现为髋关节前方隐痛,屈髋或踢腿时会加重。在慢性损伤中,更常出现可触及的肿块,然而,肌肉强度和关节活动度可与对侧相同[10]。Wittstein 等[11]描述了肌肉在激活时出现的质量效应,类似于完全撕裂,这可归因于股直肌间接头部大肌腱的收缩。

影像学要点

X线片可能有助于排除骨折或骨撕脱伤,但往往是阴性的。除非发生异位骨化,否则在X线片上可能将股直肌损伤误认为是慢性损伤[6]。Bianchi 等[12]发现超声可显示肌腱止点正常与创伤后的改变,与 MRI 表现有很好的相关性。鉴于超声检查的费用较低,如果临床上高度怀疑股直肌拉伤,这可能是一项很好的首选检查。诊断肌肉拉伤最敏感的成像和金标准是 MRI。在 MRI 上,根据肌纤维的损伤程度,把肌肉拉伤分为一、二、三度。一度拉伤的特征是轻微损伤,肌纤维断裂<5%,肌束有少许水肿或渗血。二度拉伤表现为局部肿胀,并且在 T2 加权像可见肌肉周围有高信号的积液。三度拉伤表现为肌腱完全断裂,伴或不伴有回缩[13]。直接头部的肌腱宽而扁平,位于前面,反射头的肌腱在肌肉群中继续作为肌腱,因此在成像中,它表现为肌肉内的肌肉[11]。最常见的是股直肌拉伤延伸至深层肌腱移行部。这种撕裂方式可表现为"牛眼"征,也可以显现纵向瘢痕、回缩、血肿和假性囊肿[14](图 6-2)。

非手术选择

髋屈肌拉伤首先采取保守治疗,包括制动控制出血和肿胀、加压包扎、冰敷和抬高患肢[1]。有时也可使用非甾体抗炎药(NSAID)。在急性疼痛缓解后早期,开始进行温和的活

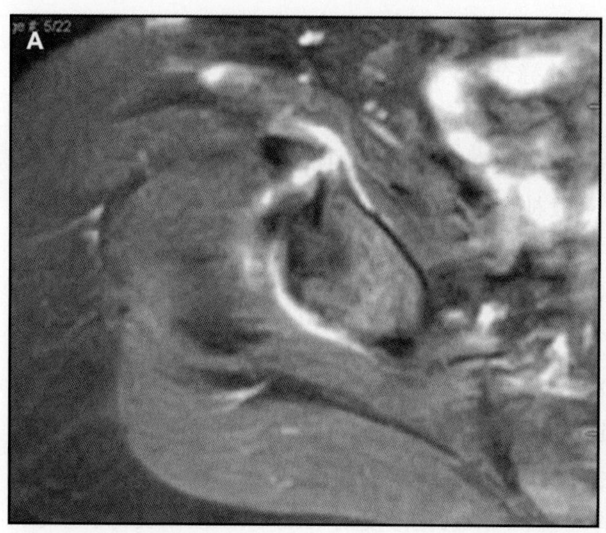

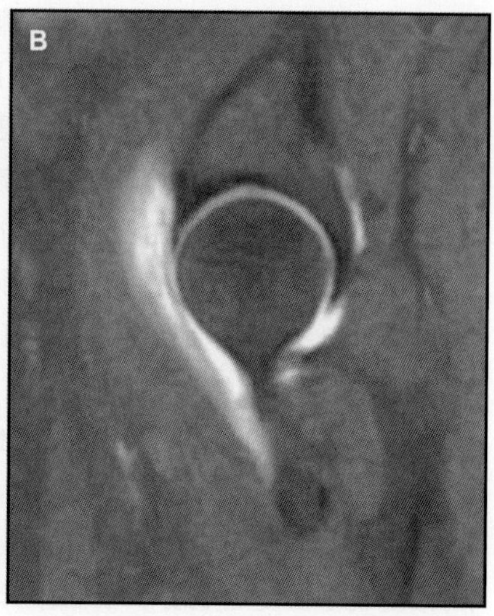

图 6-2 股直肌近端损伤——直接头部。(A)横断面 T2 脂肪抑制像和(B)矢状面 T1 脂肪抑制像磁共振影像。(Reprinted with permission from Dr. David Fessell.)

动。一旦达到了完整的活动度，就应加强专项锻炼。在此期间如需行走，可使用拐杖。Hsu 等[8]对美国职业橄榄球大联盟(NFL)的运动员使用了一种治疗方案，在温和的活动度练习、等长收缩和等张收缩锻炼后短暂休息，然后继续进行轻度的功能性活动，如在受伤后的 10 天内进行轻微的踢腿练习。在受伤后的 4~7 周，运动员们可以正常地开球和踢球。应密切关注恢复活动的患者，只有在他们没有疼痛时才可以运动，因为复发往往更严重，需要比初次损伤更长的康复期[1]。Gamradt 等[15]报道了一个类似的非手术治疗方案，11 例股直肌撕裂伤的 NFL 球员在非手术治疗 6~12 周后恢复运动，仅有 2 例球员复发(表 6-1)。

手术治疗

大部分髋屈肌损伤患者非手术治疗有效，只有少部分患者需要手术治疗。Bottoni 和

表 6-1 肌肉拉伤的非手术治疗指南

受伤时间	治疗措施
0~2 周	短暂制动
	加压包扎
	冰敷/抬高患肢
	镇静药
	由温和活动锻炼达到完整的活动度
2~6 周	等长收缩和等张收缩
	轻微的功能性活动
6 周以后	无痛时恢复运动

D'Alleyrand[16]描述了通过开放的前侧入路(Smith-Peterson)来探查急性损伤的股直肌。两根缝线穿过AIIS的骨槽将撕裂近端固定并缝合[16]。股直肌慢性撕裂，最常见于间接头部，经过适当的康复治疗后仍有症状的患者可能需要手术治疗[11,17]。Wittstein等[11]报道了5例接受股直肌间接头延迟切除术的运动员，他们在肌肉畸形的部位采用直的前侧切口，从股四头肌复合体中分离出股直肌。在对股神经进行电刺激后，撕裂的肌肉在收缩过程中变得明显。所有患者在瘢痕形成和回缩的肌肉周围出现积液之前，在畸形近端分离肌纤维，切除软组织瘢痕和远端受损的肌纤维。研究中的所有患者都恢复了运动，但大多数患者仍残留一定程度的疼痛和乏力[11]。

不论是AIIS撕脱骨折还是由HO损伤发展而来的股直肌肌腱撕裂造成的持续性疼痛，可能都需要手术治疗。一些运动员，特别是对屈曲要求较高的运动员，在连续屈髋时，由于AIIS与股骨颈发生撞击，会产生持续性疼痛。通过前入路在关节镜下行AIIS减压术，修复或不修复屈肌腱。根据作者的经验，不伴肌腱修复的AIIS减压效果良好，髋关节屈曲无明显乏力。

术后康复

慢性撕裂行间接头部切除术后的康复包括拉伸、按摩、温和的运动和渐进性锻炼[11]。在直接修复的干预中，一项研究是在第8周开始主动活动之前，先将伸直位固定的膝关节行4周的被动运动[16]，另一项研究是延长夹板固定6周以后开始加大运动范围和强度[17]。

并发症

筋膜间隔区综合征是急性损伤中非常罕见的并发症，但应及早发现，以避免发生不可逆的肌肉损伤[10]。长期并发症包括乏力、旧伤复发以及罕见的骨化性肌炎或肌腱钙化[18,19]。术后并发症包括残留疼痛、乏力和病情复发。

髂腰肌撞击

病理解剖学

髂腰肌由腰大肌、腰小肌和髂肌组成，其作用是屈髋，并通过防止站立时过伸来维持直立的位置[20]。腰大肌起自T12~L5横突，与髂肌合并形成髂腰肌，从腹股沟韧带深面的AIIS与髂耻隆起之间穿过，止于股骨小转子[21,22]。髋关节处于中立位时，髂腰肌位于AIIS与髂耻隆起之间的沟内。当髋关节由屈曲、外展外旋位变为内旋和伸直位时，髂腰肌肌腱从骨盆、股骨头和关节囊的前外侧移至内侧[23]。这种发生在关节囊前方和骨盆边缘的移位被认为是引起髋关节内部疼痛或“弹响髋”的原因[22,23]。

此外，前侧髂腰肌撞击或肌腱炎被认为是髋关节前方持续性疼痛的一个独特的临床病因[21,24]。已发现髂腰肌肌腱炎和撞击综合征的三个主要病因[24,25]。第一个是撞击髋臼前唇，基于髋关节活动时肌腱运行的路径和生物力学的作用。髂腰肌在髂耻隆起和股骨头周围形成钝角，增加髋部的伸展。Yoshio等[26]测量了髋关节活动时施加在股骨头和前唇上的压力和摩擦力，发现在股骨头屈曲0~30°时会产生应力集中，并可能导致侧方(3点钟方向)的盂唇损伤。髂腰肌紧张或痉挛会增加肌腱下的压应力，从而导致撞击[23,24]。第二个是髂腰肌与前侧关节囊和盂唇之间形成粘连或瘢痕，会造成反复性的牵拉伤。髋关节屈曲 14°和髂耻隆起呈 54°时，正常髂腰肌未与股骨头接触[23]。慢性髂腰肌肌腱炎和(或)髋关节滑囊炎可能导致肌腱在前侧关节囊的瘢痕化。理论上，这种粘连可以防止髂腰肌从关节囊上滑脱进而导致屈髋时形成反向钝角。髂腰肌收缩时，粘连的肌腱会牵拉前侧的盂唇–关节囊复合体，从而导致典型的侧方(3 点钟方向)撕裂。第三个理论涉及起于关节囊前缘和髂耻隆起，止于小转子远端的髂股韧带。髂股韧带肥大或痉挛可能是造成前侧盂唇–关节囊复合体反复牵拉伤的另一原因[24,25]。髂股韧带和髂腰肌彼此相邻，并且盂唇损伤中所见的部分肌腱也可能是髂骨韧带的一部分。

较早时期，全髋置换术后的患者就出现了髂腰肌撞击，当突出的髋臼杯、骨水泥、骨碎片或螺钉与髂腰肌长期摩擦时，就会出现疼痛性肌腱炎[24]。Di Lorenzo 等[27]发现关节炎改变髋臼前缘的形状也会导致腰大肌撞击综合征。在盂唇平面，髂腰肌由 44.5%的肌腱和 55.5%的肌腹组成[21]。横断面分析显示，肌腱位于盂唇–关节囊复合体正前方，即 2~3 点钟的位置[21]。紧张的髂腰肌会压迫前上方关节囊，并可能由于瘢痕形成、粘连或直接压应力的作用导致盂唇反复牵拉伤[21,25]。

临床表现和体格检查要点

髂腰肌撞击患者至少有 6 个月或更长时间的髋前部疼痛。在屈髋活动(如跑步)中过度使用髂腰肌后，突然出现髋关节前侧疼痛的患者都有不同的损伤史。体格检查包括主动撞击试验：被动屈曲–内收–内旋试验髋关节出现疼痛。Domb 等[25]报道了 25 例撞击试验阳性，并且关节前方髂腰肌有局部压痛的患者。然而，局部压痛被认为是非特异性发现。患者可能还有机械性症状，如腹股沟疼痛伴有弹响或明显的扳机样感觉。Schutte 等[28]指出，髂腰肌撞击可能与股骨前倾角增大有关，股骨前倾角过大的人肌肉长度正常，但腰大肌紧张。

影像学要点

在评估髋部疼痛时需要 X 线平片，如骨盆正位片和髋关节侧位片，以排除骨性结构病变。MRI 可以显示继发性改变，如水肿、骨膜反应和盂唇病变(特别是内侧盂唇)，并且可以排除关节软骨损伤。Blankenbaker 等[29]表示，在 MRI 上，增生肥厚的髂腰肌肌腱与肿胀的髂腰肌滑囊在 T2 上显示的信号相同，均呈高信号。超声检查具有实时动态检测的优点，能检测出早期的撞击部位。正常的肌腱由胶原纤维组织构成，会显示高回声纤维状结构[29]。髂腰肌滑囊造影有助于观察肌腱因撞击而来回翻转或产生疼痛[23]。超声引导下在髂腰肌腱鞘内注射局麻药加或不加激素，可以鉴别患者的症状来源，有助于诊断和治疗[24](图 6–3)。

非手术选择

所有患者通常会选择非手术治疗至少 3~6 个月，包括休息、镇痛药、NSAID 和物理疗

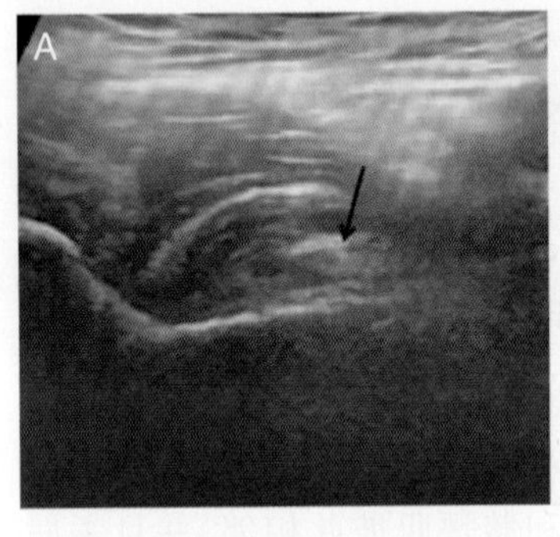

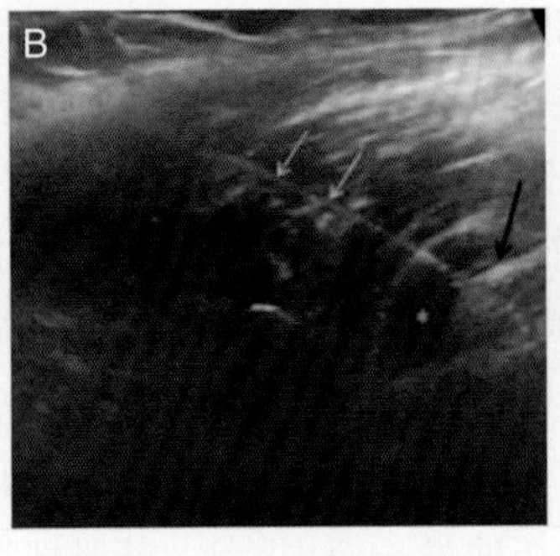

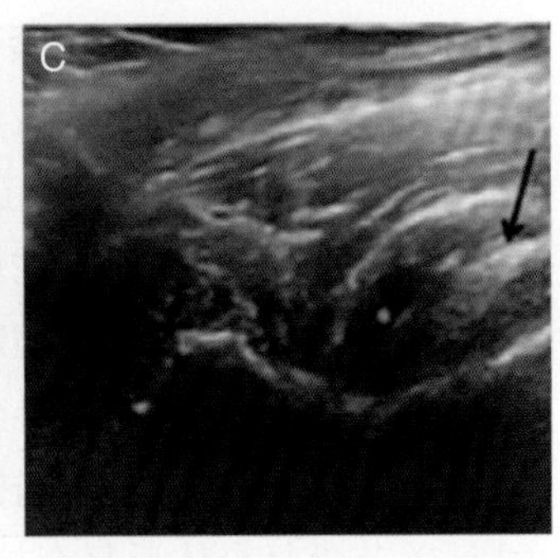

图 6–3 超声引导下行髂腰肌注射。所有图像都是横断面(轴向的)。(A)预注射,箭头所示为髂腰肌肌腱。(B)在黄色箭头所指处进注射针,将药物注入髂腰肌周围,星号表示注入的药物。(C)在髂腰肌周围注入药物后。(Reprinted with permission from Dr. David Fessell.)

法。物理疗法包括髂腰肌拉伸、关节活动和水疗法。在髂腰肌腱鞘内注射局麻药加或不加糖皮质激素均可缓解疼痛,然而只能暂时缓解[24]。患者只有在进行简单的运动期间无疼痛,才能恢复有可能导致不适的体育运动[23]。

手术选择

非手术治疗效果不佳的病例应考虑手术治疗。治疗包括通过延长或松解肌腱来放松髂腰肌。治疗方案包括开放性髂腰肌延长术或松解术、内镜下经囊延长术和小转子松解术。

众多学者描述了开放性髂腰肌延长术或松解术的多种入路[23,30–34]。Allen 及其合作者描述了前入路(Smith–Peterson),即在股神经血管束和股外侧皮神经侧方做一长 8~10cm 的美容横切口[31,33]。触摸到附着在小转子的髂腰肌肌腱后,在小转子近端 1cm 处将肌腱切分为 4 部分。他们称在股骨头上方行近端肌腱切开术,需切割后外侧面的肌腱,使前侧肌肉部分保持完整,每向近端移行 2cm 就行一次近端肌腱切开术[33]。Gruen 等[30]使用髂腹股沟入路行髂腰肌部分延长术,因为他们认为髂腰肌在骨盆边缘是最紧绷的。他们采用一个平均长 6~7cm,与 ASIS 和腹股沟折痕头部(外侧)连线平行的内侧切口[30]。Taylor 和 Clarke[34]阐述了一种正中入路(Ludloff),以美容和避免感觉缺失(股外侧皮神经)为其优势,他们在小转子处松解部分髂腰肌肌腱,从而使肌肉部分保持完整[23,34]。

内镜下在小转子处松解髂腰肌被认为是传统开放手术的替代方案。该技术使用荧光透视引导内镜到达小转子。Flanum 等[35]、Anderson 和 Keene[36]阐述了该技术,患者仰卧于手术台,在关节镜检查完成后治疗关节内病变。将患者的膝关节屈曲 30°并最大限度地外旋。在荧光透视引导下,一根直径 17G、长 6 英寸规格的闭式针沿着股骨前表面向前推进,直到到达小转子近端。使用一根通过强电流起作用的热探针清理股骨和小转子的前表面,以暴露髂腰肌肌腱。然后从小转子的附着点释放肌腱,注意不要切断近端肌腱和损伤旋股内、外侧动脉(图 6–4)。应间断透视,以确保导管或探针的位置正确,并确保整个肌腱得到松解。Ilizaliturri 等[37]在完成髋关节镜检后,也完成了内镜下髂腰肌松解术。他们在关节镜检查时采用侧卧位，解除牵引力并外旋髋关节，使小转子能在荧光透视下显现，并将髋关节屈曲至 30°，以放松前侧髋关节囊和髂腰肌肌腱。采用钩状射频探头逆行释放髂腰肌肌腱（图 6–5）。Sampson[22]描述了一种类似的方法，但主张从肌腱的中部开始，根据临床诊断进行局部或完全松解。最主要的目的是延长肌腱，实现这一目标最常用的是局部松解。

关节内病变，如盂唇损伤通常与髂腰肌撞击有关。Domb 等[25]描述了髂腰肌肌腱的经囊松解术。在进入中央室治疗伴随的盂唇病变后，使用 Beaver 刀或射频消融器直接在上盂唇损伤的前侧做一个长为 1cm 的前囊切开术。通过关节囊切口可以看见部分髂腰肌肌腱，并选择性地松解以延长肌腱。Alpert 等[21]报道，在上盂唇，髂腰肌肌腱的周长为（28.4±

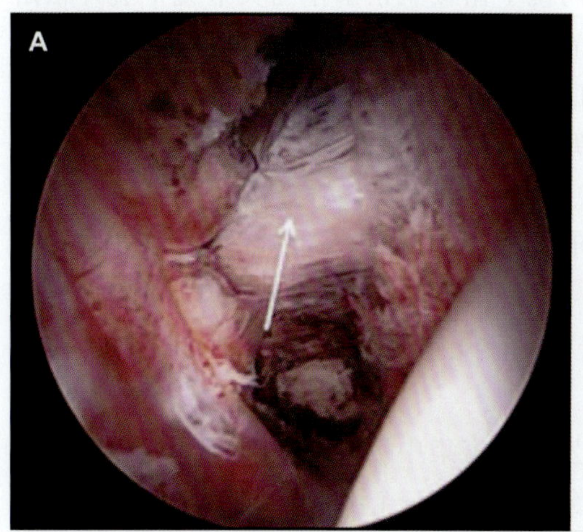

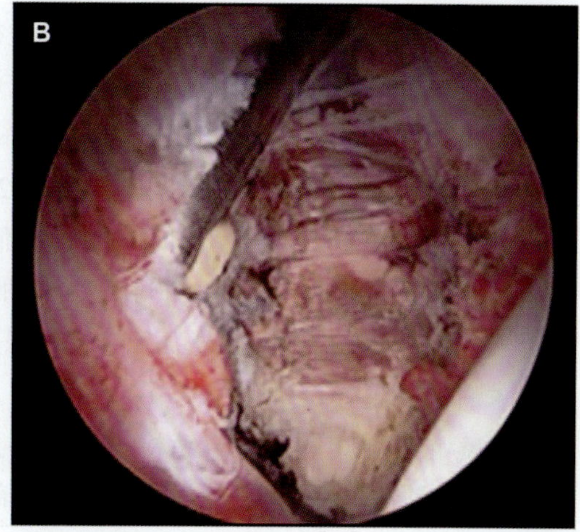

图 6–4　髋关节镜下髂腰肌肌腱经囊松解术。(A)白色箭头所指是髂腰肌肌腱。(B)射频消融松解髂腰肌肌腱。

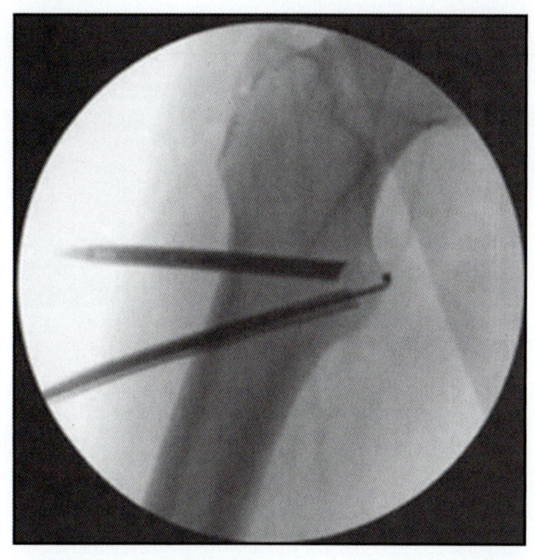

图 6–5　荧光透视引导下松解小转子处髂腰肌肌腱。

2.8)mm，髂腰肌肌腱-肌腹复合体为(63.8±7.4)mm。髂腰肌由44.5%的肌腱和55.5%的肌腹组成，有助于引导髂腰肌的延长。

Domb等[25]报道了25例完全随访(超过1年)的患者，他们接受了独立的、原发的、单侧髂腰肌松解术及盂唇清创术或修复术。改良Harris髋关节评分(mHHS)、髋关节日常生活评分量表和运动相关评分的术后平均评分分别为87分、92分和78分。然而，在股骨前倾角增大的患者中，腰大肌对前唇的压迫可能会增加，因为它是髋关节外旋时的动态稳定器。Fabricant等[38]3年内报道了67例有髋关节疼痛并在关节镜下通过囊外入路行腰大肌肌腱延长术的病例。在股骨前倾角增大的情况下，术后mHHS显著降低(过度前倾为76.9分，低/正常前倾为86.1分，P=0.031)。对于股骨前倾角增大的患者，应谨慎行髂腰肌部分延长术，因为这会破坏关节的动态稳定器而导致医源性不稳定。

Ilizaliturri等[39]进行了一项研究，比较了内镜下髂腰肌松解术与关节镜下囊外松解术。他们将患者随机分为2组，并对他们进行前瞻性随访，术后进行相同的物理治疗以及异位骨化预防。他们发现术前和术后的WOMAC评分或改善程度没有统计学意义。开放性手术入路与屈肌无力和大腿前外侧感觉缺失的发生率显著相关。如果肌腱延长不足或瘢痕形成和粘连，则病情可能复发[34](表6-2)。关节镜技术可以避免较大的开放入路，也可以直接检查关节内病变。任何外科手术都可能导致持续性疼痛、出血、表皮感染或血肿形成。异位骨化是关节镜手术(可观察到)的一种并发症。Bedi等[40]报道因FAI或弹响髋而行髋关节手术的616例(发病率4.7%)患者中，有29例(4.7%)(男性21例，女性8例)患者术后出现了异位骨化[40]。

对疼痛性弹响髋行关节镜检查，可能会发现骨突集中区域沿AIIS下缘延伸至髂耻隆起。在这种情况下，骨突减压而不行肌腱部分延长术是一个不错的选择。多数报道显示在髂腰肌部分松解术后患者未出现明显的屈髋乏力，但有一些患者可能会出现。这在股骨前倾角增大(>25°)的患者中最为常见，因此，对于该患者群体应慎重。

表6-2 髂腰肌肌腱松解术的并发症

- 因瘢痕形成/粘连而症状复发
- 屈肌乏力
- 大腿前外侧(股外侧皮神经)感觉缺失
- 持续疼痛
- 瘢痕形成
- 感染或血肿形成
- 异位骨化

AIIS 撞击

病理解剖学

前侧髋关节疼痛的另一个病因可能是突出的 AIIS 会导致髋臼边缘的撞击。AIIS 在髋臼缘水平以下的突出和扩张会减少屈髋时髋臼缘的软组织空间。这可能会导致前侧软组织(如前侧关节囊或髂腰肌)撞击而产生疼痛。文献报道了 AIIS 撕脱骨折引起外生骨疣和增生的病例[41–43]。Irving[42]报道了一例外生骨疣伴有髋关节疼痛、活动受限和行走困难的青年男患者,其症状和功能在术后得到改善。Milankov 等[43]记录了 2 例肌肉劳损、活动受限、屈髋时疼痛的运动员,他们在外生骨疣/瘢痕组织切除术后,可以完成全方位的运动,并恢复功能性活动[43]。Pan 等[44]报道了既往无受伤史而发生股骨头颈交界与增生性 AIIS 撞击的病例。

临床表现和体格检查要点

AIIS 撞击的患者在发病时有隐痛,深度屈髋时疼痛加重。Pan 等[44]报道因跑步、跳跃或长时间行走而引起腹股沟疼痛的患者,伴有右髋压痛及屈髋受限。腹股沟前侧的疼痛呈钝痛,被动过屈且不伴外展时疼痛最严重。撞击试验(屈曲、内收、内旋)可能是阳性的,并且在轴向加压下可能出现捻发音。最新的研究报道指出,FAI 很常见[45]。

影像学要点

常规盆腔 X 线片可显示髋臼缘以上的异常,但不能清楚地识别关节外撞击[44]。假性轮廓 X 线片对于显示 AIIS 的形状及其与髋臼缘之间的关系特别有用。Zaltz 等[46]最近报道,骨盆前后位 X 线片上的交叉征可能不代表局部髋臼后倾,但在髋臼前倾的情况下,它可能反映 AIIS 延伸到低于髋臼前缘的水平。根据是否有外伤史,可鉴别诊断 AIIS 的前撕脱伤与骨折。MRI 可以明确软组织的病理改变,而 CT 扫描是确定 AIIS 形态及其与髋臼关系的首选成像方式。Hetsroni 等[45]描述了一个基于临床检查和 CT 三维重建为基础的分类系统,以显示 AIIS 的形态。他们用三维扫描的坐骨图,直接从坐骨的后部,在 AIIS 和髂骨壁交界处的最远端绘制一条水平线。根据 AIIS 与水平线的关系,将 AIIS 的形态分为 3 型:Ⅰ型是在 AIIS 和髋臼缘之间有光滑的髂骨壁,Ⅱ型是 AIIS 延伸至髋臼缘水平,Ⅲ型是 AIIS 超过髋臼缘(表 6–3 和图 6–6)。以 78 个(78 例患者)髋关节撞击患者作为样本,比较 3 种 AIIS 类型的髋关节活动度。Ⅰ型、Ⅱ型和Ⅲ型 AIIS 的髋关节平均屈曲度分别为 120°、107°和 93°。在Ⅰ型、Ⅱ型和Ⅲ型 AIIS 中,平均内旋度分别为 21°、11°和 8°[45]。

治疗选择

非手术治疗选择包括休息、停止诱发症状的活动、NSAID 和物理治疗,以完成系列运动并强化核心肌群。对于难治性病例可以考虑手术治疗。关节镜检查可以鉴别和解决软骨或盂唇病变以及凸轮和钳夹型畸形的所有问题。Pan 等[44]在关节镜检查后,采用股直肌

表 6-3 AIIS 形态的变异

类型	描述	CT 定义	临床意义
Ⅰ	向上	坐骨视图向上	AIIS 不会撞击
Ⅱ	扁平	坐骨视图扁平或向下,但不越过髋臼缘	AIIS 可能会撞击
Ⅲ	向下	向下并越过髋臼缘	AIIS 可能会撞击

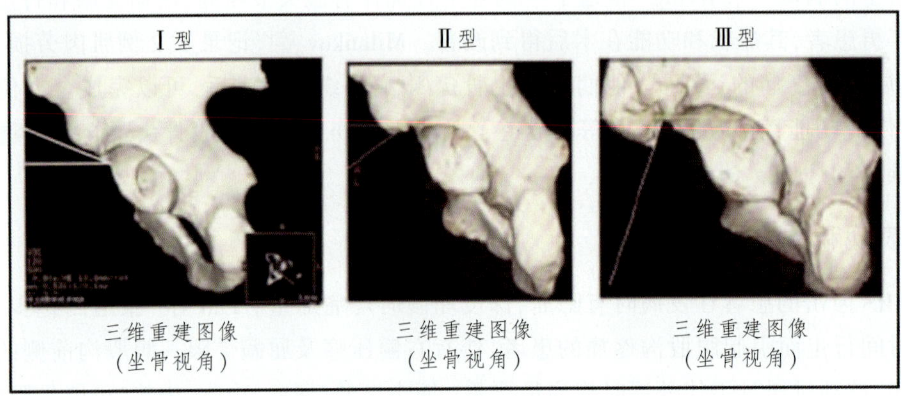

图 6-6 AIIS 形态学分类的 CT 三维重建。

和臀中肌之间的前入路(Smith-Peterson)。他们从髂嵴部分离出一部分阔筋膜和臀中肌,以暴露关节囊。屈曲髋关节以证明撞击发生在增生性 AIIS 上,然后手术将增生的髂嵴切除,使其接近正常大小[44]。Larson 等[47]最近报道了 3 例 AIIS 撞击,成功地通过关节镜 AIIS 减压治疗。所有病例要么是 AIIS 生长发育异常,要么是先前 AIIS 撕脱或骨盆截骨术所致。Hetsroni 等[48]最近报道了 10 例治疗有症状的 FAI 和关节外 AIIS 撞击的男性患者的回顾性结果。患者平均年龄为 24.9 岁,10 例患者中有 8 例年龄<30 岁。在 9 例患者中,在 AIIS 减压前发现前凸轮型病变并减压。平均随访时间为 14.7 个月(范围为 6~26 个月)。髋关节屈曲的活动范围由术前的(99°±7°)改善为术后的(117°±8°)($P<0.001$)。mHHS 由术前的(64±18)分在最新的术后随访中改善为(98±2)分($P<0.001$)[48]。

AIIS 减压术后股直肌肌腱直接头部断裂的潜在风险已经被提出,并且最近在尸体研究中已经讨论过。Hapa 等[49]研究了 11 具尸体的髋关节,以确定股直肌肌腱直接头部和间接头部的起源。所有髋部均为男性,平均年龄为 54.3 岁(范围为 33~74 岁)。近端至远端和内侧至外侧股直肌起始点平均长度分别为 2.2cm 和 1.6cm。在前方和内下方有一个特征性的裸区,考虑到肌腱的广泛分布,AIIS 减压有一个合理的安全范围。

要点与陷阱

• 已经证明高水平运动员股直肌拉伤可以通过非手术治疗康复，但一些顽固的拉伤需要手术干预。

• 动态超声对于观察髂腰肌撞击很有用。

• 当考虑部分延长术时，一定要注意运动员的股骨情况，因为腰大肌可能在前倾角增加的人中起到动态稳定的作用。

• AIIS 撞击可能导致髋关节屈曲疼痛，并可能在骨盆前后位片上被误诊为交叉征。假轮廓 X 线片对于观察 AIIS 形态与髋臼缘的关系有用。

总结

髋关节前方或腹股沟疼痛可由多种不同的软组织病变引起，其中大部分可归因于髋屈肌劳损、髂腰肌撞击和 AIIS 撞击。若不能正确鉴别和处理与髋关节内病变相关的并发代偿性损伤，可导致一部分患者和运动员终身残疾。了解髋关节内和关节外疼痛的潜在病因对于有效治疗髋关节功能障碍、偏瘫和周围肌肉疾病至关重要。

(魏秋实 张庆文 何伟 译)

参考文献

1. Anderson K, Strickland SM, Warren R. Hip and groin pain in athletes. *Am J Sports Med.* 2001;29(4):521-533.
2. Garrett WE. Muscle strain injuries: clinical and basic aspects. *Med Sci Sports Exerc.* 1990;22(4):436-443.
3. Garrett WE. Muscle strain injuries. *Am J Sports Med.* 1996;24(6 Suppl):S2-S8.
4. Hughes C, Hasselman CT, Best TM, Martinez S, Garrett WE. Incomplete, intrasubstance strain injuries of the rectus femoris muscle. *Am J Sports Med.* 1995;23(4):500-506.
5. Armfield DR, Kim DH, Towers JD, Bradley JP, Robertson DD. Sports-related muscle injury in the lower extremity. *Clin Sports Med.* 2006;25(4):803-842.
6. Oellette H, Thomas BJ, Nelson E, Torriani M. MR imaging of rectus femoris origin injuries. *Skeletal Radiol.* 2006;35(9):665-672.
7. Temple HT, Kuklo TR, Sweet DE, Gibbons CL, Murphey MD. Rectus femoris muscle tear appearing as pseudotumor. *Am J Sports Med.* 1998;26(4):544-548.
8. Hsu JC, Fischer DA, Wright RW. Proximal rectus femoris avulsions in National Football League kickers. *Am J Sports Med.* 2005;33(7):1085-1087.
9. Foote CJ, Maizlin ZV, Shrouder J, Grant MM, Bedi A, Ayeni OR. The association between avulsions of the reflected head of the rectus femoris and labral tears: a retrospective study. *J Pediatr Orthop.* 2013;33(3):227-231.
10. Zakaria AA, Housner JA. Managing quadriceps strains for early return to play. *J Muscoskel Med.* 2011;28(7):257-263.
11. Wittstein J, Klein S, Garrett WE. Chronic tears of the reflected head of the rectus femoris: results of operative treatment. *Am J Sports Med.* 2011;39(9):1942-1947.
12. Bianchi S, Martinoli C, Waser NP, Bianchi-Zamorani MP, Federici E, Fasel J. Central aponeurosis tears of the rectus femoris: sonographic findings. *Skeletal Radiol.* 2002;31(10):581-586.
13. Boutin RD, Fritz RC, Steinbach LS. Imaging of sports-related muscle injuries. *Radiol Clin North Am.* 2002;40(2):333-336.
14. Gyftopoulos S, Rosenberg ZS, Schweitzer ME, Bordalo-Rodrigues M. Normal anatomy and strains of the deep musculotendinous junction of the proximal rectus femoris: MRI features. *AJR Am J Roentgenol.*

2008;190(3):W182-W186.
15. Gamradt SC, Brophy RH, Barnes R, Warren RF, Byrd JWT, Kelly BT. Nonoperative treatment for proximal avulsion of the rectus femoris in professional American football. *Am J Sports Med.* 2009;37(7):1370-1374.
16. Bottoni CR, D'Alleyrand JG. Operative treatment of a complete rupture of the origination of the rectus femoris. *Sports Health.* 2009;1(6):478-480.
17. Straw R, Colclough K, Geutjens G. Surgical repair of a chronic rupture of the rectus femoris muscle at the proximal musculotendinous junction in a soccer player. *Brit J Sport Med.* 2003;37(2):182.
18. Bleakley CM, Glasgow P, Webb M, Minion D. An unusual case of bilateral myositis ossificans in a young athlete. *BMJ Case Rep.* 2009: http://casereports.bmj.com/content/2009/bcr.07.2008.0381. Epub June 21 2009. Accessed April 7, 2013.
19. Yun HH, Park JK, Park JW, Lee JW. Calcific tendinitis of the rectus femoris. *Orthopedics.* 2009;32(7):490.
20. Blankenbaker DG, Tuite MJ. Iliopsoas musculotendinous unit. *Semin Musculoskelet Radiol.* 2008;12(1):13-17.
21. Alpert JM, Kozanek M, Li G, Kelly BT, Asnis PD. Cross-sectional analysis of the iliopsoas tendon and its relationship to the acetabular labrum. *Am J Sports Med.* 2009;37(8):1594-1598.
22. Sampson TG. Arthroscopic iliopsoas release for coxa saltans interna (snapping hip syndrome). In: Byrd JWT, ed. *Operative Hip Arthroscopy.* 2nd ed. New York, NY: Springer; 2005:189-194.
23. Byrd JWT. Snapping hip. *Oper Techn Sport Med.* 2005;13(1):46-54.
24. Lachiewics PF, Kauk JR. Anterior iliopsoas impingement and tendinitis after total hip arthroplasty. *J Am Acad Orthop Surg.* 2009;17(6):337-344.
25. Domb BG, Shindle MK, McArthur B, Voos JE, Magennis EM, Kelly BT. Iliopsoas impingement: a newly identified cause of labral pathology in the hip. *HSS J.* 2011;7(2):145-150.
26. Yoshio M, Murakami G, Sato T, Sato S, Norisyasu S. The function of the psoas major muscle: passive kinetics and morphological studies using donated cadavers. *J Orthop Sci.* 2002;7(2):199-207.
27. Di Lorenzo L, Jennifer Y, Pappagallo M. Psoas impingement syndrome in hip osteoarthritis. *Joint Bone Spine.* 2009;76(1):98-100.
28. Schutte LM, Hayden SW, Gage JR. Lengths of hamstrings and psoas muscles during crouch gait: effects of femoral anteversion. *J Orthop Res.* 1997;15(4):615-621.
29. Blankenbaker DG, De Smet AA, Keene JS. Sonography of the iliopsoas tendon and injection of the iliopsoas bursa for diagnosis and management of the painful snapping hip. *Skeletal Radiol.* 2006;35(8):565-571.
30. Gruen GS, Scioscia TN, Lowenstein JE. The surgical treatment of internal snapping hip. *Am J Sports Med.* 2002;30(4):608-613.
31. Jacobson T, Allen WC. Surgical correction of the snapping iliopsoas. *Am J Sports Med.* 1990;18(5):470-474.
32. Dobbs MB, Gordon E, Luhmann SJ, Szymanski DA, Schoenecker PL. Surgical correction of the snapping iliopsoas tendon in adolescents. *J Bone Joint Surg Am.* 2002;84(3):420-424.
33. Hoskins JS, Burd TA, Allen WC. Surgical correction of internal coxa saltans: a 20-year consecutive study. *Am J Sports Med.* 2004;32(4):998-1001.
34. Taylor GR, Clarke NMP. Surgical release of the "snapping iliopsoas tendon". *J Bone Joint Surg Br.* 1995;77(6):881-883.
35. Flanum ME, Keene JS, Blankenbaker DG, Desmet AA. Arthroscopic treatment of the painful "internal" snapping hip: results of a new endoscopic technique and imaging protocol. *Am J Sports Med.* 2007;35(5):770-779.
36. Anderson SA, Keene JS. Results of arthroscopic iliopsoas tendon release in competitive and recreational athletes. *Am J Sports Med.* 2008;36(12):2363-2371.
37. Ilizaliturri VM Jr, Villalobos FE, Chaidez PA, Valero FS Aguilera JM. Internal snapping hip syndrome: treatment by endoscopic release of the iliopsoas tendon. *Arthroscopy.* 2005;21(11):1375-1380.
38. Fabricant PD, Bedi A, De La Torre K, Kelly BT. Clinical outcomes after arthroscopic psoas lengthening: the effect of femoral version. *Arthroscopy.* 2012;28(7):965-971.
39. Ilizaliturri VM Jr, Chaidez C, Villegas P, Briseno A, Camocho-Galindo J. Prospective randomized study of 2 different techniques for endoscopic iliopsoas tendon release in the treatment of internal snapping hip syndrome. *Arthroscopy.* 2009;25(2):159-163.
40. Bedi A, Zbeda RM, Bueno VF, Downie B, Dolan M, Kelly BT. The incidence of heterotopic ossification after hip arthroscopy. *Am J Sports Med.* 2012;40(4):845-863.
41. Rajasekhar C, Kumar KS, Bhamra MS. Avulsion fracture of the anterior inferior iliac spine: the case for surgical intervention. *Int Orthop.* 2001;24:364-365.
42. Irving MH. Exostosis formation after traumatic avulsion of the anterior inferior iliac spine. *J Bone Joint Surg Br.* 1964;46:720-722.
43. Milankov M, Miljkovic N, Savic D, Stankovic M. Operative treatment of avulsion fractures of the anterior inferior iliac spine: a two-case report. *J Ortho Traumatol.* 2005;6:154-157.
44. Pan HL, Kawanabe K, Akiyama H, Goto K, Onishi E, Nakamura T. Operative treatment of hip impingement caused by hypertrophy of the anterior inferior iliac spine. *J Bone Joint Surg Br.* 2008;90(5):677-679.
45. Hetsroni I, Poultisides L, Bedi A, Larson CM, Kelly BT. Anterior inferior iliac spine morphology correlates with hip range of motion: a classification system and dynamic model. *Clin Orthop Relat Res.* 2013: http://link.

springer.com/article/10.1007%2Fs11999-013-2847-4. Epub February 15, 2013. Accessed April 7 2013.

46. Zaltz I, Kelly BT, Hetsroni I, Bedi A. The crossover sign overestimates acetabular retroversion. *Clin Orthop Relat Res.* 2012: http://link.springer.com/article/10.1007%2Fs11999-012-2689-5. Epub November 8, 2012. Accessed April 7 2013.
47. Larson CM, Kelly BT, Stone RM. Making a case for anterior inferior iliac spine/subspine hip impingement: three representative case reports and proposed concept. *Arthroscopy.* 2011;27(12):1732-1737.
48. Hetsroni I, Larson CM, Dela Torre K, Zbeda RM, Magennis E, Kelly BT. Anterior inferior iliac spine deformity as an extra-articular source for hip impingement: a series of 10 patients treated with arthroscopic decompression. *Arthroscopy.* 2012;28(11):1644-1653.
49. Hapa O, Bedi A, Gursan O, et al. Anatomic footprint of the direct head of the rectus femoris origin: cadaveric study and clinical series of hips after arthroscopic anterior inferior iliac spine/subspine decompression. *Arthroscopy.* 2013;29(12):1932-1940.

第 7 章 髋关节内侧软组织损伤：内收肌劳损和运动性耻骨痂/核心肌群损伤

Patrick Birmingham, Eilish O' Sullivan, Christopher M. Larson

髋关节内侧软组织损伤的病理解剖学

Kelly 及其同事认为髋关节和骨盆的结构是动态关联的，并且可以基于解剖层次分类[1]。对局部组织由浅至深的系统分析可以诊断出髋关节疾病和由此产生的代偿性异常，还可以根据病理解剖学特点，制订出合理的治疗方案。

耻骨联合作为支点，承受着来自骨盆前方的许多作用力。腹直肌筋膜鞘在骨盆前方的耻骨联合与长收肌筋膜鞘汇合，共同构成一条筋膜鞘(图 7-1)[2]。骨盆一侧或耻骨联合处遭到超生理状态的外力会导致这两处鞘膜同时或单独受损，引起力学不平衡和结构不稳定[3]。这可能会造成运动性耻骨痂和(或)内收肌劳损，同时继发疼痛和功能障碍[4]。

造成耻骨联合负荷过大的其中一个原因可能是 FAI。FAI 是指股骨头和髋臼的骨形态异常限制髋部的运动，特别是内旋运动，这是因为在早期运动时，股骨颈和髋臼缘的碰撞限制髋关节的运动[5]。典型的 FAI 通常使髋关节的内旋运动度不足以满足功能运动的需要。因此，腰椎、骶髂关节和耻骨联合会代偿性地增加运动度[6]。这种代偿模式会引起骨盆周围肌力的改变并导致其他关节(耻骨联合)和骨盆肌肉(内收肌)的超生理性劳损[7]。生理条件下，耻骨联合的运动包括垂直方向上的切变和矢状面上的旋转[8]。在新鲜冰冻尸体上，已经有人测出凸轮撞击症所造成的耻骨联合运动度。与非撞击症的模型相对比，撞击症模型的耻骨联合旋转角度增大，具有统计学意义。在水平面和耻骨联合前方的关节分离方向旋转造成耻骨联合负荷过大可能是由于 FAI[9]。

髋关节内旋运动度的减少导致骨盆前方的压力增加，这并不是一个新奇观点。Williams 在 1978 年首次提出了这一观点，他记录的大量耻骨骨关节炎患者全都存在髋关节内旋受限的问题。Williams 推测内旋运动度的减少会增加对半骨盆的压力，造成耻骨联合的运动度增加，成为耻骨骨关节炎的诱因[10]。Verrall 等[11]的实验发现髋关节运动范围的减少和耻骨骨关节炎之间有显著关联，从而证实了这一观点。

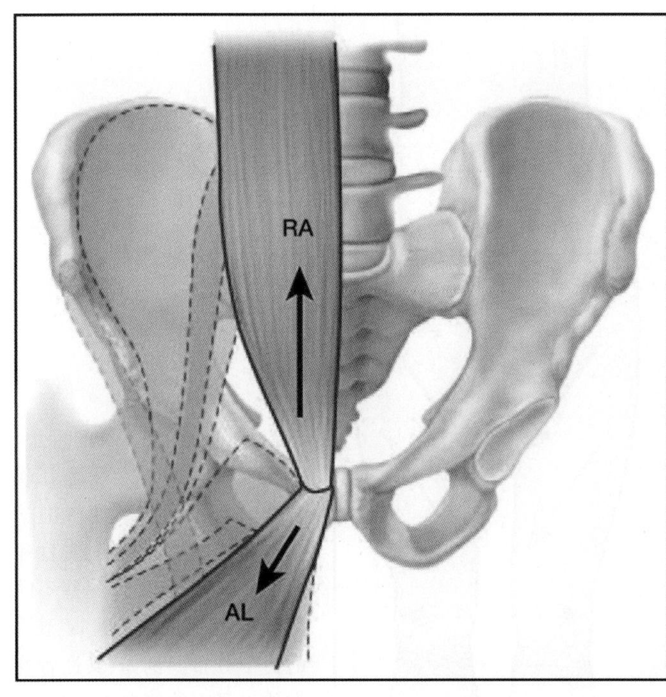

图 7-1　腹直肌和长收肌末端的筋膜从前方嵌入耻骨联合，而两者的力是对抗的。(扫码看彩图)

许多研究已经把 FAI 和运动性耻骨痛/核心肌群损伤作为一种联合损伤模式[5]。Meyers 等[4]曾报道，慢性腹股沟疼痛的曲棍球运动员中有高达 27%合并运动性耻骨痛和髋关节疾病。在 NFL 运动员中，腹直肌和内收肌损伤的病例合并出现髋臼上唇损伤。在这项研究中，所有盂唇撕裂的病例都合并有 FAI，并且称这种联合损伤为“髋部运动三联征”[7]。

在运动性耻骨痛患者，女性只占 8%~15%[12,13]，一个可能的原因是男性和女性骨盆的解剖学差异。女性有更大的耻骨下角，造就独特的力学分布和更大、更稳定的骨盆，需要更有效的向远处转移破坏稳定的力(图 7-2)[4]。这也表明了性别引起的肢体力线和肌肉活跃性上的差异虽然导致女性更易遭受前交叉韧带损伤，但是也许能预防运动性耻骨痛[14,15]。女性耻骨联合的运动距离比男性多 2~3mm，在妊娠期间可以增加至 8~10mm[2]。

内收肌劳损

劳损主要发生在跨越关节的肌肉以及外力大于收缩力时的肌肉[16]。肌肉劳损部位通常为肌腱连接处或肌腹[17]。然而，内收肌劳损通常也会发生在起于耻骨的肌腱，说明在肌肉劳损中存在截然不同的损伤机制。

连接下腹部肌肉组织的内收肌群，在下肢运动过程中发挥着稳定骨盆的作用[18]。肌电图已经证实了长收肌在短跑中发挥的作用最小，它的作用是在球员切球时[19]，能够稳定髋关节而不是提供动力[20]。长收肌在耻骨的肌肉附着点处肌腱横截面积小可能是劳损的好发原因[18]。有证据表明，内收肌与外展肌的肌力比小或髋关节运动度减少的运动员发生腹

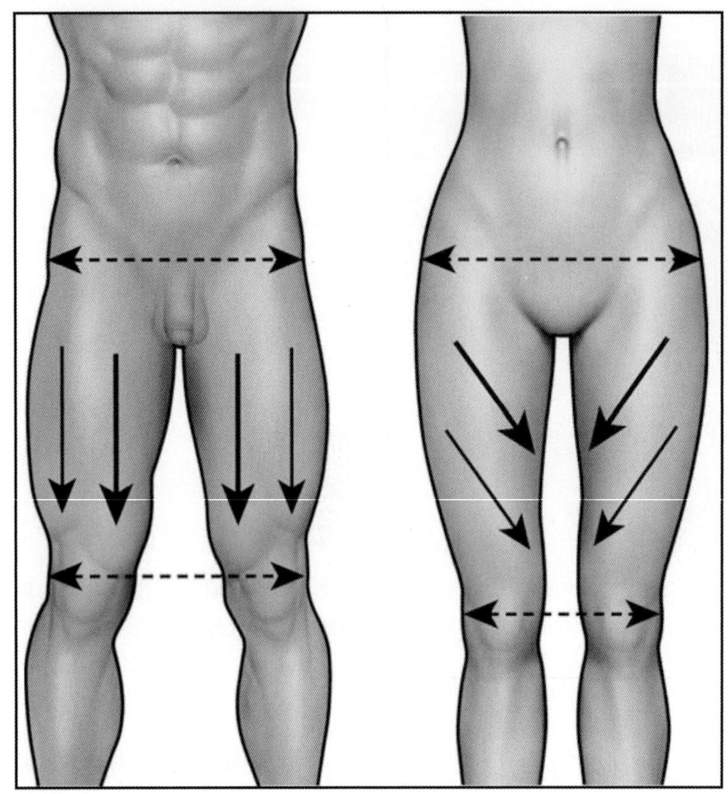

图 7–2　男性与女性耻骨联合和耻骨损伤相关的解剖学差异。注意这两种性别骨盆和膝关节宽度的不同。这些不同意味着遭受极限力量时不同的力学分布。例如,女性骨盆会传出更大的侧向力,在负重时力从更小的角度传导到女性的膝关节。

股沟处不适的风险更高[21]。

运动性耻骨痂/核心肌群损伤

可以按层次划分腹壁的解剖结构。从表层到内层依次是皮肤、筋膜、腹外斜肌、筋膜、腹内斜肌、筋膜、腹横肌、筋膜以及腹横筋膜(图 7–3)[22]。腹内斜肌和腹横肌腱膜在附着于耻骨结节前均匀地融合,形成腹股沟镰[22]。腹股沟镰在耻骨处从前方嵌入腹直肌。耻骨韧带前方的纤维与腹直肌筋膜相互交织。耻骨联合是无滑膜的微动关节[2]。

运动性耻骨疝或核心肌群损伤先前被称为结构性损伤，因为患有这种疾病时软组织嵌入耻骨内,却没有类似疝的临床症状[23]。有学者提出下腹部和腹股沟疼痛综合征的病因与运动性耻骨疝(或称体育疝、吉摩尔腹股沟)有关。主流的解释是这种疼痛和损伤来自腹直肌过度收缩造成的微撕裂性损伤[12,13],或是嵌入耻骨联合的腹内斜肌和(或)大腿内收肌过度外展使得骨盆前方不稳定,导致多处软组织结构间的不稳定[4]。所谓的吉尔摩腹股沟是指一种腹外斜肌筋膜和腹股沟镰处的损伤，伴有联合腱和腹股沟韧带之间的撕裂[23]。Taylor[24]曾报道运动性耻骨疝是由于在联合肌腱区的腹内斜肌发生微小撕裂或撕脱引起的。还有人报道这种损伤模式是腹股沟后壁(腹横筋膜)薄弱或撕裂,而不是疝[22,23]。有一项研究对 35 名患有运动性耻骨疝的运动员进行手术治疗,发现最常见的是腹外斜肌撕裂(56%),其次是后壁隆突(50%)和联合腱的断裂(12%)。其中有 32%同时存

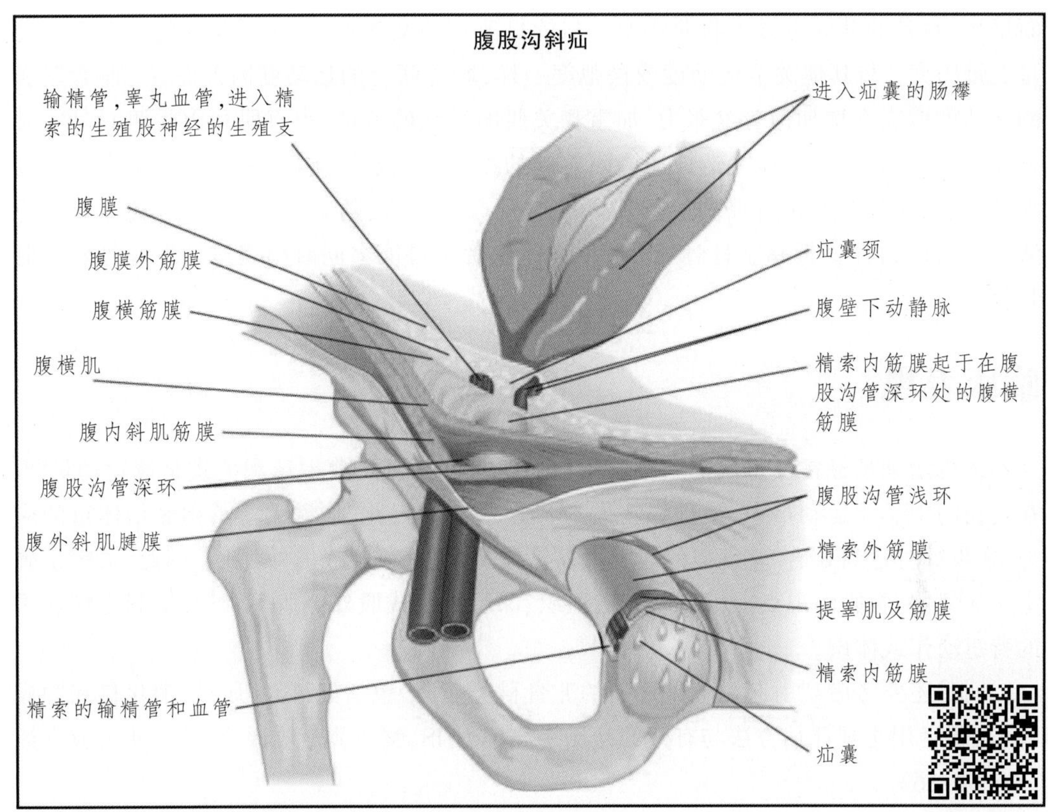

图 7–3　插图是腹股沟的解剖和腹股沟斜疝的入路。在内侧可以看到腹直肌。（扫码看彩图）

在腹外斜肌撕裂和后壁缺损[25]。

如果腹部肌肉欠发达，内收肌会发出强大的牵拉力对抗下肢，对半骨盆产生剪切力，导致骨盆附着结构变薄弱甚至撕裂[22]。所以，该结果支持一个推论：如果半骨盆承受任何剪切力，都会导致与运动性疝有关的损伤模式。

髋关节运动的幅度过大，或大腿和腹部肌肉的不平衡均可能产生对耻骨联合的剪切力而导致损伤[16,23]。理论上，疼痛可能是髂腹股沟神经或生殖股神经的生殖支受刺激的结果[26]。耻骨联合受阴部神经和生殖股神经的分支支配[2]。还有研究报道髂腹股沟神经或闭孔神经对其也可能有支配作用[27]。

耻骨骨炎很可能是骨盆和耻骨联合张力增加时发生的一种耻骨联合周围的应力骨折[28]。慢性疲劳性损伤刚开始会引起耻骨的应激反应，随后耻骨联合发生退行性病变[29]。Verral 等已经证实了这点，他们曾对确诊患有耻骨骨炎的运动员进行耻骨支的骨活检，结果揭示了在完全没有炎症细胞参与或骨坏死征象下，新生编织骨、成骨细胞、新生血管和星状成纤维细胞的形成过程[30]。一项类似研究刮除耻骨骨炎患者的关节软骨盘进行活检，结果显示退行性病变的软骨上完全没有炎症细胞存在[29]。

内收肌的病理改变也与耻骨骨炎有关[31]。一个难以解释的问题是为什么有些患者会发展成耻骨骨炎，而有些患者发展成运动性疝？两者的发生机制都是骨盆前部的张力不断增加，两者的共同点是内收肌病变。尽管目前相关文献不足，耻骨联合的运动度可能是关键因素。与其他关节运动度或松弛度一样，耻骨联合的运动度因人而异。耻骨联合的运动度增大会增加前骨盆张力，加重相关肌肉组织的劳损（腹直肌和内收肌）程度，并且随着时间的推移，可能会造成肌腱附着处的损伤而出现运动疝。对于耻骨联合运动度大的患者，增加骨盆前部张力会对毗邻的耻骨产生压力，随着时间的推移，还会导致应激反应或应力性骨折和耻骨骨炎[28]。在一些患者中可能会同时出现运动性耻骨疝和耻骨骨炎。

临床表现

体育运动员经常发生髋部和腹股沟损伤，特别是足球、曲棍球和美式足球运动员[32]。在受伤的中学生运动员中，髋部损伤占5%~9%[33]。在慢跑时，髋关节承担8倍体重的应力，在步行时达到6倍[34]。疼痛的病因可以是关节内、关节外或内外都有。因此，关键是确定疼痛部位（腹股沟中点、下腹部、表层组织、深层组织或股外侧肌等）以及引起疼痛加重的特定动作或体位。

同时还要考虑到引起关节外疼痛的非骨科类病因，包括妇科、泌尿科、消化科和肿瘤科。也要运用主观评估方法与有效的检测手段（mHHS、髋关节疗效评分、髋部非关节炎评分和SF-36）。

内收肌劳损

那些反复蹬踢、快速起跳或转向的运动员更有可能发生内收肌劳损[18]。一项研究表明，棒球投球手和曲棍球守门员易患内收肌劳损[4]。

一项针对国家冰球联盟（NHL）运动员的调查发现，与未受伤的运动员相比，发生内收肌劳损的运动员在季前赛时髋部内收肌肌力就已经减弱了18%[35]。另一项研究发现，在季前赛强化髋部肌力的精英运动员更少出现髋部损伤[36]。

运动性耻骨疝/核心肌群损伤

82%的运动性耻骨疝患者是运动员[24]。运动时跑步方向的快速变化，躯干在大腿近端上反复扭转，使运动性耻骨疝的患病率升高[12,22,37]。

患者通常会出现劳累性疼痛，一般没有外伤史或意外事故，在日常生活或体育运动时也没有运动受限[12]。他们在运动时有腹股沟或下腹部疼痛，休息时则缓解，疼痛可以辐射到内收肌、会阴、腹直肌及睾丸（4%）[12,23]。一组病例报道，除腹股沟疼痛外，88%的患者还有内收肌疼痛[12]。进行踢腿、仰卧起坐、咳嗽和Valsalva咽鼓管充气检查试验等运动时可能加重疼痛。约4.6%的手术患者既往有传统疝修补术失败病史[3]。

耻骨骨炎的患者会出现腹股沟前内侧疼痛，负重时加重，并且有弹响声和耻骨联合关节面粗糙等问题[28,32]。与运动性耻骨疝一样，跑步、切球、踢腿以及迅速加速和减速都会加重耻骨骨炎[28]。一项针对 189 名伴有腹股沟疼痛的运动员的研究发现，发病的主要原因是耻骨炎（占 14%），与运动性耻骨疝相似，男性的患病率远高于女性。然而，在参与运动的人群中，男性和女性的患病率不确定[38]。有些患者可同时发生耻骨骨炎和运动性耻骨疝[13]。

临床检查要点

应通过对髋部的全面体检来充分评估任何引起关节疼痛的内外因素。除了对内收肌劳损和运动性耻骨疝的特异性检查外，还应包括对压痛区域（腰大肌和大转子）的触诊、神经肌肉的检查、运动度的检查（屈曲、内旋、外旋、外展和内收）、FADIR 撞击试验，环转手法操作（腰肌撞击综合征）、抗阻力直腿抬高（关节内）、Ober 试验（髂胫束），骶髂关节屈曲、外展、外旋试验，直腿检查（同侧和对侧腰椎）、掌托试验（股骨颈骨折）[32]。

腹股沟慢性疼痛常出现内旋运动受限[21]，而 FAI 和耻骨骨炎都会引起运动受限[7,21,39]。

内收肌劳损

触诊时有触痛，内收肌局部肿胀，内收肌肌力减弱和对阻力内收时有疼痛[18]。运动性耻骨疝也可引发抗阻力内收疼痛，所以抗阻力内收运动时疼痛无法鉴别两者。标准的抗阻力内收试验检查方法是让患者平躺仰卧，屈膝 90°。然后将检查者的前臂纵向放置在膝盖之间，并示意患者挤压前臂。如在被动内收髋部时患者感到疼痛也可用于鉴别本病，但只有 32%的阳性率[40]。

运动性耻骨疝/核心肌群损伤

在仰卧起坐时主动咳嗽（46%）、髋内旋或 Valsalva 试验时可引起疼痛[12]。没有肉眼可见的疝，触诊却存在腹股沟镰、耻骨结节（22%）、长收肌（36%）、腹股沟管浅环或腹股沟管后部的压痛[12,23,41]。一项研究发现有抗阻力内收疼痛的患者（88%）比伴有耻骨压痛的患者（22%）多，也许还会有抗髋关节屈曲时疼痛（9%）[12]。

耻骨骨炎是耻骨周围腹股沟慢性疼痛的另一个诱因，需要与运动性耻骨疝相鉴别。耻骨骨炎是在毗邻纤维软骨盘的耻骨部发生的应力性骨折[28]，往往伴有髋部运动度减少，特别是内旋减少[21]。患者表现为类似于运动性耻骨疝的耻骨联合疼痛，在检查时患者还会出现耻骨联合和耻骨支的压痛，也许还有抗阻力内收时疼痛。耻骨支压痛也很常见，可以是单侧，也可以是双侧。髋部屈曲或腹直肌受力不均也可引起疼痛。如前文所述，有些患者可同时出现运动性耻骨疝和耻骨骨炎。

影像学要点

X 线片

对伴有腹股沟疼痛的运动员拍摄 X 线片，可评估耻骨骨炎、FAI、发育不良、骨折和骨突部位撕脱。拍摄 X 线片的体位包括负重下骨盆前后位（AP）、Dunn 侧位和假性侧位[42]。

骨盆前后位用于观察交叉征（髋臼后翻）、Wiberg 的 CE 角（发育不良和外侧部过度覆盖）、髋臼指数（发育不良）、关节间隙（关节炎）和耻骨联合。Dunn 侧位片用于观察 α 角、股骨头颈交界处偏心距（凸轮型、钳夹型）和滑膜疝凹。假性侧位片用于观察髋臼前侧的过度覆盖情况或发育不良、中心边缘角、前后方的关节间隙及髂骨棘前下方的形态变化。

一些学者建议用一种单腿站立的前后位片“火烈鸟位”来评估耻骨的稳定性，垂直偏移>2mm 或宽度>7mm 提示不稳[43]。

通常情况下，耻骨骨炎出现在急性病例中。在慢性病例（>6 个月）中，X 线片可见囊性变、硬化和耻骨联合的增宽或变窄（图 7–4）[16]，可能单腿直立片会提示不稳定[29]。

MRI

应用 MRI 检查腹股沟疼痛，能直接观察到关节腔内的情况，可发现盂唇或软骨病变，观察腹直肌、长收肌和腰大肌状态，判断耻骨、耻骨联合以及股骨颈是否发生应力性骨折或缺血性坏死。也能观察经过膝关节的轴线来评估股骨颈的翻转情况。股骨颈翻转加大可见于腰大肌撕裂和髋关节前方细微的不稳定，而严重的股骨颈翻转与骨性撞击的动力学有关。

低分辨率 1.5T 磁体进行关节内显影已广泛使用，但关节镜检查已经证实可以使用分辨率为 3T 磁体的无造影剂 MRI 检查髋关节。据报道，诊断盂唇和软骨病变的准确率是

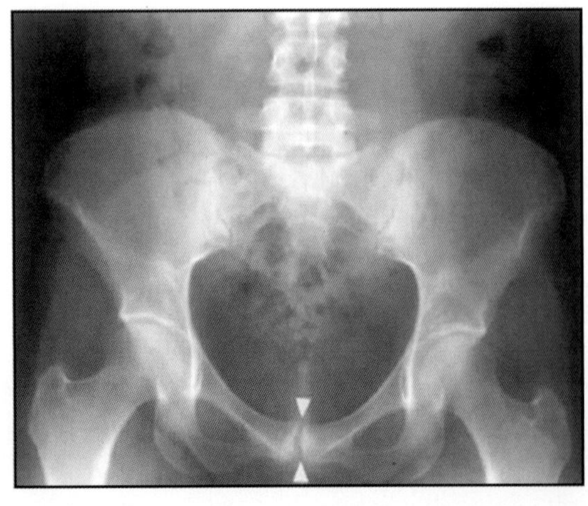

图 7–4 耻骨骨炎患者的骨盆前后位片。注意观察耻骨联合周边的硬化区。

94%~95%[44]。盂唇撕裂最常出现在前上象限，可见于矢状序列，盂唇旁囊肿通常是盂唇撕裂的间接征象[45]。急性软骨损伤通常伴有邻近骨髓水肿[46]。Meyers 等发现在经 MRI 证实患有运动性耻骨痂的患者中，有 15%的患者关节内注射麻醉剂后疼痛减轻，说明他们存在髋关节病变[3]。Feeley 等报道，在腹股沟或髋屈肌损伤的患者中，MRI 证实有 46%存在内收肌和髋臼上盂唇病变，15%合并有腹直肌撕裂、内收肌劳损和盂唇损伤[7]。

运动性耻骨痂指的是耻骨联合周边的慢性损伤，通常包括腹直肌或长收肌的微小撕裂及耻骨的应力性骨折(图 7-5)。也可出现腹股沟后壁缺损(腹横肌筋膜)，合并有腹股沟镰(腹内斜肌和腹横肌)或腹外斜肌的撕裂[46]。一项研究报道了 MRI 诊断腹直肌和内收肌肌腱损伤的敏感性和特异性[3,37](图 7-6)。MRI 诊断腹直肌病变的敏感性和特异性分别是 68%和 100%，诊断内收肌病变的敏感性和特异性分别是 86%和 89%[37]。Albers 等研究发现，90%的耻骨痂患者的腹壁肌筋膜层都很薄弱，这种情况主要与手术有关[47]。然而，Meyers 等早期的一项研究报道，只有 9%的患者术前 MRI 提示腹直肌撕裂，而在手术时发现 23%的患者存在腹直肌损伤[12]。为了准确认识相关病理，在开发特异 MRI 诊断技术之前，获取正确的 MRI 序列非常重要。检查所有可能产生疼痛的部位非常重要，因为不是所有具有临床症状的运动痂患者都存在腹直肌撕裂。Omar 等提出了一种特殊的 MRI 检测技术，用于评估与损伤强度相关的运动痂[48]。该技术使用表面线圈、发送-接收体线圈以及斜线圈，充分评估骨盆的骨骼和肌肉肌腱的病理[3]。

在运动性耻骨痂的病例中，最常见的 MRI 报告是单侧腹直肌损伤，合并内收肌病变。其次是单独出现内收肌病变[3]。

耻骨骨炎的 MRI 报告也会有横跨耻骨联合的水肿[29,37](图 7-7)。最好使用冠状位上的短时间反转恢复序列(STIR)或脂肪抑制序列[3,46]。要注意耻骨周缘存在大片信号增高的区域。有些病例的轴向序列可以看到耻骨联合纤维软骨处出现向下延伸的异常裂口，被称为继发性裂口[37]，这可能是内收肌肌腱末端的微小撕裂。

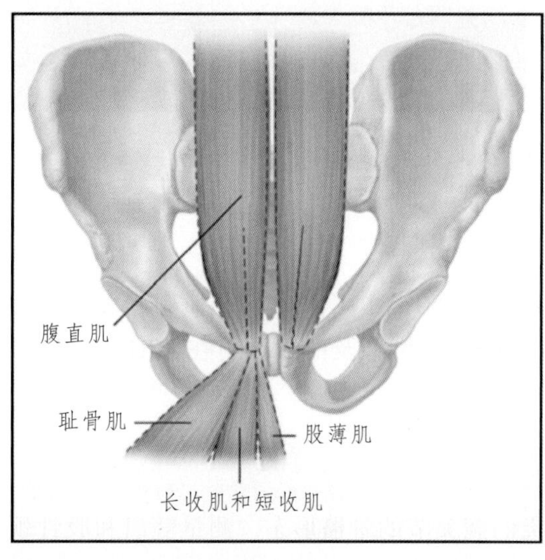

图 7-5 显示在耻骨联合处，腹直肌紧靠着长收肌。

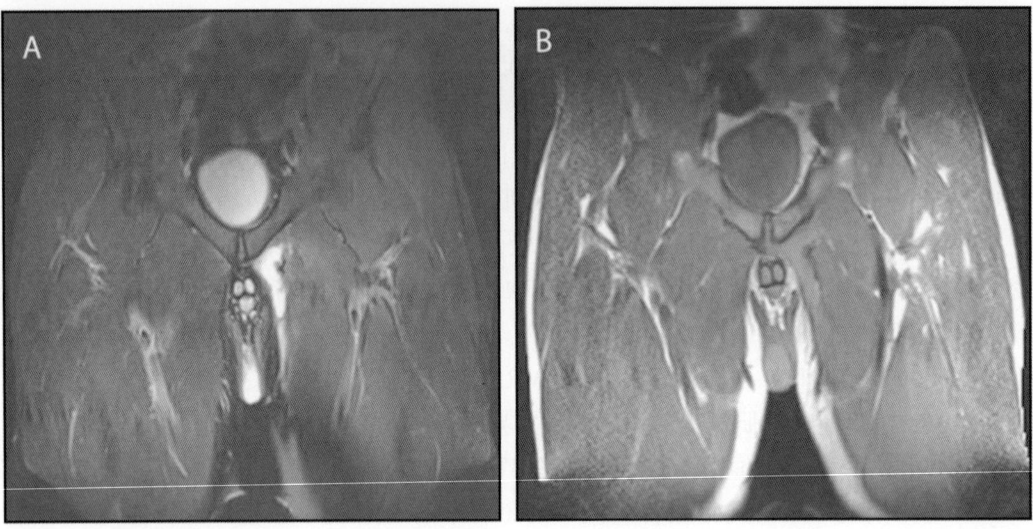

图 7–6 骨盆 MRI 显示长收肌肌腱的近端附着处完全撕裂，伴有 2cm 短缩。(A)使用 STIR 序列能直观地观察肌肉的水肿和积液。(B)在冠状位 T1 序列可以看到破裂的肌腱。

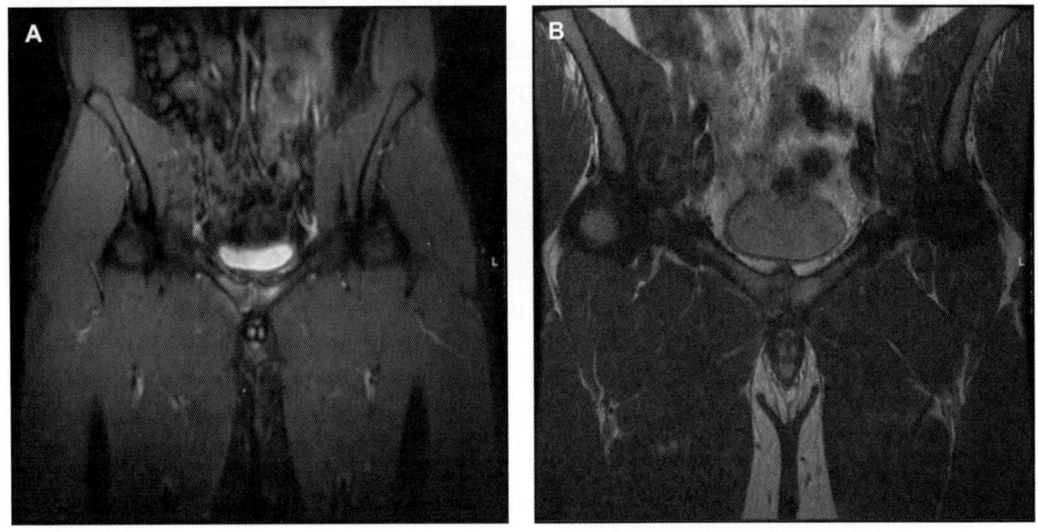

图 7–7 MRI 显示耻骨骨炎。(A)冠状位 STIR 序列上出现跨越耻骨联合，对称高信号的骨髓水肿，提示炎性反应。(B)质子密度观可见纤维盘上散在的退行性病变。

一般来说，MRI 检查显示横截面上的受累面积>50%时，积液和深部肌肉撕裂与康复时间延长有关[16]。在一项关于长收肌撕裂的研究中，可触及的缺损与在 MRI 上约 3cm 或更大的回缩有关[40]。

CT

CT 可更准确地评估患有 FAI 或耻骨骨炎的髋关节的骨骼形态。测量髋臼和股骨颈

的翻转角度及 α 角，再配合三维重建，能更好地显示钳夹型和凸轮型的骨形态。

超声

超声可用于评估运动性耻骨痛。在 Valsalva 试验中，使用高频传感器（13MHz）观察腹股沟管及其管壁的运动。缺损大小平均为 2cm 示腹股沟后壁前突[49]。澳大利亚人开展了一项对美国足球运动员的回顾性非随机对照研究发现，在 14 例腹股沟疼痛患者中，10 例患者有动态性后侧腹壁缺损。而在 21 例无症状患者中也有 11 例出现动态壁缺损。因此，体格检查与影像学结果相关联至关重要[50]。超声的可重复性取决于操作者，因此结果不是最可靠的。

动态图像分析

疝囊造影术可用于鉴别真性疝和运动疝。腹膜内注射造影剂后进行 X 线透视检查，嘱患者做 Valsalva 动作，阳性结果会显示造影剂在腹膜正常范围以外流动。在接受真性疝修补手术的病例中，真阳性率是 96%[51]。腹股沟疼痛不伴有可触及疝的两项研究中，疝囊造影术的结果证实有 84%是疝[24]。由于这种成像技术是有创的，不被临床医师所采纳。

非手术选择

NSAID

有证据表明，早期保守治疗使用 NSAID，恢复期明显缩短[52]。然而也有证据表明，使用 NSAID 不利于远期的肌肉功能恢复[53]。

物理疗法

内收肌劳损

保守治疗的方法主要是纠正不正确的运动、冰敷、包扎及温和的运动方式[18]。

一旦急性疼痛缓解，就可以使用物理疗法，包括软组织松解术、静态拉伸、十字摩擦按摩法以及本体感受性神经肌肉促进技术。冷冻疗法有助于减轻疼痛和消肿，电刺激用于抑制疼痛。肌肉损伤伴有可触及的缺损时需要更长期的治疗。包扎能限制运动，减少髋关节的外展，并且在运动员身上包扎可辅助本体感觉并提供舒适度[54]。

刚开始训练时可选择温和的运动方式，如骑无阻力自行车和在泳池中漫步，逐渐达到正常的运动度，然后做强化训练[16]。强化训练包括核心肌肉强化、轻量级肌肉增强训练和跑步机上慢跑。在强化训练开始的两周内，逐步开始更高强度的跑步和轻柔的内收肌强化。逐步允许患者参加专业的体育运动练习，在肌肉力量完全恢复和无运动性疼痛后即可回到比赛中。重回赛场的平均时间是 6 周[16,40]。

运动性耻骨痂/核心肌群损伤

初期治疗包括 NSAID、冷冻疗法及纠正动作。物理疗法应侧重强化核心肌力，改善髋部与核心肌力不平衡[23]。治疗应特别关注臀大肌病变，避免髋部负重、屈曲深蹲和过伸硬拉[5]。一项针对66名有慢性腹股沟疼痛经保守治疗失败的足球运动员的前瞻性随机研究，比较了运动痂修补术和 NSAID 的治疗结果，只有手术组症状有改善，并且能够在6~8周内回归球场[55]。

患者通常会接受3~6个月的非手术治疗，如果在3个月内观察到病情好转，则治疗将再持续3个月。如果3个月没有改善或症状加重，可认为非手术治疗失败，需考虑手术治疗[5]。

耻骨骨炎

耻骨骨炎的保守治疗同样如此。刚受伤时需要休息一段时间或纠正动作。如果这段时间内症状未减轻，可考虑在耻骨联合处注射皮质类固醇。然后治疗方案从改善躯干、骨盆和臀部关节运动度为主，逐渐到稳定性练习及更复杂的力量训练。最后开始专业的体育运动。重归赛场通常是基于疼痛情况的改善及运动员继续接受非手术治疗的意愿。如果在6~12周内未见好转，则可考虑手术治疗[28]。

注射

通常使用注射的目的是鉴别诊断。可通过麻醉剂选择性注射到腹股沟、耻骨或髋关节来帮助诊断疼痛产生的来源。如果物理治疗和 NSAID 无效，也可把注射纳入保守治疗方案。然而，通常只有精英运动员才使用第二次，而娱乐运动员或非运动员则不需要[56]。在疑似 FAI 的患者中，建议进行关节内注射，以确认疼痛是否来自关节内[7]。

内收肌劳损

单纯使用麻醉剂、皮质类固醇或富血小板血浆(PRP)都是治疗内收肌劳损的可选择方案[14]。长收肌止点的注射疗法适用于那些保守治疗失败，且在竞技体育或娱乐体育中已经取得成就的运动员。有几项关于治疗肌肉扭伤的报道表明，肌内注射麻醉剂可帮助精英运动员回归比赛[57]。也有报道称，对于有严重肌腱断裂伴有可触及缺陷的 NFL 运动员，肌内注射可的松注射液没有任何并发症，并且可快速重返比赛[58]。一例报道称，长收肌完全断裂的患者注射 PRP 后，无须手术就可以回归足球比赛[59]。Schlegal 等报道所有非手术治疗内收肌破裂的 NFL 球员回归比赛的时间是手术治疗组的一半[40]。

运动性耻骨痂/核心肌群损伤

耻骨骨炎可以通过耻骨联合封闭注射进行诊断[29,37,60]。耻骨联合注射皮质激素也常用于耻骨骨炎无进展的病例[61]。有研究表明，皮质激素直接注入耻骨联合处可快速恢复运动，然而在大多数患者，症状可能反复并需要其他治疗或再次注射[62]。

关节镜/内镜治疗

一般原则

在一组 35 名接受腹腔镜下在后壁行网状修补术治疗的专业足球运动员中，有 97%的病例疗效极好，10 天后重返球场[63]。Genitsaris 等报道 131 名专业运动员进行腹腔镜下网状修复术，有 97%的患者 2~3 周后完全恢复体育运动[64]。

适应证

当非手术治疗 6~12 周无效，可以考虑手术治疗[16]。运动性耻骨疝可以用内镜下网状修补术[12,37]。有报道关于关节镜下耻骨联合减压治疗耻骨骨炎，这是一种与 FAI 相关的慢性病，所以也可用相同模式进行治疗[65]。为了进入耻骨联合，使用两个正中线切口。第一个位于耻骨联合上缘近端 2cm 处，第二个直接位于耻骨联合的正前方。

作者首选方案

腹腔镜下治疗运动疝可从两种术式中选择一种。经腹膜前入路进入腹腔，夹起一小块腹膜，在腹膜前部放置一块聚丙烯网。在腹膜外入路中，不进入腹膜间隙，并在腹股沟区域放置聚丙烯[14]。两种术式疗效相似。

手术治疗

内收肌劳损

一般原则

内收肌劳损程度可从轻度劳损到完全撕裂和长收肌回缩。如果发生内收肌劳损，最初的 6~12 周应争取非手术治疗。如果疼痛持续且患者无法完成所需的运动，则考虑放弃非手术治疗。对于回缩>2cm 的急性完全性撕脱，需开放性修复。但一项研究显示，与手术修复相比，非手术治疗下完全重返 NFL 的时间少 1/2[40]。

适应证

一旦内收肌病变（疼痛、无力或部分撕裂）继发腹股沟疼痛，保守治疗 6~12 周失败时，使用开放性长收肌肌腱切断术的大多数运动员与手术修复术相比，可更快地恢复伤前运动[12,40,66]。

作者首选方案

为了使长收肌松弛,从长收肌在耻骨起点向远端3~5cm处做一2~3cm的切口,以便更好地伸展断端[41]。

运动性耻骨痖/核心肌群损伤

一般原则

两组开放性修复后壁缺损的研究结果显示，分别有89%和93%的患者恢复良好,能恢复到相同的竞技水平。Hackney报道有87%的球员在开放性修补腹横肌缺损后6周返回球场[67]。Meyers等报道了将腹直肌下缘开放性缝合到耻骨上的157名运动员,有88%和96%的患者分别在3~6个月时恢复到正常水平,甚至超过其受伤前的竞技水平。而同时接受腹直肌修复术和内收肌松解术的患者也有96%的成功率[12]。

使用聚丙烯网和腹内斜肌皮瓣既可以强化腹股沟底部,也可修复起于耻骨结节的腹直肌[41]。网状修复被认为是无张力修复而不是张力下的缝合修复[14]。另一种手术方法是简单地修补腹横筋膜薄弱的后壁和消融生殖股神经的生殖支[49]。

总之,文献并没有报道腹腔镜手术和开放性手术的差异,而用和不用网状物治疗运动性耻骨痖的疗效确有显著性差异。然而,有报道称使用腹腔镜手术能让患者更快回归赛场[22]。

适应证

6~8周保守治疗无效后需要手术探查并修补损伤结构[12,37]。如果典型的劳累性腹股沟疼痛已经持续超过3个月,应采用外科手术干预[12]。

顽固性耻骨炎可以通过耻骨联合开放性刮除术治疗,有78%的患者症状改善,且在3个月内恢复运动[29]。除了耻骨联合刮除术外,也可以采用关节融合术和(或)内收肌松解术[68]。

作者首选方案

为了保护腹股沟区和内收肌肌腱,常需要包扎。沿着腹外斜肌腱膜上的皮纹做腹股沟区的短切口。盆腔底修补术包括把大部分腹直肌及筋膜的下缘重新附着在耻骨上,毗邻前侧韧带。内环通常保持完整。如果后壁脆弱,则加强。如果存在腹外斜肌撕裂,则修补。如果有必要,可通过同一切口或通过前文所述离耻骨长收肌起点的远端2~3cm的单独切口进行长收肌的松弛。也可以在耻骨上的肌腱起点上做多个纵向切口,造成所有可能存在退行性变的肌腱局部出血和愈合反应[12]。

如果需要通过外科手术解决耻骨炎，可以另外做一个3cm的横切口进入耻骨联合，暴露耻骨联合上部的骨质。使用18G针头分离出纤维软骨联合盘。用0.5cm和1cm的刮匙实行刮除术,然后用2mm的钻头在一侧耻骨联合中心处的骨质上钻孔。有69%的患者在6个月内可完全恢复运动[29]。

联合方法

一般原则

如果保守治疗失败，设计手术时应兼顾受伤模式的各个方面，包括 FAI、盂唇损伤、内收肌病变和运动疝[5,7]。有现象表明同时患有 FAI 和运动疝的患者，无论是分开两次手术还是手术同时处理两种病变，效果都非常接近[5]。

适应证

如果 FAI 和运动疝的症状同时出现，单独治疗一种病变的疗效不佳。Larson 等研究一组患有 FAI 合并运动疝的患者，他们或只做运动疝修补术，或只做髋关节镜治疗 FAI，或两者都有。只做运动疝手术的患者有 25%回归运动场，只做髋关节镜的患者是 50%，用两种手术联合治疗则有 85%~91%[5]。

作者首选方案

在病情相同条件下行髋关节镜手术和运动疝修补术时，可以优先行髋关节镜手术，而另一台手术也可同时顺利完成，一般不会有问题。没有髋关节镜切口处渗出的液体，疝的解剖分离会容易一点。对于髋关节镜手术来说，可以避免修补术复位和牵拉引起过多的压力。髋关节镜检查使用 2 或 3 个切口的方法。在牵引下，进入中央隔室并进行髋臼缘切除，盂唇修复/清创，圆韧带清创和必要时做微裂隙。然后去掉牵引力，牵引时间限制在 60~90min 内，以减少阴部神经、坐骨神经、股神经和腓浅神经术后感觉异常的风险。如需进行凸轮切除术时，可以在前外侧远端做第三个入路，尽管这也可以仅通过 2 个入路进行。对于大的关节囊切开术，关节囊松弛术和存在边缘结构不稳时可以考虑关节囊修复。然后如前所述进行运动疝修补术[69]。

并发症

内收肌劳损

在内收肌近端的手术中，沿耻骨的股薄肌向内侧切除或修复时，可损伤精索[70]。

运动性耻骨疝/核心肌群损伤

术后最常见的并发症是轻微的淤伤或位于腹部、大腿、生殖器和会阴的水肿。有 0.3%的患者出现术后血肿需要再次手术，伤口感染率为 0.4%。0.3%的患者出现生殖股神经和股前外侧皮神经分布区的髂腹股沟感觉迟钝。0.1%的患者发生阴茎静脉血栓，但可溶解[3]。阴部神经也支配耻骨联合，所以手术切除或术后瘢痕组织也可能引起其分布区感觉迟钝。

最常见的二次手术原因是对侧相似症状的进展，其次是在初次手术中没有松解内收肌[3]。另一个常见原因是无法观察到相关的髋关节内病变(如 FAI)，导致术后仍然不稳定。

耻骨联合刮除术治疗耻骨骨炎的并发症包括血性精液和阴囊肿胀[28]。

FAI

在文献中，有 5%~10%的患者出现阴部神经感觉异常。也可发生盂唇和软骨的医源性损伤。其他可能的并发症包括异位骨化(1%~5%)、大腿感觉超敏性疼痛、渗出到大腿和腹膜后间隙的积液、股骨颈骨折、医源性失稳和缺血性坏死[71,72]。总体来说，大部分并发症都非常罕见。

术后康复

内收肌劳损

内收肌修复的术后康复方案是早期保护下负重 2~4 周，于 6~8 周开始加强锻炼，平均回归比赛的时间为 12 周。在同一项研究中，非手术治疗的患者平均在 6 周内回归比赛[40]。

运动性耻骨疝/核心肌群损伤

大部分患者在内镜修补术后的 2~6 周内，开放性手术后 1~6 个月内完全恢复运动[12,37]。若术后患者可耐受，则允许负重。起初休息约 10 天，接着治疗目标是腹部强化并使内收肌恢复柔韧性，计划在 2~4 周时间内逐渐恢复柔韧性[24]。然后开始逐步进行运动计划，并在第 5 周时增加体育专项训练[14,41]。据报道，87%~100%的患者疝修补术后可以返回比赛[12,67]。Meyers 等报道，在一组 157 例患者中，术后 3 个月有 88%的患者全面恢复了运动，6 个月后有 96%已经返回赛场[12]。耻骨联合刮除术后，患者回归比赛的平均时间是 6 个月[68]。

运动性耻骨疝合并 FAI

术后第 2 天，要根据髋关节镜的检查情况，开始进行术后康复[5]。术后患者只限于平足负重 20 磅，每天进行 0~90°持续被动运动，持续 4 周。并在第 4 周时逐渐开始物理治疗和锻炼[7]。第 3 个月时进行强化训练和跑步项目，3~5 个月内恢复全部运动。

要点与陷阱

- FAI 会导致耻骨联合负荷过大，引发耻骨骨炎、运动性耻骨疝/核心肌群损伤。
- 火烈鸟位或单腿站立的骨盆前后位 X 线片可用于评估耻骨的不稳定性。超声有利于鉴别后腹壁缺损。

• 已经证明髋部内收肌与外展肌肌力比的不平衡会增加腹股沟拉伤的风险。因此,当能够忍受时,肌肉平衡训练可以预防运动员出现这些损伤,也可作为治疗方法。

• 如果出现 FAI、内收肌劳损或运动性耻骨痂/核心肌群损伤,外科手术成功的关键步骤是治疗 FAI。

总结

内收肌劳损在运动员的髋部损伤中极为常见,可伴有 FAI,导致耻骨联合的剪切力增大,引发运动性耻骨痂/核心肌群损伤和耻骨骨炎。保守治疗方案的关键是重建骨盆周围肌力的平衡。如果非手术方案无效,可采用开放性手术或腹腔镜。在 FAI 合并内侧软组织病变中,可以联合使用两种手术方法。

(魏秋实 张庆文 何伟 译)

参考文献

1. Draovitch P, Edelstein J, Kelly BT. The layer concept: utilization in determining the pain generators, pathology and how structure determines treatment. *Curr Rev Musculoskelet Med.* 2012;5(1):1-8.
2. Gamble JG, Simmons SC, Freedman M. The symphysis pubis. Anatomic and pathologic considerations. *Clin Orthop Relat Res.* 1986;203:261-272.
3. Meyers WC, McKechnie A, Philippon MJ, Horner MA, Zoga AC, Devon ON. Experience with "sports hernia" spanning two decades. *Ann Surg.* 2008;248(4):656-665.
4. Meyers WC, Yoo E, Devon ON, et al. Understanding sports hernia (athletic pubalgia): the anatomic and pathophysiologic basis for abdominal and groin pain in athletes. *Oper Tech Sports Med.* 2007;15:165-177.
5. Larson CM, Pierce BR, Giveans MR. Treatment of athletes with symptomatic intra-articular hip pathology and athletic pubalgia/sports hernia: a case series. *Arthroscopy.* 2011;27(6):768-775.
6. Voos J, Mauro C, Kelly BT. Femoroacetabular impingement in the athlete: compensatory injury patterns. *Oper Tech Orthop.* 2010;20:231-236.
7. Feeley BT, Powell JW, Muller MS, Barnes RP, Warren RF, Kelly BT. Hip injuries and labral tears in the National Football League. *Am J Sports Med.* 2008;36(11):2187-2195.
8. Li Z, Alonso JE, Kim JE, Davidson JS, Etheridge BS, Eberhardt AW. Three-dimensional finite element models of the human pubic symphysis with viscohyperelastic soft tissues. *Ann Biomed Eng.* 2006;34(9):1452-1462.
9. Birmingham PM, Kelly BT, Jacobs R, McGrady L, Wang M. The effect of dynamic femoroacetabular impingement on pubic symphysis motion: a cadaveric study. *Am J Sports Med.* 2012;40(5):1113-1118.
10. Williams JG. Limitation of hip joint movement as a factor in traumatic osteitis pubis. *Br J Sports Med.* 1978;12(3):129-133.
11. Verrall GM, Hamilton IA, Slavotinek JP, et al. Hip joint range of motion reduction in sports-related chronic groin injury diagnosed as pubic bone stress injury. *J Sci Med Sport.* 2005;8(1):77-84.
12. Meyers WC, Foley DP, Garrett WE, Lohnes JH, Mandlebaum BR. Management of severe lower abdominal or inguinal pain in high-performance athletes. PAIN (Performing Athletes with Abdominal or Inguinal Neuromuscular Pain Study Group). *Am J Sports Med.* 2000;28(1):2-8.
13. Taylor DC, Meyers WC, Moylan JA, Lohnes J, Bassett FH, Garrett WE Jr. Abdominal musculature abnormalities as a cause of groin pain in athletes. Inguinal hernias and pubalgia. *Am J Sports Med.* 1991;19(3):239-242.
14. Litwin DE, Sneider EB, McEnaney PM, Busconi BD. Athletic pubalgia (sports hernia). *Clin Sports Med.* 2011;30(2):417-434.
15. Brophy RH, Backus S, Kraszewski AP, et al. Differences between sexes in lower extremity alignment and muscle activation during soccer kick. *J Bone Joint Surg Am.* 2010;92(11):2050-2058.
16. Anderson K, Strickland SM, Warren R. Hip and groin injuries in athletes. *Am J Sports Med.* 2001;29(4):521-533.
17. Garrett WE Jr. Muscle strain injuries. *Am J Sports Med.* 1996;24(6 Suppl):S2-S8.
18. Strauss EJ, Campbell K, Bosco JA. Analysis of the cross-sectional area of the adductor longus tendon: a descriptive anatomic study. *Am J Sports Med.* 2007;35(6):996-999.

19. Mann RA, Moran GT, Dougherty SE. Comparative electromyography of the lower extremity in jogging, running, and sprinting. *Am J Sports Med.* 1986;14(6):501-510.
20. Neptune RR, Wright IC, van den Bogert AJ. Muscle coordination and function during cutting movements. *Med Sci Sports Exerc.* 1999;31(2):294-302.
21. Verrall GM, Slavotinek JP, Barnes PG, Esterman A, Oakeshott RD, Spriggins AJ. Hip joint range of motion restriction precedes athletic chronic groin injury. *J Sci Med Sport.* 2007;10(6):463-466.
22. Swan KG Jr, Wolcott M. The athletic hernia: a systematic review. *Clin Orthop Relat Res.* 2007;455:78-87.
23. Farber AJ, Wilckens JH. Sports hernia: diagnosis and therapeutic approach. *J Am Acad Orthop Surg.* 2007;15(8):507-514.
24. Taylor DC. Abdominal musculature abnormalities as a cause of groin pain in athletes. *Am J Sports Med.* 1991;19(4):421.
25. Kumar A, Doran J, Batt ME, Nguyen-Van-Tam JS, Beckingham IJ. Results of inguinal canal repair in athletes with sports hernia. *J R Coll Surg Edinb.* 2002;47(3):561-565.
26. Akita K, Niga S, Yamato Y, Muneta T, Sato T. Anatomic basis of chronic groin pain with special reference to sports hernia. *Surg Radiol Anat.* 1999;21(1):1-5.
27. Bradshaw C, McCrory P, Bell S, Brukner P. Obturator nerve entrapment. A cause of groin pain in athletes. *Am J Sports Med.* 1997;25(3):402-408.
28. Hiti CJ, Stevens KJ, Jamati MK, Garza D, Matheson GO. Athletic osteitis pubis. *Sports Med.* 2011;41(5):361-376.
29. Radic R, Annear P. Use of pubic symphysis curettage for treatment-resistant osteitis pubis in athletes. *Am J Sports Med.* 2008;36(1):122-128.
30. Verrall GM, Henry L, Fazzalari NL, Slavotinek JP, Oakeshott RD. Bone biopsy of the parasymphyseal pubic bone region in athletes with chronic groin injury demonstrates new woven bone formation consistent with a diagnosis of pubic bone stress injury. *Am J Sports Med.* 2008;36(12):2425-2431.
31. Tibor LM, Sekiya JK. Differential diagnosis of pain around the hip joint. *Arthroscopy.* 2008;24(12):1407-1421.
32. Nofsinger C, Kelly BT. Methodical approach to the history and physical exam of athletic groin pain. *Oper Tech Sports Med.* 2007;15:152-156.
33. DeLee JC, Farney WC. Incidence of injury in Texas high school football. *Am J Sports Med.* 1992;20(5):575-580.
34. Crowninshield RD, Johnston RC, Andrews JG, Brand RA. A biomechanical investigation of the human hip. *J Biomech.* 1978;11(1-2):75-85.
35. Tyler TF, Nicholas SJ, Campbell RJ, McHugh MP. The association of hip strength and flexibility with the incidence of adductor muscle strains in professional ice hockey players. *Am J Sports Med.* 2001;29(2):124-128.
36. Tyler TF, Nicholas SJ, Campbell RJ, Donellan S, McHugh MP. The effectiveness of a preseason exercise program to prevent adductor muscle strains in professional ice hockey players. *Am J Sports Med.* 2002;30(5):680-683.
37. Zoga AC, Kavanagh EC, Omar IM, et al. Athletic pubalgia and the "sports hernia": MR imaging findings. *Radiology.* 2008;247(3):797-807.
38. Lovell G. The diagnosis of chronic groin pain in athletes: a review of 189 cases. *Aust J Sci Med Sport.* 1995;27(3):76-9.
39. Tönnis D, Heinecke A. Acetabular and femoral anteversion: relationship with osteoarthritis of the hip. *J Bone Joint Surg Am.* 1999;81(12):1747-1770.
40. Schlegel TF, Bushnell BD, Godfrey J, Boublik M. Success of nonoperative management of adductor longus tendon ruptures in National Football League athletes. *Am J Sports Med.* 2009;37(7):1394-1399.
41. Ahumada LA, Ashruf S, Espinosa-de-los-Monteros A, et al. Athletic pubalgia: definition and surgical treatment. *Ann Plast Surg.* 2005;55(4):393-396.
42. Clohisy JC, Carlisle JC, Beaulé PE, et al. A systematic approach to the plain radiographic evaluation of the young adult hip. *J Bone Joint Surg Am.* 2008;90(Suppl 4):47-66.
43. Fricker PA, Taunton JE, Ammann W. Osteitis pubis in athletes. Infection, inflammation or injury? *Sports Med.* 1991;12(4):266-279.
44. Mintz DN, Hooper T, Connell D, Buly R, Padgett DE, Potter HG. Magnetic resonance imaging of the hip: detection of labral and chondral abnormalities using noncontrast imaging. *Arthroscopy.* 2005;21(4):385-393.
45. Magee T, Hinson G. Association of paralabral cysts with acetabular disorders. *AJR Am J Roentgenol.* 2000;174(5):1381-1384.
46. Sofka C, Potter H. Magnetic resonance imaging of athletic hip pain. *Oper Tech Sports Med.* 2007;15:157-164.
47. Albers SL, Spritzer CE, Garrett WE Jr, Meyers WC. MR findings in athletes with pubalgia. *Skeletal Radiol.* 2001;30(5):270-277.
48. Omar IM, Zoga AC, Kavanagh EC, et al. Athletic pubalgia and "sports hernia": optimal MR imaging technique and findings. *Radiographics.* 2008;28(5):1415-1438.
49. Muschaweck U, Berger L. Minimal repair technique of sportsmen's groin: an innovative open-suture repair to treat chronic inguinal pain. *Hernia.* 2010;14(1):27-33.
50. Orchard JW, Read JW, Neophyton J, Garlick D. Groin pain associated with ultrasound finding of inguinal canal posterior wall deficiency in Australian rules footballers. *Br J Sports Med.* 1998;32(2):134-139.
51. Smedberg SG, Broome AE, Gullmo A, Roos H. Herniography in athletes with groin pain. *Am J Surg.*

1985;149(3):378-382.
52. Lynch SA, Renström PA. Groin injuries in sport: treatment strategies. *Sports Med.* 1999;28(2):137-144.
53. Mishra DK, Friden J, Schmitz MC, Lieber RL. Anti-inflammatory medication after muscle injury. A treatment resulting in short-term improvement but subsequent loss of muscle function. *J Bone Joint Surg Am.* 1995;77(10):1510-1519.
54. Konin JG, Nofsinger CC. Physical therapy management of athletic injuries of the hip. *Oper Tech Sports Med.* 2007;15(4):204-216.
55. Ekstrand J, Hilding J. The incidence and differential diagnosis of acute groin injuries in male soccer players. *Scand J Med Sci Sports.* 1999;9(2):98-103.
56. Orchard J. Management of muscle and tendon injuries in footballers. *Aust Fam Physician.* 2003;32(7):489-493.
57. Orchard JW. Benefits and risks of using local anaesthetic for pain relief to allow early return to play in professional football. *Br J Sports Med.* 2002;36(3):209-213.
58. Levine WN, Bergfeld JA, Tessendorf W, Moorman CT 3rd. Intramuscular corticosteroid injection for hamstring injuries. A 13-year experience in the National Football League. *Am J Sports Med.* 2000;28(3):297-300.
59. Singh J, Roza R, Bartolozzi A. Platelet rich plasma therapy in an athlete with adductor longus tendon tear. *UPOJ* 2010;20:42-43.
60. Mehin R, Meek R, O'Brien P, Blachut P. Surgery for osteitis pubis. *Can J Surg.* 2006;49(3):170-176.
61. Holt MA, Keene JS, Graf BK, Helwig DC. Treatment of osteitis pubis in athletes. Results of corticosteroid injections. *Am J Sports Med.* 1995;23(5):601-606.
62. O'Connell MJ, Powell T, McCaffrey NM, O'Connell D, Eustace SJ. Symphyseal cleft injection in the diagnosis and treatment of osteitis pubis in athletes. *AJR Am J Roentgenol.* 2002;179(4):955-959.
63. Susmallian S, Ezri T, Elis M, Warters R, Charuzi I, Muggia-Sullam M. Laparoscopic repair of "sportsman's hernia" in soccer players as treatment of chronic inguinal pain. *Med Sci Monit.* 2004;10-2:CR52-CR54.
64. Genitsaris M, Goulimaris I, Sikas N. Laparoscopic repair of groin pain in athletes. *Am J Sports Med.* 2004;32(5):1238-1242.
65. Matsuda DK. Endoscopic pubic symphysectomy for reclacitrant [sic] osteitis pubis associated with bilateral femoroacetabular impingement. *Orthopedics.* 2010;33(3):199-203.
66. Akermark C, Johansson C. Tenotomy of the adductor longus tendon in the treatment of chronic groin pain in athletes. *Am J Sports Med.* 1992;20(6):640-643.
67. Hackney RG. The sports hernia: a cause of chronic groin pain. *Br J Sports Med.* 1993;27(1):58-62.
68. Mulhall KJ, McKenna J, Walsh A, McCormack D. Osteitis pubis in professional soccer players: a report of outcome with symphyseal curettage in cases refractory to conservative management. *Clin J Sport Med.* 2002;12(3):179-81.
69. Kelly BT, Williams RJ 3rd, Philippon MJ. Hip arthroscopy: current indications, treatment options, and management issues. *Am J Sports Med.* 2003;31(6):1020-1037.
70. Rizio L 3rd, Salvo JP, Schurhoff MR, Uribe JW. Adductor longus rupture in professional football players: acute repair with suture anchors: a report of two cases. *Am J Sports Med.* 2004;32(1):243-245.
71. Clarke MT, Arora A, Villar RN. Hip arthroscopy: complications in 1054 cases. *Clin Orthop Relat Res.* 2003;406:84-88.
72. Fowler J, Owens BD. Abdominal compartment syndrome after hip arthroscopy. *Arthroscopy.* 2010;26(1):128-130.

第 8 章 髋关节后侧软组织损伤：腘绳肌

Steven B. Cohen, James P. Bradley, Carlos A. Guanche, Eddie Y. Lo, Christopher M. Larson

简介与流行病学

腘绳肌损伤在运动员群体中比较常见，且在任一级别的运动员都可发生[1-4]。1989—1998 年，NFL 监测系统发现在所有运动员中有 1716 次腘绳肌拉伤，每年平均有 132~210 次[5]。这导致每 1000 名运动员有 77%的受伤率和 16.5%的再受伤率。这与高中(12%~24%)及大学期间(18.9%~22.2%)的肌肉拉伤率持平[6-10]。

一些研究表明，休赛期间的相对失调、柔性、力量、核心稳定性的减弱或疲劳都可能与肌肉拉伤有关，但几乎没有足够证据支持这些说法。Mendiguchia 等将既往腘绳肌损伤列为再次受伤最大的风险因素(风险增高 2~6 倍)[11]。研究表明，受损的肌肉可能会改变顺应性或变形模式，进而减少组织运动或增加肌肉拉伤。年龄被认为是腘绳肌损伤的独立危险因素。研究表明接触性运动是导致腘绳肌损伤的一个重要原因[6,12]，Elliott 及其同事认为 92%和 93.5%的腘绳肌损伤与非接触性运动中继发性防御过程相关，其中大部分肌肉拉伤(71%)发生在短跑项目[5]。

腘绳肌损伤包括肌腱拉伤到撕脱伤等不同程度的损伤[1,2]。根据定义，拉伤被定义为是肌腱单位的部分或完全性破坏[1,4]。完全性撕裂或撕脱则是肌腱-骨单位的分离。Koulouris 及 Connell 研究发现，在 170 例肌肉拉伤中，12.3%是肌腱损伤，90.5%是肌腹损伤[13]。大部分腘绳肌拉伤无须外科手术干预，可通过休息得以恢复。评估此类患者最重要的是区分高度肌腱损伤与低度肌肉拉伤，因为前者具有明显的致残性。

腘绳肌损伤的病理解剖学

除股二头肌短头外，腘绳肌复合体起源于坐骨结节，止于胫骨近端。坐骨神经的胫骨支支配半腱肌、半膜肌和股二头肌长头，腓骨支支配股二头肌短头[3]。

近端腘绳肌复合体强有力地附于坐骨结节(图 8-1),其附着点由半腱肌和股二头肌长头组成,而半膜肌另起一个区域,与之分开[14]。半膜肌附着点位于半腱肌和股二头肌长头之间新月形印迹的侧上方(见图 8-1)。

在生物力学方面,腘绳肌在跑步中存在极大的偏心距,因此受到高拉伸载荷。在迈步前期,膝盖和臀部是弯曲的,这需要腘绳肌的偏心和同心活动。在迈步末期,腘绳肌发挥控制髋、膝伸直的双重作用,同时,腘绳肌与臀肌协同作用以稳定、减速和推动髋关节。在迈步推进期,腘绳肌的内侧部分有助于减缓髋关节外旋,致使臀大肌保持理想的长度,在矢状平面中充当股骨的加速器。腘绳肌及腹直肌在运动中控制骨盆的前倾,起到减速器的作用。基于以上关系,可以推测腘绳肌拉伤或破裂对邻近的协同肌肉(臀肌和腹部肌肉)有抑制和减弱作用[15]。

腘绳肌损伤也可以通过臀肌的功能评估。Sugiura 等记录了一组精英短跑运动员的股四头肌、腘绳肌和臀部伸肌力量,并进行了超过 12 个月的随访,以评估腘绳肌受伤的风险[16]。作者发现受伤肢体与腘绳肌/臀部伸肌与股四头肌的力量比下降相关。受伤也倾向于发生在臀部伸肌同心强度明显减弱的案例中。

在跑步的加载阶段,当臀肌与腘绳肌协同屈曲髋关节,臀肌力量减弱时,腘绳肌需要增加做功来控制躯干和髋关节的屈曲[17]。Wagner 及其同事在腘绳肌痉挛疼痛的铁人三项运动员中测试了这一想法。作者测量了运动时腘绳肌的最大自主等长收缩(MVIC)的百分比,平均约为 19%[18,19]。铁人三项运动员腘绳肌的 MVIC 平均达到 48%,这使他们更加容易受到过度使用伤害。在集中强化和重新训练臀大肌后,MVIC 降至 36.4%并且痉挛症状得到解决。

在一项前瞻性评估中,Sherry 和 Best 以 2 种方案中的 1 种方式康复 24 名运动员:单纯的腘绳肌拉伸和渐进强化方案或渐进灵活和躯干稳定方案[20]。在短期(2 周)和长期(1 年)随访中作者发现,使用单纯腘绳肌康复方案治疗的运动员的再次受伤率显著提高(分别是 54.5%对 0%和 70%对 7.7%)。这些研究结果表明,对于髂腰区强烈的神经肌肉控制能够使下肢肌肉在高速情况下依然能很好地发挥功能,同时维持腘绳肌在受保护的运动范围。

临床表现

急性损伤通常发生在强迫性髋关节屈曲和膝关节伸展时,典型案例是滑水运动[2,21-23]。然而,损伤可见于需要快速加速和减速的各种体育活动[2,24,25]。

近端腘绳肌损伤可归类为完全性肌腱撕脱、部分肌腱撕脱、骨性撕脱和退行性(肌腱变性)撕脱[24]。腘绳肌起点的退行性撕脱发病更隐蔽,且通常见于过度运动的中长跑运动员。这些患者的损伤机制可能是对腘绳肌腱内侧的重复刺激(通常沿着结节侧面,滑囊的位置),最终导致肌腱磨损。

通常,近端腘绳肌腱撕裂的运动员常描述砰砰响或撕裂的感觉,伴随疼痛和髋部后侧淤血[26,27]。他们也可能发现膝关节屈曲力量减弱、不稳感或较难控制腿部运动[25,27-30]。

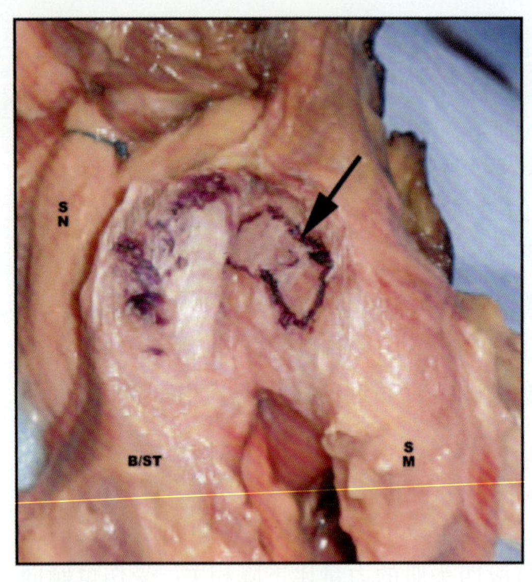

图 8-1 尸体解剖所示为左侧坐骨背面。黑色箭头所指是股二头肌和半腱肌(B/ST)的起点位置,股二头肌和半腱肌已向外侧牵开。SN=坐骨神经,SM=半膜肌起点。

急性或慢性撕裂的患者偶尔会在坐骨神经分布区域感觉到针刺感,就像坐骨神经痛一样[25,27,29,31]。这可能是由于坐骨神经附近的血肿或慢性瘢痕以及肌腱与神经的粘连引起的急性压迫。有时,完整的近端腘绳肌断裂不会被及时诊断,或者是接受非手术治疗,这样的患者可能会出现晚期残疾。慢性近端腘绳肌断裂常表现为无力、腘绳肌痉挛和坐骨神经相关症状,以及在偏心腘绳肌步态相时不能控制腿部运动[26]。

坐骨滑囊炎的症状包括臀部或髋部疼痛,以及坐骨结节区域的局部压痛。此外,慢性坐骨滑囊炎可能表现为臀部刺痛,并放射至腿部。这可能是由坐骨神经区域局部炎症和肿胀引起的。这些症状在坐位时可能会加重,因为这部分患者往往在坐位时抬高疼痛侧的臀部。

临床检查要点

通常在患者俯卧位进行体格检查。在急性断裂时,膝关节处于稍微弯曲的体位,能够限制肌肉痉挛,使检查更加舒适。大腿后部的视诊和触诊可能会发现肌肉痉挛。只有当筋膜撕裂时才能观察到淤斑(图 8-2)。整个大腿后部的触诊对于定位损伤部位非常重要。在急性损伤中,通常存在局部压痛和肿胀。然而,由于就诊延误,更可能出现弥漫性肿胀和压痛。轻度扭伤通常表现为局限性肿胀和压痛,而在更严重的扭伤中,可以触诊到局部凹陷。

Sallay 等描述了一种检查技术,让患者俯卧位并被要求主动绷紧腘绳肌[26]。然后将其与坐位时被动运动的肌腱张力进行比较。与正常侧相比,张力降低表明近端肌腱断裂。在他们研究的 25 例完全撕裂的患者中,该检查能够识别所有患者的肌腱撕裂(100%敏感性)。然而,由于检查未应用于正常受试者,未能测量特异性。在慢性近端腘绳肌断裂的情况下,与正常对侧相比,患者处于仰卧位,髋关节屈曲和膝关节伸展时,可以观察到张力

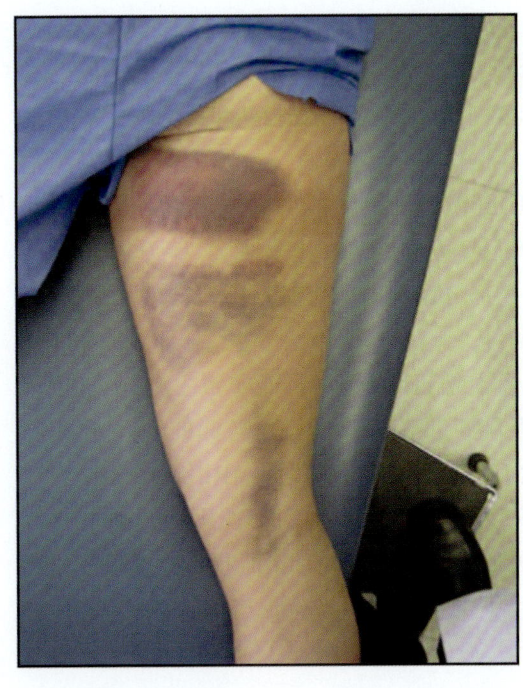

图 8–2　图片所示为腘绳肌近端完全撕裂所导致的典型大腿后方淤斑。

减小(腘窝角减小)。

影像学要点

在完成病史和体格检查后,如果高度怀疑近端腘绳肌损伤,应考虑进行 X 线片和更高级的影像检查。应通过骨盆 X 线片和髋关节侧位片来排除关节周围撕脱,尤其是坐骨结节(图 8–3)。如果有骨折,则在考虑手术治疗时,CT 可以帮助评估骨折位移和类型。

如果未发现骨折,此时需进行 MRI 评估起于坐骨结节的近端腘绳肌。腘绳肌起点损伤具有多种形式,变异性大。3 个肌腱的完全撕裂可能明显,并且最容易在 MRI 中识别。MRI 可以准确测量近端肌腱断裂后肌腱退缩的情况[28]。大腿后部血肿通常与急性完全性

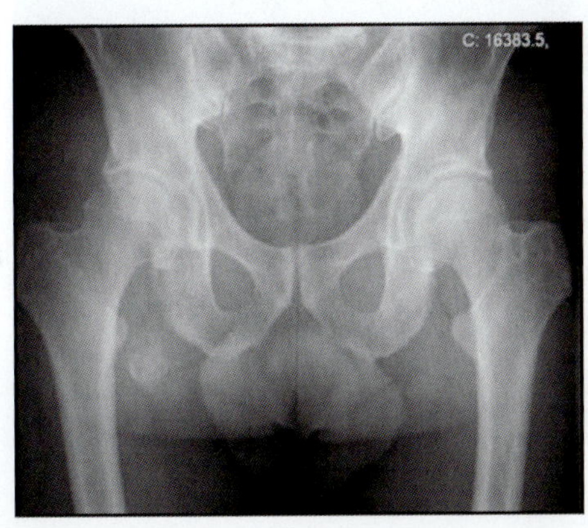

图 8–3　骨盆前后位 X 线片可见右侧坐骨结节撕脱性骨折并移位。

近端腘绳肌撕脱相关。3 个 MRI 平面(冠状面、矢状面和轴向面)都可用于评估撕裂模式。

然而,部分腘绳肌起点撕裂影像学难以诊断。特别是在两肌腱撕裂案例中,通常合并第三"完整"肌腱的肌肉-肌腱连接处损伤。当两个肌腱撕裂回缩>2cm 时,会使完整的肌腱功能受损,这在临床上与完全破裂相当。尽管这样,MRI 对于区分完全撕裂和部分撕裂还是非常有帮助。MRI 可以识别一个或两个肌腱损伤,而且这种区别通常决定了患者是否需要手术修复。此外,不伴明显收缩的部分止点撕裂在 MRI 上表现为"镰刀征"(图 8-4)。这些通常是半膜肌的部分撕脱,类似于高级部分远端肱二头肌腱撕裂,这些改变仅在 MRI 上可见。

另一种可用于评估近端腘绳肌损伤的影像学是超声。超声可能非常主观,但它也可以非常准确地评估部分撕裂和止点肌腱变性[32]。超声具有在床边动态监测的潜力,可以检测到更微弱的损伤,特别是在运动人群中。然而,目前超声仍然不如 MRI 敏感,不应在床边使用或检测。在 Koulouris 和 Connell 的研究中,将 170 例腘绳肌损伤病例通过 MRI 和超声检查进行评估[13]。在 21 例肌腱撕裂患者中,MRI 能 100%检出,而超声检查仅能检出 58%的腘绳肌撕裂。作者发现,当使用超声时,大的血肿可以产生混合的回声模式,使检测回缩的肌腱变得困难。

治疗

非手术治疗

近端腘绳肌损伤低级别局部撕裂和止点肌腱变性最常推荐的是非手术治疗。初始治疗包括积极休息、口服 NSAID 和物理治疗计划,包括腘绳肌的拉伸和加强。随着症状的缓解,可以在更加激进的腘绳肌预防计划中添加核心臀部和股四头肌锻炼[33]。当患者无症状时,允许完全恢复运动[11]。如果患者无法按计划进行康复锻炼,可使用超声引导皮质类固醇注射,其已经证明可在 1 个月内使多达 50%的患者症状缓解[32]。也有作者(JPB)采用 CT 引导下的自体条件血浆(ACP)注射而不是使用皮质类固醇的报道,他的研究结果与

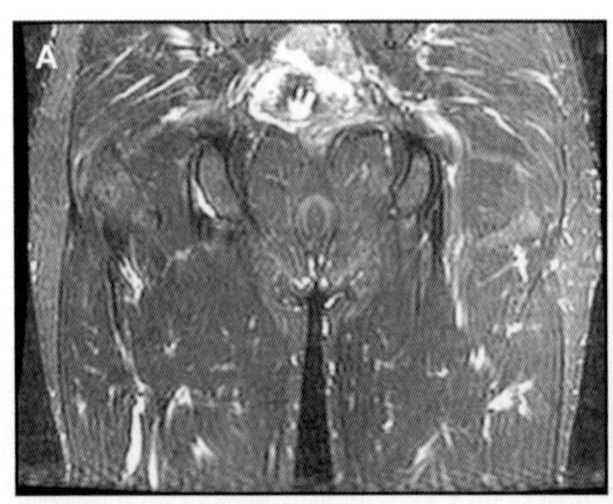

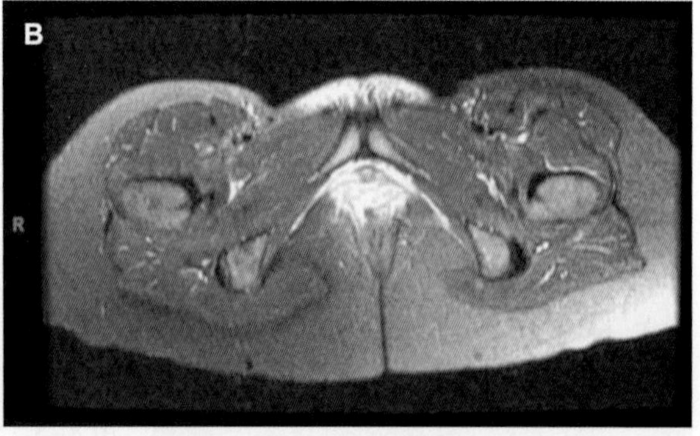

图 8-4 MRI 可见骨折部分嵌插,表现为"镰刀征":(A)冠状位片,(B)轴位片。

Zissen 等报道的结果相似，在不需要手术修复的患者中,ACP 注射后成功率超过 50%[32]。部分撕裂患者非手术治疗失败后可能会受益于手术清创和修复,类似于其他常见的部分肌腱撕裂(髌骨、股四头肌和二头肌)。

有报道已证明完全性近端腘绳肌撕裂非手术治疗后有持续功能障碍,手术修复后功能恢复,所以极少推荐非手术治疗完全性近端腘绳肌撕裂[21,23,26,27,31,34–36]。Sallay 等研究未接受手术治疗的 12 名腘绳肌撕脱损伤水手。他们发现 83%的患者在剧烈活动时有持续性痉挛或牵拉感[23]。其中 7 例患者恢复体育活动,但水平较低。5 例患者仅能进行有限的活动。总体而言,61%的患者有腘绳肌功能受损,股四头肌功能受损占 23%。其中 2 例患者有腘绳肌完全功能障碍,最终还需要手术修复。

手术治疗——内镜治疗

作者首选方案

迄今为止,关于腘绳肌损伤内镜治疗的报道很少。在积累了开放手术治疗经验后,有一位学者(CAG)开发了一种内镜技术,可以安全地接近大多数撕裂的损伤区[37]。期望的是一种更加直接的入路方式,不抬高臀大肌,使用内镜放大来保护坐骨神经,这样将改善这些损伤的处理并减少因开放手术的并发症。

该技术要求将患者在麻醉后处于俯卧位,保护所有突出部位和神经血管。然后对髋关节后部进行消毒,确保腿是可以自由活动的,以便在术中改变腿部和臀部的位置。

然后建立两个入路,在坐骨结节内侧和外侧各 2cm。先建立外侧入路。通过使用切换棒进行钝性分离来建立入路,穿过臀大肌并建立肌肉下平面。用切换棒探及结节的突出部分和坐骨的内侧和外侧边界。然后建立内侧入路,注意触摸坐骨的内侧面。然后将 30°关节镜插入外侧入路,并将电烙装置置于内侧入路(图 8–5)。然后松解坐骨和臀肌之间的任何纤维组织,注意保持在坐骨中央和中间部分,以避免对坐骨神经的任何损伤。找出坐骨的尖端和内侧面,然后使用切换棒作为软组织分离器暴露侧面。在识别出外侧面的情况下,继续向前和向外侧朝坐骨神经区域分离。然后由近端向远端方向上非常小心且有条理地松解软组织带,以便暴露和移动神经并保护它,最终修复腘绳肌。

当神经被识别和保护后才集中精力处理肌腱撕脱区域。通过用器械触诊来识别坐骨的尖端。然后检查肌腱起点,以识别任何明显的撕裂。在急性期,撕裂很明显,并且肌腱经常向远侧回缩。在这种情况下,偶尔会有大量血肿需要清除。在部分操作中保护坐骨神经尤为重要,因为它有时会被血肿遮挡。

一旦识别出病变区域(在不完全撕裂中),可以使用内镜刀沿其纤维纵向分开肌腱。通常,可以通过触诊来识别,因为撕裂区域触诊比较软,组织相对坐骨漂浮。然后腘绳肌固定,部分撕裂区域用振荡刨刀清除。清除外侧坐骨失活组织,并准备好出血骨床,为肌腱修复做准备。由于外侧坐骨组织能移动,此时可以切除坐骨下组织和坐骨滑囊,清除炎症组织。通过牵拉前组织,可以进入和清除滑囊。

然后在坐骨尖端远端约 4cm 处建立下方入路,并且与内侧和外侧入路等距。该入路

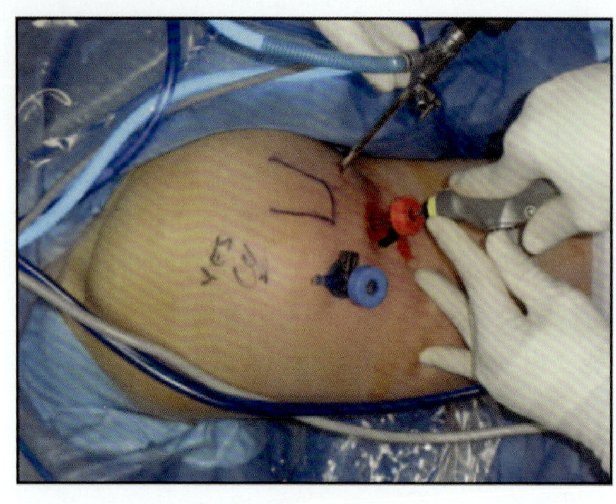

图 8–5 髋关节镜手术通道。注意关节镜位于内侧通道,电刀位于远侧通道,空置的是外侧通道。

用于插入缝锚钉以及缝线控制器。然后可以使用各种缝线穿过装置进行修复。这些缝合原理与关节镜肩袖修复术基本相同。一旦所有缝线穿过撕脱的腘绳肌组织,缝线就会被束缚,完成肌腱的牢固修复。通常,每分离 1cm 使用一个缝合锚(图 8–6)。

术后,患者使用铰链式膝关节支具,固定在 90°屈曲 4 周,不仅限制负重,还限制腘绳肌腱的偏移,使之得以保护修复。在第 4 周时,膝盖逐渐伸直,每周约 30°,6~8 周允许完全负重,但需保持使用拐杖。此时开始进行物理治疗,初始阶段主要集中在锻炼,以及恢复髋关节和膝关节的活动范围上。腘绳肌肌肉强化训练开始于 10~12 周,达到全方位的活动和无痛的步态。大约 4 个月允许不受限制地活动。

手术治疗——开放手术

近端腘绳肌撕裂手术治疗的适应证包括所有急性完全性 3 肌腱撕裂和回缩≥2cm 的 2 腱撕裂[35]。只有 1 肌腱撕裂或 2 腱撕裂但回缩<2cm 的患者最初不建议急性手术修复,如果非手术治疗不成功,才进行外科手术治疗。此外,活动需求小或无法严格遵循术后康复方案的患者应进行非手术治疗。对于慢性损伤,完全或部分撕裂保守治疗失败的患者有指征进行慢性修复。

手术修复技术之前已经描述了[35]。患者俯卧位,注意保护所有骨性突出部位,置于衬垫,躯干处于轻微屈曲状态。在大多数情况下,沿着坐骨结节下方的臀褶中做横切口。其他学者描述了 T 形或纵向切口,这些切口可用于肌腱回缩明显慢性撕裂的患者[22,24,36]。放大镜和前照灯可在术中使用,以保护股后侧皮神经和臀下神经,也利于暴露坐骨结节,便于固定肌腱。在患有慢性损伤瘢痕形成或术前有坐骨神经症状的情况下,可以分离坐骨神经,但在急性撕裂时,可以在腘绳肌外侧触诊坐骨神经,此时无须行神经松解。一旦看到肌腱,从瘢痕中分离出来并进行清创、修复。定位坐骨结节,通过弯曲和直的刮匙或骨膜提升器以及小骨凿清除坐骨结节,对结节进行鱼鳞式刮除以实现最佳愈合。特别值得注意的是不能使用电动装置(如磨钻),以防止医源性损伤坐骨神经。然后用锚钉固定腘绳肌肌腱至骨面。许多技术和锚钉可用于修复腘绳肌起点。可以使用 5 个锚钉按“X”行固

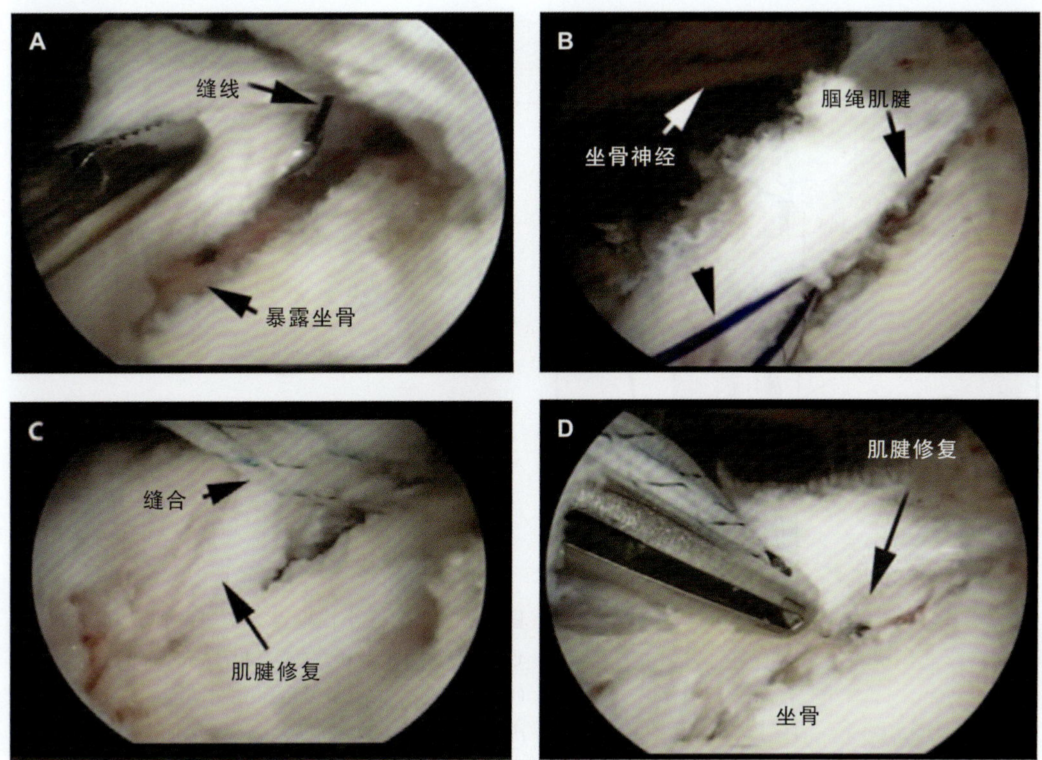

图 8–6 修复撕裂的肌腱:(A)将缝合部位进行预处理;(B)使用缝合器原位穿梭缝合(箭头所示,操作时要注意近端的坐骨神经);(C)最后在肌腱下方做褥式缝合;(D)最终修复的腘绳肌肌腱。

定(图 8–7)。缝线穿过肌腱,从下至上水平褥式缝合,在膝盖弯曲 30°时,从上至下系紧。这种锚定方式允许肌腱放置在坐骨结节的外侧面并平铺骨面, 一方面达到很好的骨愈合,另一方面防止坐位时的不适。

使用这种技术进行急性[42]和慢性修复[11],2 位学者(SBC、JPB)对 52 例患者进行了研究,使用主观验证结果量表,平均随访 27 个月,发现满意率为 96%[38]。急性和慢性修复相比,下肢功能量表(LEFS)具有统计学意义(P=0.023),而 Marx 活动量表和特定的近端腘绳肌问卷平均值在统计学上没有显著差异(分别为 P=0.96 和 P=0.55)。在最后的随访中,35 例患者(67%)表示他们可以参加剧烈活动。研究中的所有患者估计其强度恢复率≥75%。

Brucker 和 Imhoff 用类似缝合锚定方式治疗了 8 例患者[28],他们没有发现急性或延迟修复治疗之间有任何差异。术后的 Cybex 测试显示峰值扭矩为 88%,和腘绳肌–股四头肌的强度比为 0.55,这与另一侧没有显著性差异。Konan 和 Haddad 治疗了 10 例腘绳肌完全撕裂的运动员[29],术后平均峰值扭矩为 82%,腘绳肌–股四头肌强度比为 0.56,10 例患者中有 9 例恢复了之前的职业体育运动水平。值得注意的是,3 例患者有急性坐骨神经症状,但能通过血肿清除和神经松解得到治愈。

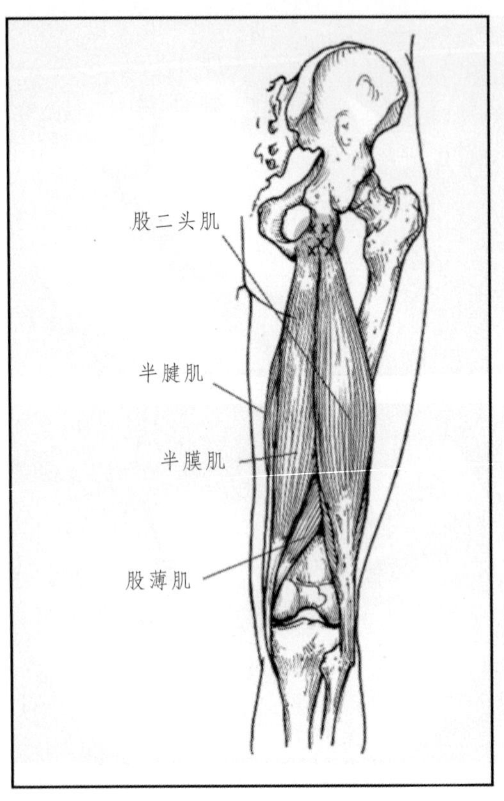

图 8–7 通过5个锚定点对止于坐骨结节的腘绳肌近端肌腱进行修复。(ⓒ 2007 American Academy of Orthopaedic Surgeons. Reprinted from the *Journal of the American Academy of Orthopaedic Surgeons*, Volume 15[6], pp. 350–366 with permission.)

慢性腘绳肌撕裂

大多数在后期进行手术修复的患者都合并慢性腘绳肌撕裂且伴随坐位疼痛、腘绳肌无力、腿部控制力差和坐骨神经症状,也称腘绳肌综合征[26,36,39]。这些慢性修复产生的结果不太一致,腘绳肌很可能与坐骨神经产生瘢痕粘连,术中需要将坐骨神经与撕脱的肌腱剥离,容易发生坐骨神经损伤[35]。因此,大多数做过近端腘绳肌修复术的外科医师都推荐早期手术治疗[40]。Sarimo 等对运动员实行早期或晚期手术修复进行研究发现,延迟3个月以上进行手术,出现治疗结果一般或较差的概率升高29倍[27]。在早期手术的患者中,仍可能出现活动减少、疼痛、乏力、神经痛和行走困难等现象,作者认为这可能是术中损伤坐骨神经分支所致。手术效果可能会受到以下因素的影响:收缩的肌腱解剖学修复困难;失神经的肌肉组织质量下降,容易再次断裂;回缩的肌腱容易和周围神经产生瘢痕粘连,术中神经松解极易使神经受损。

慢性腘绳肌近端撕裂的治疗是一个具有挑战性的难题,其手术治疗要比急性或亚急性损伤困难得多。慢性腘绳肌近端撕裂的治疗方案包括:带或不带远端部分延长的一期修复,或异体肌腱移植重建[26,41,42]。Larson 描述了一种在无法直接修复的情况下实施的异体肌腱移植重建技术[42]。首先从臀肌皱褶处开始做纵向切口,一直延伸至回缩的远端腘绳肌肌腱。在整个手术过程中,坐骨神经必须被准确识别并良好保护,可以使用神经刺激仪进行协助。近端腘绳肌肌腱游离后,向上牵开臀大肌,清理坐骨结节外侧软组织后即可显露坐骨结节。然后屈曲同侧膝关节至 45°~90°之间,尝试用锚定缝合的方式进行腘绳肌直接修复。如果肌腱残端无法恢复到原来的位置,则可采用同种异体跟腱进行腘绳肌重建。在腘绳肌坐骨结节起点处做 25mm 的骨隧道, 使用带有 8mm 或 9mm 骨质的同种异体跟腱[41],用 7mm 或 8mm 的螺钉将同种异体跟腱的骨质与坐骨结节固定。或者,去除同种异体跟腱上的骨质通过锚定缝合的方式进行固定。然后将膝关节屈曲至 45°~70°之间,将腘绳肌近侧残端向近端牵拉,然后使用 2 号不可吸收的锁定缝线将腘绳肌近侧残端和同种异体跟腱的远端进行缝合,以恢复腘绳肌张力,能在不产生过度张力的情况下伸直膝关节至 20°~30°。

合并有坐骨结节撕脱骨折的青少年在晚期同样可表现为腿部控制能力差和肌无力,有时还会因游离的骨块引发坐位疼痛。如果症状持续,可采用上述入路进行手术,通常在腘绳肌修复或异体肌腱移植重建之间将撕脱的骨块切除。一位学者(CML)发现,在慢性腘绳肌近端撕裂和慢性坐骨结节撕脱骨折的患者中,如果腘绳肌近端回缩>5cm,通常需要使用同种异体肌腱移植进行重建。

对于高级别的部分腘绳肌撕裂的患者,如果保守治疗失败,往往需要手术治疗。手术入路与急性期手术类似,暴露腘绳肌肌腱后,将其与坐骨结节分离,然后使用与腘绳肌完全撕裂相同的铆钉缝合技术进行修复。Lempainen 等报道了 47 名运动员部分腘绳肌撕裂的治疗,均获得了满意的效果[41]。

腘绳肌近端慢性肌腱炎也属于广泛的腘绳肌综合征。在这种特殊的损伤中,腘绳肌因过度反复使用而受到创伤。理论上,腘绳肌由于反复拉伸和机械过载,使其无法完全愈合,坐骨神经承受类似的损伤,导致瘢痕增生、瘢痕粘连以及来自周围增厚肌腱的撞击。在 Lempainen 等的研究中[43],患者采用了手术治疗,切断增厚的半膜肌肌腱,将其与股二头肌肌腱固定,89%的患者效果良好,少数患者有持续粘连或半膜肌肌腱再次增生并撞击坐骨神经,治疗效果较差。

并发症

在选择手术治疗腘绳肌近端肌腱损伤前,充分考虑手术风险和收益很重要。甚至在手术治疗之前, 患者就合并有腘绳肌近端肌腱损伤并发症, 这些与损伤的机制密切相关,可能在早期发生,也可能在晚期发生。最常见的早期并发症是由于牵拉导致的坐骨神经损伤。根据损伤的机制和力量,损伤的坐骨神经可能导致向腿部远端放射的灼烧症状以及足部肌无力。如前所述,在初次体检对该情况进行确认和记录至关重要,以确定不是手术中医源性因素导致。幸运的是,神经损伤在初期使患者困扰,但大多数可随着时间的推移而缓解。Puranen 和 Orava[39]报道了腘绳肌近端肌腱损伤保守治疗出现的晚期并发症。这些并发症包括屈膝和伸髋无力、坐位困难、腘绳肌畸形,以及腘绳肌肌腱与坐骨神经瘢痕粘连后出现类似腘绳肌综合征的症状。腘绳肌综合征包括臀部后方疼痛和坐骨结节不适,并且这些症状可能随着伸展活动,如短跑、跨栏和踢腿等运动加重。

手术修复腘绳肌肌腱近端断裂也有其潜在的风险。与其他手术一样可能发生浅表和深部感染,由于手术切口靠近排尿和排便区域,该手术的风险会更高。此外,术中也极易出现股后侧皮神经、臀下神经和坐骨神经的医源性损伤。股后侧皮神经于骶丛发出，于梨状肌下缘通过坐骨大孔出骨盆，与臀下动脉一起下降到臀大肌深面，然后在阔筋膜张肌深面顺着大腿后方下行，跨过股二头肌长头到达膝关节后方[41,44]。它主要为大腿和小腿后面以及会阴部的皮肤提供感觉，如果在手术过程中没有被良好保护，极可能受损。臀下神经是控制大腿伸肌的主要神经，同样经梨状肌下缘由坐骨大孔出骨盆，随即分成分支进入臀大肌深层。在手术过程中牵拉臀肌可能损伤此神经[44]。

坐骨神经是人体最长、最宽的单一神经。坐骨神经主要支配小腿皮肤感觉和大腿后方肌肉运动，并分成胫骨和腓总神经支配腓肠肌和足部的运动。坐骨神经紧贴坐骨结节外侧行走[44]，在暴露坐骨结节进行手术时容易导致其损伤[27,31]。

腘绳肌近端肌腱修复手术相关的其他并发症包括肌腱再次断裂、腘绳肌无力和坐位疼痛。在文献回顾中，腘绳肌再次断裂的报道很少见。在Sarimo等的41例队列研究中，有3例出现手术失败，对其进行翻修手术时无法进行腘绳肌解剖位置的重建。作者认为这可能是由于延迟手术导致的肌腱质量下降、脂肪组织变性和神经损伤导致的肌肉去神经化引起的[27]。我们未见到有文献针对再次肌腱断裂进行报道，但有学者(CML)记录了一例患者术后6周时滑倒，使患肢处于屈髋伸膝状态而导致腘绳肌再次断裂。患者接受了翻修手术并恢复良好。同样，我们未见到有文献对术后坐位疼痛的发生率进行报道。有文献对术后腘绳肌强度进行了检测，Wood等发现，术后腘绳肌肌张力相比较对侧可获得84%的恢复[31]。其他相关研究报道的术后腘绳肌肌张力强度可恢复到60%~90%[24,28,34,36]。令人可惜的是，很少有临床研究[26]对腘绳肌急性断裂采用非手术治疗的患者进行腘绳肌强度测试，从而无法确认非手术治疗导致肌力下降的程度。因此，在讨论采用非手术或手术方式治疗完全性腘绳肌近端肌腱断裂时，临床医师无法告诉患者若采用保守治疗腘绳肌肌力下降的程度。在未来的临床研究中，需要详细记录慢性腘绳肌断裂患者手术前和手术后的肌力强度。

使用内镜进行手术治疗时有一个问题需要特别关注，即使用的液体扩张腘绳肌腱周围潜间隙时液体渗漏进入盆腔。因此应常规进行腹部检查，查看是否有腹肌紧张的迹象。同样需要牢记的是，异常的血压下降可能是由于液体渗漏进入腹膜后引起的。通常情况下，在维持良好手术视野的前提下，应保持水压在尽可能低的水平，并记录液体的流入量和流出量，以避免渗漏的发生。

康复

在手术修复和重建腘绳肌后，患者需使用髋关节支具，限制髋关节于屈髋30°~40°之间。术后2周内需使用双侧腋杖辅助行走，可足尖点地。术后4周可负重行走，但仍需腋杖辅助直至术后第6周。术后6~8周可取下髋关节支具。此外，患者还需根据术后腘绳肌的紧张度，使用铰链式膝关节支具维持膝关节于60°~90°的初始屈曲状态，以后可每隔2周减少30°屈曲直至取下支具，若为急性期手术修复，需使用支具4周，若为慢性期手术修复，需使用支具6周。期间仍需腋杖辅助行走5~7周，当膝关节可完全伸直或屈曲<30°

时,可以开始负重行走。有术者建议术后使用阿司匹林 4 周,以预防 DVT 的发生。考虑到切口的位置,有学者(CML)术后使用抗生素预防感染。根据术中腘绳肌的修复强度,可在术后 6~10 周开始腘绳肌功能强化训练。陆地运动和一些严重特殊的运动可于术后 12 周开始进行,全面的运动恢复通常要到术后 5~8 个月进行。

要点与陷阱

- 对于腘绳肌肌腱近端完全断裂,无论是急性期还是慢性期手术干预均能成功修复。但急性期手术治疗更容易,并且效果更可靠。
- 手术期间必须仔细保护股后侧皮神经和坐骨神经,避免过度牵拉。
- 正确认识腘绳肌的损伤机制是关键——在屈髋、伸膝状态下过度牵拉腘绳肌,可出现运动者在屈膝 15°和 45°时明显无力。
- 仔细选择手术入路——在臀纹处做横切口通常可以满足手术需求,少数情况下也需要做纵向切口。

总结

治疗腘绳肌肌腱近端完全断裂最重要的是早期诊断和早期治疗。早期识别损伤即可在急性期(4 周内)进行手术修复,此时手术会相对容易。晚期识别只能在慢性期手术治疗,此时手术难度增大、并发症概率升高且手术效果下降。据文献报道,通常情况下患者急性期手术治疗的效果要优于慢性期手术[26,27]。

腘绳肌修复术的手术入路对术者可能有一定挑战,这毕竟不是骨科医师训练过程中的常规手术部位。即使对这一类手术可能不够熟悉,但对这一部位的解剖必须足够了解,尤其是坐骨神经。因此建议初次进行这一手术时应选择较苗条的急性期患者,能相对容易地显露坐骨结节。术中使用放大镜和头灯有利于手术操作。有多种锚定方式可以使用,但我们推荐的技术可以实现其止点的解剖复位,使其均匀地平铺于坐骨结节,与骨接触的修复面积最大化,并能避免坐位的不适。使用 1 英寸的弧形 Deaver 牵开器(Sklar)拉开臀肌,并用窄的、可伸缩的牵开器暴露坐骨结节有助于手术操作。然后用刮匙、电刀和骨刀处理坐骨结节。综上所述,早期识别腘绳肌近端断裂有助于早期手术修复。对于完全性断裂的患者,保守治疗效果不确切,可能出现腘绳肌无力、腿部控制力差和坐骨神经症状。恰当的治疗往往可获得良好的功能恢复。

(赵潇艺　张紫机　盛璞义　译)

参考文献

1. Brown T. Thigh. In: DeLee JC, D Drez Jr, Miller MD, eds. *DeLee & Drez's Orthopaedic Sports Medicine. Principles and Practice.* Vol. 2. Philadelphia, PA: Saunders; 2003:1481-1523.
2. Clanton TL. Invited editorial/introduction to nitric oxide and the respiratory musculature: a short history of nitric oxide in skeletal muscle function. *Comp Biochem Physiol A Mol Integr Physiol.* 1998;119(1):165-166.
3. Garrett WE Jr. Muscle strain injuries. *Am J Sports Med.* 1996;24(6 Suppl):S2-S8.
4. Garrett WE Jr, Rich FR, Nikolaou PK, Vogler JB 3rd. Computed tomography of hamstring muscle strains. *Med Sci Sports Exerc.* 1989;21(5):506-514.
5. Elliott MC, Zarins B, Powell JW, Kenyon CD. Hamstring muscle strains in professional football players: a 10-year review. *Am J Sports Med.* 2011;39(4):843-850.
6. Culpepper MI, Niemann KM. High school football injuries in Birmingham, Alabama. *South Med J.* 1983;76(7):873-875, 878.
7. Dick R, Ferrara MS, Agel J, et al. Descriptive epidemiology of collegiate men's football injuries: National Collegiate Athletic Association Injury Surveillance System, 1988-1989 through 2003-2004. *J Athl Train.* 2007;42(2):221-233.
8. Moretz A 3rd, Rashkin A, Grana WA. Oklahoma high school football injury study: a preliminary report. *J Okla State Med Assoc.* 1978;71(3):85-88.
9. Powell JW, Barber-Foss KD. Injury patterns in selected high school sports: a review of the 1995-1997 seasons. *J Athl Train.* 1999;34(3):277-284.
10. Shankar PR, Fields SK, Collins CL, Dick RW, Comstock RD. Epidemiology of high school and collegiate football injuries in the United States, 2005-2006. *Am J Sports Med.* 2007;35(8):1295-1303.
11. Mendiguchia J, Alentorn-Geli E, Brughelli M. Hamstring strain injuries: are we heading in the right direction? *Br J Sports Med.* 2012;46(2):81-85.
12. Mueller FO, Blyth CS. North Carolina high school football injury study: equipment and prevention. *J Sports Med.* 1974;2(1):1-10.
13. Koulouris G, Connell D. Evaluation of the hamstring muscle complex following acute injury. *Skeletal Radiol.* 2003;32(10):582-589.
14. Miller SL, Gill J, Webb GR. The proximal origin of the hamstrings and surrounding anatomy encountered during repair. A cadaveric study. *J Bone Joint Surg Am.* 2007;89(1):44-48.
15. Geraci MC Jr, Brown W. Evidence-based treatment of hip and pelvic injuries in runners. *Phys Med Rehabil Clin N Am.* 2005;16(3):711-747.
16. Sugiura Y, Saito T, Sakuraba K, Sakuma K, Suzuki E. Strength deficits identified with concentric action of the hip extensors and eccentric action of the hamstrings predispose to hamstring injury in elite sprinters. *J Orthop Sports Phys Ther.* 2008;38(8):457-464.
17. Kuszewski M, Gnat R, Saulicz E. Stability training of the lumbo-pelvo-hip complex influence stiffness of the hamstrings: a preliminary study. *Scand J Med Sci Sports.* 2009;19(2):260-266.
18. Wagner T, Behnia N, Ancheta WK, Shen R, Farrokhi S, Powers CM. Strengthening and neuromuscular reeducation of the gluteus maximus in a triathlete with exercise-associated cramping of the hamstrings. *J Orthop Sports Phys Ther.* 2010;40(2):112-119.
19. Pinnington HC, Lloyd DG, Besier TF, Dawson B. Kinematic and electromyography analysis of submaximal differences running on a firm surface compared with soft, dry sand. *Eur J Appl Physiol.* 2005;94(3):242-253.
20. Sherry MA, Best TM. A comparison of 2 rehabilitation programs in the treatment of acute hamstring strains. *J Orthop Sports Phys Ther.* 2004;34(3):116-125.
21. Blasier RB, Morawa LG. Complete rupture of the hamstring origin from a water skiing injury. *Am J Sports Med.* 1990;18(4):435-437.
22. Orava S, Kujala UM. Rupture of the ischial origin of the hamstring muscles. *Am J Sports Med.* 1995;23(6):702-705.
23. Sallay PI, Friedman RL, Coogan PG, Garrett WE. Hamstring muscle injuries among water skiers. Functional outcome and prevention. *Am J Sports Med.* 1996;24(2):130-136.
24. Klingele KE, Sallay PI. Surgical repair of complete proximal hamstring tendon rupture. *Am J Sports Med.* 2002;30(5):742-747.
25. Mica L, Schwaller A, Stoupis C, Penka I, Vomela J, Vollenweider A. Avulsion of the hamstring muscle group: a follow-up of 6 adult non-athletes with early operative treatment: a brief report. *World J Surg.* 2009;33(8):1605-1610.
26. Sallay PI, Ballard G, Hamersly S, Schrader M. Subjective and functional outcomes following surgical repair of complete ruptures of the proximal hamstring complex. *Orthopedics.* 2008;31(11):1092.
27. Sarimo J, Lempainen L, Mattila K, Orava S. Complete proximal hamstring avulsions: a series of 41 patients with operative treatment. *Am J Sports Med.* 2008;36(6):1110-1115.

28. Brucker PU, Imhoff AB. Functional assessment after acute and chronic complete ruptures of the proximal hamstring tendons. *Knee Surg Sports Traumatol Arthrosc.* 2005;13(5):411-418.
29. Konan S, Haddad F. Successful return to high level sports following early surgical repair of complete tears of the proximal hamstring tendons. *Int Orthop.* 2010;34(1):119-123.
30. Lempainen L, Sarimo J, Orava S. Recurrent and chronic complete ruptures of the proximal origin of the hamstring muscles repaired with fascia lata autograft augmentation. *Arthroscopy.* 2007;23(4):441.e1-e5.
31. Wood DG, Packham I, Trikha SP, Linklater J. Avulsion of the proximal hamstring origin. *J Bone Joint Surg Am.* 2008;90(11):2365-2374.
32. Zissen MH, Wallace G, Stevens KJ, Fredericson M, Beaulieu CF. High hamstring tendinopathy: MRI and ultrasound imaging and therapeutic efficacy of percutaneous corticosteroid injection. *AJR Am J Roentgenol.* 2010;195(4):993-998.
33. Mendiguchia J, Brughelli M. A return-to-sport algorithm for acute hamstring injuries. *Phys Ther Sport.* 2011;12(1):2-14.
34. Chakravarthy J, Ramisetty N, Pimpalnerkar A, Mohtadi N. Surgical repair of complete proximal hamstring tendon ruptures in water skiers and bull riders: a report of four cases and review of the literature. *Br J Sports Med.* 2005;39(8):569-572.
35. Cohen S, Bradley J. Acute proximal hamstring rupture. *J Am Acad Orthop Surg.* 2007;15(6):350-355.
36. Cross MJ, Vandersluis R, Wood D, Banff M. Surgical repair of chronic complete hamstring tendon rupture in the adult patient. *Am J Sports Med.* 1998;26(6):785-788.
37. Dierckman BD, Guanche CA. Endoscopic proximal hamstring repair and ischial bursectomy. *Arthrosc Tech.* 2012;1(2):e201-e207.
38. Cohen SR, Rangavajjula A, Vyas A, Bradley JP. Functional results and outcomes after repair of proximal hamstring avulsions. *Am J Sports Med.* 2012;40(9):2092-2098.
39. Puranen J, Orava S. The hamstring syndrome. A new diagnosis of gluteal sciatic pain. *Am J Sports Med.* 1988;16(5):517-521.
40. Harris JD, Griesser MJ, Best TM, Ellis TJ. Treatment of proximal hamstring ruptures—a systematic review. *Int J Sports Med.* 2011;32(7):490-495.
41. Lempainen L, Sarimo J, Heikkilä J, Mattila K, Orava S. Surgical treatment of partial tears of the proximal origin of the hamstring muscles. *Br J Sports Med.* 2006;40(8):688-691.
42. Larson CM. Management of chronic proximal hamstring ruptures: surgical treatment. *Op Tech Sports Med.* 2009;17(4):210-214.
43. Lempainen L, Sarimo J, Mattila K, Vaittinen S, Orava S. Proximal hamstring tendinopathy: results of surgical management and histopathologic findings. *Am J Sports Med.* 2009;37(4):727-734.
44. Moore KL. *Clinically Oriented Anatomy.* Baltimore, MD: Williams and Wilkins Company; 1992:384, 413-415.

第 9 章 髋关节外侧软组织损伤：外展肌和髂胫束综合征

Eilish O' Sullivan, Lazaros A. Poultsides, Shane Nho

髋关节外侧软组织结构是疼痛及病理改变的常见来源。在这一区域发生的疼痛常被误诊，因为多个痛觉感受器来源于此部位。基于特定的触诊、体格检查和影像学技术，或许可以形成一个更合适的诊断和治疗计划。

外展肌功能障碍与髂胫束综合征的病理解剖学

髋关节外侧解剖学的基石是股骨大转子（图 9-1）。它的解剖已被广泛研究，以确定更好地认识其周围和依附于其上的结构。它可作为许多强壮且稳定的臀部肌肉的附着部位[1]。大转子可分为 4 个面，有 3 个不同的肌腱附着[2]。前面为大转子的前外侧，是臀小肌腱的附着点。侧面是最突出的，为大转子的最尾端部分，是臀中肌肌腱的附着点。后上方是大转子的最上端部分，并作为臀中肌的附着部位。后面为大转子后方没有肌肉附着的小平面，滑膜囊位于此处[1]。

大转子滑囊

大转子有 3 个滑囊。其中最大的一个是臀大肌下滑囊（也称为转子滑囊），位于大转

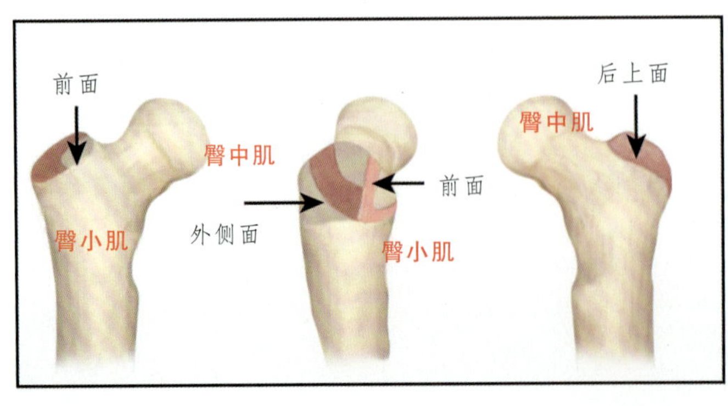

图 9-1 臀中肌和臀小肌肌腱附着点位置已经由 Dwek 等[3]在 MRI 的应用研究中详细描述过。臀中肌在大转子的附着点有 2 个，分别位于大转子的后上方及侧面。臀小肌肌腱附着于大转子的前外侧。第四个面是大转子后方，没有肌腱附着，是大转子滑膜囊的主要位置。

子后方，髂胫束和臀大肌的下面[3]。臀中肌滑囊位于外侧臀中肌肌腱下方，位于大转子外侧面的上部。最后一个滑囊是臀小肌滑囊，覆盖在前关节囊的远端部分[3]。

外展肌复合体

外展肌群包括臀中肌、臀小肌、臀大肌和阔筋膜张肌。臀中肌的起点毗邻 ASIS、髂嵴的外缘以及髂后上棘的外缘，包括大部分髂骨表面[4]。臀中肌有 3 个相等大小的分区——前部、中部和后部，每个分部都由上级神经发出独立分支来支配，分支穿过每个肌肉到达肌肉深部[5]。行走过程中处于起步状态时，臀中肌的激活顺序是从后部到前部。Gottschalk 等[5]发现，在孤立的外展动作中，阔筋膜张肌最为活跃，而臀中肌只有较弱的激活。他们推测臀中肌和臀小肌的主要功能是稳定骨盆并旋转骨盆。

臀小肌起源于臀前线和臀下线之间的髂外窝，在 AIIS 和髂后下棘之间走行[5]。臀小肌筋膜在远端增厚并加入髋关节上方的关节囊，而其余的肌腱部分继续走行附着于大转子。远端臀小肌肌腱分为两个头，即囊状部和长头部，两者都附着于大转子前缘内侧臀中肌前方。臀小肌囊状部直接止于大转子前方，而长头部则止于大转子前方和下方。臀小肌囊状部是由肌肉周围筋膜逐渐增厚而成，直到其成为肌腱附着在髋关节的关节囊，在这个区域的连接被认为是股骨大转子前缘的髂股韧带[6]。这种机制非常类似于肩关节的肩袖组织中冈上肌和冈下肌启动并协助三角肌完成外展运动。臀中肌和臀小肌撕裂是由于活动频率的增加，其症状表现类似于附着于肱骨大结节肩袖肌腱的损伤。臀肌肌腱损伤开始于肌腱炎和肌腱变性，最终发生肌腱撕裂，其中，臀中肌的肌腱撕裂损伤最常见。

髂胫束

髂胫束（ITB）是起源于髂骨结节的纤维组织带。然后穿过髋部和膝关节附着于胫骨外侧结节。前 ITB 分为浅层和深层，包围阔筋膜张肌。ITB 不直接附着在股骨上，但有小部分臀大肌融合到其上，而较大部分臀大肌附着于股骨的臀肌粗隆，为其与股骨之间提供间接连接[7]。当髋关节和膝关节完全伸展以及全髋关节内收时，ITB 最为紧张[8]。

滑动髋

滑动髋，也称为“弹响髋综合征”，最合适的定义为在髋关节需要反复屈曲、伸展和外展期间可听见且可能疼痛的髋部弹响。在髋关节屈曲时，ITB 增厚的部分向前穿过股骨大转子，从髋关节弯曲到伸直过程中，ITB 增厚的部分则向后穿过大转子。这种前后滑动所致的肌肉拉紧导致髋部弹响。弹响髋通常无症状[9]，但可导致转子滑囊的炎症和疼痛，从而显著减少患者的身体活动。

髂胫束综合征

髂胫束综合征是最常见的引起跑步者疼痛的原因，其可导致膝关节外侧疼痛。髂胫束综合征表现为在股骨外上髁上 ITB 的重复伸展和屈曲。每次膝关节弯曲时，由于张力增加，ITB 都会滑过股骨外上髁后部。一旦膝关节伸直，ITB 向前滑回。膝关节的重复弯曲和伸直增加了位于ITB和股骨外上髁之间的滑囊的摩擦量，使其受损，造成滑囊和ITB的远端部分炎症。这种重复滑动最终导致膝关节外侧疼痛。髂胫束综合征与外展肌无力相关,且已发现强化外展肌可显著减轻症状并提升跑步者的活动能力[10]。

大转子疼痛综合征

大转子疼痛综合征(GTPS)通常被定义为患者处于侧卧位时,对大转子触诊时引发的疼痛,但最近的文献将几种外侧髋部区域疾病都定义为GTPS,如股骨转子间滑囊炎、臀中肌和臀小肌撕裂,以及滑动髋(弹响髋)。1958年,Leonard[11]把经常被认为是坐骨神经痛的外侧髋关节疼痛(LHP)描述为转子间综合征。他报道称,LHP起源于股骨转子间周围区域并经常向后侧大腿下放射,类似于肩部滑囊炎。他表示,外展肌群对应该疼痛区域,并且由此造成退化。直到最近,GTPS因其非特异性和误导性症状一直被误诊。这在一定程度上是因为股骨转子间周围区域由不同的神经支配。该区域的炎症可能导致放射性疼痛和感觉异常,通常会导致许多不同的诊断,包括LHP。最近,Fearon等从34例GTPS患者和29例空白对照实验中取得了软组织活检。与对照组相比,患有GTPS患者的滑囊组织表现出更多的病理学特征和明显更多的滑膜组织(P值有统计学差异),但在肌腱中不存在这一情况[12]。这可能表明这种疼痛综合征的生理机制。

转子间滑囊炎

转子间滑囊炎是一种常见的炎症,于股骨大转子区域伴有疼痛,通常沿外侧大腿或臀部向下辐射。疼痛症状来自在髋关节屈曲和伸直时大转子与ITB的反复摩擦。大转子滑囊驻留在由闭孔、股骨和坐骨神经分支支配的区域,因此,炎症在这个区域可能会导致严重的疼痛。

临床表现

臀中肌/臀小肌撕裂

相比男性,女性中更常见与臀中肌和臀小肌相关的外展肌肌腱撕裂。有症状的表现可见外侧髋关节疼痛,触诊时在股骨大转子的臀肌附着部有压痛,髋关节外展无力。这些症状通常是无创的，常在发育过程中隐匿发作。外展肌撕裂的患者经常出现臀部疼痛、LHP和腹股沟疼痛。患者可能会抱怨爬楼梯困难和(或)在活动中感到摩擦感。随着病变更进一步加重,患者活动变慢,还有患者可能会因患髋而摔倒。因患侧股骨大转子处压痛,侧卧睡眠的患者常有夜间疼痛。

转子间滑囊炎

转子间滑囊炎最常见于髋关节过度使用、创伤或其他步态受限的患者。转子间滑囊炎常见于中年患者,但年轻跑步者也可能会出现慢性与活动相关的大转子疼痛。患者经常会抱怨长时间站立时疼痛，坐下时患肢交叉时疼痛，因压迫患肢引起继发疼痛而难以患侧侧卧。经检查，患者最有可能表现出与转子相关的继发征象，如腰或同侧髋关节的骨性关节炎。

髂胫束综合征/弹响髋

髂胫束综合征主要发生在远程跑步者、骑自行车者、徒步旅行者和举重运动员身上，因为他们承受了身体的大负荷。患者通常出现膝关节外侧疼痛。持续使用同一道路的跑步者可能会加重髂胫束综合征的症状。他们可能会由于外侧支持带紧张发展为膝关节的前外侧疼痛。弹响髋的患者会主诉有弹响声，并由于明显的髋部滑弹而感觉患髋“脱位”。

临床检查要点

外展肌撕裂

臀中肌和臀小肌撕裂的临床检查常表现为无力活动，在髋关节伸直位时外展受限，髋关节屈曲 90°时外旋受限。髋关节的体格检查始于观察患者的步态。患者有严重的外展肌无力时表现出 Trendelenburg 步态，可能需要使用助行器或手杖。一旦发现这一点，应进行 Trendelenburg 疲劳试验，以观察其外展肌功能的减弱或丧失，表现为失去支撑的骨盆出现明显下降。患者可能因单腿站立姿势引起疼痛。接下来，检查者应使患者取侧卧位，触诊股骨转子周围区域可引发疼痛，尤其是后上方区域。也应使患肢膝关节屈曲，进行外展肌强度试验，以进一步观察臀中肌和臀小肌的强度和功能。特殊检查包括转子间疼痛征，使患者取仰卧位，进行髋关节弯曲 90°、外展及外旋，如果引起疼痛，则为阳性。当患者处于仰卧位且髋关节弯曲 90°，外旋受限。

转子间滑囊炎

转子间滑囊炎体格检查在有症状的患者中表现为触诊大转子时有压痛，主要是后外侧。一般诊断标准提示有 LHP 征象，大转子有明显压痛，髋关节抵抗阻力外展时疼痛，疼痛在患肢的外侧面向下辐射，合并有屈曲外展外旋试验阳性。这些患者经常表现出 Ober 征阳性，提示 ITB 强度下降。

髂胫束综合征/弹响髋

诊断弹响髋的关键标志包括有典型活动史的非创伤患者出现症状发作。一般可通过触诊诊断患者，使患者侧卧于患肢。当患者主动弯曲大腿时，检查者可以触摸感受到关于 ITB 滑动过大转子。当在大转子的近端施加压力时，能避免患者在重复屈髋时出现上述滑动，则可以确诊。此时 ITB 长度的测试将显示 Ober 征阳性。

在检查髂胫束综合征时，检查者可能会看到膝关节外侧的局部压痛沿着股骨外上髁向下。从外观上看可能没有肿胀，但 ITB 可能会增厚。Noble 压痛测试阳性指当患者的下肢从髋关节屈曲/膝关节屈曲位置到伸直位时,压迫股骨外侧髁时感到疼痛。

影像学要点

X线片和CT可能有助于发现髋关节骨性解剖中的潜在问题，但其在股骨大转子疼痛综合征的诊断和治疗方面不是很有用。

X线片和CT

X线片不一定是诊断GTPS的有效辅助检查。在患有转子间滑囊炎的情况下,这一滑囊区域可能出现钙化(图9-2)。X线片通常不用于诊断外展肌撕裂或弹响髋。

MRI

MRI可用作排除转子间滑囊炎的辅助检查。MRI可显示与臀中肌和小肌腱炎相关的大转子区域的炎症。关于臀中肌和臀小肌的外展肌撕裂,MRI可以区分其部分撕裂和全层撕裂,并发现肌腱附着处的钙化,此时通常伴有肌肉内的脂肪萎缩(图9-3)。MRI还可以显示ITB下方软组织的变化,但可能不会显示弹响髋的变化征象。

超声/动态成像分析

动态超声可以是用于各种形式的GTPS的有效诊断工具。动态超声可以通过探测肌

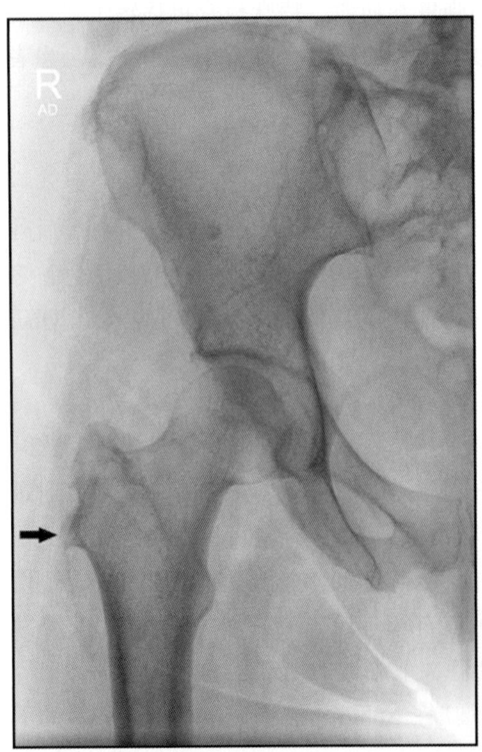

图9-2 患有慢性外展肌撕裂的患者X线片中经常会出现骨刺(箭头所示)或表面不规则,但在部分撕裂或更多急性期中,他们可能没有显示出明显的异常。重要的是要确认髋关节间隙没有显著狭窄或关节退行性病变继发征象，因为外展肌功能障碍可能与进展中的髋关节骨性关节炎共存。

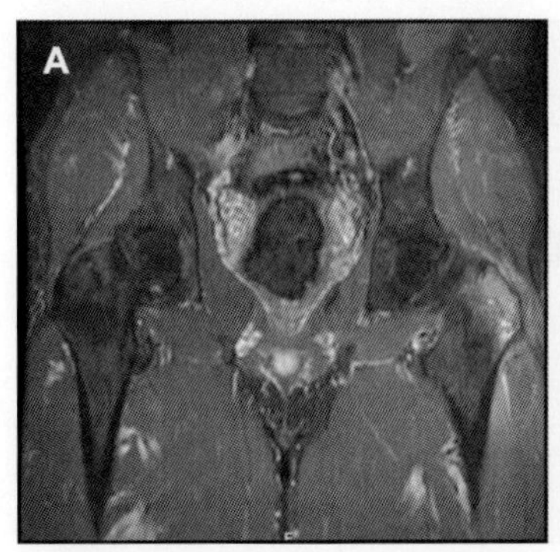

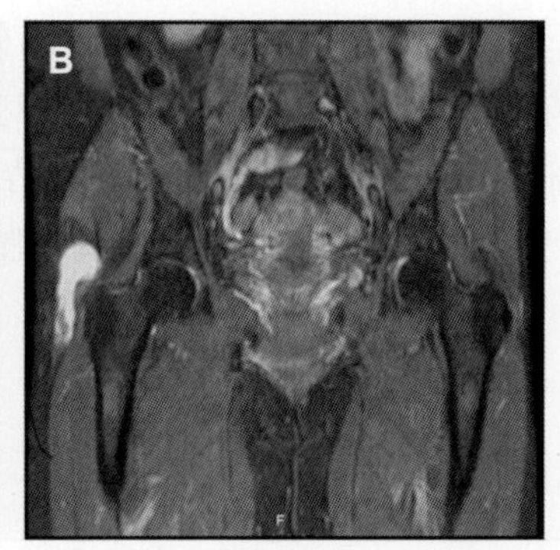

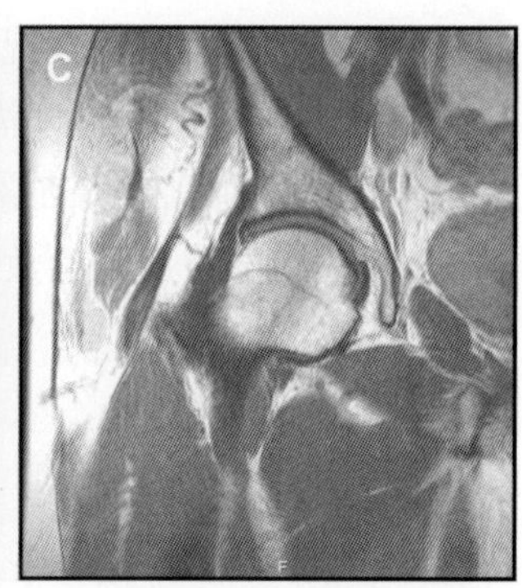

图 9-3　MRI 能够识别(A)肌腱损伤的严重程度和敏锐度、(B)肌腱退缩的存在和(C)慢性病程中可能发生脂肪浸润的程度。

腱的增厚程度和连续性来评估外展肌是否存在肌腱退行性病变或存在部分或全层撕裂。动态超声检查也可用于弹响髋的检查，可发现弹响现象和相关的滑囊炎，同时可排除其他疼痛来源。

非手术治疗

GTPS 的非手术治疗可能有助于减轻疼痛并改善患者的生活质量。休息、冰敷、消炎药物和物理治疗等方法可缓解转子间滑囊炎症状。物理治疗应适合个人，但最重要的是要增加 ITB 长度、增加外展肌力量(在无明显疼痛的范围内)并改善活动功能。如果症状持续，在转子间滑囊注射合并麻醉剂和皮质类固醇的药物通常用于减轻疼痛，从而增加活动范围。

弹响髋与 GTPS 相关的外展肌撕裂通常遵循与转子间滑囊炎相同的治疗。在部分撕裂的情况下，我们机构使用 PRP 注射会起到良好疗效。患者最初有 2 周的相对休息时间，然后是进一步核心和髋部肌肉的加强计划，包括偏心外展肌肉锻炼。

关节镜治疗

患者仰卧在牵引床上[13]。患肢可被放置在 10°屈曲、内收中立位和外展内旋 15°等位置[14]。中前部入口为进入转子间隙提供了有利的角度。应在透视引导下行中前部入口，以确定放置在外侧大转子突出处而避免进入近端臀中肌和远端的股外侧肌。由于 ITB 上产生的张力，应放松牵引。ITB 和大转子之间包含的滑囊组织应清除。应建立远端前外侧入口，以增加接触操作。关节镜检查从检查臀大肌附着点开始，然后朝向臀小肌。一旦进入转子周围间隙，应注意识别臀大肌肌腱在股骨粗线的附着点，这将帮助术者实现正确的定位，同时，其提供边界以保护位于附着点后部 2~4cm 的坐骨神经。臀中肌可以在臀小肌后面找到。应检查肌腱，以明确病理分期：全部或部分层撕裂(图 9-4)。然后应对 ITB 进行探查，如有弹响髋的情况下，可松解大转子的后外侧部分。可以在 ITB 最紧张部分行 Z–成形术延长肌腱。可以清除转子滑囊，以减压外侧区域。

清理臀中肌肌腱以准备修复。股骨大转子可用刨刀清理。使用缝合锚钉以行解剖修复。透视下引导可以帮助放置锚钉。锚钉应穿过备好的肌腱边缘，并用关节镜推进器推紧(图 9–5)。

开放重建手术

当关节镜直接修复不可行时，有几种开放式重建技术可用于处理严重的外展肌肉撕裂。开放式重建术可以松解近端组织并减少肌腱修复后的张力。根据我们的经验，如肌腱为全层撕裂且有回缩，但肌肉质量很好的情况下，则优选开放式重建术(图 9–6)。慢性撕裂伴有回缩且肌肉伴脂肪浸润的情况，可能需要类似于转移胸大肌处理难以修复的肩胛下肌撕裂或转移背阔肌处理难以修复的冈上肌撕裂等肌腱转移技术中的一种。

Whiteside 等[15]报道了一项新技术的结果，新技术是 THA 中使用臀大肌后方肌肉皮瓣转移修复股骨大转子外展肌附着处由于溶骨性破坏形成的骨缺损。这项新技术应用于 5 例患者，对照组 5 例患者转子未行修复，采用 6~10cm 的臀大肌后侧皮瓣，转移到外展肌–大转子骨缺损处并缝合到髋关节囊前部。术后康复方案要求患者使用双侧拐杖部分负重，并禁止髋关节外展锻炼 8 周。作者表明，用臀大肌皮瓣治疗的患者与对照组相比，疼痛较少，跛行减少，辅助行走设备减少。作者得出结论[15]，该技术结果对患者有益，但仍需其他研究去证实。

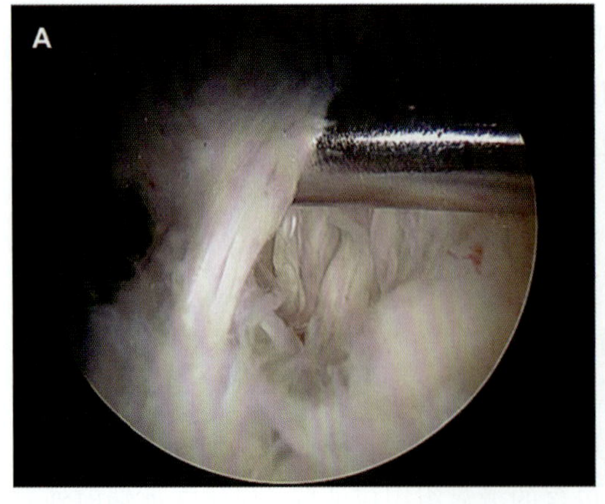

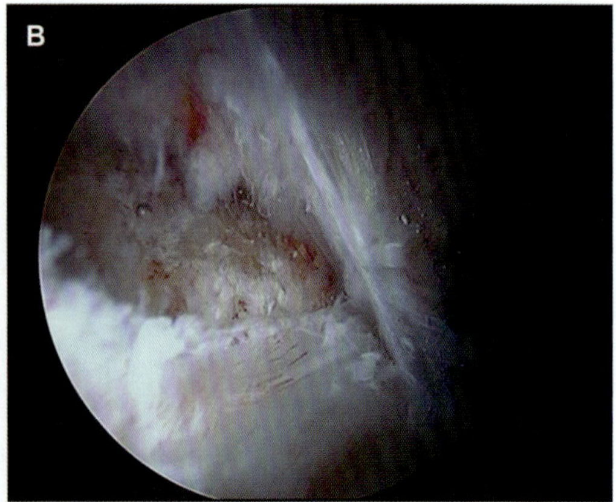

图 9–4 (A)关节镜下见臀中肌肌腱外侧表面下严重的撕裂。探针提起臀中肌的完整纤维，以暴露表面下的撕裂。(B)关节镜下，在清除肌腱退行性变的纤维后可见臀中肌撕裂，以及将外侧面上肌腱原附着的骨床处理成渗血的状态。

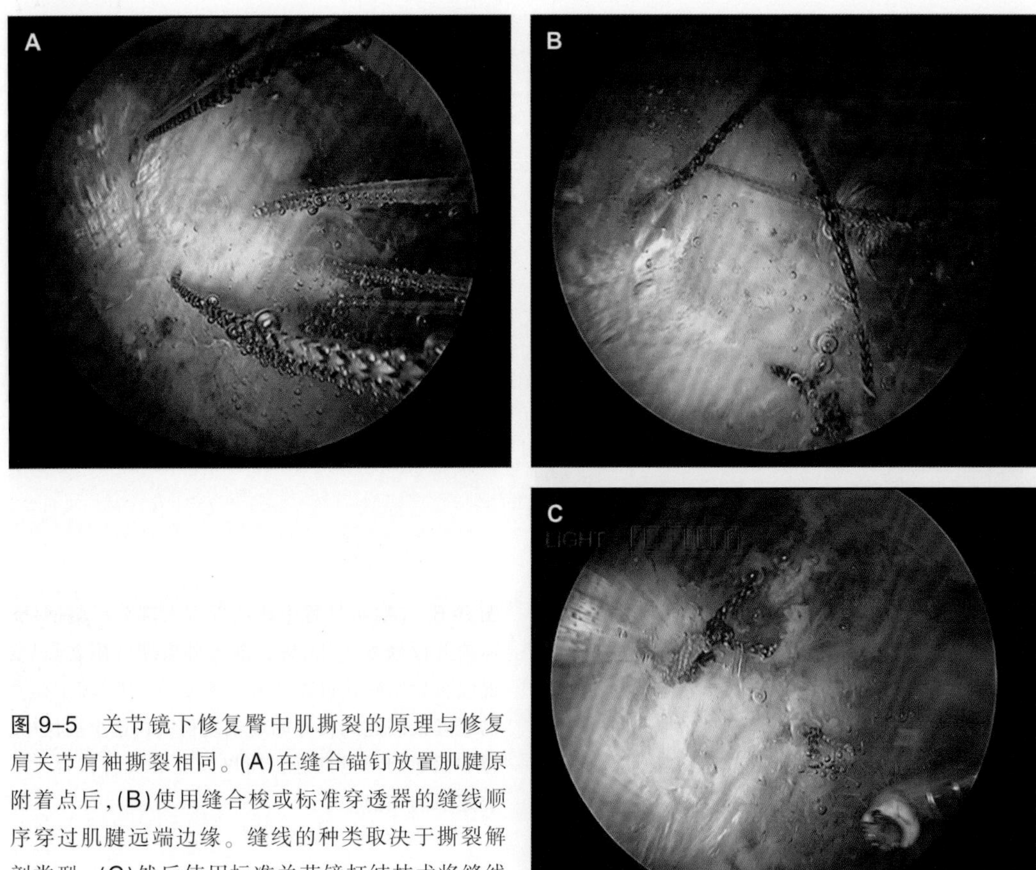

图 9–5　关节镜下修复臀中肌撕裂的原理与修复肩关节肩袖撕裂相同。(A)在缝合锚钉放置肌腱原附着点后，(B)使用缝合梭或标准穿透器的缝线顺序穿过肌腱远端边缘。缝线的种类取决于撕裂解剖类型。(C)然后使用标准关节镜打结技术将缝线收紧，恢复肌腱原附着点。

作者首选方案

在患有严重肌腱撕裂并回缩伴肌肉脂肪萎缩的病例中，我们改良了上述臀大肌后肌瓣转移技术。在这些病例中，臀大肌筋膜带的前部纤维被动员并由肌腱固定到侧面，向侧面提供支撑并支撑缺损的外展肌肌腱。

如果肌肉质量良好，可以进行褥式缝合铆钉固定修复以恢复臀中肌的功能。在大转子侧面做一个切口，并取下 ITB。臀中肌肌腱用改良的 Gibson 方法暴露。通常还需要切除发炎增厚的滑囊组织，清除肌腱边缘无活力的组织，并且将骨床准备至渗血。将双重缝合锚钉放置于大转子上，随着缝线的顺序通过，肌腱骨附着得以恢复。缝合 ITB，将切口逐层缝合。

并发症

有关转子间隙疾病外科手术并发症的报道很少。由于外展肌修复，术后早期可能出

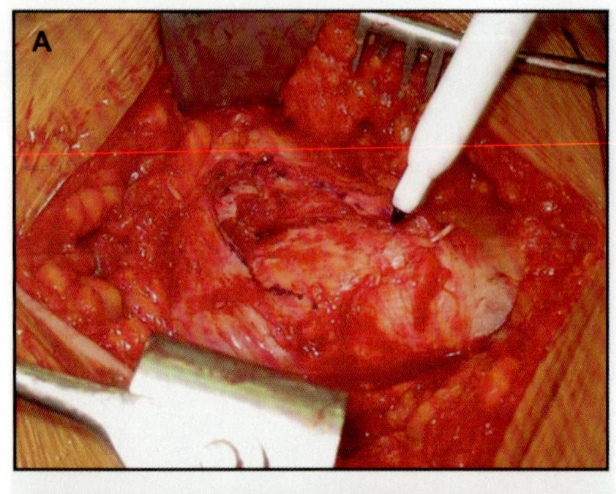

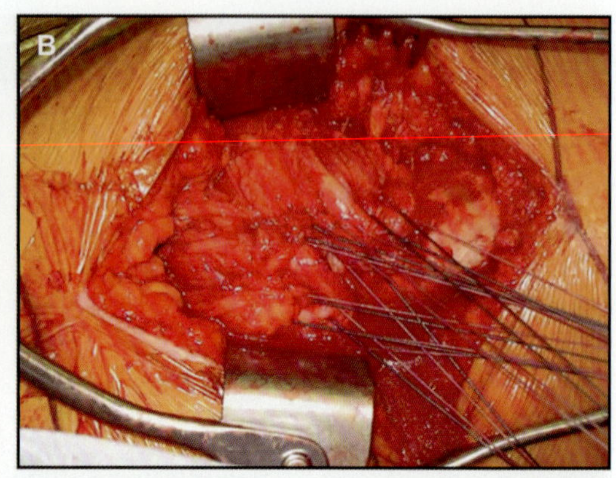

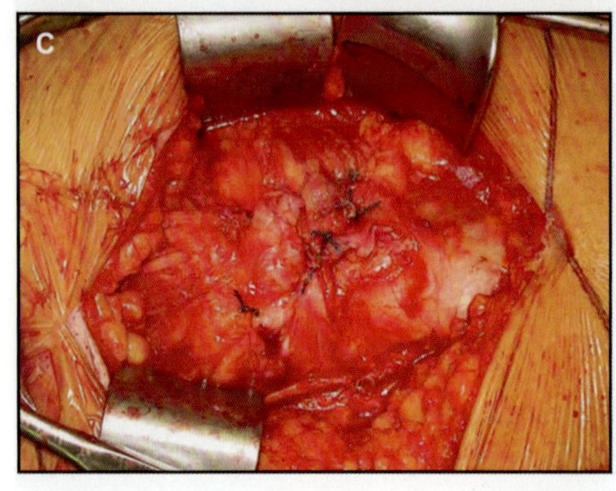

图 9-6 (A)可见臀中肌的近端大部分肌腱回缩，需要开放修复。(B)铆钉放入外展肌的附着点后，缝线被拉紧确认可以达到解剖复位。(C)固定撕裂的肌腱最终达到良好的解剖复位。在这个病例中，臀中肌肌肉质量良好，所以没有必要转移臀大肌重建肌肉功能。

现有症状的异位骨形成。术后抗炎药物治疗可以降低这种风险。其他潜在并发症包括液体渗入软组织和血肿形成。文献中没有关于这些并发症发生率的正式报道。

转子间滑囊炎复发、弹响髋的疼痛和臀中肌肌腱修复后再撕裂等，这些都可能发生。尽管如此，这些并发症的发生还未见报道。涉及股骨转子间区域的术后患者可能有较高的 DVT 风险，因为患者人群通常年龄较大，病程更长，术后康复通常需要一段时间内保护性负重。

术后康复

术后必须立即采取积极治疗，以避免加重外侧髋关节症状。对于大转子滑囊切除术和(或)ITB 松解术的术后康复，开始时允许使用拐杖 20 磅平足负重 2 周，然后在耐受的情况下完全负重。一旦患者的疼痛可耐受，就可开始无限制的髋部强化运动。

在臀中肌修复术后，所有患者都给予拐杖和 10°外展的髋关节支具保护，并在前 6 周允许 20 磅的平足承重。术后立即开始每天连续被动运动 2~4h。允许患者被动屈髋及外展髋关节到 90°，这两者对降低外侧面间隙瘢痕组织的生成和粘连的风险很重要。指导患者在术后至少 6 周内避免主动或内旋、外旋活动，或被动内收超过中立位和外旋超过 30°。如前所述，这些患者年龄大，术后前 6 周久坐不动，应在术前评估 DVT 风险，并应考虑进行适当的 DVT 预防。术后 2 周,患者可开始等长收缩髋部伸肌、下腹部和外旋肌群以及股四头肌。术后 6 周,患者开始承受重量并逐渐增加。在停止使用辅助设备之前,这些患者必须表现出正常的步态。在 10 周时,由下肢强化和核心强化锻炼向耐受功能性负重锻炼计划逐渐进展。当患者表现出双侧相同的外展肌力量、对降压试验良好控制,以及有良好的侧方躯体稳定性时,可开始向跑步训练进展。

要点与陷阱

• 区分有炎症的滑囊和正常的臀中肌组织很重要,这可以通过轻微轴向牵引下肢来实现,这将有助于加强臀中肌纤维的作用。

• 大转子的特定疼痛位置有助于指导外侧髋关节疼痛的诊断。滑囊引起疼痛存在于后方。

• MRI 是针对外侧髋关节疼痛最有用的影像学方法之一,因为它可以检测外展肌肌腱、大转子滑囊和 ITB 的变化。

总结

对于在非手术治疗后仍持续存在髋外侧面疼痛和髋关节功能障碍的患者,应考虑对转子间隙的紊乱进行手术治疗。随着外科医师在关节镜技术方面的经验增多,以及仪器、成像方式和诊断认知的改进,关节镜手术方法已成为该领域的重要手术方式。针对更复杂的病例可能需要开放性重建技术,但目前很少有针对大批量患者的研究,很少有向需要开放肌腱转移手术的患者提供关于最佳治疗策略的统一建议。

(古明晖 张紫机 盛璞义 译)

参考文献

1. Pfirrmann CWA, Chung CB, Theumann NH, Trudell DJ, Resnick D. Greater trochanter of the hip: Attachment of the abductor mechanism and a complex of three bursae—MR imaging and MR bursography in cadavers and MR imaging in asymptomatic volunteers. *Radiology.* 2001;221(2):469-477.
2. Arbuster TG, Guerra J Jr, Resnick D, et al. The adult hip: an anatomic study. Part I: the bony landmarks. *Radiology.* 1978;128(1):1-10.
3. Dwek J, Pfirrmann C, Stanley A, Pathria M, Chung C. MR imaging of the hip abductors: normal anatomy and commonly encountered pathology at the greater trochanter. *Magn Reson Imaging Clin N Am.* 2005;13:691-704.
4. Lachiewicz PF. Abductor tendon tears of the hip: evaluation and management. *J Am Acad Orthop Surg.* 2011;19:385-391.
5. Gottschalk F, Kourosh S, Leveau B. The functional anatomy of tensor fasciae latae and gluteus medius and minimus. *J Anat.* 1989;166:179.
6. Beck M, Sledge JB, Gautier E, Dora CF, Ganz R. The anatomy and function of the gluteus minimus muscle. *J Bone Joint Surg Br.* 2000;82:358-363.
7. Birnbaum K, Siebert, Pandorf T, Schopphoff E, Prescer A, Niethard F. Anatomical and biomechanical investigations of the iliotibial tract. *Surg Radiol Anat.* 2004;26:433-446.
8. Evans P. The postural functional of the iliotibial tract. *Ann R Coll Surg Engl.* 1979;61:271-280.
9. Ilizaliturri VM Jr, Camacho-Galindo J, Evia Ramirez AN, Gonzalez Ibarra YL, McMillan S, Busconi BD. Soft

tissue pathology around the hip. *Clin Sports Med.* 2011;30(2):391-415.

10. Fredericson M, Cookingham CL, Chaudhari AM, Dowdell BC, Oestreicher N, Sahrmann SA. Hip abductor weakness in distance runners with iliotibial band syndrome. *Clin J Sport Med.* 2000;10:169-175.
11. Leonard MH. Trochanteric syndrome; calcareous and noncalcarueous tendonitis and bursitis about the trochanter major. *JAMA.* 1958;168(2):175-177.
12. Fearon AM, Twin J, Dahlstrom JE, et al. Increased substance P expression in the trochanteric bursa of patients with greater trochanteric pain syndrome. *Rheumatol Int.* 2014. Epub February 23 2014.
13. Byrd JW. Hip arthroscopy utilizing the supine position. *Arthroscopy.* 1994;10:275-280.
14. Voos JE, Rudzki JR, Shindle MK, Martin H, Kelly BT. Arthroscopic anatomy and surgical techniques for peritrochanteric space disorders in the hip. *Arthroscopy.* 2007;23:1295-1302.
15. Whiteside LA, Nayfeh T, Katerberg BJ. Gluteus maximus flap transfer for greater trochanter reconstruction in revision THA. *Clin Orthop Relat Res.* 2006;453:203-210.

第 10 章 髋关节和深部臀肌综合征的神经压迫

Eilish O'Sullivan, Stanley Antolak, Hal D. Martin

鉴于髋关节和骨盆有无数的结构会导致疼痛，臀部疼痛的神经来源可能难以确定。首先，必须通过综合病史、体格检查和影像学检查结果来排除腰椎病变。椎间盘源性或根性疼痛，尤其是L1、L2和L3引起的疼痛，可能会导致髋关节前方、腹股沟和大腿疼痛。骨盆的神经卡压可能是由筋膜收缩、直接创伤或手术瘢痕引起的。有时很难确定神经卡压综合征是否是导致运动员髋部和骨盆疼痛的原因，因为许多神经的感觉分布存在重叠，且一些神经缺乏运动神经支配。当不存在明确的病因时，自然病史表明症状将在几周或几个月内无须干预自行缓解。对于持续时间超过3~4周的病例，需至神经科门诊就诊，可以考虑采取治疗性注射，在针对顽固性病例中可能需要外科手术治疗。

坐骨神经及深部臀肌综合征

坐骨神经是发自L4~S3的腰骶丛神经根的主要神经。坐骨神经通过梨状肌下方的坐骨切迹离开骨盆。梨状肌和坐骨神经之间存在正常的解剖变异，了解这些变异很重要。梨状肌-坐骨神经变异首先由Beaton和Anson[1]分为六类(图10-1)。坐骨神经在坐骨结节和股骨的大转子之间穿过，紧邻髋关节囊后方。神经病变可能源于外伤、骨盆骨折、髋部骨折或脱位、髋关节手术、血管异常[2-4]、长时间坐位手术[5]或占位性病变。

坐骨神经卡压的特征是腹膜外神经受压，症状表现为在臀部区域、髋部或大腿后部出现疼痛、感觉迟钝和(或)根性痛[2]。1928年，Yeoman首先推测梨状肌可能是导致坐骨神经卡压的来源[6]。1934年，Freiberg和Vinke描述了Lasègue征以及坐骨神经痛时坐骨切迹上的压痛来源于梨状肌[7]。“梨状肌综合征”这一术语于1947年由Robinson提出，他描述了梨状肌区域为一种类似于香肠状的肿块[8]。近年来，已发现许多坐骨神经卡压的病因，包括梨状肌[3,9-18]、含有血管的纤维条索[9,15,18]、臀肌[19]、腘绳肌[20,21]、孖肌-闭孔内肌复合体[22-24]、坐骨结节[25-27]以及髋臼重建手术[28]。由于这些解剖变异的卡压，引入了深部臀肌综合征[19](DGS)作为对臀肌下空间内坐骨神经卡压的更准确描述。

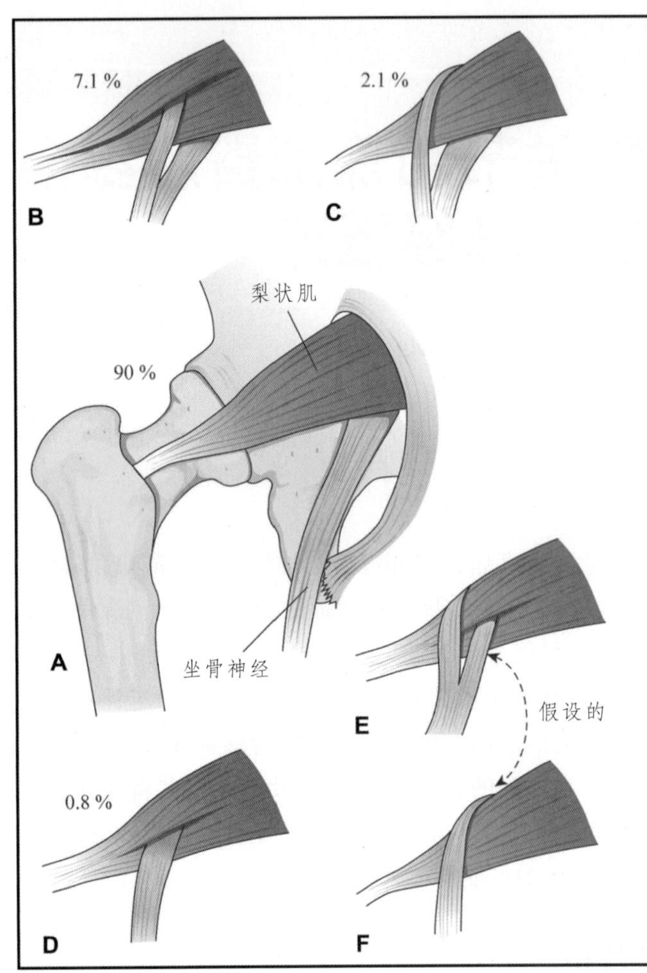

图 10–1 梨状肌/坐骨神经变异示意图。图示坐骨神经与梨状肌关系的六种亚型,按出现的概率大小顺序排列。臀部(外部)视图。图中标明了不同解剖变异的发生频率(源于 240 个病例)。(E)和(F)在 1938 年是提出的假设。(A)在梨状肌下方,坐骨神经未发出分支直接穿过坐骨大孔。(B)坐骨神经分支成两条,从梨状肌中间及下方通过。(C)发出分支从梨状肌的上方及下方通过。(D)坐骨神经未发出分支,直接从梨状肌的中间通过。(E)坐骨神经发出分支,从梨状肌中央及上方通过。(F)坐骨神经未发出分支从梨状肌的上方通过。

臀下间隙位于臀大肌前方和股骨颈后缘之间,外侧为股骨粗线,内侧为骶结节和镰状筋膜,上方为坐骨切迹的下缘,下方为腘绳肌的起点(图 10–2)。该区域内包含坐骨神经、梨状肌、闭孔肌/外肌、孖肌、股四头肌、腘绳肌、臀上神经、臀下神经、旋股内侧动脉的外侧升支、坐骨、骶结节韧带和骶棘韧带。在一个系列病例中,35 例患者中有 18 例患有累及梨状肌的 DGS。梨状肌的特征是肌肉可能会分裂开来,坐骨神经穿过梨状肌中间,分裂肌腱可以由前部和后部组成,并可分成 2 个不同的组成部分,一部分从背侧,一部分从下方穿过分叉的坐骨神经之间[15]。在许多情况下,一个厚的肌腱可以隐藏在覆盖坐骨神经的梨状肌腹下方[3,15]。梨状肌肥大是坐骨神经卡压的原因之一[3,11,14,28]。非典型纤维血管瘢痕带和大转子滑囊肥厚在许多坐骨神经卡压病例中都有报道[15,18]。

由于创伤或腘绳肌撕脱,起于坐骨结节上的腘绳肌腱可以增厚并压迫在坐骨神经上[15,29]。这可能通过使坐骨结节区域的坐骨神经周围瘢痕化或致密纤维化带形成,导致坐骨神经受累的坐骨隧道综合征[15,30]。坐骨神经痛的另一个可能来源是闭孔内肌/孖肌复合体[15,22–24]。坐骨神经从梨状肌前方、上孖肌/闭孔内肌前上方的坐骨切迹出来,从而导致两块肌肉之间产生剪切效应,进而导致卡压[15,23,24]。

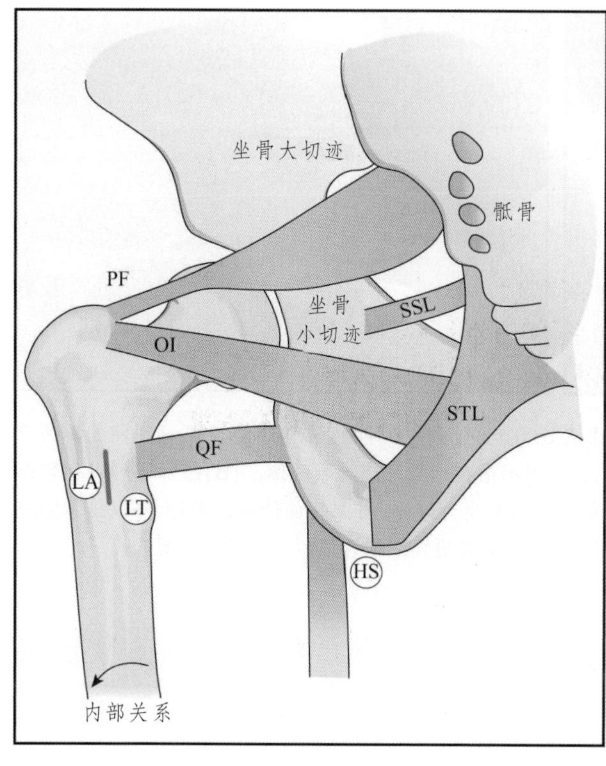

图 10–2 臀下间隙。HS=腘绳肌起点；LA=粗线；LT=小转子；OI=闭孔内肌；PF=梨状肌；QF=股方肌；SSL=骶棘韧带；STL=骶结节韧带。

临床表现

临床表现通常包括创伤史和坐位疼痛症状(无法坐位坚持 30min 以上)、下腰部或髋部的根性疼痛,以及受累侧下肢感觉异常[11,15]。如前所述,髋关节后方疼痛有几种病因,应通过体格检查排除。

临床检查要点

为了帮助鉴别诊断,坐位疼痛的触诊已在图 10–3 中阐明。医师在臀部区域的 3 个位置触诊:梨状肌(外侧/上部)、外旋肌群水平和坐骨外侧。如果疼痛的位置在坐骨,则可以排除坐骨隧道综合征、腘绳肌滑囊病变或腘绳肌撕裂。如果疼痛位于坐骨外侧,则应考虑坐骨股骨撞击。如果疼痛更靠内侧,应评估阴部神经。坐姿触诊也可以在坐姿梨状肌伸展测试期间进行,这是在患者坐姿的情况下进行的屈曲、内收和内旋试验[31]。伸直膝关节(使坐骨神经稍紧张)并被动地将屈曲的髋关节内旋、内收,同时用中指触诊坐骨外侧 1cm,并用示指在坐骨切迹近侧触诊。阳性表现为梨状肌或外旋肌水平上从新出现的后方疼痛。有效的梨状肌试验在如下条件下进行:将足跟向下架在桌子上,抵抗阻力外展、外旋,同时检查者观察梨状肌。部分患者可能出现异常反射或运动肌无力的神经症状[2]。

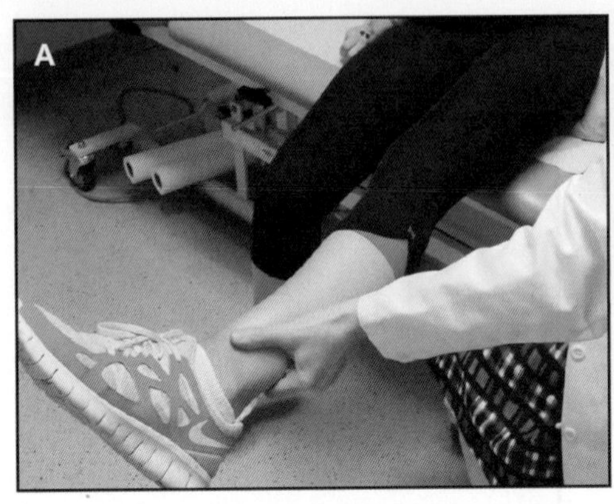

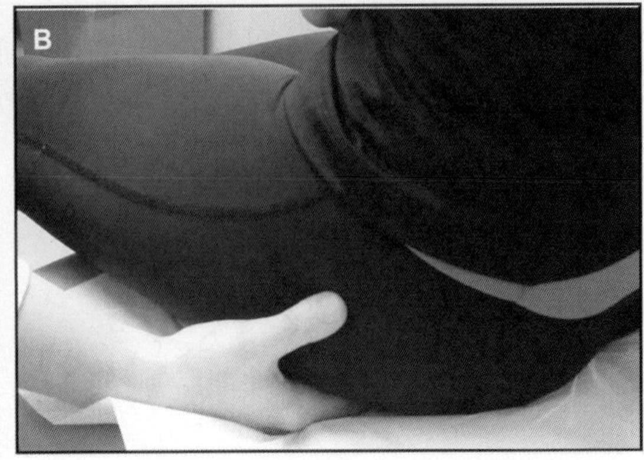

图10–3 后髋关节疼痛坐位触诊试验。(A)患者处于坐位,膝关节伸直。检查者被动活动屈曲的髋关节使之内收、内旋,同时用中指触诊坐骨外侧1cm,并用示指在坐骨切迹近侧触诊。(B)医师还可以在臀部区域的3个位置触诊:梨状肌(外侧/上部)、外旋肌群以及坐骨外侧。如果疼痛位置在坐骨,可以排除腘绳肌滑囊病变或腘绳肌撕裂。如果疼痛位置更靠内侧,则需要更详细地评估阴部神经的情况。

影像学要点

磁共振关节造影

可以使用磁共振关节造影。站立位前–后位X线片有助于确定功能对线并评估关节间隙和颈干角。侧位片可评估是否伴有股骨头颈部偏心距的减少。MRA不一定会突出坐骨神经病变。

肌电图/神经传导试验

肌电图(EMG)和神经传导研究也有助于诊断DGS,通常表现为胫神经和(或)腓神经的H–反射紊乱[32,33]。患者体位很重要。当患者处于侧卧位时,将髋关节伸直、内收和内旋(患者处于侧卧位)并使膝关节屈曲。这个位置会收紧梨状肌,压迫坐骨神经,导致H–反射延迟。屈曲膝关节是有帮助的(H–反射将表现为正常结果)并进行左右双侧的比较。在某些坐骨神经痛患者中,MR神经成像有助于诊断。

坐骨神经卡压/深部臀肌综合征的非手术治疗方法

NSAID

DGS非手术治疗的一种保守方法始于解决可疑的撞击部位。梨状肌、股四头肌、闭孔内肌、上/下孖肌的肥厚、挛缩或炎症的初始治疗为休息、NSAID和(或)肌肉松弛药。

物理治疗

应尝试使用物理治疗方法，包括拉伸外旋肌群。梨状肌伸展，即将腿放置在屈曲、内收和内旋位。在坐位时，患者将膝关节置于胸前并穿过中线，并将膝关节尽量往对侧的肩部拉伸。可以逐步增加到合适的拉伸持续时间和强度。患有 FAI 或髋臼或股骨后倾的患者可能无法在此位置充分拉伸。因此，应对这些患者进行进一步的评估和治疗，大多数患者可通过合适的手术干预来解决。

注射治疗

对物理治疗无效的患者可以通过 1~3 次局麻药或皮质类固醇肌内注射来缓解疼痛，并根据具体情况进行治疗[2,14,34]。如要获得支持梨状肌受累的 DGS 诊断，影像学引导下(CT、透视、超声或开放 MRI)的注射是有必要的。大多数 DGS/坐骨神经卡压病例采取保守的非手术措施都是有效的。

手术治疗

手术治疗的选择包括开放和内镜技术。已经描述了开放的经臀肌有效地进行梨状肌切除术和坐骨神经、股后皮神经的神经成形术[14,18]。许多案例研究报道了开放式手术的成功，并且最大的临床研究中报道了开放手术的优良率为 75%~100%[11,14,21]。此外，腘绳肌松解以及在腘绳肌起点处的坐骨神经松解也取得了令人满意的结果，显著减轻了疼痛并增加了腘绳肌的强度[21]。相对于松解术的是手术治疗，建议尽早进行以避免坐骨神经受累[30,35,36]。Miller 和 Webb 概述了此类手术的手术技术、适应证和禁忌证[29]。该领域的治疗理念仍在继续发展。

内镜下梨状肌松解术

内镜检查是治疗 DGS 有效且微创的方法。一个病例系列报道中[15]报道了 35 例 DGS 患者，有症状的时间为 3.7 年。平均术前痛觉语言模拟评分为 7 分，术后降至 2.4 分。术前 mHHS 为 54.4 分，术后增加至 78 分。21 例患者报道术前使用麻醉剂治疗疼痛，2 例术后患者仍需使用麻醉剂(与初始主诉无关)。83%的患者术后未出现坐位坐骨神经痛(无法坐位坚持>30min)[15]。

手术体位采用由 Byrd[37]改良的仰卧位。改良方法在于将患者朝着对侧倾斜最大角度。在手术过程中，监测神经传导和肌电图，松解术可以立即证实术后的改善。使用 70°的长关节镜和可调节/加长的套管，股骨转子间的空间可以通过前外侧和后外侧入口进入。进行系统检查，然后关节镜转向近端并完成滑囊切除术[37]。辅助后外侧入口建立大转子后 3cm 处、上方 3cm 处，可以更好地观察坐骨神经通过坐骨切迹。表 10-1 为内镜下梨状肌肌腱切断术的手术总结。异常的坐骨神经会呈现白色，类似于鞋带，不会随着旋转而移动，并且在探查时感到紧绷。在股方肌、坐骨隧道、骶结节韧带水平的纤维条索应松解。通

表10-1 内镜下梨状肌肌腱切断术

1.建立前外侧、后外侧和辅助的入口
2.进行滑囊切除术,检查臀小肌、臀中肌和臀大肌
3.内旋肢体,观察深臀间隙入口处的股方肌
4.从远端将骶结节韧带/腘绳肌与神经分离
5.将内镜移动至近端检查,然后移动到后外侧-辅助入口
6.髋关节屈曲40°~60°时内外旋转内镜
7.辨别臀下动脉,随后电凝(或结扎)之并松解
8.修整梨状肌的远端边缘
9.关节镜下对肌腱进行松解
10.反复活动髋关节并探查坐骨神经

过了解解剖学、生物力学以及应用临床测试和诊断策略,对这四层结构的恰当处理也是综合治疗计划的一部分。

康复

手术后,患者使用腋下双拐2周。伤口保护是早期康复的目标之一,其次是恢复基本的功能性活动,如步态。患者应避免在最初的4~6周内长时间坐着,以尽量减少神经刺激。神经滑动练习有助于维持神经本身的移动性。膝关节支具用于避免膝关节伸直,并在必要时保持坐骨神经处于松弛位置。应根据每名患者的耐受性,逐渐增加活动量。

要点

臀肌下间隙和伴随的疾病通常很复杂并难以辨别。诊断和治疗DGS的关键技巧包括标准化的体格检查[15,31]、特殊检查和选择性注射。应留意髋关节后方的关节外病变。使用MRI[38]或CT检查3个平面的骨性解剖结构,包括股骨和髋臼。如要理解臀下间隙病变,则需详细掌握解剖学、生物力学和病理生理学。内镜下坐骨神经减压术可改善神经功能,并可以缓解与坐骨神经卡压/DGS相关的髋部疼痛。在手术过程中,应活动髋关节,探查神经,以分辨病变的潜在原因。

阴部神经

阴部神经病变是骨盆疼痛最常见的神经性病因[39]。骶神经根部S2、S3和S4形成阴部神经,通过坐骨切迹离开骨盆并深入骶棘韧带。有3个分支:直肠下、会阴和阴茎/阴蒂背侧神经。阴部神经是一种混合神经,包含躯体神经和自主神经系统的运动和感觉神经纤维。神经损伤通常由压缩损伤引起,然而,分娩或跌倒可能会发生神经牵拉伤,手术创伤或放射线损伤也可能引起神经损伤。慢性盆腔疼痛是一种常见现象,发生于15%~16%的女性和高达 13.8%的男性中[40]。阴部神经蜿蜒的走行使其易于发生病变,因为它在韧带之间穿行,以骶结节韧带和骶棘韧带为边界。大约 90%的阴部神经损伤发生在这里,并将其定义为隧道综合征[41]。神经在坐骨小切迹重新进入骨盆,在 Alcock 管的闭孔肌和筋膜之间穿过,骶结节韧带和骶棘韧带形成“龙虾爪”。骶结节韧带的镰状突是一个潜在的压迫区域,其大小和厚度变异很大,并且可以在其内侧边缘或在闭孔内肌肌腹的上方压迫神经。来自每个韧带的神经纤维可以在坐骨棘附近汇合,束缚神经并限制其滑动。阴部神经病变的主要病理生理原因是反复的微创伤。这种情况可能发生在田径或其他运动过程中,如慢跑、仰卧起坐、爬楼梯和椭圆训练。另一种常见的损伤机制是长时间骑行压迫,可能导致感觉丧失甚至阳痿[42]。坐骨棘的不对称增宽或延长发生在足球运动员、划船运动员或啦啦队等运动员的优势腿上(图 10-4)。当梨状肌由于运动的原因而肥大时,坐骨向内生长减少了坐骨大切迹的功能区域。当骶骨的下外侧角重塑(延长)时,坐骨大切迹的直径进一步减少。阴部神经病变患者常可发现坐骨和坐骨棘的骨性重塑。由于对会阴支撑柱的牵引/压迫,阴部神经痛是髋关节镜检查可能的并发症。最近的一项回顾性研究发现,阴部神经痛的发生率为 2%,症状持续 3 周至 6 个月[43]。

临床表现

有 5 个基本的诊断标准,也称为 Nantes 标准,用于诊断阴部神经卡压[44]。首先是肛门到阴茎/阴蒂之间的区域疼痛。疼痛主要是在坐位时感受到的,并且通常坐在马桶座上可以减轻,不伴随明显的夜间疼痛。客观感觉障碍应考虑骶神经根受累。阴部神经阻滞可以减轻阴部神经卡压导致的疼痛。

临床检查要点

体格检查是诊断阴部神经病变的重要组成部分。生殖器区域的针刺检查可以识别感

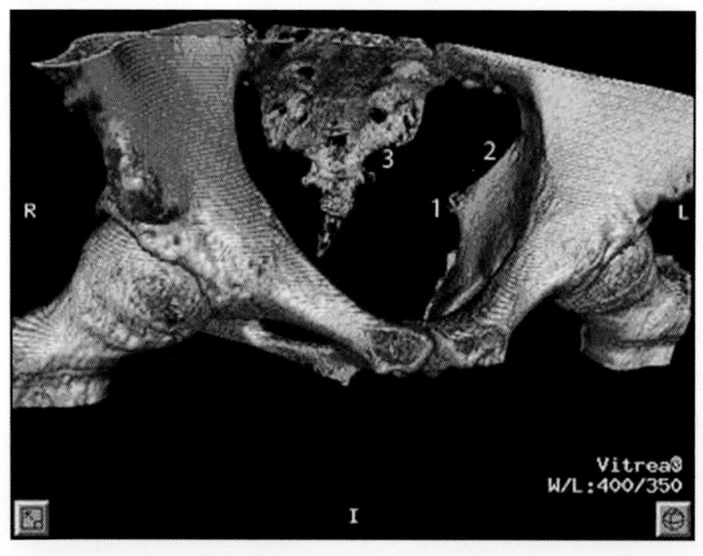

图 10-4　骨盆的CT(左侧视图)三维重建。(1)延长的坐骨棘。(2)坐骨内侧重塑。(3)骶骨下外侧角的侧向生长。当运动员过度使用梨状肌时,这些骨性变化减少了坐骨大切迹的正常圆形范围。(扫码看彩图)

觉变化[45]。可以检查每个会阴部神经分支:通过检查阴茎或阴蒂判断阴茎/阴蒂背侧神经,阴囊或阴唇判断会阴神经,肛门后部皮肤判断下直肠神经。由于交感神经过度刺激,常可在尾骨和臀沟区域发现皮肤变化,并且可能存在慢性区域疼痛综合征的营养变化。

影像学要点

影像学技术无法为阴部神经病变提供诊断信息,但有助于排除该症状的相关病理状况或解剖学原因。术前计划采用影像学检查是合适的,包括骨盆和腰骶脊柱的 MRI。应做一些 X 线片检查,包括骨盆的 Judet 视图、确定坐骨的伸长线和骶骨的下外侧角、坐骨的内侧重塑。骨盆的 CT 扫描可能对于诊断神经病理学病变没有帮助。磁共振神经图可以显示神经的变化。

神经生理学检查

神经生理学测试可提供神经病变的客观证据。定量感觉测试(温度检测阈值测试)测量 3 个阴部神经分支中每一个分支的温度觉。这是对检测阳痿的最佳的神经病理学测试[47]。使用阴部神经末梢运动潜伏期试验的运动神经测试在不少患者中都是异常的。神经生理学家可以使用躯体感觉诱发电位或骨盆肌电图和(或)测量球海绵体反射等测试方法[48]。这些测试提供了神经病变的定量证据,但也可能提供神经系统中枢感觉的定性证据。在这种异常状态下,神经元对正常刺激做出过度和异常的反应。

治疗:非手术选择

阴部神经病变是一种隧道综合征,因此应先使用非手术干预措施进行治疗,在必要时采取神经减压手术进一步处理[46]。患者自我神经保护计划可使大多数患者受益。自我神经管理的关键要素是避免重复的髋关节屈曲活动,包括慢跑、骑自行车、椭圆训练、仰卧起坐和爬楼梯。避免久坐是一项关键因素,当患者必须坐着时,应使用会阴悬吊垫。

药物治疗

阴部神经病变的药物治疗极富挑战性,因为被压迫或损伤的神经纤维对止痛药物并不敏感。因此,不应使用麻醉性镇痛药,因为它们无法解决神经性疼痛。受中枢感觉或复杂区域疼痛综合征影响的神经元可能对药物治疗有反应,包括阿米替林和去甲替林在内的抗抑郁药对许多患者有效,可减轻神经性疼痛。选择性 5-羟色胺再摄取抑制剂和 5-羟色胺-去甲肾上腺素再摄取抑制剂可能有益于疼痛综合征的患者, 并已证实对阴部神经病变患者有效。抗癫痫药中,加巴喷丁和普瑞巴林等药物是最常用的。N-甲基-D-天冬氨酸受体主要参与神经痛的发生机制,巴氯芬等药物对以上过程具有阻断作用[49]。严重中枢敏感化的患者可以静脉注射氯胺酮。就镇痛药而言,曲马朵在治疗神经痛方面具有中等作用。

物理治疗

物理治疗是盆腔疼痛的常用治疗方式,应在患者可耐受的范围内进行。有阴部神经病变的患者可能需要物理治疗联合局部注射治疗才能获得良好的效果。肌肉松解可能有效且比较常用[50]。如治疗 8 周疗效不明显,则应采取替代治疗方法。

注射治疗

使用丁哌卡因和皮质类固醇的阴部神经周围注射可以治疗或控制由阴部神经病变引起的慢性盆腔疼痛。每隔 4 周注射一次,共注射 3 次可获得最佳疗效。注射部位为自坐骨棘处,深入直至阴部管中给予注射。这些可以在透视引导或 CT 引导下实施(图 10-5)。症状缓解通常是缓慢的,也可能是永久性的。2005 年,一项有关患者对神经周围注射反应的回顾性报道中,56%的患者在 24 个月时为持续无痛状态[18]。有些患者对不同注射间歇期的“间隔性神经阻滞”有效,这是由复发性症状决定的。通过阴部神经周围注射(PNPI)控制慢性疼痛无效是进行减压手术的指征。

阴部神经病变的手术治疗

通过横断骶棘韧带对阴部神经进行减压已经成功开展了 20 余年[51]。这种手术方式可以完全消除症状,但可能需要 9~24 个月恢复。经臀肌间入路提供了梨状肌下区域最好的神经暴露,包括阴部管到神经的三个分支。神经闭锁或神经变色具有重大的预后提示意义(图 10-6)。Robert 等发起了阴部神经病变的减压手术,方法为横切骶结节韧带和骶棘韧带[52]。然而,横切骶髂韧带可能导致骨盆不稳和步态异常。Robert 等[52]报道了一项 400 例接受经臀肌入路治疗阴部神经病变的临床研究。1 年时,71.4%的患者得到了改善,而非手术组为 13.3%。未见主要并发症的报道。

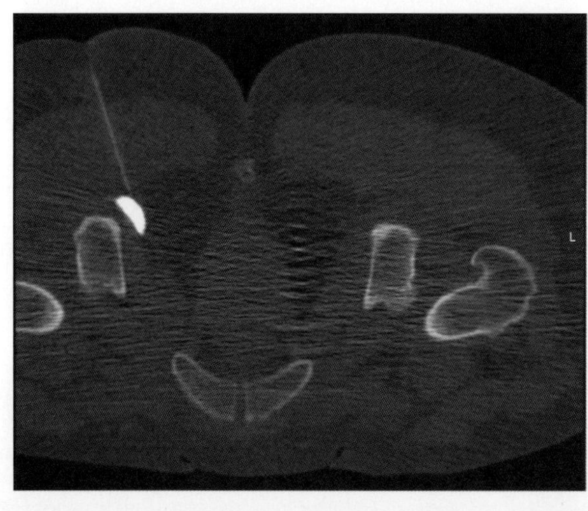

图 10-5 CT 引导下的阴部神经周围注射(PNPI),针刺在 Alcock 管中。

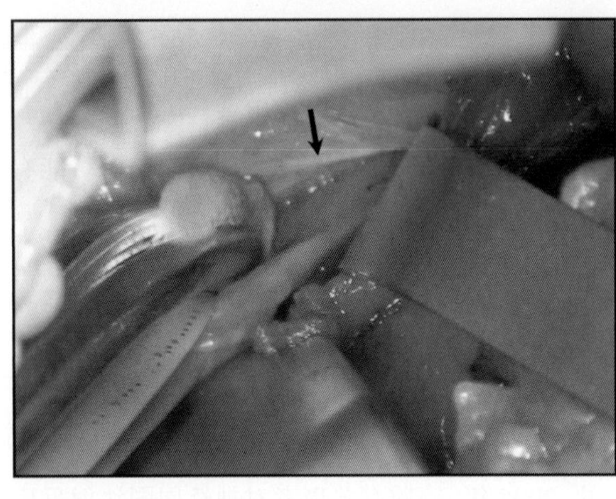

图 10-6 蓝色血管环中的左阴部神经在镰状突(箭头所示)和骶棘韧带之间被压迫。镰状突被打开,并由 Kittner 海绵推至一侧。箭头位于镰状突的侧面。(扫码看彩图)

经臀肌减压

在骶缘和坐骨结节之间做一个斜行切口,切开臀肌筋膜以暴露下方的肌肉,然后将它们进一步分离,以暴露骶结节韧带,沿纵轴牵开以暴露(但不切断),分辨并分离阴部神经。分离是从头侧开始,横切所有阻挡的筋膜。然后横切骶棘韧带,从而松解神经。从坐骨棘分离尾骨肌纤维,以允许神经转位。然后打开 Alcock 管,并松解粘连的部分。于神经前方和后方放置屏障,以防止粘连,置入引流管,缝合骶结节韧带和臀肌筋膜。患者通常需要住院 2 天。

术后康复

患者在手术当天即可站起,并在术后第 1 天即可走动。每天完成涉及髋关节屈曲和旋转的神经滑动练习。患者应继续使用会阴悬吊垫。重返工作岗位的时间可能从 10 天(对于在办公室工作的人)到 3 个月(对于活动强度更高的患者)不等。对于一些严重神经受损的患者,可能无法缓解原有的症状。一旦初始愈合开始发生,核心肌群强化锻炼可能对患者有益。

并发症

5%的患者可能发生尿潴留,可能需要留置尿管。神经麻痹可能需要数天或数周才能完全消退。

其他外周神经

许多周围神经在臀部区域有感觉神经的分布(图 10-7)。其中一些缺乏运动传入神经,因此有时很难确定哪条神经被压迫(表 10-2)。下肢周围神经包括髂腹下神经、髂腹股沟神经、生殖股神经、闭孔神经、股外侧皮神经、股神经和股后皮神经。

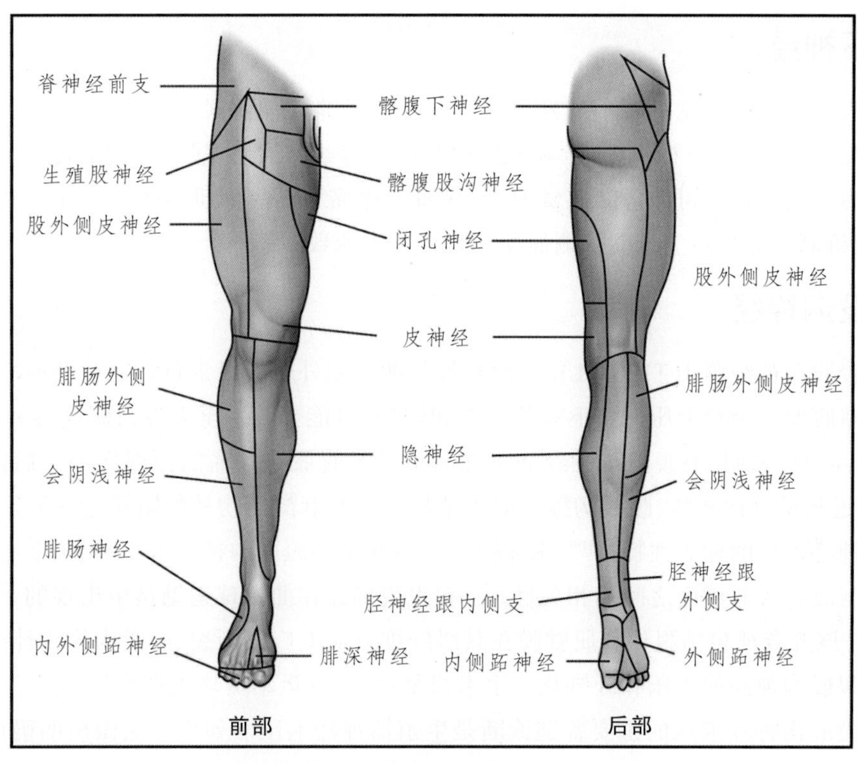

图 10–7 下肢周围神经的皮肤分布。

表 10–2 下肢周围神经

神经	运动神经支配	感觉分布	试验
髂腹下神经	无	臀上、耻骨上	无
髂腹股沟神经	腹内斜肌、腹横肌最下部分	大腿上内侧、阴茎根部皮肤和阴囊前部/阴阜和大阴唇(Starling 和 Harms，1989[53])	神经传导测试
生殖股神经	提睾肌	大腿前方、阴囊侧面	无
闭孔神经	长收肌和股薄肌、耻骨肌、大收肌、闭孔外肌	远端内侧大腿、膝关节(有时是髋关节)	针电极肌电图
股神经	股四头肌	大腿前方	神经传导测试、针电极肌电图
股外侧皮神经	无	大腿前外侧	神经传导测试
坐骨神经	腘绳肌	无	神经传导测试、针电极肌电图、短时程诱发电位
阴部神经	肛门外括约肌、会阴肌、尿道外括约肌	会阴部皮肤、阴囊/阴唇、肛周皮肤	针电极肌电图
股后皮神经	无	臀下、大腿后侧、会阴	神经传导测试

髂腹下神经

腹股沟区域的感觉神经中变异很常见。生殖股神经、髂腹股沟神经和髂腹下神经之间常有交汇[53]。髂腹下神经由L1和L2发出,向下穿过腰大肌,然后穿透下腹壁。此神经卡压甚为罕见。症状可能包括感觉改变、耻骨上疼痛和下腹部肌肉肿胀。在运动员损伤中,受伤机制可能是由于骨盆从侧面受到直接冲击所致。

髂腹股沟神经

髂腹股沟神经源于T12和L1[52]。此神经从腰大肌外侧边缘走行并通过髂前嵴穿透腹横肌。髂腹股沟神经卡压产生下腹部疼痛和灼烧,可能会放射至大腿内侧近端和阴囊/大阴唇。Lovell[54]表明,髂腹股沟神经痛可能是运动员腹股沟疼痛的原因之一。髂窝疼痛、ASIS附近腹壁触诊触痛、腹股沟疼痛向生殖器放射和麻醉药物神经阻滞能缓解疼痛是髂腹股沟神经卡压的标志性特征[19]。Kopell等[55]描述了髂腹股沟神经卡压/髋关节有限内旋活动度与股骨头非球度之间的相关性。已有报道描述在曲棍球运动员中出现的下腹痛综合征[56]。该综合征包括腹外斜肌腱膜在其肌纤维方向上广泛撕裂、腹股沟管浅环的撕裂,以及髂腹股沟神经的卡压和纤维化。手术修复后,所有运动员均重返赛场。

髂腹股沟神经卡压的主要鉴别诊断是生殖器神经卡压。如果无法做出明确诊断,选择性神经阻滞可能会提供更多的鉴别诊断信息[52]。如果保守治疗(包括神经阻滞、伸展活动、软组织松解法和物理治疗)失败,可能需要进行手术治疗。有研究报道过通过腹股沟切口行神经探查术并切除卡压部分的神经[52]。手术可能出现的并发症包括持续性麻木和提睾反射丧失。

生殖股神经

生殖股神经源自L1和L2,主要具有感觉功能。它从内侧穿过腰大肌和腰大肌筋膜,沿着腰大肌表面下降。它为大腿前部的一小部分、阴囊皮肤/阴阜和大阴唇提供感觉。这条神经常在手术后被卡压于该处。生殖股神经卡压的症状包括腹股沟疼痛和可能向生殖器皮肤和大腿内侧近端放射的灼烧感[52]。这种疼痛可能随着行走或髋关节过伸而增加,并且可以通过弯曲大腿或躺下来缓解。腹股沟管触诊时通常有压痛,并在整个皮肤支配区域有感觉过敏。采取保守治疗仍然存在的症状可通过手术治疗解决。使用侧腹部横行入路[52],在脐的侧方和近侧做一切口。分离腹内外斜肌,然后暴露后腹膜。可根据穿透腰大肌的特征,以明确该神经为生殖股神经。然后切除卡压的部位,包括神经分叉的部分。

闭孔神经

闭孔神经由L2、L3和L4神经根组成,沿腰大肌下行,从耻骨支下的一条隧道穿过。闭孔神经卡压也可能引起腹股沟疼痛[56]。典型表现为由运动引起的大腿内侧疼痛,休息后缓解。EMG上的内收肌群可能存在肌力减弱/去神经支配。感觉异常可能存在于大腿内侧。这通常是由于在闭孔或大腿近端处发生筋膜的卡压引起的。就保守治疗而言,这可以通过休息、物理治疗、软组织松解、强化锻炼、NSAID 类药物和拉伸活动来控制。如果症状顽固,则需要手术松解。Bradshaw 等[57]描述的手术入路为通过长收肌侧方行一斜行切口。在长收肌和耻骨肌上的筋膜上剥离组织,然后直接分离这 2 块肌肉之间的间隙。闭孔神经的前支在短收肌上方延伸,并被厚筋膜覆盖。这层筋膜是分开的,神经的分支在耻骨肌下方向闭孔走行,手术者可以通过插入一个手指小心地扩大松解。随后复原肌肉组织,缝合皮下组织和皮肤。最初几天指导患者在可耐受强度下行走,在疼痛消失后开始慢跑,通常在手术后 3~6 周内可回归运动。

股外侧皮神经

股外侧皮神经(LFCN)来自 L2 和 L3 神经根。LFCN 的医源性损伤可能发生在手术过程中,或是由于皮带、支架长期的压迫或髂骨创伤所引起。感觉异常性股痛的特征是通过大腿前外侧的麻木、灼热和疼痛。通常难以确定受伤或受压的原因。当神经通过腹股沟韧带时可能会出现压迫[19]。在运动员中,可能会出现大腿前外侧的软组织损伤。体操运动员可能会因高低杠运动而受伤。可能会出现许多解剖变异,其中一些变化可能会提高神经损伤的风险。在尸体解剖中,在 LFCN 解剖变异中(LFCN 在腹股沟韧带内或浅表处走行)可发现大的假神经瘤[58]。大多数患者无须特殊干预即可缓解,但在症状持续存在的情况下,可能需要手术治疗。

股神经

股神经由 L2、L3 和 L4 神经根形成。它从腰大肌的外侧边缘通过,并通过髂肌筋膜下方和腹股沟韧带下方。股骨神经损伤可能是由于腰肌滑囊炎所致,或由于肿胀或血肿所导致的损伤引起[19]。其他可能的机制是髋关节过度伸展从而导致神经过度拉伸。受伤或刺激部位通常难以定位,因此,保守治疗是首选方式。

股后皮神经

股后皮神经起源于 S1、S2 和 S3,然后向下穿过梨状肌下方的坐骨切迹至膝关节。它为臀部下方和大腿后部提供感觉传入神经,并且可能通过臀下皮神经传导至肛门和会阴外侧[19]。臀部摔伤或长时间骑行导致的持续压力可能会导致神经损伤。注射药物既可用于诊断目的,也可用于缓解症状。

要点与陷阱

- 区分髋部和骨盆神经疼痛来源的第一步,应排除腰椎病变。
- 坐位疼痛的触诊试验(触诊梨状肌,外旋肌群和坐骨外侧的臀部区域)可用于 DGS 患者的临床检查和诊断。
- 诊断阴部神经卡压的基本标准是肛门区域与阴茎/阴蒂之间的疼痛、坐位疼痛、疼痛不会在夜间使患者痛醒,以及阴部神经阻滞可缓解的疼痛。

• 保守治疗是神经性髋关节疼痛的主要治疗方法，因为自然病史表明其可自行缓解。在顽固性病例中，可采用手术治疗，以减轻神经压迫症状。

总结

骨盆和下肢的周围神经病变与髋部病变十分相似。临床医师应根据特定的神经压迫综合征仔细查体，协助指导正确的临床干预。改变活动习惯、拉伸和软组织松动法通常是第一线治疗。持久不缓解的患者可能需要选择性注射，进一步确定疼痛的确切原因，特别是在那些具有相似分布区域的神经中。对症状顽固的患者，可能需要手术治疗来缓解症状。

（陈蔚深 张紫机 盛璞义 译）

参考文献

1. Beaton L, Anson B. The sciatic nerve and the piriformis muscle: their interrelation and possible cause of coccygodynia. *J Bone Joint Surg Am.* 1938;20:686-688.
2. Papadopoulos EC, Khan SN. Piriformis syndrome and low back pain: a new classification and review of the literature. *Orthop Clin North Am.* 2004;35(1):65-71.
3. Hughes SS, Goldstein MN, Hicks DG, Pellegrini VD Jr. Extrapelvic compression of the sciatic nerve. An unusual cause of pain about the hip: report of five cases. *J Bone Joint Surg Am.* 1992;74(10):1553-1559.
4. Papadopoulos SM, McGillicuddy JE, Albers JW. Unusual cause of 'piriformis muscle syndrome'. *Arch Neurol.* 1990;47:1144-1146.
5. Brown JA, Braun MA, Namey TC. Pyriformis syndrome in a 10-year-old boy as a complication of operation with the patient in the sitting position. *Neurosurgery.* 1988;23:117-119.
6. Yeoman W. The relation of arthritis of the sacro-iliac joint to sciatica, with an analysis of 100 cases. *Lancet.* 1928;2:1119-1122.
7. Freiberg AH, Vinke TH. Sciatica and the sacroiliac joint. *J Bone Joint Surg Am.* 1934;16:126-136.
8. Robinson DR. Pyriformis syndrome in relation to sciatic pain. *Am J Surg.* 1947;73:355-358.
9. Adams JA. The pyriformis syndrome—report of four cases and review of the literature. *S Afr J Surg.* 1980;18(1):13-18.
10. Beauchesne RP, Schutzer SF. Myositis ossificans of the piriformis muscle: an unusual cause of piriformis syndrome. A case report. *J Bone Joint Surg Am.* 1997;79(6):906-910.
11. Benson ER, Schutzer SF. Posttraumatic piriformis syndrome: diagnosis and results of operative treatment. *J Bone Joint Surg Am.* 1999;81(7):941-949.
12. Chen WS. Sciatica due to piriformis pyomyositis. Report of a case. *J Bone Joint Surg Am.* 1992;74(10):1546-1548.
13. Dezawa A, Kusano S, Miki H. Arthroscopic release of the piriformis muscle under local anesthesia for piriformis syndrome. *Arthroscopy.* 2003;19:554-557.
14. Filler AG, Haynes J, Jordan SE, et al. Sciatica of nondisc origin and piriformis syndrome: diagnosis by magnetic resonance neurography and interventional magnetic resonance imaging with outcome study of resulting treatment. *J Neurosurg Spine.* 2005;2(2):99-115.
15. Martin HD, Shears SA, Johnson JC, Smathers AM, Palmer IJ. The endoscopic treatment of sciatic nerve entrapment/deep gluteal syndrome. *Arthroscopy.* 2011;27:172-181.
16. Mayrand N, Fortin J, Descarreaux M, Normand MC. Diagnosis and management of posttraumatic piriformis syndrome: a case study. *J Manipulative Physiol Ther.* 2006;29(6):486-491.
17. Sayson SC, Ducey JP, Maybrey JB, Wesley RL, Vermilion D. Sciatic entrapment neuropathy associated with an anomalous piriformis muscle. *Pain.* 1994;59:149-152.
18. Vandertop WP, Bosma NJ. The piriformis syndrome. A case report. *J Bone Joint Surg Am.* 1991;73(7):1095-1097.
19. McCrory P, Bell S. Nerve entrapment syndromes as a cause of pain in the hip, groin and buttock. *Sports Med.* 1999;27(4):261-274.
20. Puranen J, Orava S. The hamstring syndrome. A new diagnosis of gluteal sciatic pain. *Am J Sports Med.* 1988;16:517-521.

21. Young IJ, van Riet RP, Bell SN. Surgical release for proximal hamstring syndrome. *Am J Sports Med.* 2008;36:2372-2378.
22. Cox JM, Bakkum BW. Possible generators of retrotrochanteric gluteal and thigh pain: the gemelli-obturator internus complex. *J Manipulative Physiol Ther.* 2005;28:534-538.
23. Meknas K, Christensen A, Johansen O. The internal obturator muscle may cause sciatic pain. *Pain.* 2003;104:375-380.
24. Meknas K, Kartus J, Letto JI, Christensen A, Johansen O. Surgical release of the internal obturator tendon for the treatment of retro-trochanteric pain syndrome: a prospective randomized study, with long-term follow-up. *Knee Surg Sports Traumatol Arthrosc.* 2009;17(10):1249-1256.
25. Patti JW, Ouellette H, Bredella MA, Torriani M. Impingement of lesser trochanter on ischium as a potential cause for hip pain. *Skeletal Radiol.* 2008;37:939-941.
26. Torriani M, Souto SC, Thomas BJ, Ouellette H, Bredella MA. Ischiofemoral impingement syndrome: an entity with hip pain and abnormalities of the quadratus femoris muscle. *AJR Am J Roentgenol.* 2009;193(1):186-190.
27. Miller A, Stedman GH, Beisaw NE, Gross PT. Sciatica caused by an avulsion fracture of the ischial tuberosity. A case report. *J Bone Joint Surg Am.* 1987;69(1):143-145.
28. Issack PS, Kreshak J, Klinger CE, Toro JB, Buly RL, Helfet DL. Sciatic nerve release following fracture or reconstructive surgery of the acetabulum. Surgical technique. *J Bone Joint Surg Am.* 2008;90(Suppl 2 Pt 2):227-237.
29. Miller SL, Webb GR. The proximal origin of the hamstrings and surrounding anatomy encountered during repair. Surgical technique. *J Bone Joint Surg Am.* 2008;90(Suppl 2 Pt 1):108-116.
30. Filler AG. Piriformis and related entrapment syndromes: diagnosis & management. *Neurosurg Clin N Am.* 2008;19(4):609-622, vii.
31. Chakravarthy J, Ramisetty N, Pimpalnerkar A, Mohtadi N. Surgical repair of complete proximal hamstring tendon ruptures in water skiers and bull riders: a report of four cases and review of the literature. *Br J Sports Med.* 2005;39:569-572.
32. Martin H. Clinical examination and imaging of the hip. In: Byrd J, Guanche C, eds. *AANA Advanced Arthroscopy: The Hip.* Philadelphia, PA: Saunders; 2010.
33. Fishman LM, Wilkins AN. Piriformis syndrome: electrophysiology vs. anatomical assumption. In: Fishman LM, Wilkins AN, eds. *Functional Electromyography.* New York, NY: Springer US; 2011.
34. Jawish RM, Assoum HA, Khamis CF. Anatomical, clinical and electrical observations in piriformis syndrome. *J Orthop Surg Res.* 2010;5:3.
35. Barton PM. Piriformis syndrome: a rational approach to management. *Pain.* 1991;47:345-352.
36. Wood DG, Packham I, Trikha SP, Linklater J. Avulsion of the proximal hamstring origin. *J Bone Joint Surg Am.* 2008;90(11):2365-2374.
37. Byrd JW. Hip arthroscopy utilizing the supine position. *Arthroscopy.* 1994;10:275-280.
38. Voos JE, Rudzki JR, Shindle MK, Martin H, Kelly BT. Arthroscopic anatomy and surgical techniques for peritrochanteric space disorders in the hip. *Arthroscopy.* 2007;23(11):1246.e1-e5.
39. Beall DP, Martin HD, Mintz DN, et al. Anatomic and structural evaluation of the hip: a cross-sectional imaging technique combining anatomic and biomechanical evaluations. *Clin Imaging.* 2008;32(5):372-381.
40. Robert R, Prat-Pradat D, Labat JJ, et al. Anatomic basis of chronic perineal pain: role of the pudendal nerve. *Surg Radiol Anat.* 1998;20(2):93-98.
41. Magri V, Wagenlehhner F, Perleetti G, et al. Use of the UPOINT chronic prostatitis/chronic pelvic pain syndrome classification in European cohorts: sexual function domain improves correlations. *J Urol.* 2010;184(6):2339-2345.
42. Robert R, Labat JJ, Lehur PA, et al. Réflexions cliniques, neurophyiologiques et thérapeutiques à partir de données anatomiques sur le nerf pudendal (honteux interne) lors de certaines algies périnéales. *Chirurgie.* 1989;115:515-520.
43. Desai KM, Gingell JC. Hazards of long distance cycling. *BMJ.* 1989;298(6680):1072-1073.
44. Pailhé R, Chiron P, Reina N, Cavaignac E, Lafontan V, Laffosse JM. Pudendal nerve neuralgia after hip arthroscopy: Retrospective study and literature review. *Orthop Traumatol Surg Res.* 2013;99(7):785-790.
45. Labat JJ, Riant T, Robert R, Amarenco G, Lefaucher JP, Rigaud J. Diagnostic criteria for pudendal neuralgia by pudendal nerve entrapement (Nantes criteria). *Neurourol Urodyn.* 2008;27(4):306-310.
46. Turner MLC, Marinoff SC. Pudendal neuralgia. *Am J Obstet Gynecol.* 1991;165:1233-1235.
47. Bleustein CB, Eckholdt E, Arezzo JC, Melman A. Quantitative somatosensory testing of the penis: optimizing the clinical neurological examination. *J Urol.* 2003;169:2266-2269.
48. Benson JT. Neurophysiology of the female pelvic floor. *Curr Opin Obstet Gynecol.* 1994;6:320-323.
49. Sang CN. NMDA-receptor antagonists in neuropathic pain: experimental methods to clinical trials. *J Pain Symptom Manage.* 2000;19(1 Suppl):S21-S25.
50. Weiss JM. Pelvic floor myofascial trigger points: manual therapy for interstitial cystitis and the urgency-frequency syndrome. *J Urol.* 2001;166(6):2226-2231.
51. Antolak SJ. Surgical care in pudendal neuralgia. In: Workshop Pudendal Neuralgia: Diagnosis and management (abstract 26C). *Pain Res Manag.* 2010;15:87.

52. Robert R, Labat JJ, Bensignor M, et al. Decompression and transposition of the pudendal nerve in pudendal neuralgia: a randomized controlled trial and long-term evaluation. *Eur Urol.* 2005;47:403-408.
53. Starling JR, Harms BA. Diagnosis and treatment of genitofemoral and ilioinguinal neuralgia. *World J Surg.* 1989;13:586-591.
54. Lovell G. The diagnosis of chronic groin pain in athletes: a review of 189 cases. *Aust J Sci Med Sport.* 1995;27:76-79.
55. Kopell HP, Thompson WAL, Postel AH. Entrapment neuropathy of the ilioinguinal nerve. *N Engl J Med.* 1962;266:16-19.
56. Lacroix VJ, Kinnear DG, Mulder DS, Brown RA. Lower abdominal pain syndrome in national hockey league players: a report of 11 cases. *Clin J Sport Med.* 1998;8:5-9.
57. Bradshaw C, McCrory P, Bell S, Brukner P. Obturator nerve entrapment: a cause of groin pain in athletes. *Am J Sport Med.* 1997;25:402-408.
58. Aszmann OC, Dellon ES, Dellon AL. Anatomical course of the lateral femoral cutaneous nerve and its susceptibility to compression and injury. *Plast Reconstr Surg.* 1997;100:600-604.

第 11 章 髋关节和骨盆的应力性骨折

Marci Goolsby, Landon Hough, Marc R. Safran

髋关节和骨盆应力性骨折的简介和流行病学

简介

应力性骨折是导致运动员延误训练和比赛的一种常见病。发生这一损伤的最常见部位是小腿和足部[1,2],但也可发生在其他长期反复受到应力刺激的部位。髋关节和骨盆的应尤为重视,因为这一部位的骨应力性损伤难以诊断,如果处理不当,可能会导致运动员病情加重和远期并发症。

骨应力性损伤的病理生理学

骨应力性损伤指的是骨骼的一系列损伤,包括骨的应激反应和应力性骨折。如 Wolff 定律所述,应力刺激的重塑是骨转换的一个正常生理方面,但当骨吸收和骨塑形之间出现不平衡时,就会发生骨微损伤[3]。增加的机械应变和骨负荷率可使骨超出其正常的修复能力,一旦没有足够的时间修复,将导致损伤累积和疲劳性骨折[4,5]。应力性骨折也通常被称为疲劳骨折或衰竭骨折[4]。疲劳骨折是由于长时间、反复强大压力作用于正常骨结构发展而来,衰竭骨折是由于正常应力作用于异常骨结构造成的。在运动员和新兵中,疲劳骨折是较常见的一种应力性骨折,但有些运动员可能兼有这两种类型,如女性运动员体内内分泌失调和营养不良导致骨质亚健康等[3,6,7]。

髋部和骨盆的机械负荷受重力和肌肉力量的影响[4,7,8]。因此,臀部和骨盆的肌肉可能参与了应力性损伤的发展。关于这种情况是如何发生的,有两种理论存在,尽管每种理论都可能根据个人和压力伤害的位置发挥作用[3,7,8]。臀部和骨盆肌肉在平衡扭矩方面很重要,如在股骨颈,如果肌力差,容易活动后疲劳,其抗重力的能力就会丧失,将更多的力量传递到骨骼[3,4,7,9],此外,肌肉收缩力可能集中在附着点,从而导致骨应力性损伤[8]。

应力性损伤的流行病学

1855 年,普鲁士军队中描述了第一例应力性骨折[10],随后在 1905 年,由 Blecher 报道了第一例股骨颈应力性骨折[11]。自那时起,已发表多例股骨颈应力骨折的系列报道[12-15]。对田径运动员进行 10 年的前瞻性研究中,Bennell 等指出,所有应力性骨折的发生率为 21%,而股骨颈为 8%[16]。另一项研究发现,股骨的应力性骨折是第四个最常见的部位(7.2%),骨盆发病率仅为 1.6%[2]。对 185 例股骨疲劳骨折进行临床研究(199/100 000 人/年),发现病例均可根据症状和 MRI 加以诊断。本组中,9%为双侧,股骨颈占 50%,22%发现有骨折线[17]。正如下面将会进一步详细描述的,女性对于骨盆和髋部应力损伤具有更高的风险。然而,由于研究存在变量并难以区别,骨盆和髋部应力损伤的准确发生率很难确定。

应力性损伤的分类

股骨颈的应力性损伤

股骨颈应力性骨折自 20 世纪初以来就有了描述[11],自发现以来提出了多种分类体系[3,12-15,18]。Devas 描述了张力侧(股骨颈外侧)和压力侧(股骨颈内侧)骨折[15]。而 Fullerton 和 Snowdy 对移位骨折又增加了一个单独的类别[12]。Shin 和 Gillingham 对该系统进行了修正,并对这 3 种类型进行了磁共振描述。压力侧股骨颈应力损伤按有无疲劳骨折弧线分为:无疲劳线、>股骨颈的 50%和<股骨颈的 50%[3](图 11-1)。股骨颈应力性损伤的诊断往往延迟,并发症发生率很高,尤其是移位骨折[14]。

骨盆的应力性损伤

骨盆的应力性骨折占所有应力性骨折的不到 2%,而且几乎都发生在女性[7,19,20]。在骨盆中,耻骨下支的应力损伤最常见,主要发生在大收肌近端附着部位(图 11-2)。内侧内收肌群与外侧腘绳肌附着处之间的剪切力可反复作用于该部位,从而导致应力性损伤。耻骨联合损伤也有报道,类似于耻骨支,很可能与腹直肌、内收肌和(或)股薄肌的牵引应力有关[7]。髋臼应力损伤在髋臼顶和前柱已有报道。在运动员的 FAI 中,发现髋臼外上缘的应力性骨折,而且发现大部分在骨盆和髋部的其他部位也伴随着应力性损伤[21]。其他部位的盆腔应力性损伤已有报道,但非常罕见。

骶骨的应力性损伤

在运动员中,骶骨应力性损伤占所有应力性损伤的不到 2%[2],但可能由于 MRI 的敏感性和 X 线片的诊断能力有限,近年来被诊断率越来越高。这些损伤难以辨别,因为它们可能表现的与许多其他原因引起的下腰痛相似,因此很可能难以得出诊断[22]。骶骨应力损伤被认为是由垂直力量从脊柱,通过骶骨传到髂骨的损伤,而下肢不等长是一个可能的

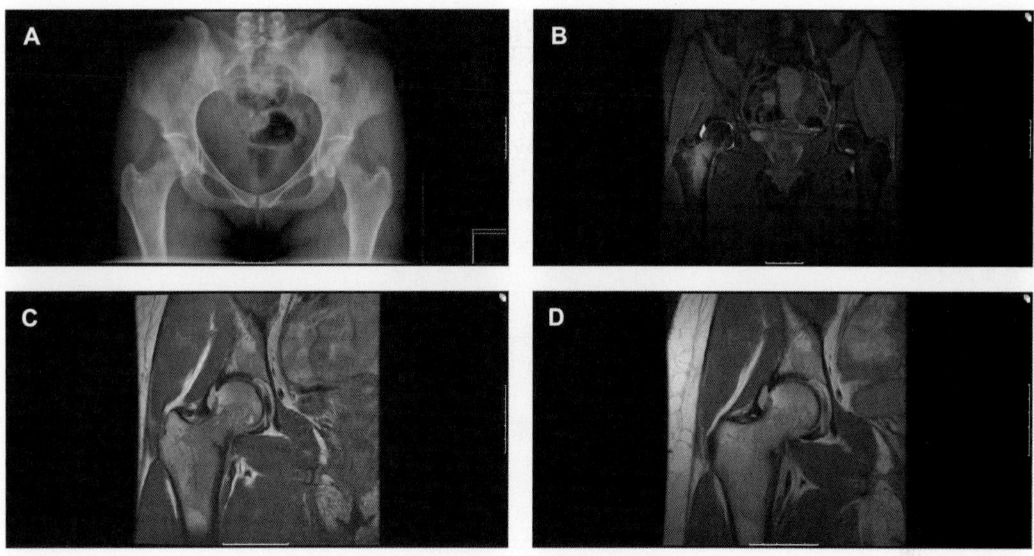

图 11-1 一名 26 岁女运动员三联征的女性跑步运动员右侧股骨颈应力性骨折的影像学研究。(A)骨盆前后 X 线片并无显示任何异常。(B)冠状位反转恢复序列和(C)质子密度加权磁共振图像显示骨髓水肿,骨折线约占股骨颈直径的 50%。(D)6 周后进行的冠状质子密度加权磁共振图像显示骨折线减少,部分愈合。

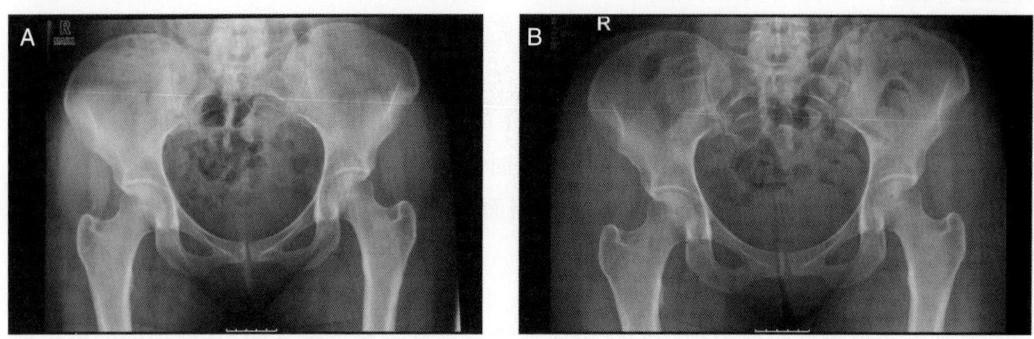

图 11-2 右侧耻骨下支应力性骨折的骨盆正位 X 线片:(A)症状出现 3 周后;(B)9 周时,X 线提示骨折线减少,骨痂形成,显示部分愈合。

危险因素[23,24]。大部分骶骨应力损伤发生在骶髂交界附近的骶骨翼,最常见的是单侧损伤[22]。据报道,该病女性的发病率较高[20,25],特别是在女运动员三联征中[23]。

危险因素

有应力性损伤的运动员通常有相应的危险因素,因此应进行综合评价。一般来说,应力损伤的危险因素可分为外在因素和内在因素两类(表 11-1)。外在危险因素是来自运动员以外的因素,如运动类型、训练因素、地形和设备。内在因素包括运动员的营养和代谢

表 11-1 应力性损伤的危险因素

外在因素	内在因素
长跑	女性
距离、强度或持续时间突然增加	能量利用率低
活动突然变化	饮食习惯紊乱
休息及恢复时间不足	月经不规则
路面的变化	骨密度低
	生物力学异常

问题、生物力学、性别、健身以及肌肉骨骼因素。

外在危险因素

运动类型

应力性损伤的发生率在耐力性运动员中最高[1,2,26]。具体来说，耐力跑步者更容易承受骨盆和下肢长骨的压力损伤[1,20]。大约2/3的股骨颈应力性骨折发生在跑步者[1,14]，这是由于在长跑中重复负荷的次数较多[1]，以及较高的低能量获得率（相对于运动支出而言，营养摄入不足），如女运动员三联征[6]。

训练因素

训练中的错误通常被描述为应力损伤发生的共同危险因素[8,27]，尽管其他人没有发现这些是明显的因素[1,2,16,28]。在没有足够的恢复时间下，增加强度（如速度训练）、持续时间、距离和（或）活动频率都会增加骨骼的负荷。路面地形的变化也可能影响骨的疲劳损伤[29]。

鞋/插入件

鞋和鞋垫或矫形对应力损伤的作用尚不清楚。有一些证据表明，穿磨损的旧鞋可能会导致胫骨应力损伤，矫正术可防治其损伤[5]。如果鞋子磨损或先天生物力学异常无法得到纠正，则可能会影响髋部和骨盆的生物力学，但目前还没有证据表明穿鞋或插入件是骨盆或髋部应力损伤的明确因素。

内在危险因素

年龄、人种和性别

作为一个独立的因素，目前尚不清楚年龄是否增加了应力性损伤的风险，虽然骨质疏松可以确定[30]。一项研究表明，与其他部位相比，股骨和跖应力损伤更多地发生在年龄较大的运动员身上，在股骨应力性损伤中，平均年龄男性为35.3岁，女性为27.6岁[2]。张力侧股骨颈应力性骨折更常见于年龄较大的骨质疏松症者，而压力侧骨折在年龄较轻的人群中更常见[8]。应力性骨折在白人中比黑人更常见，部分原因可能是由于黑人的骨密度(BMD)较高[30]。女运动员的应力性损伤发生率高于男性[19]。女运动员应力性损伤发生率约为 10%，而男运动员为 7%[19]。与其他部位相比，骨盆和骶骨应力性损伤的女性占主要[17,20,25]，女性应力性损伤发生率较高的很大一部分原因可能是女运动员三联征非常流行。

女运动员三联征

女运动员三联征是一种以能量利用率低、下丘脑功能性闭经和骨质疏松为特征的综合征，其涉及范围见图 11-3[6]。低能量利用率是一种与运动能量消耗相比较的饮食热量摄入不平衡的现象，它可能是无意的、有意的，甚至是病态的，就像饮食失调一样。如果不调整饮食、减少食物摄入量、养成不正常的饮食习惯，如自我诱发呕吐，或两者结合，就会产生低能量利用率。在一些运动中，由于高水平的体育活动和训练，有时很难补充所消耗的热量，从而导致无意中的低能量供应。然而，许多人为了保持低体重而养成紊乱的饮食习惯[16]，饮食习惯紊乱，特别是限制性饮食，都与应力性骨折有关[31]。这种低能量利用率破坏了正常的下丘脑-垂体-性腺轴功能，导致月经失调并对骨骼健康造成负面影响[32]。这使得骨骼更容易受到压力所致的微损伤。这种激素功能紊乱导致月经缺乏，被称为功能性下丘脑闭经。月经初潮较晚、月经逐年减少的运动员 BMD 较低，且应力性骨折较多[27,31,33,34]。在一项回顾性研究中，有月经量异常病史的跑步者发生应力性骨折的可能性要高出 6 倍[31]。月经不规律似乎在髋部和骨盆应力性损伤中的发病率特别高[23]。女运动员三联征在耐力和健美运动中较为常见[6]。

骨密度低

BMD 和骨矿含量(BMC)低是造成女运动员三联征的危险因素，相对正常对照组而言，其也是运动员中非常常见的独立危险因素[26,31,33]。大部分骨量积累是在青少年时期，此时骨骼对体力活动的机械负荷最敏感，如果在这个关键时刻无法获得最佳的骨

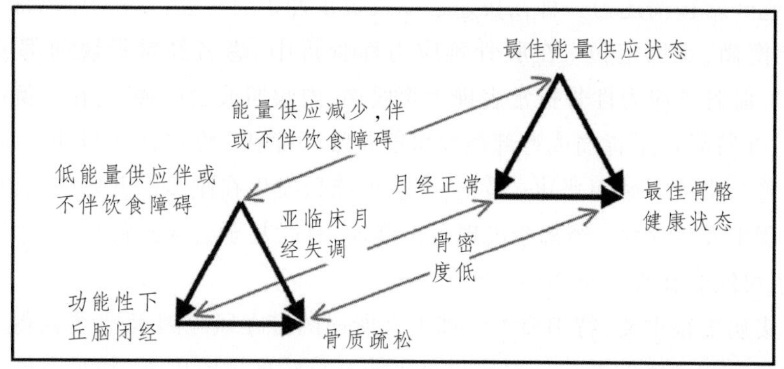

图 11-3　女运动员三联征由三个相互关联的组成部分组成：能量供应、月经功能和骨骼健康。患者可能出现在沿着这一系列从健康到病态的三个组成中。BMD=骨密度。(Reprinted with permission from Nattiv A, Loucks AB, Manore MM, et al. American College of Sports Medicine position stand. The female athlete triad. *Med Sci Sports Exerc.* 2007;39[10]:1867–1882.[6])

结构，运动员将来可能会有骨折的危险[19,26]。尤其会在骨盆和髋部应力性骨折的运动员中发现 BMD 较低[23,35]。Pouilles 发现，运动员股骨和跟骨应力性骨折的 BMD 低于对照组，而跖骨或胫骨应力性骨折运动员却不存在这种情况[36]。在骨发育过程中，维生素 D 水平低下和钙摄入量减少可能导致 BMD 和 BMC 下降，并增加今后发生应力性骨折的风险[19]。

生物力学/肌肉骨骼因素

骨盆和髋关节的解剖和生物力学也可能导致应力损伤。正如“病理生理学”部分详细描述的那样，周围肌肉不对称和无力会影响骨盆和髋部的受力，增加应力性损伤的风险[3,8]。此外，胫骨尺寸较窄[37]和腿部长度差异[24]与股骨应力损伤有关。

前期损伤

前期应力损伤病史也是继发应力损伤的危险因素[7,26,30]。超过 50%的运动员在有应力性骨折的情况下报告先前存在应力性骨折[20,31]。这一发现表明易感个体的危险因素持续存在，因此强调对这些风险因素进行评估和纠正的重要性。

健身水平

低有氧健身水平也与增加应力损伤风险有关。运动员和新兵，如果在开始有组织的训练计划之前积极参加体育运动或有氧训练，在增加训练强度后患应力性骨折的可能性就减小了[19]。虽然前期训练对此有好处的原因尚不清楚，可能与肌肉骨骼因素的变化有关。

临床表现

对于髋部或骨盆应力性骨折的运动员疼痛的典型描述是活动时出现，休息可缓解[12,18,29,38]。它经常被描述为一种在快速运动或负重冲击时可能出现的剧烈深部疼痛。疼痛区域可能模糊，难以定位。在股骨颈应力性骨折中，患者经常诉髋前部或腹股沟疼痛[3,12,18,28,29,38]。耻骨支应力性骨折常表现为腹股沟、内收肌或会阴痛[39]。在一例骶骨应力性骨折的患者，非特异性腰背痛或臀部疼痛可能是唯一症状。疼痛往往与冲击活动有关，但也可能会随着久坐或久站而恶化。最初，疼痛可能只发生在跑步的开始或结束，但可以在整个跑步过程中发生疼痛。经常会出现行走疼痛，有时甚至会导致跛行[38]。抬腿可能会疼痛，且患者也可能会在晚上诉疼痛[12,38]。

全面收集病史很重要，特别要关注如上文所述的潜在风险因素[38]。要获得完整的训练史应重点关注日常训练的变化。损伤史可表明有持续的危险因素，如步态异常或骨健康不良，特别是当有反复的应力性损伤时。完整的月经史，包括月经初潮年龄，以及近期和过去的少月经史或闭经史，都是女运动员三联征的重要线索。口服避孕药的使用及其使用原因可能是潜在激素异常的线索。除了这些，也应了解营养史，特别要找到是否最近或过去有任何饮食紊乱或紊乱的饮食方式。明显的营养元素或微量营养素缺乏评估很重要,特别是钙和维生素 D。同样重要的是要注意营养摄入是否已经根据运动量进行了适当调整,因为短期能量不足也会增加骨应力损伤的风险。可能还有其他对骨骼健康产生负面影响的因素,如腹腔疾病、使用口服类固醇药物、甲状旁腺功能亢进症、高钙尿症、甲状腺功能减退、有辐射、吸烟、过量饮酒或其他导致骨质疏松的原因。

临床检查

对有可能出现应力性损伤的患者进行体格检查时,应重点确定疼痛来源以及任何潜在的危险因素。患者的一般症状或体格,包括身高、体重和体重指数,可能表明有营养问题。这项检查应包括评估饮食失调的征象,如异常瘦弱的体质、汗毛、指关节上的老茧、脱发和牙釉质糜烂。步态分析可体现出一种减痛步态或 Trendelenburg 步态。生物力学测试应评估旋前或旋后、扁平足或弓形足、下肢长度差异、异常排列、关节活动范围异常以及力量和灵活性不平衡,尤其是髋关节和骨盆肌肉的力量和灵活性不平衡[38]。股骨颈和耻骨支应力性损伤可引起腹股沟区触痛[7,12]。耻骨支最好在腿呈 4 字征下触诊,骶骨应力性损伤常伴有单侧局限性疼痛,覆盖骶骨翼[22,23,25]。然而,在骨盆和髋部的一些应力性骨折中,局部压痛点可能不存在。在股骨颈和耻骨支应力性损伤中,髋关节的活动范围可能受到限制并引起疼痛,尤其是髋关节屈曲、内收和内旋[3,12,28,38]。骶骨应力性骨折的疼痛可通过腰背部伸展而反复出现,通过 Stork 试验或髋关节屈曲外展和外旋来定位到一侧[25]。受影响髋关节的伸臂滚身和抗屈曲可引起股骨颈应力性损伤的疼痛[3,28]。严重的股骨颈损伤患者由于疼痛可能会出现主动屈髋及直腿困难[3,28]。抗髋内收可能会在耻骨支应力性损伤中再现疼痛。跳跃试验可以再现任何髋关节和骨盆应力损伤的疼痛[38]。Noakes 及其同事根据一个小病例系列提出,在有腹股沟疼痛的长跑运动员中,疼痛的存在会阻止跑步,用受影响的腿站立可导致疼痛,在耻骨支上触诊时有局灶性压痛,甚至在没有 X 线检查的情况下,也可以明确地诊断出耻骨支应力性骨折[39]。

鉴别诊断

髋关节和骨盆应力性损伤的诊断往往延迟[14],最初诊断为肌肉或肌腱损伤。其他需要考虑的诊断有腰神经根病、肌筋膜疼痛、梨状肌综合征、活动性耻骨痛、滑囊炎、肌腱病、FAI、缺血性坏死、撕脱伤、肿瘤(即骨样骨瘤)、感染、滑膜炎或病理性骨折[3,28,38,40]。由于仅在检查时诊断髋关节或盆腔应力损伤面临挑战,因此往往需要进一步的影像学研究来区分上述可能的诊断。

影像学

自从应力性骨折首次被发现以来,多种成像技术被用来作为诊断工具。X 线片、^{99}Tc 骨扫描、MRI、CT,甚至超声检查都得到了应用。

X 线片

当怀疑应力性骨折时,X 线片往往是首选的影像学检查方法,因为其广泛普及、费用低且骨结构成像质量高。应力性损伤的特征性表现包括骨膜抬高、骨内膜抬高、皮质硬化,以及骨小梁边缘少许模糊。随着应力骨折的进展,一条密集的直线或曲线断裂线将清晰可见[41,42](见图 11-2)。不幸的是,大多数在 X 线片上可见的变化在应力性骨折的早期阶段并不明显,只有当骨折进展或愈合过程时才是明显的[38](见图 11-1)。X 线片对应力性骨折的敏感性很低,尤其是在髋部和骨盆区[25],其中,后骨盆和骶骨的敏感度接近 0%[41]。

骨扫描

在放射性核素骨扫描中,^{99m}Tc-磷酸盐类似物定位于成骨细胞活性区域,是其诊断应力性骨折敏感性高的原因。放射性核素骨扫描需要注射 ^{99m}Tc-标记的磷酸化合物,注射后立即拍摄图像,几小时后再拍摄,以确定骨的活动。多项研究表明,其对于应力性骨折的早期诊断具有很高的敏感性,在发病后 6~72h,甚至在某些患者症状出现之前就有阳性结果[2,41,43]。骨扫描阳性表现为 3 个阶段均为摄取相,而在第 3 阶段有更多的局部摄取(图 11-4)。应力损伤表现为一个明显边缘或梭形的摄取区,涉及至少一个皮层[38]。然而,这种摄取的增加并不是特定于应力性骨折,也可以在创伤性骨折、肿瘤、感染和缺血性坏死中看到[38]。在前 3~6 个月影像学上的摄取强度随着骨愈合而逐渐减少,但在完全消退之前

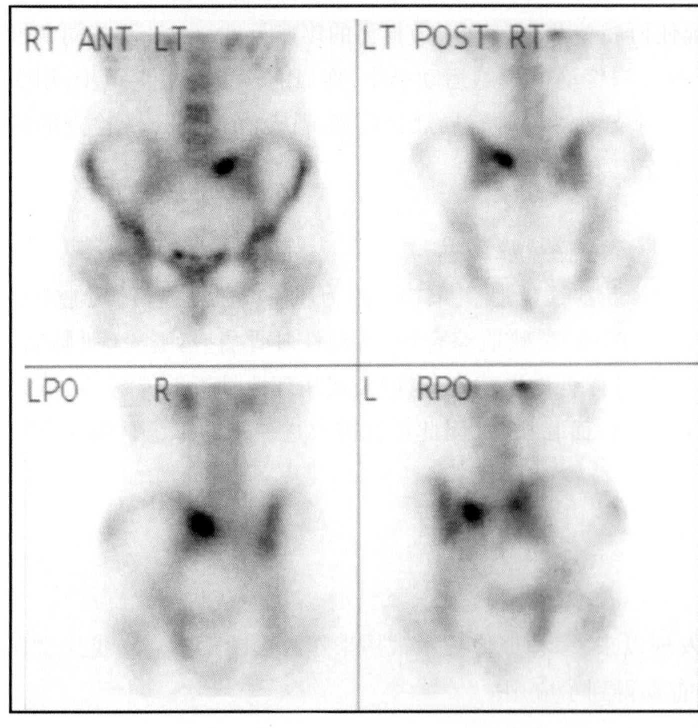

图 11-4 左侧骶骨应力性损伤的骨的闪烁扫描图像。

可能持续到 10 个月[41]。

MRI

MRI 具有多种优点，是当前流行的评价大多数应力性损伤的成像方式[8]。MRI 的敏感性与放射性核素骨扫描相当，接近 100%，特异性很高，不受电离辐射照射。MRI 还允许对周围软组织进行详细的评估，这可能有助于评估其他或伴随的损伤。它还可用于评估骨应力性损伤的严重程度，这可能影响预后和治疗计划[44]（表 11-2）。MRI 比骨扫描能更准确地将骨受累程度与临床症状联系起来，并能更好地确定压力侧和张力侧股骨颈应力性损伤的部位。此外，MRI 不涉及任何电离辐射，比骨扫描时间短，无须注射。在对股骨颈的评估中，MRI 对早期应力性损伤的诊断比骨扫描更敏感，并可能在骨扫描或其他成像技术前几周至几个月显示应力性损伤的证据[28,43]（见图 11-1）。Shin 及其同事用 MRI 对 22 例通过骨扫描诊断的股骨颈应力性骨折进行了评价，发现 MRI 诊断的准确率为 100%，而骨扫描的准确率仅为 68%[28]。横断面成像以诊断细微骨髓改变的能力也可以帮助识别骶骨和骨盆区域的骨变化，而这些变化很难用其他方法来显示。这些优点导致 MRI 作为应力损伤评估的金标准，尤其是在髋关节和骨盆[23,28,43]。表 11-2 描述了 MRI 中应力损伤的分级表现，其依据是序列显示信号的变化。一条真正的骨折线可以看作是一条从皮质到髓内间隙的低信号线，在所有脉冲序列上都可以看到，并被一个骨水肿区所包围[41,43]（见图 11-1）。MRI 的缺点包括费用相对较高，皮质骨成像不理想。高水平的细节也可以提供很多信息，可能难以解释，所以临床相关性往往需要考虑。在无症状的患者中，可能会出现假阳性扫描，提示有骨水肿，但可能不代表骨折或可能发展为真正的应力性骨折，尽管已愈合，但水肿阳性状态仍可持续 6 个月之久[42]。假阴性扫描是可能的，这是由于读片错误、成像平面或序列的选择不佳，以及脂肪抑制的不均匀性[41,43]。尽管有这些不足，大多数专家一致认为 MRI 是髋关节和骨盆应力性损伤的最佳成像工具。

CT

CT 能较好地勾画骨折线，尤其是长骨、脊柱和舟状骨，其对诊断骨盆不全骨折和骨量减少有较高的敏感性，但对髋关节和骨盆应力性损伤的评价效果较差[41,43]。成本相对较高、电离辐射量大、早期诊断敏感性差限制了其应用。CT 扫描应力性骨折的表现与骨膜或骨内膜抬高的 X 线片及骨折线的发展相似。CT 的一个特别优势是在 X 线片或 MRI 上

表 11-2 骨应力性损伤的 MRI 分级

0	所有序列正常
1	STIR 阳性，T1 和 T2 正常
2	STIR 和 T2 阳性，T1 正常
3	所有序列阳性，无皮质骨骨折
4	所有序列有低信号强度骨折线

STIR=短时反转恢复序列。

有明显骨膜增生的儿童患者,CT 扫描可以帮助显示新的骨内膜骨形成,这可以帮助区分应力骨折和恶性肿瘤,如骨样骨瘤[41]。

超声

超声诊断肌肉骨骼损伤的频率越来越高。超声具有容易获得、可瞬时提供实时图像,相对于其他成像技术成本相对较低的优势。它在胫骨远端和跖骨等浅表骨应力性骨折诊断中具有潜在的应用价值[42,43]。然而,目前还没有证据表明其在诊断髋关节和骨盆应力性骨折中的作用。

其他诊断评估

代谢性骨评估

髋关节和骨盆应力性骨折被认为是较高风险的应力性骨折[23,35],可能需要进一步评估,以排除潜在的代谢性骨病和其他因素。如上所述,一些内科疾病和药物会影响骨骼健康,从而降低 BMD。进一步的实验室评估应考虑个体化,且可以包括一个全面的代谢组,包括促甲状腺素、钙、甲状旁腺激素、维生素 D、镁、磷、骨转换标志物[骨钙素、尿 N 端末端肽(NTX)],24h 尿钙、腹腔组、全血计数和尿液分析。此外,双能 X 线吸收法(DXA)扫描可用于评价低 BMD。Marx 及其同事发现,松质骨中的应力性骨折更有可能与 BMD 较低有关[35]。饮食紊乱或闭经患者的 BMD 也低于同龄人[6,34]。在 2007 年美国运动医学院关于女运动员三联征的立场中,建议在任何有雌激素低下史、饮食紊乱或饮食紊乱累计 6 个月以上的运动员和(或)有轻微创伤所致应力性骨折或骨折史的运动员中,进一步考虑 DXA 对 BMD 的评估[6]。

营养评估

患有女运动员三联征的运动员应参照营养师一种基于热量总摄入量和运动能量消耗的能量有效性综合评价的指导。对宏量营养素和微量营养素摄入量,以及无序饮食习惯的讨论应集中于营养不良行为和造骨营养缺陷[6]。推荐营养品和维生素补充剂。

心理评估

如果运动员与食物或运动有不健康的关系,如饮食紊乱或对运动痴迷,或者运动员在处理心理方面的伤害和远离运动的时间方面有困难,那么,转介给治疗师、心理学家和(或)精神病医师可能较为合适。偶尔,使用抗抑郁药或其他精神类药物可能会提示为伴随的诊断,如饮食紊乱、抑郁或焦虑。应力性骨折患者的营养和心理问题很重要,评价和治疗方面经常被忽视。

治疗

非手术治疗选择

应力性骨折和运动员重返体育项目的治疗必须个体化。在做出这些决定时,应考虑多种因素,包括所涉及的骨骼、应力性骨折进展的风险、进展的后果、损伤的严重程度、症状的持续时间、能量供应不足的潜在风险因素、对初始治疗的反应、运动类型和水平,以及即将到来的培训/竞赛目标。

活动/负重的改良

治疗的首要方面是避免产生影响或产生症状的活动。对许多人来说,由于行走疼痛,需要开始使用拐杖。许多因素影响到一个人部分负重或不负重的持续时间。必须考虑疼痛管理、骨愈合和并发症的风险。在任何地方可能均需要限制负重,1~6 周或更长时间,取决于上述因素[8]。对于有应力反应的患者,在并发症风险较低的部位,如骶骨,与高风险的患者,如在股骨颈,应有不同的考虑。对于一些患者来说,没有影响或有轻微影响的活动,即使是在早期,如果病情严重程度低,这种活动不会引起疼痛,也无须担心明显的低能量利用率和(或)压力损伤并不处于肌肉附着的高风险部位。

具体来说,对于股骨颈应力骨折,张力侧股骨颈应力骨折受牵张力的影响,因此有较高的移位倾向,成为完全骨折。因此严格限制负重并密切观察影像学变化,直到有骨愈合证据或手术是治疗的选择。另一方面,压力侧股骨颈应力骨折通常是内在稳定的,因此很少移位,一般是限制负重治疗直到无症状,然后缓慢地进行循序渐进的恢复活动。

应对风险因素

治疗方案中最关键的方面之一是对患者进行彻底的评估和教育,以确定和解决可能影响愈合和导致损伤复发的风险因素[30,38],这应包括从训练错误到女运动员三联征的相关外在和内在因素的讨论。如果存在训练错误,今后的训练建议包括一个更分级的训练方案,包括低冲撞活动的交叉训练,并纳入一个具体的强化计划。对内在风险因素的进一步评估可以如前所述。营养和心理咨询应继续作为治疗过程的一个关键方面。女运动员三联征的治疗重点是通过教育、营养咨询和运动改变来解决能量不足的问题。月经恢复是在纠正低能量供应的情况下发生的[6]。在治疗应力性损伤时,应包括有关骨健康和避免危险因素的一般教育。

如果生物力学因素可能是造成损伤的原因,那么应采取适当的措施来解决这些问题。这通常是以物理治疗的形式来纠正可能存在的优势和弱点的不平衡。整个动力学链应通过物理治疗来评估和处理。如果注意到足部和踝关节异常,可以适用于矫形术。

药物

药物不是治疗应力性骨折的主要手段,但偶尔也会起作用。除限制负重外,还可使用对乙酰氨基酚、NSAID,并在必要时使用麻醉药来治疗疼痛。关于 NSAID 对骨愈合有负面影响有一些有争议的数据,因此限制这些药物的使用可能是最好的。钙和维生素 D 等补充剂的使用可通过营养和(或)实验室评估加以说明。

维生素 D 和钙是骨骼发育的重要组成部分,它们在优化骨骼结构方面的作用在青春期尤为重要。较低的维生素 D 水平和钙摄入量可能导致 BMD 和 BMC 降低,并增加未来应力性骨折的风险[26,33]。在一些研究中,在缺乏钙和维生素 D 的饮食中,补充钙和维生素 D 可降低多达 20%的应力性骨折的发生率[45]。

对于 BMD 低的应力性骨折,其他辅助药物,如鼻降钙素、双膦酸盐和重组甲状旁腺激素,在人体临床试验中缺乏有效性和安全性的证据。此外,双膦酸盐具有致畸作用,在骨骼中可持续多年,因此在育龄时应避免使用双膦酸盐。在动物研究中,重组甲状旁腺激素改善 BMD、BMC 和应力性骨折愈合的研究已经有了一些可靠的证据,但在人类方面还需要进一步的研究[46]。

其他方式

外用骨刺激器已经被用于治疗不愈合的应力性骨折。电场和电磁场主要有三种类型:脉冲电磁场、电容耦合电场和复合磁场[47]。有可靠的证据表明,电场和电磁场以及低强度脉冲超声对创伤性骨折有好处,而在应力性骨折中则不然[48,49]。目前,还没有数据支持可在骨盆和髋部应力性损伤中使用骨刺激器。总的来说,需要进一步的研究来评估辅助药物和治疗应力性骨折的方法的有效性。

恢复活动

髋关节和骨盆应力性损伤完全恢复活动的时间取决于个人特有的多因素。必须考虑到症状持续时间、伤害的严重程度、受伤部位、训练目标、运动类型以及潜在的危险因素[1,38]。研究表明,完全、不受限制地恢复跑步需要 8~18 周[1,8,39]。一般来说,活动进展的标准是基于无痛性活动、查体时无疼痛,以及在许多真实应力性骨折的情况下,反复成像显示愈合的迹象[7]。疼痛被用来指导整个逐步冲击活动的计划。最初,目标是在没有辅助装置的情况下实现无痛行走。一旦完成这一任务,就可以尝试游泳和固定自行车等轻微撞击的活动。这一过程中的每一步都应缓慢地进行,每一项新的活动最初都是以短时间和低频率进行的。如果在运动期间或之后有任何运动引起疼痛,运动员在再次尝试之前,应在一周左右的时间内适应较低的冲击。对这些运动员来说,保持健康非常重要,在安全的情况下,这可以通过游泳、骑自行车、水上慢跑或使用防重力跑步机等轻微冲撞的活动来实现。然后,活动逐渐发展为中等冲撞的活动,如使用椭圆机,然后是高冲撞活动,包括跳跃和跑步[38,40]。它也可能是适当的,包括当符合安全时做体育专业的活动和物理治疗。

手术治疗

适应证

大多数骨盆和髋关节应力损伤可以成功地进行非手术治疗[38]。张力侧股骨颈应力骨折和严重压力侧股骨颈应力骨折(超过 50%的股骨颈宽度)往往需要外科治疗,因为它们有进展为完全性骨折和移位的高风险,愈合潜力较差[2]。有些人在非手术治疗张力侧股骨颈应力性骨折方面取得了成功[3],但大多数学者主张手术固定[13]。一般情况下,采用多个经皮放置的空心螺钉内固定,可减少移位的风险,并有助于缓解症状。此外,可以使用动力髋螺钉,但由于需要更广泛的解剖,它不经常用于股骨颈应力性骨折而更经常用于较不常见的股骨转子下或颈基底型骨折。杜绝诱发生物学反应可能有助于骨折部位愈合,但很少如此必要。股骨颈应力骨折的一个不幸的并发症是移位,其内在不愈合和缺血性坏死的风险增加。这应该像经颈型骨折那样治疗,并立即进行复位和内固定[3]。

禁忌证

如果有明显的手术危险因素,如出血或凝血障碍、心脏病或肺病,或先前的麻醉或外科并发症,手术可能是禁忌。

作者首选方案

在手术中,患者仰卧在骨折台上,允许臀部和臀部软组织向后下降。这有助于更好地进入整个髋关节,并可以在过程中更容易使用透视。非移位股骨颈应力性骨折无须腿部牵引。腿通常位于中立屈伸、中立外展内收、中立位旋转到轻微的内旋转,以使股骨颈前倾。轻度移位的张力侧骨折,轻微的外展可能有助于减少骨折。在准备手术前,外科医师必须确保他们能在透视下看到股骨头和股骨颈。

空心螺钉的导向线放置在皮肤的股骨颈轴线上,以确定皮肤上合适的大致起始点。这些导线通过经皮穿刺孔与股骨颈轴线保持一致。第一根钢丝放置在股骨颈,最终到达股骨头的中心位置,距软骨下骨 5mm,以确保良好的把持力。一般来说,在年轻运动员,从软骨下骨这可以高达 10mm。第二和第三导针被放置,通常与平行钻导针一起放置。通常情况下,这是低于第一螺钉,前和后。一旦在前、后和侧透视图像上证实导针处于合适的位置,则在每个导针处做小的全深度切口,并将软组织分离到骨上。在测量导丝的深度以确定合适的螺钉长度后,用空心钻对外侧皮质进行钻削,然后放置自攻空心螺钉。螺钉应足够长,所有螺纹都在骨折的近端(股骨头)侧。在两个平面上再次拍摄透视图像,以确保螺钉没有进入关节并具有适当的长度。一旦完成,伤口就用单纯的缝线和敷料包扎。

术后康复/恢复运动

手术后,患者用拐杖继续足趾接触负重,直到有X线片显示骨愈合。对于上述非手术方法,使用类似的方案,一旦伤口愈合(10天),允许骑自行车和游泳。当轻微活动及运动无痛,通常在4~6周,可开始积极的物理治疗,以恢复四肢。一旦恢复全负重,则允许逐渐恢复运动,这通常发生在术后2~4个月。

鉴于并发症的发生率很高,因此有必要对并发症进行长期监测,如下所述。在一系列股骨颈应力性骨折的病例中,没有一名优秀运动员恢复到他们之前的水平,然而,这不是作者的经验[14]。

并发症

骨盆及髋关节应力性损伤最常见的并发症是骨健康不良、忽视症状、漏诊或延迟诊断等。例如,股骨颈应力性骨折可能被诊断为髋部屈肌拉伤,运动员可能会继续想方设法忽视疼痛。这可能导致灾难性的并发症,如移位的股骨颈骨折[14]。Johansson及其同事发现,在23例股骨颈骨折中,30%有并发症。这23例骨折中有10例移位,其中50%的骨折在手术固定后出现并发症[14,50]。移位的股骨颈骨折的并发症是延迟愈合、不愈合和骨坏死[14]。采用切开复位内固定治疗的12例移位股骨颈应力骨折中,5例发生骨坏死,1例延迟愈合,1例未愈合(不愈合)。在手术治疗的42例移位股骨颈骨折中,23.8%的患者平均5.6年出现缺血性坏死[14,50]。移位骨折后造成这种风险的因素包括移位程度、移位到手术之间的时间、使用的固定方式以及手术技术差(骨折没有恰当复位或错位)[51]。

要点与陷阱

- 识别所有危险因素是成功治疗运动员应力性骨折的关键,可能需要采取多学科方法。这些运动员可能需要营养评估和血检,以确定不足。
- MRI通常是评估早期应力性骨折的微创方法,以确保对损伤的适当处理。
- 张力侧股骨颈应力骨折由于骨折进展和由此引起的移位的风险,经常需要以经皮固定螺钉的方式进行手术治疗。
- 应对运动员进行适当的建议辅导,减少训练失误,减少应力性损伤的发生。

总结

与其他损伤部位相比,髋关节和骨盆的应力性损伤有很大的风险,如果没有适当的治疗,恢复可能需要更长的时间。运动员可能长期得不到比赛和训练,但也可能需要外科手术,并有显著的长期负面影响。髋关节和骨盆应力损伤与多种危险因素有关,在评估中必须全面,包括特别注意女运动员三联征的组成部分。诊断这些损伤需要很高的怀疑指数，近年来 MRI 已成为首选的诊断性研究。需继续进行研究，以便进一步确定预防和治疗这些损伤的方法。

（张阳春 张紫机 盛璞义 译）

参考文献

1. Arendt E, Agel J, Heikes C, Griffiths H. Stress injuries to bone in college athletes: a retrospective review of experience at a single institution. *Am J Sports Med*. 2003;31(6):959-968.
2. Matheson GO, Clement DB, McKenzie DC, Taunton JE, Lloyd-Smith DR, MacIntyre JG. Stress fractures in athletes. A study of 320 cases. *Am J Sports Med*. 1987;15(1):46-58.
3. Shin AY, Gillingham BL. Fatigue fractures of the femoral neck in athletes. *J Am Acad Orthop Surg*. 1997;5(6):293-302.
4. Egol KA, Koval KJ, Kummer F, Frankel VH. Stress fractures of the femoral neck. *Clin Orthop Relat Res*. 1998;348:72-78.
5. Warden SJ, Burr DB, Brukner PD. Stress fractures: pathophysiology, epidemiology, and risk factors. *Curr Osteoporos Rep*. 2006;4(3):103-109.
6. Nattiv A, Loucks AB, Manore MM, et al. American College of Sports Medicine position stand. The female athlete triad. *Med Sci Sports Exerc*. 2007;39(10):1867-1882.
7. Miller C, Major N, Toth A. Pelvic stress injuries in the athlete: management and prevention. *Sports Med*. 2003;33(13):1003-1012.
8. Boden BP, Speer KP. Femoral stress fractures. *Clin Sports Med*. 1997;16(2):307-317.
9. Baker J, Frankel VH, Burstein A. Fatigue fractures: biomechanical considerations. *J Bone Joint Surg Am*. 1972;54:1345-1346.
10. Breithaupt MD. Zur Pathologie des menschlichen Fußess. *Medizin Zeitung*. 1855;24:169-177.
11. Blecher A. Über den Einfluss des Parademarsches auf die Entstehung der Fussgeschwulst. *Med Klin*. 1905;1:305.
12. Fullerton LR Jr, Snowdy HA. Femoral neck stress fractures. *Am J Sports Med*. 1988;16(4):365-377.
13. Aro H, Dahlström S. Conservative management of distraction-type stress fractures of the femoral neck. *J Bone Joint Surg Br*. 1986;68(1):65-67.
14. Johansson C, Ekenman I, Tornkvist H, Eriksson E. Stress fractures of the femoral neck in athletes. The consequence of a delay in diagnosis. *Am J Sports Med*. 1990;18(5):524-528.
15. Devas MB. Stress fractures of the femoral neck. *J Bone Joint Surg Br*. 1965;47(4):728-738.
16. Bennell KL, Malcolm SA, Thomas SA, et al. Risk factors for stress fractures in track and field athletes. A twelve-month prospective study. *Am J Sports Med*. 1996;24(6):810-818.
17. Niva MH, Kiuru MJ, Haataja R, Pihlajamaki HK. Fatigue injuries of the femur. *J Bone Joint Surg Br*. 2005;87(10):1385-1390.
18. Blickenstaff LD, Morris JM. Fatigue fracture of the femoral neck. *J Bone Joint Surg Am*. 1966;48(6):1031-1047.
19. Wentz L, Liu PY, Haymes E, Ilich JZ. Females have a greater incidence of stress fractures than males in both military and athletic populations: a systemic review. *Mil Med*. 2011;176(4):420-430.
20. Bennell KL, Malcolm SA, Thomas SA, Wark JD, Brukner PD. The incidence and distribution of stress fractures in competitive track and field athletes. A twelve-month prospective study. *Am J Sports Med*. 1996;24(2):211-217.
21. Williams TR, Puckett ML, Denison G, Shin AY, Gorman JD. Acetabular stress fractures in military endurance athletes and recruits: incidence and MRI and scintigraphic findings. *Skeletal Radiol*. 2002;31(5):277-281.
22. Major NM, Helms CA. Sacral stress fractures in long-distance runners. *AJR Am J Roentgenol*. 2000;174(3):727-729.
23. Eller DJ, Katz DS, Bergman AG, Fredericson M, Beaulieu CF. Sacral stress fractures in long-distance runners. *Clin J Sport Med*. 1997;7(3):222-225.
24. Friberg O. Leg length asymmetry in stress fractures. A clinical and radiological study. *J Sports Med Phys Fitness*. 1982;22(4):485-488.
25. Hosey RG, Fernandez MM, Johnson DL. Evaluation and management of stress fractures of the pelvis and sacrum. *Orthopedics*. 2008;31(4):383-385.
26. Kelsey JL, Bachrach LK, Procter-Gray E, et al. Risk factors for stress fracture among young female cross-country runners. *Med Sci Sports Exerc*. 2007;39(9):1457-1463.
27. Barrow GW, Saha S. Menstrual irregularity and stress fractures in collegiate female distance runners. *Am J Sports Med*. 1988;16(3):209-216.
28. Shin AY, Morin WD, Gorman JD, Jones SB, Lapinsky AS. The superiority of magnetic resonance imaging in differentiating the cause of hip pain in endurance athletes. *Am J Sports Med*. 1996;24(2):168-176.
29. Milgrom C, Finestone A, Segev S, Olin C, Arndt T, Ekenman I. Are overground or treadmill runners more

likely to sustain tibial stress fracture? *Br J Sports Med*. 2003;37(2):160-163.
30. Bennell KL, Brukner PD. Epidemiology and site specificity of stress fractures. *Clin Sports Med*. 1997;16(2):179-196.
31. Bennell KL, Malcolm SA, Thomas SA, et al. Risk factors for stress fractures in female track-and-field athletes: a retrospective analysis. *Clin J Sport Med*. 1995;5(4):229-235.
32. Ihle R, Loucks AB. Dose-response relationships between energy availability and bone turnover in young exercising women. *J Bone Miner Res*. 2004;19(8):1231-1240.
33. Myburgh KH, Hutchins J, Fataar AB, Hough SF, Noakes TD. Low bone density is an etiologic factor for stress fractures in athletes. *Ann Intern Med*. 1990;113(10):754-759.
34. Drinkwater BL, Bruemner B, Chesnut CH 3rd. Menstrual history as a determinant of current bone density in young athletes. *JAMA*. 1990;263(4):545-548.
35. Marx RG, Saint-Phard D, Callahan LR, Chu J, Hannafin JA. Stress fracture sites related to underlying bone health in athletic females. *Clin J Sport Med*. 2001;11(2):73-76.
36. Pouilles JM, Bernard J, Tremollières F, Louvet JP, Ribot C. Femoral bone density in young male adults with stress fractures. *Bone*. 1989;10(2):105-108.
37. Giladi M, Milgrom C, Simkin A, et al. Stress fractures and tibial bone width. A risk factor. *J Bone Joint Surg Br*. 1987;69(2):326-329.
38. Brukner P, Bennell K. Stress fractures in female athletes. Diagnosis, management and rehabilitation. *Sports Med*. 1997;24(6):419-429.
39. Noakes TD, Smith JA, Lindenberg G, Wills CE. Pelvic stress fractures in long distance runners. *Am J Sports Med*. 1985;13(2):120-123.
40. DeFranco MJ, Recht M, Schils J, Parker RD. Stress fractures of the femur in athletes. *Clin Sports Med*. 2006;25(1):89-103, ix.
41. Campbell SE, Fajardo RS. Imaging of stress injuries of the pelvis. *Semin Musculoskelet Radiol*. 2008;12(1):62-71.
42. Sofka CM. Imaging of stress fractures. *Clin Sports Med*. 2006;25(1):53-62, viii.
43. Moran DS, Evans RK, Hadad E. Imaging of lower extremity stress fracture injuries. *Sports Med*. 2008;38(4):345-356.
44. Arendt EA, Griffiths HJ. The use of MR imaging in the assessment and clinical management of stress reactions of bone in high-performance athletes. *Clin Sports Med*. 1997;16(2):291-306.
45. Lappe J, Cullen D, Haynatzki G, Recker R, Ahlf R, Thompson K. Calcium and vitamin D supplementation decreases incidence of stress fractures in female navy recruits. *J Bone Miner Res*. 2008;23(5):741-749.
46. Sloan AV, Martin JR, Li S, Li J. Parathyroid hormone and bisphosphonate have opposite effects on stress fracture repair. *Bone*. 2010;47(2):235-240.
47. Goldstein C, Sprague S, Petrisor BA. Electrical stimulation for fracture healing: current evidence. *J Orthop Trauma*. 2010;24(Suppl 1):S62-S65.
48. Beck BR, Matheson GO, Bergman G, et al. Do capacitively coupled electric fields accelerate tibial stress fracture healing? A randomized controlled trial. *Am J Sports Med*. 2008;36(3):545-553.
49. Busse JW, Kaur J, Mollon B, et al. Low intensity pulsed ultrasonography for fractures: systematic review of randomised controlled trials. *BMJ*. 2009;338:b351.
50. Visuri T, Vara A, Meurman KO. Displaced stress fractures of the femoral neck in young male adults: a report of twelve operative cases. *J Trauma*. 1988;28(11):1562-1569.
51. Lee CH, Huang GS, Chao KH, Jean JL, Wu SS. Surgical treatment of displaced stress fractures of the femoral neck in military recruits: a report of 42 cases. *Arch Orthop Trauma Surg*. 2003;123(10):527-533.

第 2 部分

运动性损伤

第 12 章 接触类运动员：足球和橄榄球

Travis Maak, J. W. Thomas Byrd

与其他类型运动员相比，接触类运动员（如足球和橄榄球运动员）运动创伤和并发的受伤风险较高，是一组特殊的运动员亚群。这类群体的髋关节损伤基本分为 3 类：①继发于 FAI 的损伤；②急性高能量创伤导致的髋关节半脱位、脱位和骨折；③肌腱损伤，包括肌腱挫伤、拉伤和断裂。接触类运动员的髋部损伤尤其倾向于由 FAI 引起，包括盂唇和软骨损伤，以及前文提及的髋关节应力增加和碰撞导致的关节不稳定。也可发生半脱位、脱位和骨折，诊断髋关节运动损伤时亦不能忽视。最后，肌腱损伤和挫伤最为常见，尤其在赛季初，休赛期间的训练量明显小于赛季间，所以这一阶段髋部损伤频频出现。本章会着重从病理生理学、场上和赛后的损伤评估、量身定制的赛季期和休赛期的治疗方案（保守和手术治疗）等方面详细论述以上三类髋部损伤。

常见损伤

FAI

临床病理生理学

FAI 是由股骨头球形形态失去（凸轮型）或髋臼前外侧缘多余的骨质突起（钳夹型）造成的股骨头颈联合部与髋臼缘发生撞击现象。但最常见的是以上两种类型同时发生。凸轮型撞击主要发生在年轻男性，也是接触类运动员的损伤主体。此类撞击的损伤机制表现为在髋关节屈曲、内旋时，股骨头颈联合部的异常突起直接撞击前外侧的盂唇关节面和盂唇髋臼软骨联合部。随后，增加的剪切力和压力导致盂唇髋臼软骨联合部剥脱，继发盂唇内质撕裂、钙化和破坏。另一方面，钳夹型撞击则是一种钳夹型机制损伤，表现为由于异常突起的髋臼缘与股骨头颈联合部发生直接的钳夹型碰撞导致的原发性盂唇破坏，从而继发软骨损伤。

赛场上的评估

对于比赛时发生的髋部及大腿疼痛的评估，包括病史（受伤过程）、查体及影像学评估等辅助诊断手段。赛场上通过病史查询和体格检查，不借助 X 线片，往往可以发现潜在病因，从而可在赛场上快速诊断并及时治疗。

FAI 的典型症状是腹股沟区疼痛，在做深蹲等髋关节过度屈曲动作时加重。受伤前疼痛呈间断性，因受伤而急性发作的疼痛会明显加剧，86%的患者此时可出现中到重度疼痛[1]。跑步和跳跃等要求髋关节屈曲、内旋的运动也会诱发症状[2-5]。此外，运动时会出现弹响、异响及僵硬感。这些症状与运动员的盂唇撕裂有关，而他们往往都会出现腹股沟区疼痛，而 X 线片上未见任何异常[1,6,7]。

仔细的场边查体应包括腰骶椎、髋、膝、踝关节等部位。下肢力线检查应在静止站立和步行状态下进行。各关节的活动度、关节周围肌肉围度、稳定性都应仔细检查，并与对侧对比。如运动员诉下肢麻木，应进行腰骶椎的查体，因为神经性疾病和髋关节疾病可以同时存在。这些特殊的体格检查应针对所有髋关节损伤，后面章节不再赘述。

FAI 的专业查体包括对髋关节活动度的仔细评估，尤其是在屈髋 90°时的内、外旋角度。90°屈髋时的髋关节内旋受限（<10°）与 FAI 的发生密切相关[8]。撞击试验为被动屈髋、内收、内旋时引起可感受的腹股沟区疼痛。后方撞击试验的查体方法为被动伸髋、外旋。AIIS 撞击可通过被动过度屈髋时引起的疼痛来鉴别[9,10]。

如果赛场场馆现场有影像学设备，应完善腰骶椎的前后位、侧位及斜位 X 线片以及受伤的髋关节的前后位和侧位 X 线片。以上的影像学评估手段可以看出髋臼的倾斜方向，如果出现髋臼缘交叉征，则提示髋臼出现后倾，髋臼缘与股骨头颈联合部的撞击可能性也会因此增大。通过在 Dunn 位平片上测量 α 角可以评估股骨头颈联合部的形态以及凸轮型撞击存在的可能性。另外，在对以上影像学结果进行分析评估时，不可忽视应力性骨折和关节不匹配存在的可能性，因为这两者也可以引起急性的腹股沟疼痛发作。

赛后评估

对于怀疑有髋关节、骨盆或下肢近端的运动损伤时，除了上述的赛场上评估手段，赛后应进行针对损伤部位的专科检查。赛后评估应包括在比赛时无法进行的一些更广泛、更深入的临床及诊断评估手段。因此，赛后评估不是孤立的评估手段，而是与场边评估相结合增加诊断的准确性。

对于怀疑有 FAI 的患者，赛后应进行改良 Dunn 位 X 线片以及受伤髋关节的 MRI。MRI 可以具体显示关节周围的软组织，包括髋臼侧及股骨侧软骨面、关节囊、盂唇及关节外肌腱止点。常规 MRI 也可以显示软骨，但目前专门显示软骨的 MRI 序列常更多地被用来检查软骨的完整性（图 12-1）。

如果怀疑有关节内病变，除 MRI，放射线透视或超声引导下的关节腔注射止痛剂也可作为诊断和治疗的一种手段被应用。此外，还可在此基础上加用激素注射，可延长局部注射的抗炎作用，但这不是必需的诊断方法。关节腔注射对那些同时合并关节内和关节

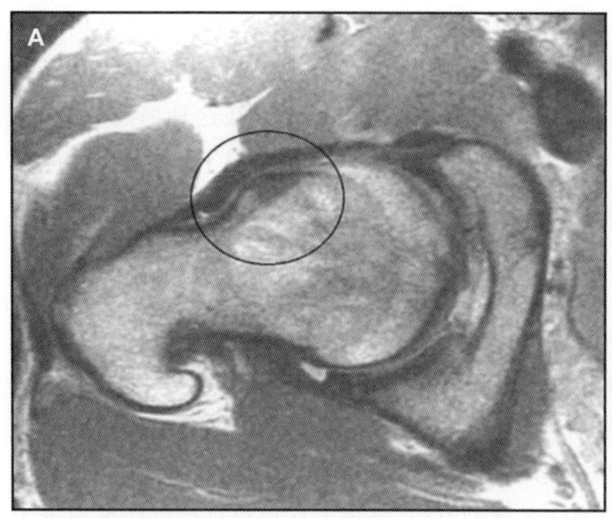

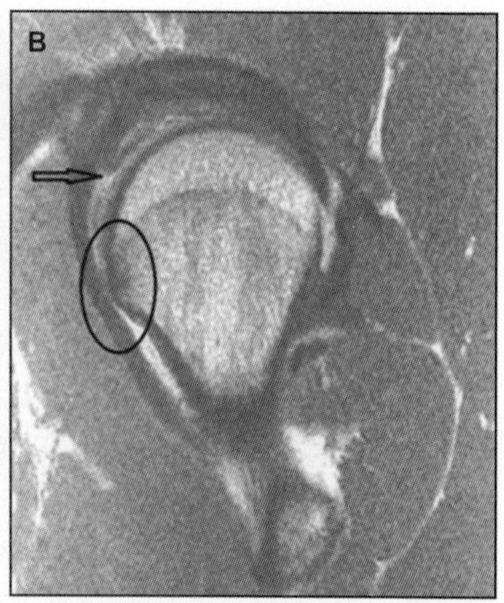

图 12-1　髋关节的斜轴位(A)与矢状位(B)MRI 提示在接触类运动员存在 FAI 的影像学表现。股骨头颈联合部前方表现为凸轮型改变(圆圈所示区域)，导致盂唇从盂唇髋臼软骨结合部发生剥脱。

外病变的运动员的疼痛缓解尤其有效，如 FAI、运动疝及腰骶部疼痛。患者对关节腔止痛剂注射的反应可以帮助判断哪些症状与关节内病变有关，并有助于处理这些病变后患者症状的可能缓解程度。如果临床和影像学评估已经明确，则无须关节腔注射。

赛季期的治疗

赛季期间接触类运动员的髋部损伤治疗取决于以下因素：主要和伴随的疾病、损伤的严重程度、常用的运动体位、保守治疗的效果、运动员的治疗倾向和赛季所处阶段。综合权衡上述因素比较困难，但治疗方案的最终选择应以运动员的恢复为第一前提，其次才是使其尽快参与比赛。

治疗原则：撞击相关的损伤

由于 FAI 表现为慢性病程，基本无须在赛季期急切地行手术治疗。尽管如此，FAI 导致的盂唇急性损伤会导致运动员竞技水平下降。在这种情况下，保守治疗方案包括口服 NSAID、关节腔注射止痛剂或激素以及物理治疗。但目前学者们很少支持多次关节腔注射治疗，因为反复使用这些关节腔注射药物会损害软骨活性[11,12]。物理治疗应着重于增强躯干和髋部的肌肉力量。训练计划也应相应做出调整，包括应避免应力状态下屈髋超过 45°(如深蹲和冲刺训练)。对于运动员不伴有机械症状且关节腔注射疼痛缓解不明显的那些非特异性髋关节疼痛，保守治疗方案尤其有效。此外，这些治疗可以让运动员参与整个赛季的比赛，赛季结束后再计划行手术治疗(如果有手术指征)。由于术后常需要 4~6 个月的康复期才能重新参加比赛，运动员更倾向于赛季后接受手术治疗。

保守治疗可短期缓解运动员症状，但对于存在巨大凸轮型病变以及由此产生骨性撞击而导致盂唇撕裂的年轻运动员,往往只能通过手术治疗才能缓解症状。这类疾病常表现为孤立的腹股沟区疼痛,并伴随相关的机械性症状,如僵硬感和交锁,影像学提示存在凸轮型和(或)钳夹型撞击,关节腔注射治疗后疼痛明显缓解。在这种情况下,赛季结束后应考虑尽快手术治疗,以获得最大的康复时间。但在个别情况下,赛季期间保守治疗收效甚微,使得运动员只能在赛季期间便手术治疗,这将限制运动员参与随后的相关比赛。

FAI 的治疗方案包括在开放或关节镜下的股骨头颈联合部成形、髋臼成形、盂唇清理或修复,以及软骨损伤成形术。以上术式的适应证取决于引起撞击的骨质异常类型,以及盂唇和软骨病变的情况。Ganz 等[13]首先提出使用髋外科脱位入路治疗 FAI,通过大转子截骨,保留臀中肌、股外侧肌止点、外旋肌、外展肌,以及股骨头血供。该手术入路可使股骨头完全从髋臼中脱出,最大限度显露关节腔,使以上提及的关节内病变得到有效的手术解决。应仔细缝合关节囊,严格进行大转子解剖复位,严谨的伤口缝合可以降低患者术后髋关节脱位及其他并发症的发生率。

尽管髋外科脱位入路可有效治疗 FAI,但关节镜可以降低因开放手术引起的创伤和并发症比率。目前,FAI 的关节镜治疗已获得良好的疗效[14-16]。研究提示髋臼成形、盂唇修复及股骨头颈联合部成形相对于单纯盂唇切除可获得更好的术后疗效[14,15]。对于伴有髋臼发育不良和股骨头过度前倾的患者,保留盂唇至关重要。与此同时,髋臼缘过度成形和明显的医源性盂唇损伤会影响髋关节的稳定性并增加脱位风险。髋关节的稳定直接取决于关节骨性及软组织的复合结构,因此术前应对骨性结构进行全面评估。显然,术后 4~6 月内,运动员应限制相关的训练及赛事活动。

康复及重返赛场

术后康复及竞技水平的恢复主要取决于症状的缓解程度、髋关节肌肉力量及活动度的恢复程度。术后康复训练是为了优化术后疗效,最大限度地缩短运动员恢复完全竞技水平的时间。

赛季期的康复训练计划分为保守组和手术组(开放或关节镜)。保守治疗的康复训练应着重增强躯干肌肉、股四头肌、腘绳肌、后伸肌群,尤其是外展肌群的力量。关节周围肌群力量的加强可明显增强髋关节的稳定性,减少因 FAI 导致的关节不稳。

手术治疗后的康复训练应尽早在康复锻炼室进行。如果实施了盂唇缝合或微骨折术,相应的,患者应使用拐杖实现少于 50%体重或 20 磅的平地负重。如果实施了单独股骨头颈联合部成形术,术后负重以患者扶拐所能忍受的程度为准。以上的限制负重需在术后维持 4 周。术后应避免完全不负重,因其会导致关节内应力增加和屈髋肌群激惹。不限制负重适用于髋臼成形的术后康复训练。术后持续被动活动及无阻力单车训练可改善髋关节活动度并防止关节粘连。在康复期,主动及被动活动范围训练都应进行。当术后 6 周患者完全达到无痛性被动活动度时,训练计划转换至力量训练。方法与之前提及的保守治疗组的肌肉力量增强康复训练一致。

完全恢复术前竞技水平的时间因人而异，直接取决于具体的手术方式。对于实施了髋臼成形、盂唇修复及股骨头颈联合部成形术的患者，一般需要 4~6 个月恢复到术前完全的竞技水平。接触类运动员应完全避免冲撞至少 3 个月，以确保完全的骨性重塑，尽量减少在股骨头颈联合部成形处发生股骨颈骨折的风险。

髋关节半脱位和脱位

临床病理生理学

在运动员中，相对于肩和膝关节脱位，髋关节不稳定伴半脱位或脱位的情况相对少见。然而对于接触类运动员，如足球、橄榄球和英式足球运动员，其在运动中发生损伤的频率更高，所以其髋关节半脱位和脱位的发生率也相应升高。实际上，在接触类比赛中，运动员发生髋关节后方半脱位或后脱位的病例被大量报道，在这类人群的髋关节损伤数量中占 28%[17]。这种类型损伤引起的髋关节不稳定导致恢复时间相应延长。也会发生永久性后遗症，如股骨头坏死。目前数据显示已有 2 名职业足球运动员因后遗严重的股骨头坏死而接受人工全髋关节置换术[18]。这些灾难性后果发生的风险直接与髋关节脱位后接受复位治疗的时间差有关[19]。因此，半脱位或脱位后及时、迅速的诊断与治疗对临床预后至关重要。

赛场上的评估

接触类运动员髋关节半脱位和脱位的典型表现为在髋关节屈曲、内收状态下受到坠落伤或直接暴力伤导致的髋关节后脱位。非外伤性髋关节半脱位也可发生，典型原因为潜在的关节不稳定，如关节过度活动或异常的骨性解剖结构[20,21]。运动员常由于髋关节活动时疼痛而导致关节活动受限。疼痛可表现为站立或行走时疼痛，因髋关节过度屈曲加重。疼痛部位最常见为腹股沟区或髋关节前方，因此容易被误诊为疼痛区域附近的肌肉劳损或腹股沟拉伤[20,21]。

场上重点的体格检查包括髋关节的主、被动活动度以及关节受伤时的姿势。脱位后而未及时复位的运动员表现为髋关节处于持续的屈曲、内收、内旋位，因脱位的股骨头向近端移位，患肢表现为可察觉的明显短缩。因脱位状态下股骨头处于髋臼后缘后方，髋关节的主、被动活动度明显受限，尤其是髋关节的外旋活动度。髋关节后脱位同时可引起坐骨神经损伤，因此应进行患者下肢长度及神经系统的评估。在肌肉痉挛前，应在场上进行一次复位尝试。但在充分的影像学评估之前，不应进行多次复位尝试，因为这样可能会导致更复杂的损伤发生。髋关节后方半脱位或自行复位的脱位极容易漏诊，因为其表现为正常的关节活动度，在关节做极度活动时才出现疼痛症状。髋关节半脱位和脱位也可与髋臼后壁骨折有关，但不会引起额外的特殊症状。因此，运动员也许会尝试当时回到赛场继续比赛，然而术后 MRI 却提示存在严重的损伤(图 12-2)。

X 线检查包括骨盆前后位及患髋外侧穿桌位片。斜位(Judet)片主要是为了检查髋臼前后缘的完整性，以防存在潜在的髋臼骨折。髋关节后脱位常伴随髋臼后壁骨折，应仔细

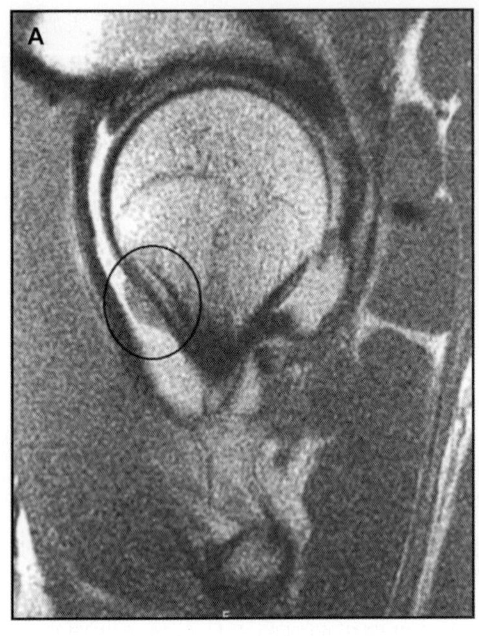

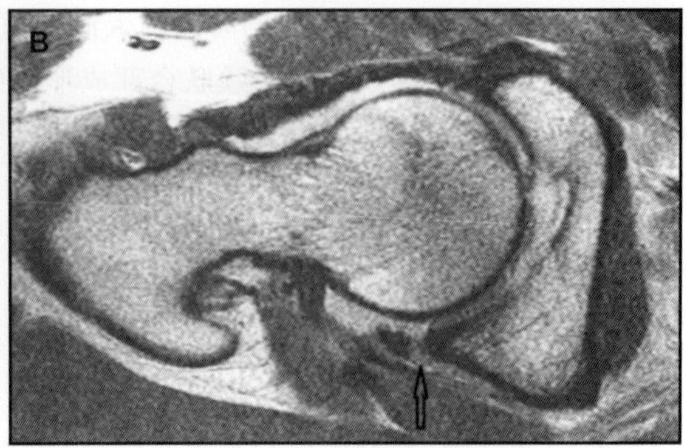

图 12-2 髋关节后方半脱位的 MRI。(A)矢状位显示后方关节囊撕裂,大量关节液外溢,前方股骨头颈联合部凹槽处出现软骨游离碎片(圆圈所示区域)。(B)轴位片表现为合并髋臼后缘骨折的骨性盂唇撕裂以及前方盂唇的挤压伤。以上表现与圆韧带损伤都为该损伤机制的典型表现。

诊断(图 12-3)。由于赛场上运动员的症状可能表现较轻且场边的 X 线片质量欠佳,在行影像学评估分析时,应保持高度怀疑。

赛后评估

髋关节半脱位和脱位的赛后评估应包括更进一步的 X 线片、CT 及 MRI。CT 应作为常规检查,尤其是对于复位后髋关节脱位的运动员,可以评估复位后关节的适配性,并且

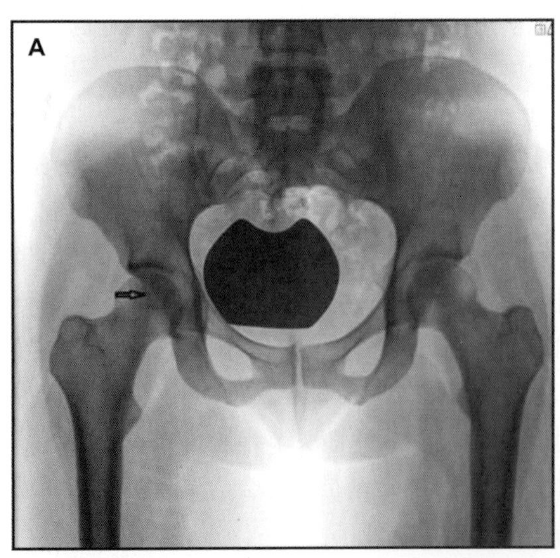

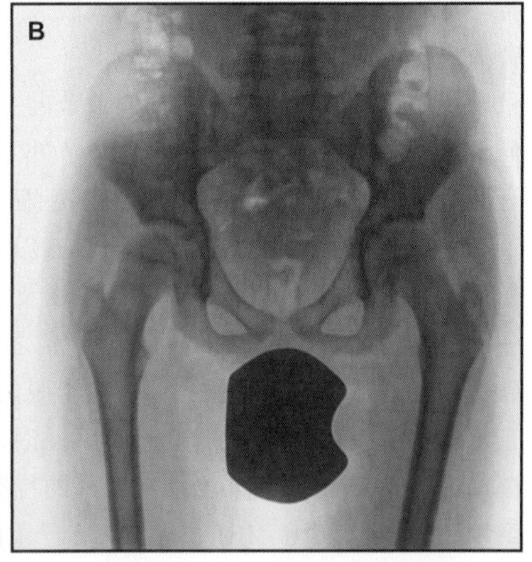

图 12-3 (A)骨盆前后位 X 线片上可见髋臼后壁骨折,提示应高度怀疑是否存在髋关节半脱位病史。(B)髋关节半脱位后盂唇卡压在关节间隙腔而导致的关节间隙不适配。

可充分了解是否有伴发相关类型的骨折。在髋关节达到解剖复位后，MRI 检查可发现相关的软组织损伤，包括髂股韧带及盂唇软骨联合部的损伤、残余在关节腔内的骨折碎片或关节腔积血[20,21]。增加信号的特定形式与特定的损伤类型有关。此外，与前方关节囊直接毗邻的腰大肌信号改变提示存在急性髋关节前方半脱位。类似的，与后方关节囊邻近的肌肉组织信号改变提示急性髋关节后方半脱位。急性髋关节后方半脱位常伴发髋臼后壁骨折。该骨折部位产生的皮质骨碎片的 MRI 表现容易混淆为后方盂唇撕裂。在这种情况下，应考虑行 CT 检查，以进一步鉴别诊断(图 12-4)。

隐匿的股骨和髋臼骨折也可通过这些方式鉴别。目前认为，前侧盂唇撕裂的发生与髋关节后方的半脱位和脱位有关。但这种伴随损伤的出现可能是由髋关节脱位期间凸轮型股骨和前方髋臼盂唇撞击引起的。

赛季期的治疗

对于髋关节半脱位和脱位的赛季期治疗取决于伴发的损伤类型，包括关节腔积血、

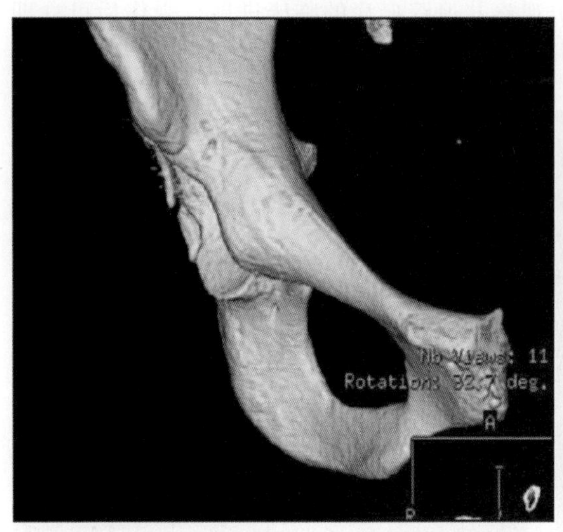

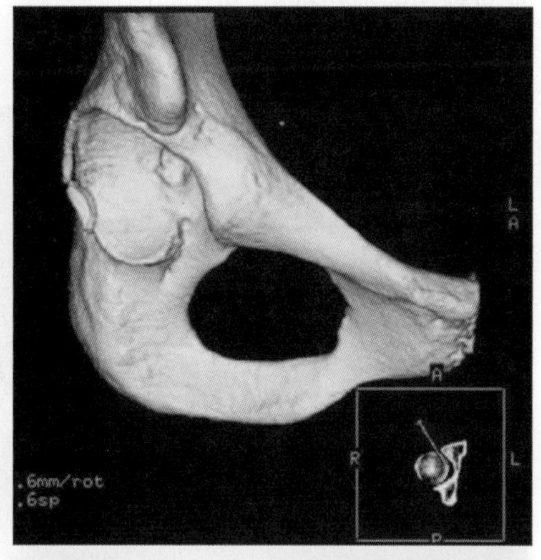

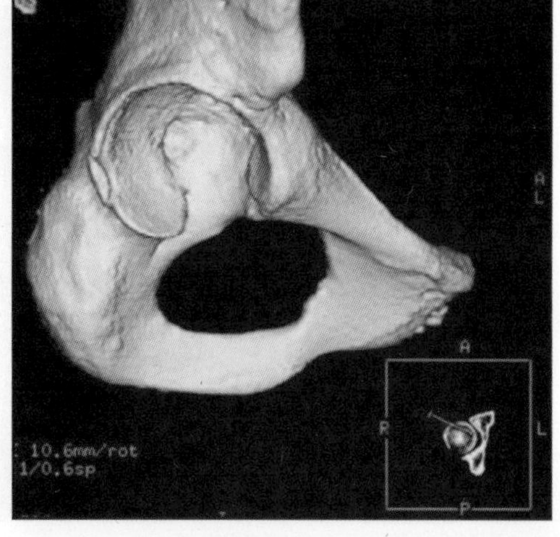

图 12-4　CT 三维重建可确定髋臼后缘骨折的大小与部位。3 个旋转视角可清晰识别出髋臼缘骨折，并有助于对骨折发生机制的进一步了解。(扫码看彩图)

软骨盂唇损伤、关节腔内游离体及骨折。关节急性脱位导致的关节腔积血应予关节腔穿刺减压，关节制动，持续 4~6 周的足弓负重直至症状缓解。软骨盂唇损伤及关节腔内游离体应根据髋关节镜治疗指南予以治疗（图 12–5）。如果关节镜手术在损伤后 6 周内施行，因为存在继发于髋臼和关节囊损伤的腹腔内液体外渗风险，术中应仔细评估腹部。损伤后 6 周应进行 MRI 检查，以发现可能的早期股骨头坏死。如果运动员进行足够的康复训练且未伴发关节腔游离体及骨折碎片形成，软骨盂唇损伤可在亚急性期进行处理。但如果伴发关节腔内游离体形成，应尽早进行急诊关节镜手术清除，以减少发生创伤性关节炎的风险[20,21]。

康复及重返赛场

对于未伴发骨折的髋关节半脱位和脱位，术后康复计划为至少 6 周的足弓负重，以减少髋关节内的应力。术后 6 周应进行对软骨敏感的 MRI 检查，以评估是否存在盂唇损伤或股骨头坏死。如果发现伴发了股骨头坏死，应嘱患者额外的 6 周点地负重。如果需要对软骨盂唇损伤予以手术治疗，应根据前述的 FAI 术后康复计划进行康复。由于其为高能量创伤的损伤机制，在这期间应密切随访观察并追踪疾病的临床进展。受伤后可立即

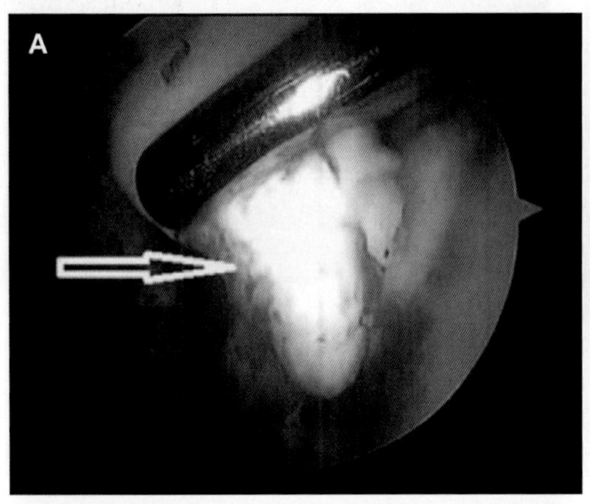

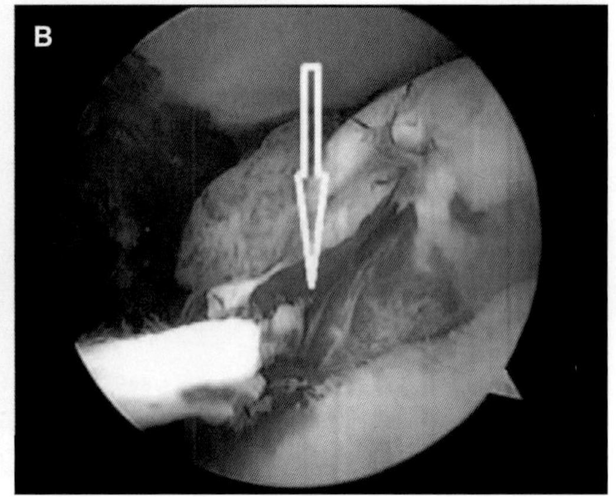

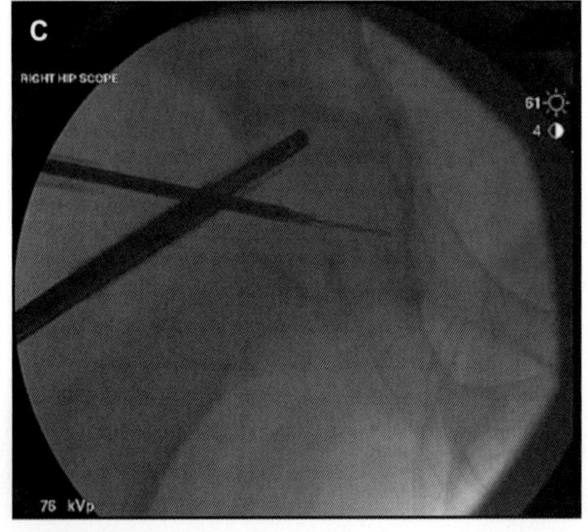

图 12–5 关节镜下探查提示髋关节急性半脱位后存在严重的关节腔内病变。(A)圆韧带完全断裂以及半脱位引起的软骨游离碎片。(B)在 X 线片与 CT 上发现的盂唇联通其后壁的骨性附着区存在损伤。(C)后方锚钉的放置情况。（图 A,B 扫码看彩图）

进行轻柔的髋关节主动和被动活动训练，随着疼痛的缓解，可进一步加大训练强度。肌肉力量训练可在髋关节活动度不受限后进行。恢复伤前竞技水平需要关节活动度以及肌肉力量实现功能完全恢复，这通常需要 2 个月，常达 3~4 个月。特别的，Feeley[17]等报道，运动员发生髋关节半脱位或脱位后平均需要 126.2 天恢复到术前的竞技水平，这表明所有髋关节运动损伤都需要很长的康复时间。

股骨颈和骨盆环骨折

临床病理生理学

在运动员，股骨颈和骨盆环骨折发生的典型原因为反复活动训练及骨质负荷过大导致的应力性骨折（图 12-6）。这种骨折发生的病理生理机制与骨质疏松老年人的脆性骨折的发生机制截然不同。目前的文献报道显示，应力性骨折在普通人群的发生率约为 1%，在训练负荷过大的运动员中高达 20%[22]。改变训练程序都会增加发病率，包括训练时间、强度和频率，导致破骨细胞的过度活跃及骨吸收。反复的次极量运动负荷会引起的过多骨质吸收及骨形成减少，导致运动员应力性骨折发生风险增加。同时，伴有先天性股骨颈形态异常，如髋内翻和髋关节肌肉力量虚弱更容易导致运动员发生应力性骨折。

接触类运动员不仅会因反复训练负荷容易导致股骨颈和骨盆环的应力性骨折，还可因高能量急性撞击导致创伤性骨折。股骨颈骨折与股骨头坏死的发生极其相关，因此这类骨折必须及时诊断与治疗[23]。髋臼骨折也可导致髋关节不稳定，尤其是巨大髋臼后壁骨折，这类骨折增加了创伤性关节炎发生的可能性[24,25]。而来自 NFL 的数据显示，髋臼后壁骨折占所有髋关节内损伤的 45%[17]。

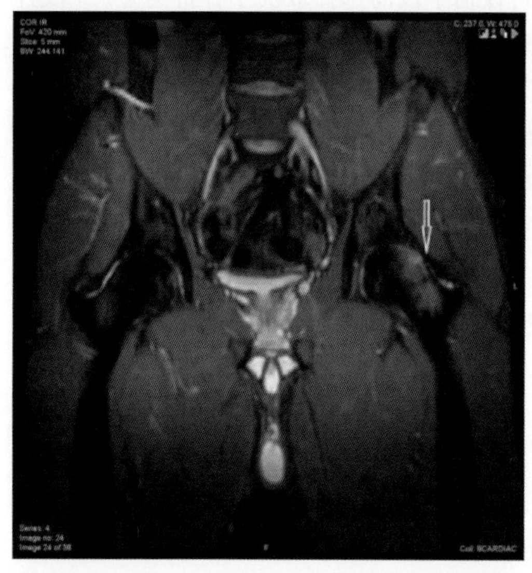

图 12-6　股骨颈上方张力侧的应力性骨折存在较高的骨折和内翻塌陷的风险。张力侧应力性骨折应预防性地用经皮克氏针固定，以避免骨折移位。

赛场上的评估

赛场评估是否有股骨颈和骨盆环骨折的发生对于决定运动员是能继续比赛还是退出比赛至关重要。这类损伤运动员的典型表现为腹股沟及骨盆下方疼痛,可因负重而疼痛加重,并可因高强度的髋关节负荷进一步加重,如跳跃和跑步训练。休息或减少负重后疼痛可缓解,如端坐或仰卧。无论是训练时间延长、强度或频率的骤然增加均可能导致股骨颈和骨盆环骨折。对于接触类运动员,休赛期后的赛季前往往会出现训练量骤增。这一阶段的运动员出现应力骨折,症状常表现为回避步态及因被动活动髋关节而出现腹股沟区疼痛。屈髋0°和90°时做旋转动作均可导致疼痛症状,而FAI患者只会在屈髋90°做旋转动作时产生疼痛。运动员很少发生骶骨的不全骨折,表现为被动屈髋、外展、外旋时产生疼痛。此外,触诊时也可发生骨盆缘压痛,但由于其表面的软组织覆盖,敏感性并不强。最后,应仔细进行下肢的神经系统检查,以发现有无周围神经及腰骶神经根损伤。

骨折部位及移位情况可影响治疗方案的选择, 因此,X线片是诊断与治疗股骨颈和骨盆环骨折的基本手段。股骨颈骨折可分为张力性骨折(股骨颈上方)和压力性骨折(股骨颈下方)。基本上骨盆正、侧位片可确定股骨颈骨折的诊断,但因病史的长短不一,在X线片上可呈现不同的影像学表现。在亚急性阶段可在骨折附近出现反应性骨质硬化或骨膜反应,而急性非移位性骨折在X线片上往往不能被察觉。压力性骨折多伴有股骨颈下方的皮质骨硬化,而拉力性骨折X线片表现多为垂直于上方股骨颈骨折端的透亮区。当怀疑发生骨盆环骨折时,应行骨盆斜位、出、入口位X线片检查。这些检查可对髋臼前后壁、骨盆环及骶骨损伤情况进行快速评估。

赛后评估

赛后对可疑或确诊的股骨颈和骨盆环骨折评估手段的选择取决于骨折类型。X线片可发现移位或非移位骨折,往往无须进一步影像学检查的确认。尽管如此,目前学者们认为MRI可有效评估是否存在伴随的软组织损伤及隐匿性骨折,如大转子骨折。在特定情况下,CT检查也可辅助手术计划的制订(如果需要手术的话)。

另一方面,对于可疑应力性或隐匿性股骨颈及骨盆环骨折,应行核素显像或MRI检查。核素显像对全身骨骼系统具有高度敏感性,但需时甚久,空间分辨率有限,且为有创操作。相比而言,MRI可以更为有效地评估应力性骨折和伴随的软组织损伤。应力性骨折的MRI表现为T1相信号降低、短时间反转恢复序列和T2相信号增加。同时对骨折的层像定位可指导治疗方案的选择。

赛季期的治疗

股骨颈和骨盆环骨折的骨折类型必须分为低风险和高风险两类,以便指导赛季期此类损伤的治疗。低风险骨折包括骨折范围<20%的非移位性髋臼前后壁骨折、压力型股骨颈应力性骨折,以及骨盆环和骶骨应力性骨折。股骨颈下方的压力侧应力性骨折是一种

稳定的骨折类型，可予适当的保守治疗。根据这一类型的病例记录显示，限制或非限制负重(取决于运动员的疼痛程度)的运动类型的调整，大部分运动员都呈现出良好的疗效及较低的骨折移位风险。同样的，对于小范围的、非移位性的髋臼壁骨折，早期可先予 4~6 周内负重限制，随后 6 周内逐渐增加负重。对于骨盆环及骶骨的应力性骨折，调整运动方式可获得有效的临床疗效。

高风险骨折包括负重区的髋臼穹隆及髋臼壁骨折以及张力侧股骨颈应力性骨折。张力侧股骨颈应力性骨折因断端部分本身受到的张力而使骨折端被牵拉，相对于压力侧股骨颈应力性骨折的生物力学机制，更容易导致骨折移位。而其常继发严重的后遗症，包括骨折延迟愈合、不愈合、内翻畸形愈合及股骨头坏死，所以应避免骨折移位的发生。因此，张力侧股骨颈骨折应及时予螺钉内固定治疗。该手术方式也可用于影像学提示存在移位的压力侧股骨颈骨折。术后 12 周内根据患者的疼痛缓解程度及影像学结果提示的骨折愈合程度调整患者的负重情况。巨大的髋臼壁及前、后柱骨折也需急诊予内固定治疗。

对于应力性骨折的运动员，负责治疗的医护团队应评估并治疗任何可能发生的激素或营养异常。相对于耐力型运动员，此类异常发生在接触类运动员的情况更为少见，但也不可忽视。根据运动员的体格检查和损伤病史，应具体分析评估有无结缔组织疾病的存在。

康复及重返赛场

康复和重返赛场应根据症状缓解程度，结合影像学结果提示的骨折愈合程度进行指导。包括压力侧股骨颈骨折、骨盆环及骶骨骨折在内的低风险稳定性骨折术后应拄拐限制负重，以缓解关节腔内的疼痛。随着疼痛缓解，负重程度可进一步加大。为了尽可能减小关节腔粘连的发生风险，术后应嘱患者进行主、被动活动训练。随着症状改善，可进行低撞击强度的训练。如果症状持续缓解，运动员的训练量可以逐步恢复到常规。运动员完全恢复参赛能力和其损伤严重程度密切相关，上述低风险骨折类型一般需要 3~6 周，而高风险骨折类型则需要 16 周。

高风险骨折包括张力侧的股骨颈应力性骨折、移位性髋臼壁及髋臼穹隆骨折，应对上述骨折进行手术治疗。手术获得稳定后，康复训练计划与低风险类型骨折大体一致。当症状完全缓解，做激惹动作时无痛感，可进行特定的运动功能训练而无任何症状时，运动员可被允许参与接触类比赛。术后应行 X 线片和 CT 检查来评估内固定的放置及骨折端愈合情况。目前的数据显示，髋关节骨折平均需要 100.6 天康复方可参与比赛[17]。

肌腱拉伤与撕裂

临床病理生理学

肌腱拉伤和撕脱伤在运动人群中极为普遍，并在很大程度上限制了运动员参与比赛[17]。与赛季比赛相比，整个季前训练，这些伤病的发生率会增加。这被认为与休赛期和季前赛之间训练强度和持续时间的快速变化有关。由于这个原因，许多教练和医师目前都在强调休赛期保持高水平耐力和训练强度的重要性。

拉伤和撕裂:髋关节

髋关节肌腱拉伤和撕脱包括股四头肌、髋内收肌群和腹直肌的损伤。股直肌拉伤通常发生在需要快速肌肉收缩的活动中,如踢腿或短跑。在主动髋关节和膝关节屈曲过程中,髋关节偏心伸直可能进一步增加损伤风险。股直肌直头或折返头均可损伤,但功能障碍主要与股直肌直头损伤相关[26](图 12–7)。中央腱损伤也可导致大腿近端疼痛和局部肿块形成,这可能是需要通过手术治疗的。股直肌直头或折返头近端的拉伤可导致肌腱止点处的异位骨化形成。异位骨化形成的骨赘又会导致 AIIS 撞击,并表现为腹股沟区疼痛和髋关节屈曲活动受限。以往学者报道了 11 名 NFL 的职业橄榄球运动员股直肌腱近端撕脱伤的病例[27]。所有这些接触类运动员都经非手术治疗并且都在受伤后 6~12 周内回归比赛。

髋关节内收肌群拉伤和撕脱通常在需要快速旋转的接触类比赛中突然发生,如冰球和足球。长收肌最常见损伤,常伴随自限性疼痛,在受伤后的几天或 1~2 周内可迅速返回比赛。另一方面,在多达 94%的运动员中,慢性髋关节内侧和腹股沟区疼痛与 FAI 有关[28]。一旦劳累后出现下腹部疼痛,伴或不伴放射至腹股沟区,则可能由于运动疝或相关核心肌群损伤引起[29,30],且常合并内收肌近端疼痛。

拉伤和撕裂:股四头肌和腘绳肌

股四头肌拉伤和远端股四头肌腱断裂有共同的病理生理学机制,但两者的治疗截然不同。收缩的股四头肌肌群的异常伸长是主要的损伤机制,损伤一般发生在肌肉肌腱联合部。股直肌远端部位的损伤最常见。此外,股四头肌肌筋膜破裂可能发生在前中区并产生一个肌肉疝。尽管不常见,接触类运动员也可能发生因持续高能量撞击而导致的远端

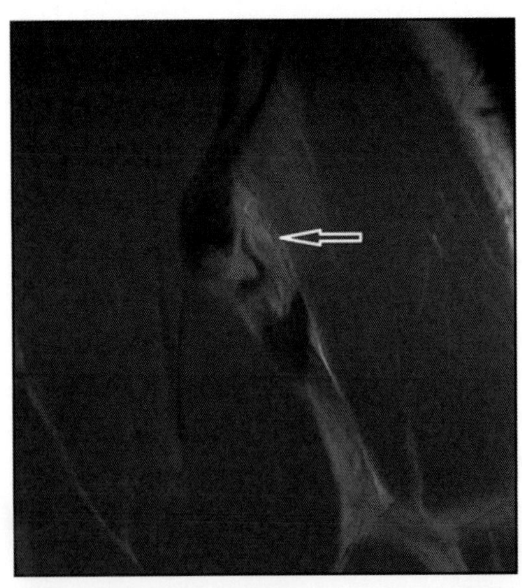

图 12–7 股直肌直头撕裂伴约 4cm 移位。

股四头肌肌腱断裂。

急性腘绳肌拉伤需要持续一段时间的限制活动才能回归比赛，时间从几天到 8 周不等[31]。3 周内反复损伤与腘绳肌外侧部损伤有关[31]。接触类运动员尤其容易受到近端腘绳肌断裂的影响，因为在这些运动中可能会导致腘绳肌发生高负荷以及快速的异常伸长。因此，当运动员出现腘绳肌近端疼痛或臀部疼痛症状时，应仔细评估并在诊断时高度怀疑是否存在近端腘绳肌断裂。当然，幸运的是即使是接触类运动员，这种损伤也相对少见。

赛场上的评估

肌腱拉伤和撕脱是髋关节周围损伤最常见的类型之一。股直肌、腹直肌和髋关节内收肌群的拉伤通常表现为前内侧髋关节和腹股沟区疼痛，并随着活动增加而加重。与髋关节内收肌群和腹直肌拉伤等内侧疼痛相比，股直肌近端拉伤的疼痛位点更偏向于前方。疼痛可能发生在肌肉从近端到远端中任意一个部位，但股四头肌拉伤导致疼痛的位点通常在大腿中部的前方。根据受伤部位，腘绳肌拉伤可表现为后臀部、大腿或膝盖疼痛。值得注意的是，肌肉肌腱联合部是最常见的损伤部位，但这一损伤部位在腘绳肌中范围较长且位置易变，因此触诊时大腿后部的压痛位点是可变的。疼痛呈急性发作，受伤前运动员往往会做快速减速、加速或变向动作。直接撞击也可表现为肌肉收缩时的异常延伸。当有腘绳肌近端或远端撕裂时，运动员自觉臀部或大腿后方有“砰”的感觉。

在确定损伤部位方面，仔细的体格检查可能比患者的病史更有效。触诊时的局灶性压痛有助于确定每个肌群的损伤位置。触诊应沿着整个肌肉的腹部、肌腱和每一块肌肉的起止点进行。撕脱可以表现为可触及的缺损和在缺损区域附近的软组织突出。另一方面，拉伤可能表现为肌肉腹部内的压痛以及损伤部位可触及的饱满感。腹直肌拉伤常表现为腹股沟韧带、腹斜肌、腹横肌和腹直肌/联合腱压痛。髋关节内收同时做仰卧起坐抗阻训练可引起局部疼痛。髋关节内收肌群损伤可表现为沿内收肌、股薄肌或耻骨肌触诊时出现内侧腹股沟压痛，并伴有做髋关节内收抗阻训练时的疼痛。沿内收肌近端肌腱以及在附着点的触诊可能有助于区分起止点和肌腱的损伤。股直肌损伤可表现为主动屈髋伸膝抗阻训练时产生疼痛。这不同于其他股肌损伤的疼痛，因其他股肌损伤时，主动屈髋通常并不产生疼痛感，做伸膝抗阻训练时通常会产生疼痛。腘绳肌损伤可导致主动屈膝伸髋抗阻训练时产生疼痛感。在检查股四头肌和腘绳肌损伤时，必须注意触诊检查近端和远端肌腱的完整性，因为肌腱撕裂与肌肉拉伤的治疗截然不同。

肌肉拉伤的 X 线片影像学结果通常是正常的，但可能在肌腱撕裂处显示有小骨片。因此，对于髋关节近端或膝盖远端出现疼痛和压痛的运动员，应进行 X 线片检查。这些图像也可用来鉴别因症状类似而容易混淆的病变，如 FAI 或耻骨炎。在急性情况下，股四头肌或腘绳肌正中部位的疼痛和压痛无须影像学检查，除非怀疑存在罕见的股骨干骨折。

赛后评估

赛后对肌腱拉伤和撕裂的评估应包括 MRI。医务人员应在 STIR 和 T2 加权图像上识别增加的信号,以定位损伤区域。损伤肌肉内或周围信号的增加程度可能与损伤的严重程度大致相关。当然,这种相关性并不一定反映出需要多长时间才能重返比赛。应仔细评估肌腱的起点和止点,以确保不会漏诊肌腱撕裂或断裂。同样,髋部和骨盆周围的复发性或慢性肌腱损伤也应被确认,因为这些损伤可能与运动性耻骨痛、运动性疝或其他髋关节内病变继发的软组织损伤有关。MRI 发现的多种异常信号可能与运动性耻骨痛/运动疝相关,包括近端内收肌/股薄肌/耻骨肌的信号异常、联合腱周围水肿和腹直肌信号中断[30]。这些异常信号也可能与 FAI 同时发生,在这种情况下,上述 MRI 检查结果也可能存在[32]。此前,一项针对 NFL 职业橄榄球运动员的研究发现一种"运动髋关节三联征",包括内收肌群拉伤、髋臼盂唇撕裂和股直肌拉伤。其病因是在高强度比赛中,髋部旋转和轴向负荷增加[17]。

赛季期的治疗

肌肉拉伤和撕裂伤在赛季中的治疗,包括股四头肌、腘绳肌、内收肌群和股直肌的损伤,通常包括调整运动类型、止痛剂、冰敷,以及随着疼痛减轻和功能性力量恢复而增加的运动训练。肌腱拉伤的急性期治疗应包括在肌肉拉伸体位持续加压受伤肌肉(股四头肌拉伤时髋关节应伸直而膝关节应屈曲,腘绳肌拉伤时髋关节应屈曲而膝关节伸展)至少 24h。在健身自行车上调节座椅高度使之最大化拉伸肌肉的状态下(高座椅适用于腘绳肌,而低座椅适用于股四头肌拉伤),这种主动、低冲击的活动范围训练可鼓励在伤后立即进行。这种方式也适用于内收肌近端完全断裂和回缩不明显的腘绳肌近端完全断裂。手术和非手术治疗都曾被用于治疗这两种损伤,但 NFL 先前的数据记录显示,非手术治疗回归比赛的恢复周期为 6 周,而手术治疗恢复周期为 3 个月[27]。在这些损伤的治疗选择中,物理治疗和 PRP 治疗也被建议。但这两种方式治疗急性和慢性肌腱损伤方法的文献目前仍显不足。采用超声引导下局部穿刺抽吸积液,并同时注射低剂量皮质醇激素类药物,可缩短恢复时间,并可使部分特定运动员更快恢复。

一些特殊情况:①慢性、顽固性近端内收肌群疼痛;②急性完全性腘绳肌近端断裂,同时回缩>2cm 且累及 2 或 3 根肌腱的;③慢性有症状的腘绳肌近端断裂;④完全性股四头肌远端肌腱断裂;⑤顽固性运动疝/核心肌群损伤。在上述情况的处理中,肌腱切除术已被有效地用于治疗慢性、顽固性近端内收肌群疼痛,并已成功使大多数运动员回归比赛。回缩的腘绳肌完全断裂应尽早进行直接修复治疗,以尽可能减少远期的肌肉力量缺失和运动障碍[33,34]。慢性、有症状的腘绳肌断裂可通过远端部分延长及修复或同种异体的近端肌腱重建等方法治疗,可改善局部功能和力量[33]。运动性疝主要通过运动类型调整、核心肌肉强化和向耻骨联合以及内收肌/骨盆裂中注射类固醇皮质激素来治疗。然而,顽固性运动疝可能需要手术治疗,包括盆底修补和改良疝修补,伴或不伴内收肌的完全或部分松解[29,30]。先前的研究表明,合理的手术治疗可恢复这类运动员的竞技水平[29,30]。

康复及重返赛场

肌腱拉伤和撕脱伤后的康复和完全恢复接触类运动，分为非手术康复和手术康复。非手术治疗应按照前面所提及的方式进行，详见“赛季期的治疗”部分。首要的康复目标是保持髋关节和膝关节的全范围运动，其次为进行功能性力量强化和体育专项活动而无不适。在此期间，可以采用针对性拉伸和肌肉活动来减少肌肉水肿并增强肌肉收缩力量的康复方法。通常在受伤后几天到几周内就可以回归比赛。值得注意的是，NFL 目前有许多治疗方案，但所有的治疗方案都采取休息、压迫、冰敷、肌肉拉伸固定和早期活动训练方式，以尽量减少血肿的形成并最大限度地促进损伤恢复[10]。

腘绳肌肌腱和股四头肌肌腱撕脱的手术治疗后需要特殊的康复方案，包括最初在膝关节屈曲位和伸直位的固定。在术后 4~6 周，使用铰链式护膝固定关节，以实现肌腱止点的腱-骨愈合。在此期间应进行等长运动，以减少肌肉萎缩。4~6 周后开始逐渐增加主动和被动活动，直到全活动范围。力量训练通常从术后 3 个月，极小疼痛情况下可完成全范围活动的情况下开始。术后 6~9 个月，当运动员可以完成功能性运动时，即允许复出参加比赛。

挫伤与“髋骨隆凸挫伤”

临床病理生理学

任何浅表的肌肉都会发生挫伤，但股四头肌挫伤比其他任何肌群的挫伤更为常见。这种风险的增加可能是由于股四头肌位于身体前中部区域。这些挫伤通常是由直接创伤导致在撞击体和股骨之间对股四头肌的急性压迫造成。随后肌肉内出血和水肿可导致明显的暂时性功能障碍。在接触类运动员中，挫伤是第二常见的损伤[17]。

髋骨隆凸挫伤是由作用在皮下的髂嵴或大粗隆突出部分的直接压力性创伤导致。该创伤可导致局部软组织和骨挫伤，从而引起疼痛。该类型疼痛与肌肉挫伤引起的疼痛相似，但不会因活动量的增加而加重。该病可伴发皮下、肌内或骨膜下出血。髋骨隆凸挫伤在所有髋关节的挫伤中占 32%，同时也与功能障碍有显著相关性[17,35]。

与压应力导致的肌肉挫伤相比，直接创伤也可沿皮肤与肌肉界面产生剪切力，形成脱套伤。这可导致皮肤与浅筋膜组织分离[36]。当此类型损伤发生在大腿外侧，则被称为 Morel-Lavallée 损伤，往往与高能量的撞击伤有关。该损伤机制也发生在接触类运动，尤其是碰撞性运动。这一类型的损伤容易发生在大腿外侧或转子周围，因为这些区域皮肤及皮下组织相对于稳定的大转子具有活动性。这一类型的损伤也发生在身体任何与之有相似解剖关系的区域，包括膝、肘关节远端的内、外侧。

赛场上的评估

由于接触类运动员在比赛中受到的高能量直接撞击，相较于其他类型运动员，挫伤和髋骨隆凸挫伤在接触类运动员中更为普遍。通常，运动员表现为急性直接撞击伤后立即产生的局部疼痛感。撞击伤的原因可为运动员之间的肢体碰撞、摔倒伤以及其他类型的碰撞伤。运动员的典型表现为局部损伤区域的疼痛和肿胀。股四头肌是最常见的受伤部位,因为它暴露在前方。髋骨隆凸挫伤是一种发生在髂嵴外侧的特殊类型的直接撞击伤。直接撞击也可导致局部骨挫伤,表现为静息状态下的局部尖锐痛,并随着躯干运动而加重。Morel-Lavallée 剪力性撞击伤代表直接局部撞击导致的局部软组织伤的特殊类型。通过上述剪切力损伤机制,运动员可表现为局部波动感,伴或不伴局部疼痛感。

挫伤和髋骨隆凸挫伤的体格检查表现均为损伤局部的压痛。损伤肌肉群的主动收缩可激惹局部肌肉损伤引起的疼痛感。这种类型的疼痛程度较肌肉拉伤的疼痛程度轻。尽管如此,这两种损伤类型的鉴别诊断仍存在一定难度。局部皮肤肿胀和淤斑也可发生。髋骨隆凸挫伤的体格检查往往表现为局部撞击引起的疼痛感,从而导致患者躯干回避性偏向健侧弯曲。该疼痛的产生机制为止点附着在髂嵴的腹部肌群的收缩。Morel-Lavallée 损伤的特殊查体表现为局限在皮下骨性突起的波动感。急性发作时可表现为皮下淤斑及触诊压痛,但在皮下淤斑及触诊压痛的表现消失后,波动感仍持续存在。

挫伤和髋骨隆凸挫伤极少需要 X 线片作为辅助诊断手段。一般需要 X 线片检查的情况为因疼痛程度与损伤类型不符而高度怀疑伴发的骨折,或者是损伤机制为极高能量类型。

赛后评估

挫伤与髋骨隆凸挫伤的赛后运动损伤评估基本与场上评估一致,极少需要其他检查。MRI 检查在于以下情况:伴发肌腱拉伤与撕裂、其他可疑的损伤,或与损伤类型不相符的疼痛。然而,MRI 上表现明显的往往是肌肉内或筋膜下的血肿形成。当发生明显的局部肿胀,伴或不伴波动感,皮下淤斑扩散至局部损伤区域之外,可考虑肌肉内或筋膜下血肿存在的可能性。在这种情况下,MRI 检查有助于初步诊断并指导可能需要的穿刺抽吸操作。

赛季期的治疗

挫伤的赛季期治疗与上述急性肌腱扭伤的治疗类似,包括受伤后 24h 内嘱运动员开始肌肉的加压与牵伸。在极少数 MRI 提示存在巨大血肿的情况,需予超声引导下穿刺抽吸。对于高水平运动员的髋骨隆凸挫伤,急性期可予髂嵴注射局麻药治疗,但最佳的赛季期治疗应着眼于对损伤区域仔细的护垫保护,以减少远期反复损伤的风险。

Morel-Lavallée 损伤作为一种特殊的亚类型损伤,也可早期予局部冰敷并加压治疗。这种方法能够使多达 50%的运动员的疼痛症状得以缓解。对于冰敷及加压治疗仍无效的运动员,可立即予局部穿刺抽吸及持续加压包扎治疗,伴或不伴局部多西环素硬化剂治疗[36]。即便如此,仍可发生局部液体的重新积聚并因活动而进一步加重。必要时可予反复的穿刺抽吸治疗。在极少数顽固性病例中,可予手术彻底清除积聚的液体,关闭任何可引起顽固性症状的无效腔。

康复及重返赛场

髋关节与大腿挫伤的康复训练与上述肌腱拉伤相似。康复的首要目标为控制水肿扩大及血肿形成的同时，保持活动度训练。既往研究表明，使用膝关节屈曲康复支具可显著缩短限制活动的时间[37,38]。一项研究指出，受伤后 10min 内屈曲膝关节至 120°并保持 24h 可将康复时间缩短至只有 3.5 天[37]。此外，应注意避免过度牵伸及局部热敷损伤区域，以免加重局部出血。创伤区域应使用护垫保护，以尽可能减少反复损伤及骨化性肌炎的发生风险。一般在伤后 1~2 周，运动员可恢复功能性活动度及肌肉力量，进行相关运动训练而未诉任何症状时可重新参与比赛。髋骨隆凸挫伤的康复训练着重于躯干活动度的保持及疼痛的缓解。在症状缓解前，应避免躯干肌肉群的力量训练。一般在伤后数日，接触类运动员能在疼痛可接受程度下进行功能性运动训练时，便可考虑重新参加比赛。

要点与陷阱

- FAI 导致的运动损伤在接触类运动员中发生概率高，包括其引起的髋关节半脱位与脱位。
- 在这类人群中，隐匿的髋关节不稳定表现难以察觉，因为运动员常表现为正常的髋关节活动度，只在运动范围的终末阶段才产生疼痛，所以运动员常因症状轻微而继续参加比赛。影像非常重要，可以发现关节内损伤的范围，以避免进一步损伤。
- 由于季前赛与常规赛的早期阶段肌腱损伤的发生风险高，休赛期必须保持一定的状态。由于治疗方案上存在差别，对于肌腱损伤必须仔细检查，以发现是否存在肌腱内部撕裂。
- 存在髋骨隆凸挫伤损伤的运动员可表现为不同程度的能力丧失，因此在损伤区域使用护具对于避免运动员赛季期再次损伤尤为重要。
- 赛季期的治疗方案可包括关节腔内注射局麻药或激素，以缓解疼痛及相关的软组织炎性反应，从而使运动员可重新参与比赛。

总结

对于接触类运动员髋关节、骨盆及大腿损伤的治疗，要求医护人员必须充分掌握相关的解剖学、病理生理学特点以及相关损伤的具体诊疗方案，以作为赛场上及场下运动损伤评估、赛季期运动损伤治疗及康复训练的基础。不论是哪种损伤类型，治疗的首要目标为治疗效果最优化，其次为最大化缩短安全康复回到赛场的时间。可采用上述对 FAI、髋关节半脱位与脱位、股骨颈与骨盆环骨折、肌腱拉伤与撕裂，以及挫伤与髋骨隆凸挫伤的相关治疗策略，来最终实现这些目标。

（陈光兴 苏眺 汤哲雄 译）

参考文献

1. Burnett RS, Della Rocca GJ, Prather H, Curry M, Maloney WJ, Clohisy JC. Clinical presentation of patients with tears of the acetabular labrum. *J Bone Joint Surg Am.* 2006;88:1448-1457.
2. Crawford JR, Villar RN. Current concepts in the management of femoroacetabular impingement. *J Bone Joint Surg Br.* 2005;87:1459-1462.
3. Khanduja V, Villar RN. The arthroscopic management of femoroacetabular impingement. *Knee Surg Sports Traumatol Arthrosc.* 2007;15:1035-1040.
4. Parvizi J, Leunig M, Ganz R. Femoroacetabular impingement. *J Am Acad Orthop Surg.* 2007;15:561-570.
5. Philippon MJ, Stubbs AJ, Schenker ML, Maxwell RB, Ganz R, Leunig M. Arthroscopic management of femoroacetabular impingement: osteoplasty technique and literature review. *Am J Sports Med.* 2007;35(9):1571-1580.
6. Narvani AA, Tsiridis E, Tai CC, Thomas P. Acetabular labrum and its tears. *Br J Sports Med.* 2003;37:207-211.
7. Binningsley D. Tear of the acetabular labrum in an elite athlete. *Br J Sports Med.* 2003;37:84-88.
8. Kappe T, Kocak T, Reichel H, Fraitzl CR. Can femoroacetabular impingement and hip dysplasia be distinguished by clinical presentation and patient history? *Knee Surg Sports Traumatol Arthrosc.* 2012;20(2):387-392.
9. Fitzgerald RH Jr. Acetabular labrum tears. Diagnosis and treatment. *Clin Orthop Relat Res.* 1995;311:60-68.
10. Anderson K, Strickland SM, Warren R. Hip and groin injuries in athletes. *Am J Sports Med.* 2001;29:521-533.
11. Chu CR, Izzo NJ, Coyle CH, Papas NE, Logar A. The in vitro effects of bupivacaine on articular chondrocytes. *J Bone Joint Surg Br.* 2008;90(6):814-820.
12. Karpie JC, Chu CR. Lidocaine exhibits dose- and time-dependent cytotoxic effects on bovine articular chondrocytes in vitro. *Am J Sports Med.* 2007;35:1621-1627.
13. Ganz R, Gill TJ, Gautier E, Ganz K, Krügel N, Berlemann U. Surgical dislocation of the adult hip: a technique with full access to the femoral head and acetabulum without the risk of avascular necrosis. *J Bone Joint Surg Br.* 2001;83(8):1119-1124.
14. Larson CM, Giveans MR. Arthroscopic debridement versus refixation of the acetabular labrum associated with femoroacetabular impingement. *Arthroscopy.* 2009;25:369-376.
15. Philippon MJ, Briggs KK, Yen YM, Kuppersmith DA. Outcomes following hip arthroscopy for femoroacetabular impingement with associated chondrolabral dysfunction: minimum two-year follow-up. *J Bone Joint Surg Br.* 2009;91:16-23.
16. Sampson TG. Arthroscopic treatment of femoroacetabular impingement: a proposed technique with clinical experience. *Instr Course Lect.* 2006;55:337-346.
17. Feeley BT, Powell JW, Muller MS, Barnes RP, Warren RF, Kelly BT. Hip injuries and labral tears in the National Football League. *Am J Sports Med.* 2008;36(11):2187-2195.
18. Cooper DE, Warren RF, Barnes R. Traumatic subluxation of the hip resulting in aseptic necrosis and chondrolysis in a professional football player. *Am J Sports Med.* 1991;19:322-324.
19. McKee MD, Garay ME, Schemitsch EH, Kreder HJ, Stephen DJ. Irreducible fracture-dislocation of the hip: a severe injury with a poor prognosis. *J Orthop Trauma.* 1998;12:223-229.
20. Shindle MK, Ranawat AS, Kelly BT. Diagnosis and management of traumatic and atraumatic hip instability in the athletic patient. *Clin Sports Med.* 2006;25:309-326, ix-x.
21. Philippon MJ, Kuppersmith DA, Wolff AB, Briggs KK. Arthroscopic findings following traumatic hip dislocation in 14 professional athletes. *Arthroscopy.* 2009;25:169-174.
22. Matheson GO, Clement DB, McKenzie DC, Taunton JE, Lloyd-Smith DR, MacIntyre JG. Stress fractures in athletes. A study of 320 cases. *Am J Sports Med.* 1987;15:46-58.
23. Loizou CL, Parker MJ. Avascular necrosis after internal fixation of intracapsular hip fractures; a study of the outcome for 1023 patients. *Injury.* 2009;40:1143-1146.
24. Grimshaw CS, Moed BR. Outcomes of posterior wall fractures of the acetabulum treated nonoperatively after diagnostic screening with dynamic stress examination under anesthesia. *J Bone Joint Surg Am.* 2010;92:2792-2800.
25. Moed BR, McMichael JC. Outcomes of posterior wall fractures of the acetabulum. *J Bone Joint Surg Am.* 2007;89:1170-1176.
26. Balius R, Maestro A, Pedret C, et al. Central aponeurosis tears of the rectus femoris: practical sonographic prognosis. *Br J Sports Med.* 2009;43:818-824.
27. Schlegel TF, Bushnell BD, Godfrey J, Boublik M. Success of nonoperative management of adductor longus tendon ruptures in National Football League athletes. *Am J Sports Med.* 2009;37:1394-1399.
28. Weir A, de Vos RJ, Moen M, Holmich P, Tol JL. Prevalence of radiological signs of femoroacetabular impingement in patients presenting with long-standing adductor-related groin pain. *Br J Sports Med.* 2011;45:6-9.
29. Brown RA, Mascia A, Kinnear DG, Lacroix V, Feldman L, Mulder DS. An 18-year review of sports groin injuries in the elite hockey player: clinical presentation, new diagnostic imaging, treatment, and results. *Clin J Sport*

Med. 2008;18:221-226.

30. Meyers WC, McKechnie A, Philippon MJ, Horner MA, Zoga AC, Devon ON. Experience with "sports hernia" spanning two decades. *Ann Surg.* 2008;248:656-665.
31. Warren P, Gabbe BJ, Schneider-Kolsky M, Bennell KL. Clinical predictors of time to return to competition and of recurrence following hamstring strain in elite Australian footballers. *Br J Sports Med.* 2010;44:415-419.
32. Larson CM, Pierce BR, Giveans MR. Treatment of athletes with symptomatic intra-articular hip pathology and athletic pubalgia/sports hernia: a case series. *Arthroscopy.* 2011;27:768-775.
33. Folsom GJ, Larson CM. Surgical treatment of acute versus chronic complete proximal hamstring ruptures: results of a new allograft technique for chronic reconstructions. *Am J Sports Med.* 2008;36:104-109.
34. Sallay PI, Friedman RL, Coogan PG, Garrett WE. Hamstring muscle injuries among water skiers. Functional outcome and prevention. *Am J Sports Med.* 1996;24:130-136.
35. Culpepper MI, Niemann KM. High school football injuries in Birmingham, Alabama. *South Med J.* 1983;76(7):873-875, 878.
36. Matava MJ, Ellis E, Shah NR, Pogue D, Williams T. Morel-Lavallée lesion in a professional American football player. *Am J Orthop (Belle Mead NJ).* 2010;39(3):144-147.
37. Aronen JG, Garrick JG, Chronister RD, McDevitt ER. Quadriceps contusions: clinical results of immediate immobilization in 120 degrees of knee flexion. *Clin J Sport Med.* 2006;16:383-387.
38. Ryan JB, Wheeler JH, Hopkinson WJ, Arciero RA, Kolakowski KR. Quadriceps contusions. West Point update. *Am J Sports Med.* 1991;19:299-304.

第 13 章 旋转类运动员：曲棍球、足球、长曲棍球、篮球和摔跤

Christopher M. Larson, Patrick Birmingham

常见损伤

在做急停和旋转竞技的运动员中常见髋关节和骨盆疾患，包括关节内病变(如 FAI)和关节外病变(如运动性耻骨痂/核心肌群损伤、耻骨骨炎、近端内收肌/耻骨肌/股薄肌损伤和其他一些肌腱的损伤)。目前已经明确髋关节内病变，尤其是 FAI 是造成急停和旋转竞技运动员丧失运动能力的重要原因[1-6]。此外，表现为髋关节活动范围受限的 FAI 也会引起运动链上方和下方的代偿性问题。本章将呈现一些证据来支持这一概念——FAI 导致在急停和旋转竞技运动员中运动学的改变除了能够引起之前提到的疾患外，还将使他们更容易发生运动链下方的其他损伤。我们也会回顾一些常见的肌肉肌腱损伤和挫伤。本章还会讨论赛季内如何处理、不同损伤的手术与否及手术时机，便于医务人员更有效地处理这一类运动损伤，也尽量减少运动员赛季缺席时间。

运动性耻骨痂/核心肌群损伤

运动性耻骨痂/核心肌群损伤是指运动员中劳损性的下腹部疼痛合并或不合并相关的近端内收肌源疼痛[7-10]。这是造成急停和旋转竞技运动员丧失比赛能力和赛季时间减少的常见原因。我们已经描述了典型的临床表现、体格检查及影像学发现(见第 7 章)。简单地说，体格检查将发现腹内/腹外斜肌、腹横肌、腹直肌远端、内收肌近端和(或)耻骨联合的压痛，这种疼痛与患者的劳损性症状一致。抗阻仰卧起坐和抗阻内收髋关节时分别诱发股直肌远端疼痛和内收肌近端疼痛也是常见的临床发现。影像学常表现为 MRI 上长收肌起点腱膜撕裂，正常情况下该腱膜与腹直肌止点相连续(图 13-1)。X 线片显示贯穿耻骨联合的侵蚀性改变，而这一改变曾经被称作耻骨骨炎(图 13-2)。

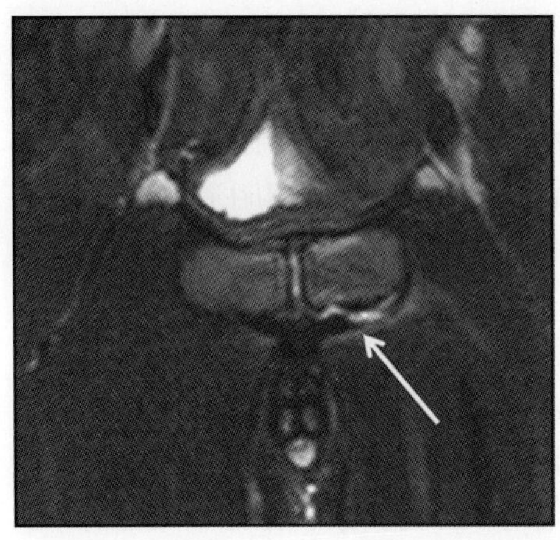

图 13-1 骨盆 MRI 显示内收肌起点腱膜(箭头所示)与耻骨联合分离,正常情况下该腱膜与止于耻骨近侧的腹直肌止点相融合。

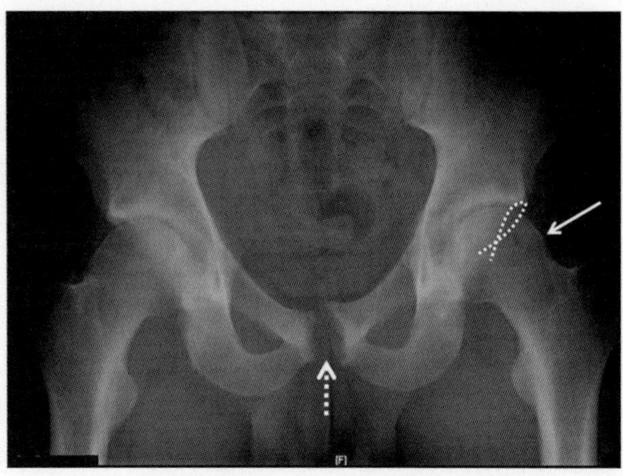

图 13-2 X 线片显示贯穿耻骨联合的侵蚀性改变(虚箭头所指),此改变与耻骨裂隙的慢性退行性病变一致。人们曾经称这些改变为“耻骨骨炎”,而现在我们已经发现 FAI(实箭头)和运动性耻骨痛之间存在明确的相关性,提示异常的髋关节生物力学会导致耻骨中央区的应力异常增加。

赛季期的治疗

一旦运动性耻骨痛/核心肌群损伤的诊断明确,治疗方案由运动员是否具有继续安全、有效参赛的能力所决定。

非手术治疗

有关非手术治疗运动性耻骨痛/核心肌群损伤成功的报道非常少,但一项对比 60 名运动员非手术和手术治疗的随机研究发现:在术后 3 个月随访,手术治疗组有 90%的运动员重返赛场,而非手术治疗组这一比例只有 27%[9]。此外,在非手术组中有 23%的运动员由于持续导致严重活动受限的腹股沟疼痛最终接受了手术治疗[9]。上述结果不支持非手术治疗,但在患者考虑接受手术之前,着重强调核心稳定性的康复训练必不可少(见第 17 章)。目前已发现重点进行臀大肌肌力训练并避免过度的下腹部、内收肌和屈髋肌群的发力是有效的。此外,避免大重量低重复次数的深度屈髋力量训练可能有一定帮助。由于腹股沟疼痛的特定来源非常模糊难辨,进行诊断性封闭注射有助于确定疼痛来源。局部封闭注射在一些病例中也会起到一定的治疗效果,可以帮助运动员完成当前赛季。具体来说,将肾上腺皮质激素注射到耻骨联合、内收肌/耻骨裂隙和髋关节内可能有助于高水平运动员继续参赛。

手术治疗

如果患者接受了非手术治疗后症状仍持续,下一步就要考虑手术治疗。如果运动员处于赛季内,能够以高水平参加比赛,建议在赛季结束后接受手术。如果运动员无法在赛季内参赛,为了让其可以参加下赛季比赛,应考虑即刻手术。许多文献报道了不同的手术术式治疗运动性耻骨疝,这些手术方式均能取得良好的效果,患者可以回归较高的运动水平[7-10]。这些手术方式包括广泛盆底修补、使用或不使用补片或纤维蛋白胶的改良疝修补,以及小切口修补,不同的术者可能会附加额外的部分或完全内收肌松解[7-10]。最理想的手术方式必须致力于处理引起疾病的关键病变结构,而这些病变结构往往因人而异。

FAI 和运动性耻骨疝/核心肌群损伤的关联

越来越多的证据表明在一部分运动员中,继发于 FAI 的髋关节活动范围受限可导致该人群发生运动性耻骨疝/核心肌群损伤、耻骨骨炎和内收肌相关症状。有研究发现在髋关节内旋受限的运动员中慢性腹股沟疼痛和耻骨骨炎的发病率高[11,12]。一项研究报道称在患有长期内收肌近端疼痛的运动员中,94%的患者有 FAI 的影像学表现[13]。最近的一个生物力学研究发现,凸轮型 FAI 的存在导致耻骨联合的运动增加,作者从而提出 FAI 可能导致运动性耻骨疝这一类症状[14]。最后,在同时表现有症状性髋关节疼痛(FAI)和运动性耻骨疝相关症状的系列运动员中,单独接受 FAI 手术的患者中有 50%回归赛场,而单独接受耻骨痛手术的患者只有 25%回归赛场[6]。如果两者均接受手术治疗,无限制回归赛场的比例高达 89%[6]。FAI 导致的髋关节活动范围受限看起来能够引起一些运动员的关节外代偿性表现,如运动性耻骨疝、耻骨骨炎和内收肌近端疼痛。这些研究结果支持 FAI 和运动性耻骨疝之间存在关联,并提出在一些病例中同时处理两种疾病有助于减少运动员的比赛缺席时间并获得最好的临床效果(表 13-1)。

合并髋关节/骨盆代偿性病变的 FAI 的治疗

在这种情况下,治疗选择主要基于运动员的主诉和疼痛来源。我们通常先进行髋关节内局麻药注射,随后进行运动激发试验。如果患者的主要症状绝大部分是撞击试验引起的疼痛,而且随着局麻药注射后缓解,我们就需要考虑对患者进行保髋/FAI 矫正手术。如果注射后仍然有下腹部痛/腹股沟痛,并且这种症状导致运动员明显的运动受限,我们就需要考虑同时进行运动疝修补手术。如果合并有近端内收肌/耻骨肌/股薄肌压痛以及抗阻内收时疼痛,并且这种疼痛也造成运动员运动受限,我们会同时进行相关肌肉的部分延长/内收肌松解。确定 FAI 和关节内病变相关影像学表现是引起症状的原因至关重要,同时也要确定运动性耻骨疝/内收肌疼痛导致运动受限也构成了患者主诉症状的一部分。如果以

表 13-1 FAI 和运动性耻骨疝的病史和体格检查要点

FAI/髋关节内病变体格检查	运动性耻骨疝体格检查
髋部前方深部和(或)外侧深部疼痛	劳损性下腹部/内收肌相关疼痛
髋部扭转诱发疼痛	休息后疼痛缓解
屈髋过久诱发疼痛	腹斜肌/腹横肌压痛、腹直肌远端压痛、内收肌近端压痛
屈曲/外展/内旋髋关节诱发疼痛	抗阻仰卧起坐、抗阻内收髋关节诱发疼痛
前方撞击试验阳性(FADIR 试验)	

FADIR=屈曲、内收、内旋。

上发现临床症状非常轻微或与患者的症状不符，我们不建议进行手术治疗。根据我们的经验，髋关节内病变合并轻度运动疝症状会随着关节内病变的手术处理而缓解。

髋关节相关的运动链下方代偿模式

有证据表明，髋关节内病变，尤其是 FAI 导致的关节活动范围受限和异常会引起体育运动时运动链下方代偿性生物力学改变。这些生物力学改变可以使运动员易于发生膝关节、小腿和足踝损伤。特别的是，一项研究报道患有非接触性 ACL 损伤的运动员中，56%的患者有明确的 FAI 影像学表现[15]。另一项对比研究了 50 例患有非接触性 ACL 损伤的运动员和另一组没有 ACL 损伤病史运动员的髋关节活动范围[16]。该研究发现患有 ACL 损伤的运动员髋关节活动范围，尤其是内旋角度明显低于对照组[16]。我们仍然需要对髋关节和骨盆活动范围受限导致的代偿性生物力学改变更进一步的研究来确定最佳治疗方案并预防发生相关损伤。

运动员髋关节和骨盆周围肌腱损伤

流行病学

在运动员中，髋关节和骨盆周围肌腱损伤越来越受到人们的重视。一项全国大学体育总会(NCAA)的调查研究显示，比赛时的总体损伤发生率高于训练时的发生率，赛季前训练损伤发生率高于平时，而髋部损伤占总体损伤的 4.5%[17]。一项 NHL 的研究重点调查了 6 个赛季的腹股沟和腹部损伤，他们共报道了 617 例腹股沟/腹部损伤[18]。与非赛季相比，NHL 训练营时发生的损伤高达 5 倍，而于训练相比比赛时发生损伤更高达 6 倍，绝大部分损伤为内收肌/腹股沟损伤[18]。另一项研究在 1292 名 NHL 球员中寻找导致腹股沟损伤的危险因素[19]。在非赛季时缺少专业训练的运动员中，腹股沟损伤发生率高达 3 倍，之前发生过腹股沟损伤的运动员再发类似损伤高达 2 倍，老运动员损伤的发生率是新手的 5 倍[19]。因此，对于在前一赛季发生过损伤、非赛季缺乏训练和有髋关节损伤病史的运动员，需要重视他们是否达到了理想状态以及是否从前次损伤中完全恢复，从而避免再次发生髋关节和腹股沟损伤。反复发生的腹股沟/髋关节损伤也提示临床医师需要考虑患者存在髋关节内异常的可能性(如 FAI)。

近端内收肌损伤

内收肌拉伤常见于急停和旋转竞技体育运动以及冰球。一项 NHL 的研究报道显示，如果运动员的内收肌力量少于 80%时，罹患内收肌拉伤的风险达到 17 倍于正常组[20]。在这一研究中未发现内收肌柔韧性与损伤的关联。内收肌损伤运动员的典型表现为急性腹股沟/大腿内侧近端的疼痛。典型的查体表现为近端内收肌肌腱起点或肌肉肌腱连接部压痛，而长收肌是最常受到累及的结构。一般来说，内收肌部分撕裂可通过休息、冰敷以及功能性康复锻炼来进行保守治疗，1~2 周后即可重返赛场，但在一些特殊情况下，该损伤可以导致数月的功能障碍。慢性运动相关近端内收肌疼痛可与运动性耻骨疝或髋关节撞击症/FAI 有关，一项研究表明，在患有近端内收肌疼痛的运动员中，94%的患者有 FAI 的影像学表现[13]。虽然缺乏大量相关证据支持，慢性导致运动受限的近端内收肌疼痛仍然可以通过 PRP、增生疗法或耻骨联合皮质激素注射来进行治疗[21]。有两项治疗顽固性功能受限内收肌疼痛的临床研究表明，内收肌腱切断术后有 63%~84%的患者重返赛场并达到伤前的运动水平[22,23]。临床上偶尔可见到近端内收肌完全撕裂的运动员(图 13-3)。手术和非手术方法均被推荐用于治疗这种损伤，但 NHL 的一项研究报道通过手术和保守治疗，100%的患者都重返赛场，但两者重返赛场的时间分别为 6 周和 3 个月[24]。基于这项研究，对于完全近端内收肌撕裂的运动员，非手术治疗不失为一种有效的治疗选择。当评估部分或完全近端内收肌撕裂的患者时，寻找是否有远端腹直肌腱膜的撕裂的表现至关重要，因为这种撕裂往往提示患者合并有运动性耻骨疝。

股直肌损伤

股直肌拉伸通常由短跑或踢腿引起。这些损伤可累及肌腱的中心或周围[25,26]。一项包含 15 例病例的研究发现，肌腱中心部分损伤的患者伤残时间达到 27 天，而累及肌腱周围部分损伤的患者伤残时间仅为 9 天[26]。对于任何慢性或复发性髋部和骨盆部位的肌肉拉伤，必须重点排除相关的髋关节内病变或运动疝，另外还需要排除骨化性肌炎或 AIIS 撕脱。骨化性肌炎、异位骨化或慢性愈合的 AIIS 撕脱可导致 AIIS 撞击[27](图 13-4)。这种撞击可以引起髋关节屈曲位疼痛和屈曲受限，如果受限症状明显，AIIS 撞击可能需要接受 AIIS 的减压手术。一项研究报道了 10 名运动员发生了股直肌近端拉伤合并慢性、近端痛性包块形成[25]。MRI 显示包块位于股直肌折返头深部/中心肌腱，所有病例均接受了手术切除包块以治愈。临床上偶尔也可见到股直肌近端的完全撕脱，一项 NFL 的研究报道了 11 名运动员发生了股直肌近端完全撕脱，所有运动员通过非手术治疗 6~12 周后重返赛场[28]。

近端腘绳肌损伤

与腘绳肌中部和远端损伤相比，腘绳肌近端拉伤会导致运动员更长时间的伤残，一项研究发现该损伤后恢复运动的平均时间达到伤后 31 周[29]。一些研究表明运动员的肌肉力量不对称、高龄和既往发生过腘绳肌损伤是发生腘绳肌近端损伤的高危因素[30,31]。慢性

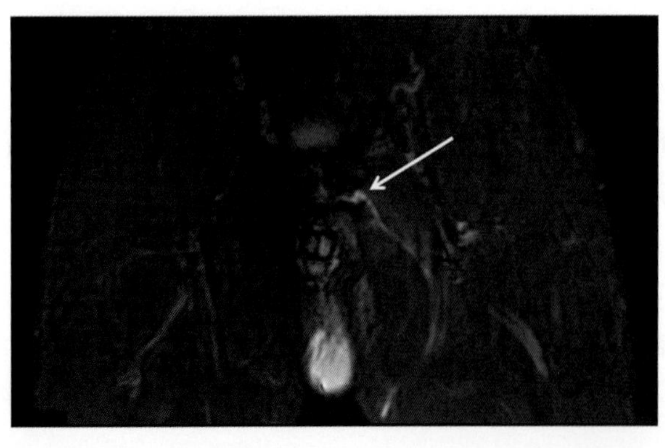

图 13-3 长收肌从耻骨联合撕脱(箭头所示)。

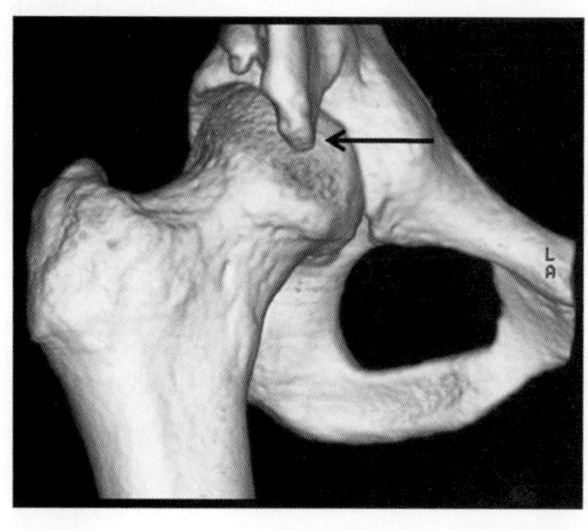

图 13-4 以前的股直肌撕脱回缩后损伤管道内的异位骨化。新骨沿着肌腱损伤的管道内形成（箭头所示）。

腘绳肌近端肌腱病常见于长跑运动员。典型的 MRI 表现为腘绳肌近端起点的部分撕裂和变性。PRP 和各种注射治疗看起来是合理的，但并没有相关的包含临床结果的文献来支持这些治疗方式。在极少的一些顽固病例中，可以考虑行半膜肌腱切断术或腘绳肌近端清创修补术。一项研究报道了 90 例患者接受后半膜肌腱切断术，其中有 80 例患者恢复到伤前的运动水平[32]。急性腘绳肌近端完全撕裂只占所有腘绳肌损伤的 1.5%，但早期、及时确诊至关重要。如果 MRI 发现腘绳肌近端有 2~3 根腱性部分完全撕脱且回缩距离>2cm，必须早期进行手术修补，以免发生长期力量缺失和伤残[33,34]（图 13-5）。对于慢性腘绳肌近端撕裂的患者，进行远端部分延长、近端修补术以及近年来使用的异体肌腱重建腘绳肌近端

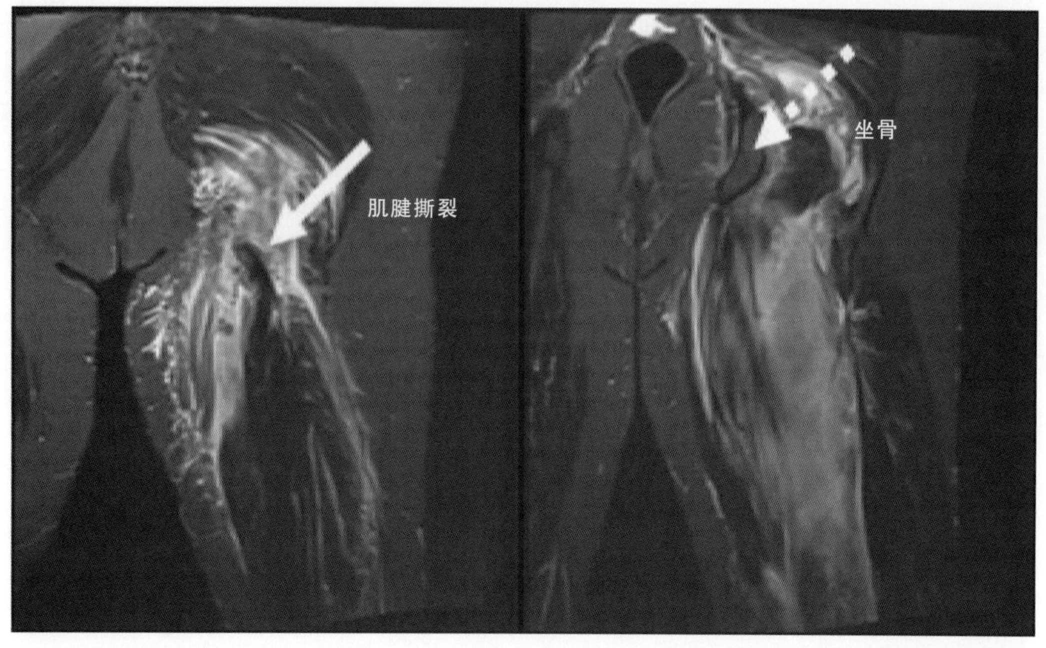

图 13-5 近端腘绳肌复合体（半膜肌、半腱肌和联合肌腱）肌腱完全撕脱并回缩 2cm，手术修补肌腱撕脱是最佳选择。

手术均被证实可以改善肌肉力量和功能[34,35]。

其他肌肉损伤

几乎所有髋部和骨盆部肌肉都可能发生损伤，在查体或 MRI 上仍然有一些损伤模式可以提醒临床医师来寻找运动员继发性髋关节疼痛的原因。邻近髋关节囊的髂腰肌信号改变可能提示之前发生过前方髋关节半脱位。邻近髋关节囊的后方肌肉结构信号改变提示发生了髋关节后方半脱位。如前所述，如果遇到髋部和骨盆周围复发性和（或）慢性肌腱损伤的患者，临床医师必须考虑该患者是否合并有运动性耻骨痛或髋关节内疾患的可能（表 13–2）。

运动员髋部和骨盆的挫伤

股直肌挫伤

典型的股直肌撞击伤是由于直接暴力撞击股直肌造成的，这种撞击暴力将深部肌肉挤向股骨引起损伤[36]。初步评估是基于运动员伤残的程度和是否具有完成功能性训练的能力，优先于考虑受伤当天能否重返运动。通常在运动员无法继续参加比赛的情况下，应立即开始进行治疗。研究表明，重点进行膝关节屈曲训练可以显著减少运动员的伤残时间[37,38]。在一项海军进行的研究中报道，伤后 10min 内将膝关节屈曲位 120°维持 24h，平均伤残时间只有 3.5 天[37]。必须避免激进的拉伤训练和热疗，以降低再损伤和发生骨化性肌炎的风险。日常活动和重返运动时局部使用护垫有助于降低再损伤的风险。在损伤后发生骨化性肌炎并不少见，但骨化性肌炎的发生与运动能力下降无相关性且无须治疗[36–38]。

髋骨隆凸挫伤

髋骨隆凸挫伤是由于髂嵴受到撞击造成的，这个部位只有皮下脂肪层覆盖保护。受伤后的典型表现是剧烈疼痛，近端向腹斜肌放射和（或）远端向外展肌放射。在这些区域会逐渐出现淤斑。对于高水平运动员，即刻进行髂嵴部位的麻醉注射可使其继续参加比赛，然而也有较小的局麻药渗透到邻近股神经，导致一过性神经麻痹的风险。局部使用护

表 13–2　髋/骨盆肌腱损伤的手术适应证

损伤	手术适应证
内收肌近端肌腱病	慢性导致活动受限的内收肌近端疼痛
股直肌撕脱	肌腱中心形成疼痛性包块
股直肌撕脱	屈髋疼痛伴 AIIS 畸形愈合
腘绳肌近端损伤	完全撕裂伴回缩>2cm
腘绳肌近端肌腱病	顽固性的导致活动受限的腘绳肌近端疼痛

垫直至完全恢复有利于防止再次损伤。这种损伤通常为自限性。

Morel–Lavallée 损伤

Morel–Lavallée 损伤是指外伤导致的皮肤和皮下组织与相邻筋膜层分离的脱套伤。在髋部和骨盆周围,该损伤往往累及转子周围区域并导致该区域形成血肿。此种损伤通常是由于高能量创伤引起,但运动员中发生该损伤也有报道[39]。早期治疗措施包括局部加压和冷敷,50%的患者损伤得以缓解而无须进一步治疗[40]。如果加压和冷敷治疗无效,可以尝试早期穿刺抽吸,虽然此种方法有非常小的发生医源性感染的风险。如果通过以上治疗后患者仍然有持续肿胀和不适,使用多西环素硬化剂注射或外科手术真空治疗也是成功、有效的治疗方法[40,41]。

青少年髋部和骨盆的骨突撕脱

髋部和骨盆的骨突撕脱常见于参加急停、旋转和踢腿运动的青少年运动员。在这些处于发育期的运动员中,骨突的生长板比肌腱、韧带和肌肉薄弱,因此在骨突生长板处常产生损伤。髋部和骨盆骨突的部位和相对应的肌群包括坐骨结节(腘绳肌近端)、AIIS(股直肌)、ASIS(缝匠肌)、小转子(腰大肌)、髂嵴(腹斜肌)、耻骨下支(内收肌)、耻骨结节(腹直肌)和大转子(臀中肌和臀小肌)。一项研究报道了 198 名青少年运动员的 203 处骨突撕脱损伤[42]。该研究发现骨突撕脱常见于男性运动员(68.5%),平均发病年龄为 13.8 岁[42]。最常见的发生部位是坐骨结节(54%)、AIIS(22%)和 ASIS(19%),其后紧随的是耻骨结节和髂嵴[42]。小转子也是相对常见的发生部位,但髂嵴、耻骨结节、耻骨下支及大转子则不是常见的发生部位[42-44]。造成这种损伤的最常见运动是足球和体操,但其他包含急停和旋转的体育运动均可发生骨突撕脱[42]。ASIS、AIIS 和小转子撕脱最常见于踢腿和冲刺的运动损伤。髂嵴撕脱通常是由躯干的强力扭转引起的。坐骨结节撕脱是由于髋关节屈曲合并膝关节伸直位腘绳肌异常收缩造成的。绝大多数骨突撕脱可以进行非手术治疗。患者在恢复无痛步态之前需要使用双拐。根据相对无痛活动的情况来逐步增加运动量直至在数周或数月后回归赛场。此种损伤极少需要接受手术治疗。最主要的急诊手术适应证是坐骨结节撕脱合并>2cm 的回缩。和腘绳肌近端撕脱相似,这种损伤将导致运动员在参加高水平体育项目时有明显的力量缺损和下肢控制能力不足。对于急性坐骨结节撕脱移位超过 2cm 的患者,建议进行切开复位内固定撕脱骨块。另外还有一些情况在后期可能需要考虑手术治疗。AIIS 撕脱可以自行愈合, 但畸形愈合后的 AIIS 向远端突起将导致髋关节屈曲受限并伴有疼痛。这种情况需要进行开放或关节镜下 AIIS 减压手术[27]。如果腹直肌失去耻骨附着点,耻骨结节撕脱在比较罕见的情况下会引起运动性耻骨痛。在这种情况下,如果受限症状存在,可以考虑进行广泛的盆底修补术。小转子撕脱能够畸形愈合,极少数情况下可以导致髂腰肌/内侧弹响或在髋关节伸直运动时小转子和坐骨之间撞击造成坐骨和股骨撞击。如果症状持续且运动受限,可以行关节镜下或开放骨性减压和(或)髂腰肌腱切断术。坐骨结节撕脱畸形愈合会造成坐骨结节突出,导致坐位疼痛和(或)髋关节伸直位时坐骨结节畸形部位和邻近小转子之间的坐骨和股骨撞击。在一些患者中，由于局部异位骨对邻近坐骨神经的压迫刺激可导致根性疼痛。对于顽固性坐骨神经疼痛的患者，可以考虑行突出坐骨骨块减压和腘绳肌近端止点重建(图 13-6)。最后，如前面提到的，慢性坐骨结节撕脱不愈合将导致腘绳肌力量减弱和下肢控制力下降。在这种情况下，可以考虑行切开复位内固定骨折块或骨块切除，以及修补或重建腘绳肌腱近端(表 13-3)。

要点与陷阱

- 在参加旋转运动的运动员中常存在有合并损伤，如运动性耻骨痂合并 FAI。医师为了成功治疗这些患者，必须考虑最深层的骨性结构及其对上层动态结构的影响。
- 对于运动性耻骨痂的赛季内处理包括臀大肌训练，避免内收肌和屈髋肌群过度发力。也可以针对耻骨联合、内收肌/耻骨裂以及髋关节需要使用注射治疗。

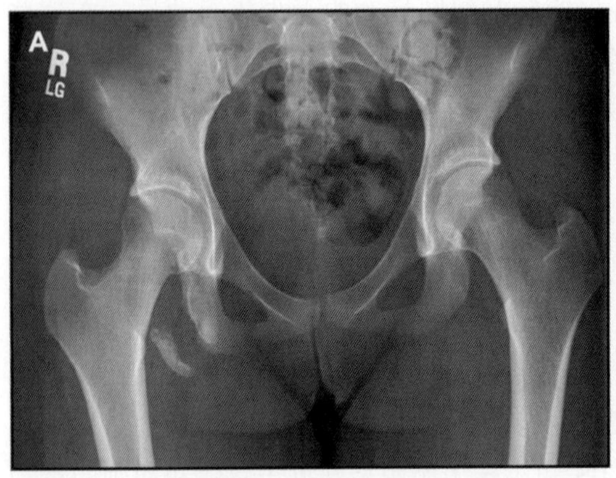

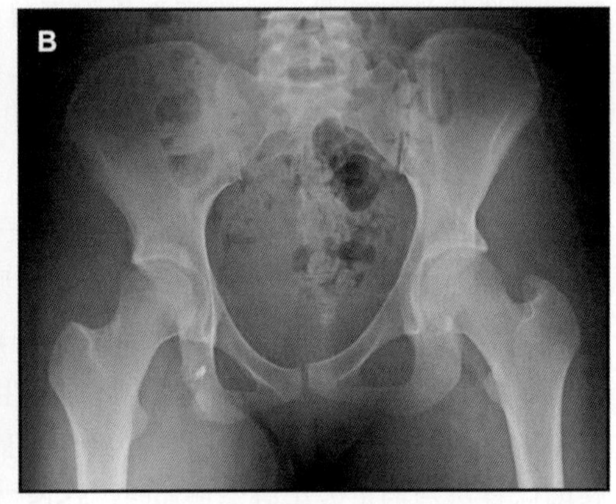

图 13-6 (A)坐骨结节撕脱骨折合并持续疼痛及坐骨神经放射痛的症状应该需要治疗。(B)骨块切除后推进并重新将腘绳肌复合体的近端修补固定于坐骨上。

表 13-3 骨突撕脱的手术适应证

损伤/部位	手术适应证
急性	
坐骨结节	回缩>2cm
慢性	
坐骨结节不愈合	无力/下肢控制力差
坐骨结节畸形愈合	顽固性坐位痛
坐骨结节畸形愈合	坐骨和股骨撞击
AIIS 畸形愈合	屈髋痛和活动受限
耻骨结节不愈合	运动性耻骨痂表现
小转子畸形愈合	顽固性髂腰肌弹响
小转子畸形愈合	坐骨和股骨撞击

• 由于参与旋转竞技运动需要依靠旋转，这些患病运动员常表现出运动链下游的代偿损伤。表现为髋关节内旋受限的运动员有较大概率发生非接触性 ACL 损伤。

• 在青少年运动员中，发生髋痛必须要排除骨突撕脱损伤，因为骺板通常是相对最薄弱的连接。

总结

参与急停和旋转运动的运动员会发生一些特殊的损伤和损伤模式。髋关节内病变，如盂唇撕裂和软骨损伤，可以继发于 FAI 的和髋关节外病变，如运动性耻骨痂、耻骨骨炎、髋和骨盆周围内收肌近端和其他肌腱损伤均好发于这一类运动员人群。FAI 引起的关节活动范围受限可能会导致运动链的代偿模式，从而使这些运动员发生关节外损伤的概率增加。对于这些特殊损伤和损伤模式的准确诊断和基于循证依据的正确治疗有助于减少运动员参加比赛的时间损失，并能够让大部分运动员重返赛场。

（陈哲峰　译）

参考文献

1. Philippon M, Schenker M, Briggs K, Kuppersmith D. Femoroacetabular impingement in 45 professional athletes: associated pathologies and return to sport following arthroscopic decompression. *Knee Surg Sports Traumatol Arthrosc.* 2007;15(7):908-914.
2. Naal FD, Miossarai HH, Wyss TF, Nötzli HP. Surgical hip dislocation for treatment of femoroacetabular impingement in high-level athletes. *Am J Sports Med.* 2011;39(3):544-550.
3. Nho SJ, Magennis EM, Singh CK, Kelly BT. Outcomes after the arthroscopic treatment of femoroacetabular impingement in a mixed group of high-level athletes. *Am J Sports Med.* 2011;39(Suppl):14S-19S.
4. Byrd JW, Jones KS. Arthroscopic management of femoroacetabular impingement in athletes. *Am J Sports Med.* 2011;39(Suppl):7S-13S.
5. Philippon MJ, Weiss DR, Kuppersmith DA, Briggs KK, Hay CJ. Arthroscopic labral repair and treatment of femoroacetabular impingement in professional hockey players. *Am J Sports Med.* 2010;38(1):99-104.
6. Larson CM, Giveans MR, Pierce B. Association between athletic pubalgia/sports hernia and intra-articular pathology: a case series. *Arthroscopy.* 2011;27(6):768-775.
7. Meyers WC, McKechnie A, Philippon MJ, Horner MA, Zoga AC, Devon ON. Experience with "sports hernia" spanning two decades. *Ann Surg.* 2008;248(4):656-665.
8. Brown RA, Mascia A, Kinnear DG, Lacroix V, Feldman L, Mulder DS. An 18-year review of sports groin injuries in the elite hockey player: clinical presentation, new diagnostic imaging, treatment, and results. *Clin J Sport Med.* 2008;18(3):221-226.
9. Paajan H, Brinck T, Hermunen H, Alro L. Laparoscopic surgery for groin pain in athletes is more efficient than nonoperative treatment: a randomized clinical trial with magnetic resonance imaging of 60 patients with sportsman's hernia (athletic pubalgia). *Surgery.* 2011;150(1):99-107.
10. Minnich JM, Hanks JB, Muschaweck U, Brunt LM, Diduch DR. Sports hernia: diagnosis and treatment highlighting a minimal repair surgical technique. *Am J Sports Med.* 2011;39(6):1341-1349.
11. Verrall GM, Slavotinek JP, Barnes PG, Esterman A, Oakeshott RD, Spriggins AJ. Hip joint range of motion restriction precedes athletic chronic groin injury. *J Sci Med Sport.* 2007;10(6):463-466.
12. Verrall GM, Hamilton IA, Slavotinek JP, et al. Hip joint range of motion reduction in sports-related chronic groin injury diagnosis as pubic bone stress injury. *J Sci Med Sport.* 2005;8(1):77-84.
13. Weir A, de Vos RJ, Moen M, Hölmich P, Tol J. Prevalence of radiological signs of femoroacetabular impingement in patients presenting with long standing adductor-related groin pain. *Br J Sports Med.* 2010;45(1):6-9.
14. Birmingham P. The effect of dynamic femoroacetabular impingement on pubic symphysis motion: a cadaveric study. Presented at the American Orthopaedic Society for Sports Medicine (AOSSM) annual meeting, July 7-10, 2011, San Diego, CA.

15. Ellera Gomes JL, Palma HM, Becker R. Radiographic findings in restrained hip joints associated with anterior cruciate ligament rupture. *Knee Surg Sports Traumatol Arthrosc.* 2010;18(11):1562-1567.
16. Gomes JL, de Castro JV, Becker R. Decreased hip range of motion and noncontact injuries of the anterior cruciate ligament. *Arthroscopy.* 2008;24(9):1034-1037.
17. Hootman JM, Dick R, Agel J. Epidemiology of collegiate injuries for 15 sports: summary and recommendations for injury prevention initiatives. *J Athl Train.* 2007;42(2):311-319.
18. Emery CA, Meeuwisse WH, Powell JW. Groin and abdominal strain injuries in the National Hockey League. *Clin J Sports Med.* 1999;9(3):151-156.
19. Emery CA, Meeuwise WH. Risk factors for groin injuries in hockey. *Med Sci Sports Exerc.* 2001;33(9):1423-1433.
20. Tyler TF, Nicholas SJ, Campbell RJ, McHugh MP. The association of hip strength and flexibility with the incidence of adductor muscle strains in professional ice hockey players. *Am J Sports Med.* 2001;29(2):124-128.
21. Schilders E, Bismil Q, Robinson P, O'Connor PJ, Gibbon WW, Talbot JC. Adductor-related groin pain in competitive athletes. Role of adductor enthesis, magnetic resonance imaging, and entheseal pubic cleft injections. *J Bone Joint Surg Am.* 2007;89(10):2173-2178.
22. Akermark C, Johanssen C. Tenotomy of the adductor longus tendon in the treatment of chronic groin pain in athletes. *Am J Sports Med.* 1992;20(6):640-643.
23. Robertson IJ, Curran C, McCaffrey N, Shields CJ, McEntee GP. Adductor tenotomy in the management of groin pain in athletes. *Int J Sports Med.* 2011;32(11):45-48.
24. Schlegal TF, Bushnell BD, Godfrey J, Boublik M. Success of nonoperative management of adductor longus tendon ruptures in National Football League athletes. *Am J Sports Med.* 2009;37(7):1394-1399.
25. Hughes C 4th, Hasselman CT, Best TM, Martinez S, Garrett WE Jr. Incomplete, intrasubstance strain injuries of the rectus femoris muscle. *Am J Sports Med.* 1995;23(4):500-506.
26. Cross TM, Gibbs N, Hanany MT, Cameron M. Acute quadriceps muscle strains: magnetic resonance imaging features and prognosis. *Am J Sports Med.* 2004;32(3):710-719.
27. Larson CM, Kelly BT, Stone R. Making a case for anterior inferior iliac spine/subspine impingement: three representative case reports and proposed concept. *Arthroscopy.* 2011;27(12):1732-1737.
28. Gamradt SC, Brophy RH, Barnes R, Warren RF, Thomas Byrd JW, Kelly BT. Nonoperative treatment for proximal avulsion of the rectus femoris in professional American football. *Am J Sports Med.* 2009;37(7):1370-1374.
29. Askling CM, Tengvar M, Saartokt, Thortensson A. Proximal hamstring strains of stretching type in different sports: injury, clinical and magnetic resonance imaging characteristics, and return to sport. *Am J Sports Med.* 2008;36(9):1799-1804.
30. Fousekis K, Tsepis E, Poulmedis P, Athanasopoulis S, Vagenas G. Intrinsic risk factors of non-contact quadriceps and hamstring strains in soccer: a prospective study of 100 professional players. *Br J Sports Med.* 2011;45(9):709-714.
31. Gabbe BJ, Bennell KL, Finch CF, Wajswelner H, Orchard JW. Predictors of hamstring injury at the elite level of Australian football. *Scand J Med Sci Sports.* 2006;16(1):7-13.
32. Lempainen L, Sarimo J, Mattila K, Vaittinen S, Orava S. Proximal hamstring tendinopathy: results of surgical management and histopathologic findings. *Am J Sports Med.* 2009;37(4):727-734.
33. Sallay PI, Friedman RL, Coogan PG, Garrett WE. Hamstring muscle injuries among water skiers. Functional outcome and prevention. *Am J Sports Med.* 1996;24(2):130-136.
34. Folsum GJ, Larson CM. Surgical treatment of acute versus chronic complete proximal hamstring ruptures: results of a new allograft technique for chronic reconstruction. *Am J Sports Med.* 2008;36(1):104-109.
35. Larson CM. Management of chronic proximal hamstring ruptures: surgical treatment. *Op Tech Sports Med.* 2009;17(4):210-214.
36. Larson CM, Almekinders LC, Karas SG, Garrett WE. Evaluating and managing muscle contusions and myositis ossificans. *Phys Sportsmed.* 2002;30(2):41-50.
37. Aroven JG, Garrick JG, Chronister RD, McDevitt ER. Quadriceps contusions: clinical results of immediate immobilization in 120 degrees of knee flexion. *Clin J Sport Med.* 2006;16(5):383-387.
38. Ryan JB, Wheeler JH, Hopkinson WJ, Arciero RA, Kolakowski KR. Quadriceps contusions. West Point update. *Am J Sports Med.* 1991;19(3):299-304.
39. Matava MJ, Ellis E, Shah NR, Pogue D, William ST. Morel-Lavalée lesion in a professional American football player. *Am J Orthop.* 2010;39(3):144-147.
40. Tejwani SG, Cohen SB, Bradley JP. Management of Morel-Lavalée lesions of the knee: twenty-seven cases in the National Football League. *Am J Sports Med.* 2007;35(7):1162-1167.
41. Köhler D, Pohlemann T. Operative treatment of the peripelvic Morel-Lavalée lesion [article in German]. *Oper Orthop Traumatol.* 2011;23(1):15-20.
42. Rossi F, Dragoni S. Acute avulsion fractures of the pelvis in adolescent competitive athletes: prevalence, location and sports distribution of 203 cases collected. *Skeletal Radiol.* 2001;30(3):127-131.
43. Linni K, Mayr J, Höllwarth ME. Apophyseal fractures of the pelvis and trochanter minor in 20 adolescents and 2 young children [article in German]. *Unfallchirurg.* 2000;103(11):961-964.
44. Bloome DM, Thompson JD. Apophyseal fracture of the greater trochanter. *South Med J.* 2000;93(8):832-833.

第 14 章 过顶运动员：棒球、排球和网球

Matthew Thompson, Anil Ranawat, Struan H. Coleman, Marc R. Safran

过顶运动独特且具有挑战性，需要运动员从优势侧下肢开始，完成由下而上通过核心肌群、脊柱，最终到达同侧上肢的复合动作，因此使人体受到极不对称的应力。运动员一般可以通过轻微的适应性变化来代偿，但如果上述动力链的某一部分出现无力和(或)活动受限时，就会发生过度代偿，最终失代偿并导致损伤。因此，近年来关于髋关节和核心肌群在过顶运动的投球、发球、扣球和挥拍中作用的研究日益增多。本章将讨论过顶运动时发生适应性变化和过度代偿的概念、各种运动的力学及其失代偿机制，以及常见的运动损伤类型。

动力链上游

骨盆、脊柱、肩部和肘部的过度代偿

过顶运动中的传球、发球和挥拍动作是类似的，它们都从腿部开始发力，在髋关节和骨盆形成旋转，产生的巨大力量通过胸腹部核心肌群和脊柱传递至上肢。若此动力链的任一部分出现无力、僵硬或疲劳，都可能对机体产生负面影响，导致运动能力下降或损伤。

在对过顶运动员的评估中，首先需要认识到人体可能出现的无症状适应性或代偿性改变，这是由于许多运动员从小就开始进行多年的反复过顶运动，以至于到他们成年时，常具有较为明显的机体协调性、肌肉组织、关节囊和韧带松弛程度和骨结构等方面发育的不对称性。

这些起到代偿作用的适应性变化常见于上肢，但也可发生于整个动力链中的任一环节。棒球运动员投掷臂可能出现盂肱关节活动度改变、肱骨后倾角增大和肱骨头骺板增宽，以及肘关节内上髁肥厚等变化[1-5]。无症状病变还常见于肩盂唇、肩袖、肘关节尺侧副韧带和肘后内侧结构[6]。类似变化也见于网球运动员的肩关节[7]。生物力学研究证实，这些

代偿性变化是由于肩关节和肘关节在发球和传球过程中受到的最大扭矩和拉伸应力导致的[6,8,9]。

有研究发现，职业棒球投手非优势侧引导髋的活动度降低[10]。在这项研究中，非优势侧髋关节活动度与投出的球速有相关性[10]。而在采用其他测量方法的研究中，有报道42%的投手双侧髋外旋角度差异超过10°[11,12]，但并未发现髋旋转的整体差异。这可能是由高负荷和反复微损伤引发的代偿性变化[7,13,14]。也有研究发现网球运动员中存在腹直肌发育不对称、髋关节活动度改变、骨密度和纵向骨骼发育不对称等情况[7,15-19]。

对这些运动员的准确评估有一定难度，因为他们的病理状态仅仅是偶尔有症状。因此，必须全面理解过顶运动中从下肢到上肢的整个动力链，以及其中可能出现的代偿机制和病理过程。

为了正确评估和训练过顶运动员（包括棒球、网球、排球以及类似的挥臂运动），我们需要深入理解传球、发球、扣球和挥拍等动作的生物力学机制。接下来将一一描述过顶动作中已研究较为透彻的、具有代表性的投球、发球和挥拍等动作的生物力学机制。此外，将探讨整个动力链中存在的失代偿机制。

投球时下半身的生物力学机制

投球动作可以分解为三个步骤，转体/扬手期、加速期和随球期。

转体/扬手期

投球动作从下肢开始产生动能。投手以优势侧后腿站立于投手丘上的投手垫上开始转体动作。随着抬高非优势侧的前腿，优势腿通过轻度屈曲髋、膝并收缩髋外展肌维持平衡，以保持骨盆的位置[20]。此时，投手的身体相对垂直于击球手。当非优势腿屈髋时（根据投球方式的不同可能还伴有内收和内旋），优势腿承担着全身重量，并通过保持椎旁肌和臀肌收缩以保持平衡[21]。然后，非优势腿由屈曲、内旋、内收变为相对的伸直、外旋、外展，脚朝向了击球手。由于非优势侧髋关节活动度与职业投手的球速相关[10]，若其旋转受限，将导致球速下降。在这个过程中，投手优势腿通过收缩臀肌蹬板产生动力。双髋外展使双足分开，此时投手蹬板的力度是决定球速的重要因素[13,22]。在非优势侧足朝着投球方向着地的同时，髋部和骨盆向击球手旋转，而躯干保持相对垂直以储存弹性能量，而此时腰腹部和骨盆的方向，影响球速和肩关节扭矩的大小[23,24]。

加速期

前足一旦着地就会迅速发生重心转移。优势腿蹬板产生的力量与来自髋关节、骨盆、躯干和上肢的旋转力一起推动球向前运动。在快速重心转移和骨盆旋转的过程中，当骨盆向击球手旋转时，后方优势腿逐渐伸直。骨盆前旋时，前腿从外旋外展位变为内旋内收位。在球出手之前，前腿屈髋同时躯干发生弯曲和旋转。在整个加速期，投掷臂对侧的腹直肌、腹斜肌和椎旁肌发生更强力的收缩[21]。

随球期

球出手后,腰腹部的动量导致前方引导髋的进一步屈曲、内旋,使得大部分体重落于前腿上。此时,显著的肌肉离心性收缩可以抵消先前投球时身体的加速度[21]。手臂减速需要大幅度动员肩袖、背阔肌和那些后向牵拉肩胛骨的肌群[25]。

投球动作的失代偿机制

如前所述,非优势侧前腿髋关节的活动度与职业投手的投球速度有相关性[10],在投掷的某个阶段,前腿髋关节旋转受限可能会造成球速下降。此外,前腿外旋和外展活动度下降可能导致髋关节、骨盆和足部处于向心性回缩,造成投手跨躯干投掷,上肢的动力链传递受到限制而承受了过度的应力[10,24,26,27]。前腿髋关节内旋受限也可能导致减速期缩短,使得需要在更短的距离内,通过加大的离心力来抵消后续期的动量。减速期需要动员背部、腹部、髋部和盆腔的核心肌肉,这可能会增加髋部、核心肌群和肩部受到离心力损伤的机会。

发球和扣球时下半身的生物力学机制

网球发球

网球发球的下肢生物力学机制与投球非常相似,但前方引导腿始终停留在其初始位置,另外,来自地面的合力指向上方,而不是像棒球投球那样指向前方。这样在击打抛入空中的球时,需要更大幅度地后伸髋关节和背部,以挥动球拍[28,29],相应的,此时骨盆旋转角速度可达 440°/s,高水平的发球可能还需要使躯干以 280°/s 的速度发生倾斜[30]。研究表明,无论用何种发球方式,腹直肌(尤其是投掷臂对侧的部分)和腹外斜肌的肌肉激活均比腹内斜肌和腰部竖脊肌更显著[31]。

排球发球/扣球

排球跳发球和扣球的生物力学机制类似于棒球和网球中的投球和发球,但由于跳发球和扣球包含跳跃动作,脚离开地面会出现动力链中断。此时由于脚不着地,在开链情况下进行能量转移,但躯干旋转和力量的产生/传递仍然是排球发球动作的关键。

发球/扣球动作的失代偿机制

正如投球一样,发球和扣球时需要下肢和核心肌群处于适当的位置,以有效地将力量传递到上肢。腰部过伸对网球发球至关重要[28,29],前腿引导髋的内旋活动度下降和腰后伸受限可能引起网球运动员的下腰痛[7]。对于髋关节和核心肌群功能特征与排球运动损伤的相关性研究很少,但来自其他运动的研究数据提示可能具有这种相关性可能。

棒球/网球击球时下半身的生物力学机制

与投球类似,击球动作也可以分解为 3 个步骤。首先是预备期或称扭转期,随后是加速期和随球期[14]。卷绕期使身体处于能获得最大旋转力的位置,加速期产生动力并将其转化为球棒/球拍的速度,后续期则用于抵消这一挥拍动作产生的动量。

站立预备/扭转期

每个击球手都有各自个性化的站立预备姿势,相互之间差异很大。但大多数预备姿势都有一些共同特征,即髋关节、躯干和肩部通常垂直于投手,膝关节和髋关节可能会有不同程度的屈曲,重心略微偏移在后方的优势腿上,而躯干通常保持直立并略向前倾。

扭转是挥拍动作的第一阶段,刚开始时将重心转移到后腿上。此时髋部和躯干轻微抬起,并向远离投手的优势腿侧轻度旋转,一旦重心完全落在后腿上,前脚就会抬离地面准备跨步。

加速期

当击球手朝着投手跨步前进时,其重心迅速从后侧优势腿向前方引导腿转移,一旦前脚接触到地面,挥拍动作开始闭链式能量传递[14]。在这个重心转移过程中,前腿承受的应力达到体重的 123%,而后腿承受的应力则从体重的 102%减至 58%。由于加入了剪切力,因此总应力超过体重[14]。重心转移完成后,击球手的骨盆和躯干向投手快速旋转,使得能量沿着动力链向上传递,以产生最大的挥棒速度。后方优势侧髋外展、外旋以及前方引导腿的伸膝为高达 714°/s 角速度的骨盆旋转提供了稳定的基础[14]。在加速早期,优势腿腘绳肌和臀大肌、双侧竖脊肌和腹内、外斜肌都处于最大程度激活的状态,腹斜肌的最大激活会一直延续到随球期[32]。

随球期

击球完成后,挥棒动作产生的巨大旋转力必须被抵消。上肢肌肉的离心运动和最大限度的核心肌群收缩,可以削减腰腹部和骨盆的角速度[32]。前侧引导腿髋关节限制内旋的骨性结构和关节囊,有助于在前脚着地时限制骨盆的进一步旋转。在击球后移动脚步可以消除对髋内旋的限制,使重心更均匀地分布于下肢,这在随球期末期有助于保持平衡。

网球击球动作

网球击落地球动作(正手和反手)中存在相似的生物力学机制。网球正手击球与前述的棒球击球机制非常类似,而反手击球时,下肢也具有与棒球击球类似的前腿和后腿各自不同的生物力学机制(有区别的是反手击球的优势腿是前腿,而不是需要动力驱动的后腿)。但按照目前的网球打法,在以开放式击球姿势击落地球的加速期中,前腿并不朝向网,而是处于外展外旋位。这使发力腿在加速早期也必须外展外旋,使得髋部、骨盆和核心肌群能够形成更长的运动弧，以产生更大的力量。球拍拖尾时会随之产生挥鞭动作，这使球拍头形成较高的速度，以影响球速和（或）引发球旋转。

棒球/网球击球的失代偿机制

击球动作中，前方引导腿着地时前髋必须内旋，如前髋内旋不足，会限制骨盆旋转和发力[14,23,24]。在网球开放式击球姿势中，髋处于外展外旋位可使髋关节和核心肌群中获得更长的运动弧，以产生更大的力。与棒球一样，髋关节活动度受限可能导致运动损伤或发力不足。髋关节功能障碍可能导致从骶髂关节和耻骨联合上方的背部、腹部/核心肌群以及上肢动力链上的结构损伤[6,10,33,34]。

常见损伤

髋部和盆腔

如前所述，传球、发球和挥拍动作的发力都是从髋部和骨盆开始的。在这些单侧运动中产生的最大旋转力取决于骨盆角速度以及产生该速度的相关关节的活动度[10,14,23,24]。因此，限制运动员发出最大旋转力的因素包括髋关节活动度和肌力[10,12]。FAI 和髋外展肌无力等疾病正是作用于上述两个因素而影响发力，从而导致运动员运动成绩下降，或者是运动员为了克服这些制约因素而产生更多的代偿活动。代偿活动可导致过度代偿，使得从髋到肘的动力链上任一部位的应力增加或产生运动损伤[9,24,26,34]。

FAI

FAI 被证明是导致运动员髋部疼痛和功能受限的原因[34–38]。它分为股骨近端畸形（凸轮型）、髋臼畸形（钳夹型）或混合型骨性异常[39]。如上文所述，传球、发球和挥拍动作的完成需要来自骨盆的强大旋转力以及充分的髋关节活动度。FAI 可能会在过顶运动的某几个阶段限制髋关节活动度，导致盂唇撕裂、软骨损伤或身体其他部位的代偿性损伤[34,40–43]。

在投球动作的转体/扬手期，前髋从屈曲内收内旋到外展外旋时，可能产生前上方撞击。这一阶段引发撞击的危险因素包括股骨头颈前上方凸轮畸形、髋臼包容过度、髋臼过度后倾和股骨头后倾。在网球发球的加速期，屈曲内收内旋的后髋也可能产生前上方撞击。

棒球跨步期中双侧髋关节均处于外展外旋位，从而可能形成后上方撞击。此阶段中引发撞击的危险因素包括股骨后上方凸轮畸形、髋臼前倾和髋臼包容过度。在网球发球的扬手后期和加速期，处于后伸外旋和轻度外展的后髋，也可能导致后上方撞击。

在棒球投球的加速期和随球期中，屈曲内收内旋的前髋受到显著的剪切力，导致股骨头颈交界处与髋臼缘产生前上方撞击。在网球发球的加速期和后续期中，屈曲内收内旋的前髋也可能会导致前上方撞击。在挥拍动作的加速期中，前脚着地后，前髋内旋的同时骨盆前旋，也可能产生前上方撞击。这些阶段中引发撞击的危险因素包括股骨前上方凸轮畸形、髋臼过度包容、髋臼过度后倾和股骨头前倾。在网球击落地球动作中可能会发生同样的情况，但采用开放式击球姿势可以减少前髋的内旋。此外，后髋关节处于极度外旋外展位可能导致后上方撞击。根据生物力学研究，髋关节强力屈曲内收内旋时，如果存在髋关节后方不稳，股骨头颈凸轮畸形撞击髋臼前侧可能使股骨头向后移位[44,45]。

FAI 的诊断和治疗已在其他章节中进行了详细讨论，其治疗原则也适用于过顶运动员。如果保守治疗失败，进一步的影像学检查(图 14-1)和透视引导下的髋关节局麻药注射有助于鉴别疼痛是来源于关节内还是关节外。如上所述，高水平运动员在髋关节镜下骨软骨成形术和盂唇修复术后，完全回归运动的手术成功率高达 87%~93%[38,46]。凸轮型 FAI 运动员在减压术后是否可以通过增加髋关节活动度来提高投球速度还有待进一步研究。

在 FAI 患者中，髋关节活动度减少可导致耻骨联合、骶髂关节和腰椎的运动代偿性

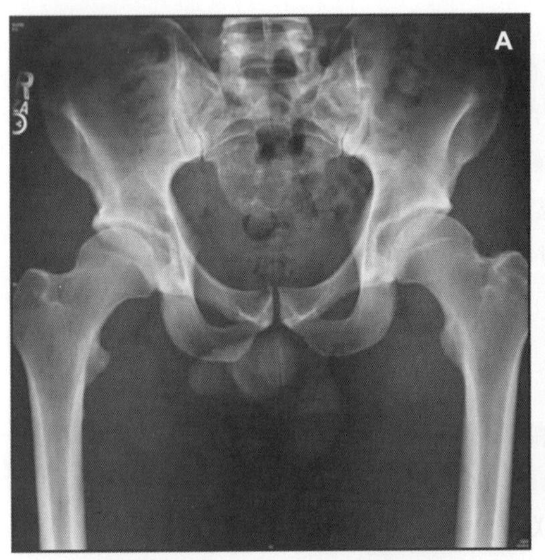

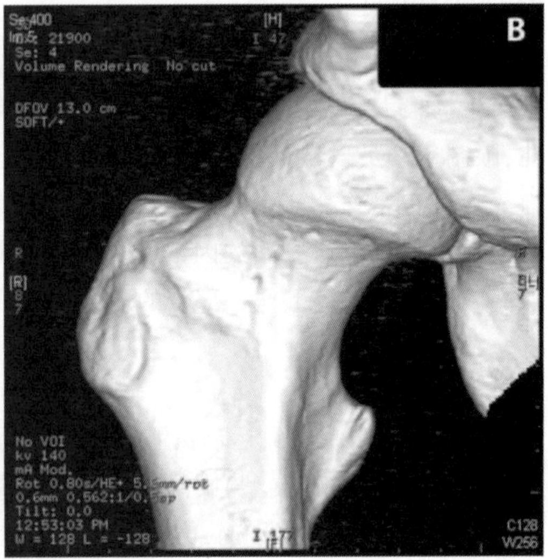

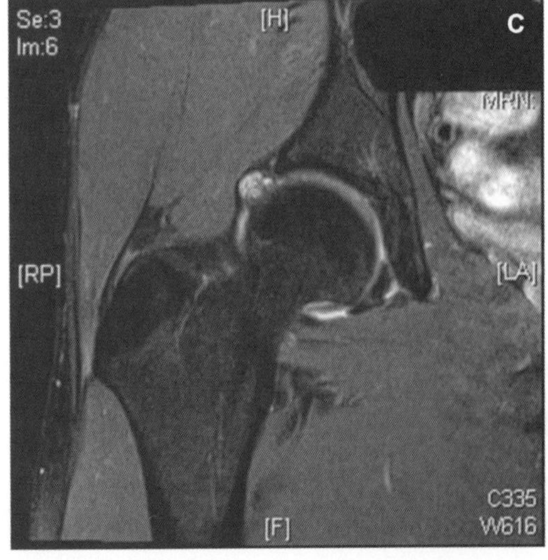

图 14-1 一名患有混合型 FAI 的职业网球运动员的(A)X 线骨盆前后位片、(B)髋关节 CT 三维重建和(C)MRI 冠状位片。X 线片可见头颈交界处弧度减小和交叉征，CT 可见更清晰的凸轮型病变，MRI 可见盂唇撕裂和囊肿。

增加[34]。前腿髋关节内旋受限与网球运动员下腰痛有关[7]。虽然尚无对于髋关节旋转受限的病因研究，FAI 很可能会导致网球运动员下腰部应力代偿性增高，引起下腰痛。与 FAI 相关的其他运动损伤包括耻骨炎、骶髂关节损伤、运动疝/运动性耻骨痛、髋关节后方不稳定和肌肉损伤[34,43]。其中的部分损伤将在下面详细讨论。

运动性耻骨痂/核心肌群损伤

"运动疝"这个疾病名称容易引起误解，其实它并不是典型的组织疝。其确切定义一直在争论，可以指在身体同一部位发生的几种不同损伤，包括腹直肌和股内收肌损伤、腹股沟管后壁减弱，以及联合肌腱和腹内、外斜肌的损伤，并且可能与不同程度的神经激惹相关[47-50]。因此准确地说，运动性耻骨痂或核心肌群损伤应是指耻骨联合周围所有肌肉筋膜损伤。髋关节病变与运动性耻骨痂常同时出现，在一项研究中至少有 15%因运动性耻骨痂就诊的运动员，磁共振发现了髋关节病变[50]。运动髋关节三联征包括关节内髋关节病变（盂唇撕裂）和运动性耻骨痂的典型表现（腹直肌和髋内收肌损伤）[47]。这一系列症状的发现来源于对 NFL 运动员髋关节损伤情况的分析。

运动性耻骨痂通常是由髋关节和骨盆的高能扭转对耻骨联合产生的剪切力造成的[48,49]。运动员常有隐匿性发作的下腹部或腹股沟深部疼痛的病史，在跑步、踢腿、仰卧起坐或髋关节及骨盆突然剧烈运动时疼痛加重[48,49]。这些损伤大多数可经非手术治疗缓解，包括 NSAID、相对静养以及针对核心肌群和髋部肌肉组织的物理治疗。若疼痛持续存在，可以拍髋关节和骨盆 X 线片和 MRI（图 14-2），以评估肌肉和其他损伤/导致疼痛的原因，如 FAI/髋关节内病变、骨坏死、应力性骨折和耻骨炎。手术治疗对于顽固病例总体疗效满意，一些研究报道超过 95%的患者在术后 3 个月恢复运动[49,50]。

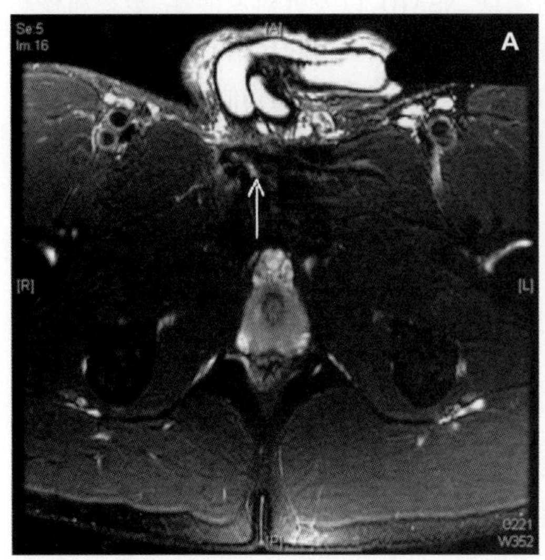

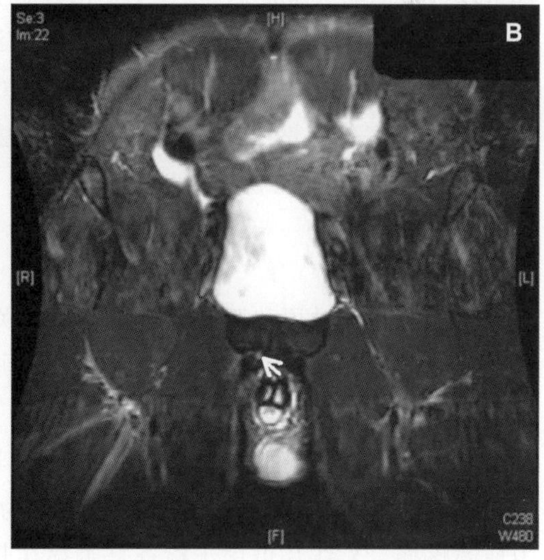

图 14-2 一名症状符合运动性耻骨痂的职业网球运动员的（A）MRI 轴位片和（B）MRI 冠状位片。箭头处显示腹直肌/股内收肌腱膜部分撕裂。

耻骨骨炎

耻骨骨炎表现为耻骨联合处疼痛、不稳定和骨质改变[51]。尽管它一直被认为与橄榄球、冰球和足球等在耻骨联合产生巨大剪切力的运动有关,事实上它也可见于使骨盆反复扭转的过顶运动。它的症状与FAI、运动性耻骨痂和肌肉劳损有类似之处,所以应被纳入过顶运动员腹股沟区疼痛的鉴别诊断[34,51]。在传球、发球和挥拍动作中,动力链的某一部分受限可能会引起耻骨联合处的过度代偿活动[34,43]。一项生物力学研究发现,凸轮型FAI患者的髋内旋会导致耻骨联合的活动,比正常人群增加高达35%[41]。

患有耻骨骨炎的运动员主诉耻骨联合及周围疼痛,查体耻骨联合处在按压和抗阻力内收髋关节时出现疼痛[34,51]。慢性病例中耻骨联合可能会出现囊性变和硬化,同时在MRI可见骨髓水肿征象[51]。本病的早期治疗包括NSAID、调整运动方式、增强核心肌群肌力和灵活性的物理治疗,此外还需评估患者传球、发球和挥拍动作的力学特点。二线治疗包括具有诊断性治疗作用的耻骨联合局部封闭,以及对顽固病例进行手术[34,51]。

骶髂关节损伤

骶髂关节损伤引起的症状包括活动后加重的下腰痛和臀部疼痛。骶髂关节疼痛和功能障碍在高水平网球运动员中尤为常见,这可能是由于他们需要对下腰部和骨盆/髋部施加巨大的旋转力和伸展力。骶髂关节疼痛的原因包括应力性骨折、强直性脊柱炎、感染、炎症和肌力不平衡[52]。髋关节运动机制异常会导致耻骨联合和骶髂关节的代偿性运动[40,41],这可能导致关节及韧带产生病变。在生物力学研究中,凸轮型FAI患者的对侧骶髂关节运动较正常增加了9%[40]。

尽管尚无有效确诊骶髂关节病变的体格检查方法,触诊髂后上棘以及各种激发试验都可以引发骶髂关节疼痛[52]。其早期治疗包括休息、NSAID,以及针对灵活性、步态和核心肌群肌力的物理治疗,使用骨盆带护具和手法按摩[52]。进一步治疗包括有助于诊断,同时也存在潜在治疗作用的骶髂关节注射。MRI、CT和骨扫描有助于排除其他病变[52](图14-3)。二线治疗方案包括增生疗法、黏弹性补充法、神经刺激术、神经射频切断术和关节融合术,但仍缺乏对这些方法有效性的研究[52]。

肌肉损伤

如前所述,过顶和摆动动作均需要髋关节和骨盆具有一定的活动度以及肌肉控制,活动度受限或肌肉无力可能导致代偿性损伤[34,43]。根据评估屈髋、内收和外展等髋部肌肉的功能,可以简单评估损伤肌肉。

屈髋肌受伤一般指股直肌、缝匠肌或髂腰肌损伤。股直肌和缝匠肌损伤在成人中可能表现为肌肉拉伤,在青少年中则可表现为骨骺撕脱[53]。它们的特征是局部压痛和抗阻力屈髋疼痛。X线片可用于检查是否存在骨骺撕脱,若X线片检查后仍对诊断存疑,可进一步行MRI检查(图14-4)[53]。大多数患者经过正规康复训练后都可以痊愈,但对于移位>2cm的骨骺撕脱,应考虑手术进行复位固定[53]。

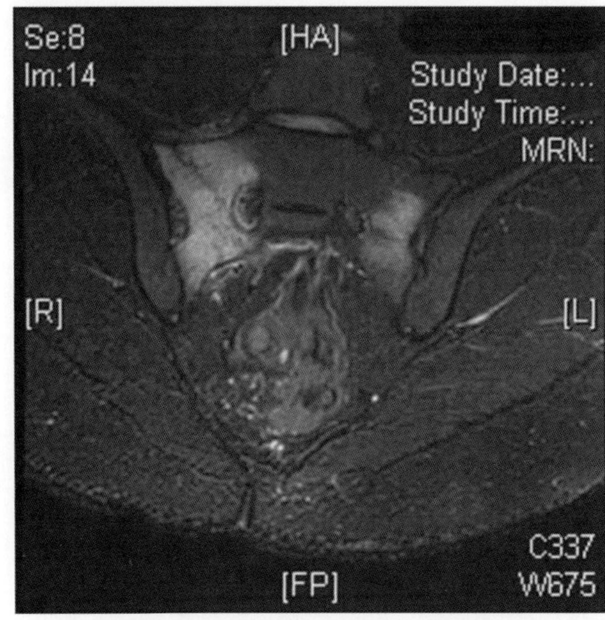

图 14–3　一名女大学生排球运动员的 MRI 显示双侧骶骨应力性骨折，X 线片无阳性发现。

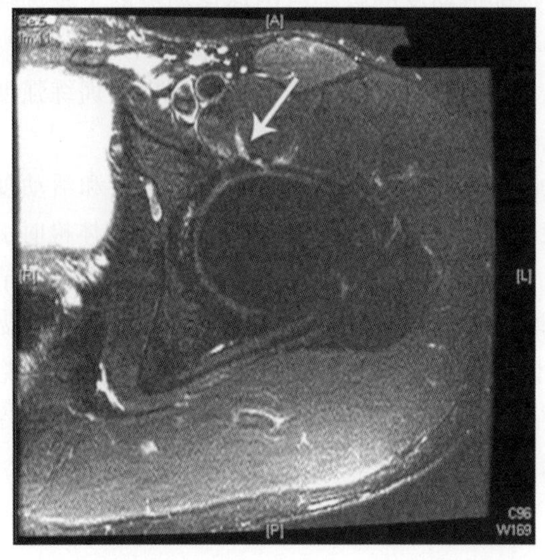

图 14–4　一名职业网球运动员的 MRI 轴位片，其临床检查符合髂腰肌拉伤表现。箭头处显示左侧髂腰肌水肿。

髂腰肌损伤较为特殊，因为它可能表现为抗阻力屈髋疼痛的肌肉拉伤，也有可能表现为髋内侧弹响综合征，即出现髂腰肌腱与髂耻隆起或股骨头之间的滑囊炎，并于伸髋时发出弹响。其早期治疗包括 NSAID、调整运动方式和肌肉拉伸，以及超声引导下的髂腰肌滑囊注射治疗，对于顽固病例还可行手术松解/延长髂腰肌腱[54]。其他髋关节内病变，如盂唇撕裂，常于关节镜下髂腰肌松解术中被发现[54]，这再次表明髋关节的代偿运动和关节内相关损伤可能比我们既往认知的更为常见。

股内收肌拉伤是引起腹股沟区疼痛的常见原因，如前所述，它可能与其他髋关节病变以及引起运动性耻骨疝的病变相关[43,50,51]。其相关体征包括股内收肌起点疼痛、被动外展疼痛以及抗阻力内收疼痛，MRI可能显示肌肉信号增高以确诊[55]。早期治疗包括NSAID、调整运动方式和正规物理治疗训练。若6~8周后症状未有改善，应针对髋关节和骨盆的相关病变进行更全面的评估。有研究表明，对于保守治疗失败的竞技运动员，在股内收肌起点单次局部封闭注射有助于诊断以及短期缓解症状[55]。对于顽固病例，可考虑手术治疗。

目前对过顶运动员髋外展肌损伤的研究主要集中在臀肌肌力[12,13,21,32,56]。在投球和发球动作中，臀肌对于支撑腿特别重要，臀肌无力可能逐渐造成运动表现下降或身体其他部位代偿性损伤。动态Trendelenburg试验[6]和肌力检查有助于诊断。臀肌恢复计划通常包括全面的臀肌评估以及肌力加强训练，以预防肌无力和肌疲劳，而不仅仅是诊断与治疗臀肌无力。过顶运动员中也可出现弹响髋综合征，即在屈髋和伸髋时髂胫束在大转子处发出弹响。对于有疼痛症状的弹响髋综合征患者，其治疗包括NSAID、拉伸和注射治疗。有多种手术方法可用于难治性病例[53]。

下腰部损伤

过顶运动，尤其是在髋关节活动度减小的情况下，会对腰椎产生很大的应力。腰部过伸是网球发球的关键动作[28,29]，而髋部和腰部活动度的减小与网球运动员的下腰部疼痛相关[7]，这可能是由于髋关节活动度减小导致腰椎代偿运动，增加了整个下腰部的应力。导致下腰痛的其他危险因素包括反复受力、力学机制异常、运动状态不良和训练强度骤增等[57]。

过顶运动员背部疼痛的初步检查应包括对生物力学、灵活性、核心力量和活动度的全面评估，尤其要关注腰部过伸和髋内旋的情况[7]。髋关节活动度下降和(或)体检时引出的髋痛可能提示髋关节问题引起下腰痛。在运动员的评估中，FAI导致的髋痛和髋关节内旋受限可能一直被忽视。由于损伤急性期症状的相似性，往往很难对髋痛和腰背痛做出鉴别诊断。如何治疗背部疼痛的某一病因(拉伤/扭伤、退行性椎间盘疾病、脊椎滑脱/前移、椎间盘突出等)不在本节的讨论范围，但对于医师来说很重要的是，在评估背部疼痛的过顶运动员时，应尽量有宽广的诊断思路。

胸腹部损伤

相当一部分从髋部和骨盆传递到上肢的能量都集中于躯干和腹部肌肉。肌电图分析显示，腹斜肌在击球和投球时被几乎最大限度地激活，在投球和挥拍动作的某些阶段发生最大激活[21,32]。此外，过顶运动需要同时维持腹部肌肉–躯干稳定并产生轴向力矩[21,32,58]，这使腹部肌肉几乎无法承受对髋部和骨盆肌无力和活动度降低进行过度代偿。腹部肌肉拉伤在过顶运动中相当常见，在过去20年因伤退役的棒球运动员中，有5%是因为腹部肌肉拉伤，其中大多数是腹内/外斜肌(腹肌)或肋间肌(肋骨肌)拉伤[58]。它们最常见于非优势侧，即引导侧前腿，并且损伤复发率达12%[58]。值得注意的是，随着开放式击球姿势的流行，职业网球运动员中腹部肌肉(腹斜肌)拉伤的发病率有上升的趋势。这种相对较高的损伤复发率表明，腹部肌肉拉伤不是独立发生的，它可能提示动力链上的另一处功能障碍。正如髋关节活动度与腹股沟拉伤以及运动疝、肩部问题和下腰痛有关一样[7,43]，髋关节病变也可能与腹部肌肉拉伤或其他躯干损伤相关。

腹部肌肉拉伤的诊断通常很明确，表现为突然发作的单侧疼痛并伴有局部压痛，通常发生在发球、传球、挥拍或其他用力扭转动作之后。在体检时偶尔会发现这些损伤导致的筋膜撕裂和肌肉疝。其他需要鉴别的损伤包括肋骨应力性骨折、肋软骨损伤、胸椎间盘突出症以及其他罕见病。腹部肌肉拉伤的对症治疗包括 NSAID、相对休息、核心肌力锻炼和灵活性锻炼等。当最大限度地募集腹部肌肉也不会激发疼痛时，患者即可恢复运动。据报道，美国职业棒球大联盟运动员的腹部肌肉拉伤平均恢复时间在投手和非投手球员中分别为 35 天和 27 天[58]。在职业运动员中的治疗流程是，MRI 明确诊断具体损伤的肌肉后(图 14–5)，以超声引导下局封注射，尽管还没有研究将此与更保守的疗法进行比较。治疗腹部肌肉拉伤，尤其是复发损伤的重要一点是，应先对运动员的髋关节和骨盆功能障碍以及其日常训练腹部核心肌群的方式进行全面评估。

肩肘部损伤

许多研究表明，过顶运动中下肢和躯干的功能障碍与肩肘部受损有关[6,7,10,23,24,26,27,33]。肘部反复的外翻应力可导致尺侧副韧带受损以及肘后内侧撞击，有时也可产生尺神经症状和屈肘–旋前肌群拉伤。肩关节扭矩过大和反复应力往往导致内撞击，表现为后上方盂唇受损和关节侧肩袖损伤。后关节囊挛缩也很常见，并且可引起盂肱关节活动降低[6]。

在训练和治疗过顶运动员时，对运动员的评估应从赛季初开始，并在整个赛季中定期、反复进行评估，因为上肢损伤往往具有前驱症状，如速度降低、投球发力不足和生物力学机制改变[6]。而标准的下肢检查流程包括髋关节活动度(包括屈曲内旋以评估撞击)、单腿下蹲以评估髋外展肌肌力、核心肌群稳定性，以及相关力学机制的评估。如果发现肩肘部损伤以外的下肢或核心肌群病变，并且这些病变会引发疼痛并影响力学机制，则应制订同时解决急性损伤和潜在病因的治疗和康复计划。应重点关注损伤的预防，包括避免过度训练、监测运动员的休息和状况，以及一旦发现就需要及时处理整体功能障碍。

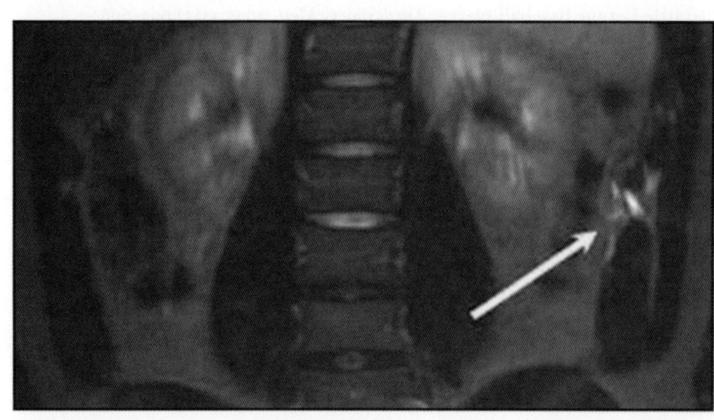

图 14–5　一名职业棒球投手左侧腹内斜肌拉伤(箭头所示)的 MRI 冠状位片。

要点与陷阱

• 对过顶运动员进行全面评估至关重要，应对整个动力链进行检查，以发现问题的根源。

• 由于过顶运动需要进行闭链式内旋，关节活动受限会破坏动力链的传导，并可能导致骶髂关节、耻骨联合、腰椎、核心肌群和上肢损伤。

• 髋外展肌无力可能会影响发力，因此在所有过顶运动员中都应对其进行检查。

• 在击球和投球过程中，最大程度收缩的腹斜肌易受损伤，尤其是当同时需要维持躯干稳定和产生旋转扭矩时。

总结

对于过顶运动员的评估需要进行全面的检查。投球、发球、扣球以及挥拍动作需要动力链中从下肢到手各部分的统一协调运动。运动员通常可以进行一定程度的代偿，但当动力链中出现显著无力或活动受限时，运动员常出现失代偿，动力链下游将承受更大的应力，从而引起继发性损伤的风险增加。为了正确诊断与治疗过顶运动员，除了关注身体受伤部位外，重要的是对髋关节和核心肌群进行全面评估，并纠正任何可能导致损伤的潜在因素。

（丁哲慈 陈疾忤 译）

参考文献

1. Crockett HC, Gross LB, Wilk KE, et al. Osseous adaptation and range of motion at the glenohumeral joint in professional baseball pitchers. *Am J Sports Med.* 2002;30(1):20-26.
2. Hang DW, Chao CM, Hang YS. A clinical and roentgenographic study of Little League elbow. *Am J Sports Med.* 2004;32(1):79-84.
3. Mair SD, Uhl TL, Robbe RG, Brindle KA. Physeal changes and range-of-motion differences in the dominant shoulders of skeletally immature baseball players. *J Shoulder Elbow Surg.* 2004;13(5):487-491.
4. Meister K, Day T, Horodyski MB, Kaminski TW, Wasik MP, Tillman S. Rotational motion changes in the glenohumeral joint of the adolescent/Little League baseball player. *Am J Sports Med.* 2005;33(5):693-698.
5. Osbahr DC, Cannon DL, Speer KP. Retroversion of the humerus in the throwing shoulder of college baseball pitchers. *Am J Sports Med.* 2002;30(3):347-353.
6. Limpisvasti O, ElAttrache NS, Jobe FW. Understanding shoulder and elbow injuries in baseball. *J Am Acad Orthop Surg.* 2007;15(3):139-147.
7. Vad VB, Gebeh A, Dines D, Altchek D, Norris B. Hip and shoulder internal rotation range of motion deficits in professional tennis players. *J Sci Med Sport.* 2003;6(1):71-75.
8. Abrams GD, Sheets AL, Andriacchi TP, Safran MR. Review of tennis serve motion analysis and the biomechanics of three serve types with implications for injury. *Sports Biomech.* 2011;10(4):378-390.
9. Fleisig GS, Andrews JR, Dillman CJ, Escamilla RF. Kinetics of baseball pitching with implications about injury mechanisms. *Am J Sports Med.* 1995;23(2):233-239.
10. Robb AJ, Fleisig G, Wilk K, Macrina L, Bolt B, Pajaczkowski J. Passive ranges of motion of the hips and their relationship with pitching biomechanics and ball velocity in professional baseball pitchers. *Am J Sports Med.* 2010;38(12):2487-2493.
11. Ellenbecker TS, Ellenbecker GA, Roetert EP, Silva RT, Keuter G, Sperling F. Descriptive profile of hip rotation

range of motion in elite tennis players and professional baseball pitchers. *Am J Sports Med.* 2007;35(8):1371-1376.

12. Laudner KG, Moore SD, Sipes RC, Meister K. Functional hip characteristics of baseball pitchers and position players. *Am J Sports Med.* 2010;38(2):383-387.
13. MacWilliams BA, Choi T, Perezous MK, Chao E, McFarland EG. Characteristic ground-reaction forces in baseball pitching. *Am J Sports Med.* 1998;26(1):66-71.
14. Welch CM, Banks SA, Cook FF, Draovitch P. Hitting a baseball: a biomechanical description. *J Orthop Sports Phys Ther.* 1995;22:193-193.
15. Bass SL, Saxon L, Daly RM, et al. The effect of mechanical loading on the size and shape of bone in pre-, peri-, and postpubertal girls: a study in tennis players. *J Bone Miner Res.* 2002;17(12):2274-2280.
16. Connell D, Ali K, Javid M, Bell P, Batt M, Kemp S. Sonography and MRI of rectus abdominis muscle strain in elite tennis players. *AJR Am J Roentgenol.* 2006;187(6):1457-1461.
17. Ducher G, Tournaire N, Meddahi-Pellé A, Benhamou CL, Courteix D. Short-term and long-term site-specific effects of tennis playing on trabecular and cortical bone at the distal radius. *J Bone Miner Metab.* 2006;24(6):484-490.
18. Haapasalo H, Kannus P, Sievanen H, et al. Effect of long-term unilateral activity on bone mineral density of female junior tennis players. *J Bone Miner Res.* 1998;13(2):310-319.
19. Krahl H, Michaelis U, Pieper HG, Quack G, Montag M. Stimulation of bone growth through sports. A radiologic investigation of the upper extremities in professional tennis players. *Am J Sports Med.* 1994;22(6):751-757.
20. Wilk KE, Reinold MM, Andrews JR., eds. *The Athlete's Shoulder.* 2nd ed. Philadelphia, PA: Churchill Livingstone; 2008.
21. Watkins RG, Dennis S, Dillin WH, et al. Dynamic EMG analysis of torque transfer in professional baseball pitchers. *Spine (Phila Pa 1976).* 1989;14(4):404-408.
22. Stodden DF, Langendorfer SJ, Fleisig GS, Andrews JR. Kinematic constraints associated with the acquisition of overarm throwing. Part I: step and trunk actions. *Res Q Exerc Sport.* 2006;77(4):417-427.
23. Aguinaldo AL, Buttermore J, Chambers H. Effects of upper trunk rotation on shoulder joint torque among baseball pitchers of various levels. *J Appl Biomech.* 2007;23(1):42-51.
24. Stodden DF, Fleisig GS, McLean SP, Lyman SL, Andrews JR. Relationship of pelvis and upper torso kinematics to pitched baseball velocity. *J Appl Biomech.* 2001;17(2):164-172.
25. Escamilla RF, Andrews JR. Shoulder muscle recruitment patterns and related biomechanics during upper extremity sports. *Sports Med.* 2009;39(7):569-590.
26. Davis JT, Limpisvasti O, Fluhme D, et al. The effect of pitching biomechanics on the upper extremity in youth and adolescent baseball pitchers. *Am J Sports Med.* 2009;37(8):1484-1491.
27. Wight J, Richards J, Hall S. Influence of pelvis rotation styles on baseball pitching mechanics. *Sports Biomech.* 2004;3(1):67-84.
28. Chow JW, Park SA, Tillman MD. Lower trunk kinematics and muscle activity during different types of tennis serves. *Sports Med Arthrosc Rehabil Ther Technol.* 2009;1(1):24.
29. Sheets AL, Abrams GD, Corazza S, Safran MR, Andriacchi TP. Kinematics differences between the flat, kick, and slice serves measured using a markerless motion capture method. *Ann Biomed Eng.* 2011;39(12):3011-3020.
30. Fleisig G, Nicholls R, Elliott B, Escamilla R. Kinematics used by world class tennis players to produce high-velocity serves. *Sports Biomech.* 2003;2(1):51-64.
31. Chow JW, Shim JH, Lim YT. Lower trunk muscle activity during the tennis serve. *J Sci Med Sport.* 2003;6(4):512-518.
32. Shaffer BEN, Jobe FW, Pink M, Perry J. Baseball batting: an electromyographic study. *Clin Orthop Relat Res.* 1993;292:285-293.
33. Aguinaldo AL, Chambers H. Correlation of throwing mechanics with elbow valgus load in adult baseball pitchers. *Am J Sports Med.* 2009;37(10):2043-2048.
34. Voos JE, Mauro CS, Kelly BT. Femoroacetabular impingement in the athlete: compensatory injury patterns. *Oper Tech Orthop.* 2010;20(4):231-236.
35. Bedi A, Chen N, Robertson W, Kelly BT. The management of labral tears and femoroacetabular impingement of the hip in the young, active patient. *Arthroscopy.* 2008;24(10):1135-1145.
36. Byrd JW, Jones KS. Arthroscopic management of femoroacetabular impingement in athletes. *Am J Sports Med.* 2011;39(1 Suppl):7S-13S.
37. Nho SJ, Magennis EM, Singh CK, Kelly BT. Outcomes after the arthroscopic treatment of femoroacetabular impingement in a mixed group of high-level athletes. *Am J Sports Med.* 2011;39(Suppl):14S-19S.
38. Philippon M, Schenker M, Briggs K, Kuppersmith D. Femoroacetabular impingement in 45 professional athletes: associated pathologies and return to sport following arthroscopic decompression. *Knee Surg Sports Traumatol Arthrosc.* 2007;15(7):908-914.
39. Beck M, Kalhor M, Leunig M, Ganz R. Hip morphology influences the pattern of damage to the acetabular cartilage: femoroacetabular impingement as a cause of early osteoarthritis of the hip. *J Bone Joint Surg Br.* 2005;87(7):1012-1018.
40. Birmingham PM. The effect of dynamic femoroacetabular impingement on sacroiliac joint motion. International

Society for Hip Arthroscopy Podium Presentation, October 14-15, 2011, Paris, France.
41. Birmingham PM, Kelly BT, Jacobs R, McGrady L, Wang M. The effect of dynamic femoroacetabular impingement on pubic symphysis motion: a cadaveric study. *Am J Sports Med.* 2012;40(5):1113-1118.
42. Shindle MK, Voos JE, Heyworth BE, et al. Hip arthroscopy in the athletic patient: current techniques and spectrum of disease. *J Bone Joint Surg Am.* 2007;89(Suppl 3):29-43.
43. Verrall GM, Slavotinek JP, Barnes PG, Esterman A, Oakeshott RD, Spriggins AJ. Hip joint range of motion restriction precedes athletic chronic groin injury. *J Sci Med Sport.* 2007;10(6):463-466.
44. Shindle MK, Ranawat AS, Kelly BT. Diagnosis and management of traumatic and atraumatic hip instability in the athletic patient. *Clin Sports Med.* 2006;25(2):309-326.
45. Shindle MK, Voos JE, Nho SJ, Heyworth BE, Kelly BT. Arthroscopic management of labral tears in the hip. *J Bone Joint Surg Am.* 2008;90(4):2-19.
46. Byrd JW, Jones KS. Hip arthroscopy in athletes: 10-year follow-up. *Am J Sports Med.* 2009;37(11):2140-2143.
47. Feeley BT, Powell JW, Muller MS, Barnes RP, Warren RF, Kelly BT. Hip injuries and labral tears in the National Football League. *Am J Sports Med.* 2008;36(11):2187-2195.
48. Minnich JM, Hanks JB, Muschaweck U, Brunt LM, Diduch DR. Sports hernia. *Am J Sports Med.* 2011;39(6):1341-1349.
49. Meyers WC, Foley DP, Garrett WE, Lohnes JH, Mandlebaum BR. Management of severe lower abdominal or inguinal pain in high-performance athletes. PAIN (Performing Athletes with Abdominal or Inguinal Neuromuscular Pain Study Group). *Am J Sports Med.* 2000;28(1):2-8.
50. Meyers WC, McKechnie A, Philippon MJ, Horner MA, Zoga AC, Devon ON. Experience with "sports hernia" spanning two decades. *Ann Surg.* 2008;248(4):656-665.
51. Paajanen H, Hermunen H, Karonen J. Pubic magnetic resonance imaging findings in surgically and conservatively treated athletes with osteitis pubis compared to asymptomatic athletes during heavy training. *Am J Sports Med.* 2008;36(1):117-121.
52. Dreyfuss P, Dreyer SJ, Cole A, Mayo K. Sacroiliac joint pain. *J Am Acad Orthop Surg.* 2004;12(4):255-265.
53. Anderson K, Strickland SM, Warren R. Hip and groin injuries in athletes. *Am J Sports Med.* 2001;29(4):521-533.
54. Anderson SA, Keene JS. Results of arthroscopic iliopsoas tendon release in competitive and recreational athletes. *Am J Sports Med.* 2008;36(12):2363-2371.
55. Ernest S, Quamar B, Philip R, Philip J, Wayne William G, J Charles T. Adductor-related groin pain in competitive athletes. Role of adductor enthesis, magnetic resonance imaging, and entheseal pubic cleft injections. *J Bone Joint Surg Am.* 2007;89(10):2173-2178.
56. Sanchis-Moysi J, Idoate F, Izquierdo M, Calbet JAL, Dorado C. Iliopsoas and gluteal muscles are asymmetric in tennis players but not in soccer players. *PloS One.* 2011;6(7):e22858.
57. Lawrence JP, Greene HS, Grauer JN. Back pain in athletes. *J Am Acad Orthop Surg.* 2006;14(13):726-735.
58. Conte SA, Thompson MM, Marks MA, Dines JS. Abdominal muscle strains in professional baseball: 1991-2010. *Am J Sports Med.* 2012;40(3):650-656.

第 15 章

耐力运动员：跑步、骑车、划船和铁人三项

Peter J. Moley, Suzanne Gutierrez-Teissonniere, Marc R. Safran

运动员发生髋部和骨盆运动损伤，成人有 5%~6%的发生率，儿童有 10%~24%的发生率[1]。对于耐力运动员，发生过度应用性损伤更加普遍，而急性损伤也不少见。耐力运动员进行深度体能训练的时间和休息恢复时间各有不同。任何训练与恢复的失衡将导致过度应用性损伤[2-4]。详细的病史采集和体格检查，以及对髋关节解剖与功能的了解是获得准确诊断的基础。影像学研究进展能够提高临床医师识别髋部软组织病变的能力[5]。运动员髋部和腹股沟区疼痛的鉴别诊断非常广泛，对于不同年龄组的运动员来说差异很大[4]。延迟确诊的时间将限制或延迟运动员重返赛场，并可能增加运动员出现髋部退变性损伤的风险[6-9]。

初步评估

病史采集

详细的病史采集对于获得准确诊断至关重要，应包括患者年龄、有无外伤史、损伤机制、发生时间、损伤和疼痛部位、加重和减轻的因素、既往损伤，以及此前做过的处理[4,10]。初步评估还应包括患者功能受限的情况。对于股骨颈应力骨折的诊断应优先考虑，特别是对于女性耐力运动员，一旦漏诊将造成灾难性的后果。对于女运动员三联征，包括闭经、饮食失调和骨质疏松，需要进行详细的了解。

如前所述，不同年龄组患者的鉴别诊断差异很大。年轻的、骨发育不成熟的运动员容易发生骨突损伤和撕脱骨折[11]。活跃的年轻成年运动员容易发生滑囊炎和肌肉拉伤。这一年龄组的运动员常参与高强度训练，可能导致一系列继发于创伤和(或)过度使用的疾病。最后，先前的急性或慢性损伤可能造成运动员出现退变性关节炎，这对于年长的运动员更加普遍[6,11]。除了年龄因素，参与运动的类型也有助于缩小运动员髋部疼痛的鉴别诊断范围。根据运动员个人的生物力学机制和训练方式，特定的运动项目可能会增加运动

员发生特定髋关节病变的风险。因此，我们应检查运动员生物力学机制的变化和训练中的错误。例如：对于跑步运动员，深入了解运动员每周的跑步里程、任何训练的持续时间和强度的变化、跑步场地的变化、跑鞋型号和使用时间、近期步态，以及鞋与鞋垫的改变非常关键[4,12–14]。对于骑车运动员，临床医师需要了解器材（车座、鞋子、鞋钉）的变化、骑行姿势、车座高度、训练习惯或场地的地形[4,15–18]。对于划船运动员，由于他们全年需要训练，了解运动员在船上的位置、是单桨选手还是双桨选手、是左舷还是右舷、划船器和划桨技术，以及训练类型和训练量很重要[19,20]。有研究提到 50%的划船运动员的损伤发生在地面训练之中，如在使用划船器或跑步过程中出现损伤[19]。

体格检查

我们应对损伤区域进行细致的体格检查，包括步态分析、机械力线评估和生物力学机制的评估。对每例患者应用恒定和系统的检查方法是保证准确诊断和减少漏诊的关键[10,11]。髋部检查应包括视诊、触诊、活动度检查、肌力测试、感觉检查、神经血管检查和特殊检查。此外，应评估患者的姿势、步态、活动和下肢长度的对称性。健侧与患侧对比进行检查非常重要，这有助于发现细微的变化。

影像学

影像学检查是病史和体检评估的延伸。因此，需要哪些特定的检查需要根据每个运动员的临床表现来确定。Adkins 和 Figler[11]推荐对急性损伤，存在疼痛步态、无法负重、肌肉止点的点状压痛，或者有明显活动受限的患者进行影像学检查。而对于慢性损伤患者，需要根据症状严重程度、诊断，以及治疗无效的情况来确定影像学检查。在临床工作中，对于所有新患者均应采用标准化的影像学检查，以评估关节骨软骨间隙、冠状位覆盖情况、颈干角和 α 角。

对于髋部疼痛的运动员通常采用 X 线片作为第一项影像学检查，包括骨盆前后位片、穿台侧位片、股骨颈延长位、屈髋 45°和屈髋 90° Dunn 位片、蛙式位片和假侧位片。

部分髋部病变可能无法显示在 X 线片上。而骨盆和髋部 CT 扫描对于显示骨性或结构病变的形态，特别是对创伤的评估效果优于 X 线片[8]。三维重建 CT 影像有助于辨别细微的骨折，评估 FAI 的骨性异常，评估股骨的倾斜度，甚至可以协助确定手术入路[21]。创伤序列的 CT 扫描可用于辨别撕脱性骨折和骨化性肌炎。MRI 适用于检查 X 线片显示正常而髋部仍然存在疼痛的运动员[8,22]。MRI 主要用于诊断关节内疾患、隐匿性的骨性异常和软组织损伤[7,23–28]。T2 压脂相或 STIR 序列适用于检测肌肉肌腱单元的水肿变化，辨别囊肿，评估应力骨折以及对肌肉拉伤和肌腱病变进行分类[22]。作者所在机构通常采用冠状位倒转恢复序列和轴位质子密度序列进行影像学检查[21]。采用 FSE 脉冲序列和介质回声时间序列扫描可获得高分辨率软骨敏感图像（冠状位、矢状位、轴位）[21,23]。

诊断性髋部注射

辨别髋部疼痛来源于关节内病变还是关节外病变往往比较困难。近年来，医师倾向于采用透视或超声引导下进行关节内注射来协助明确诊断。经过关节内麻醉剂注射后，如果患者症状减轻，则可以基本确定是关节内病变，可信度可达 90%[29]。在作者的医疗机构中，通常在超声引导下采用前方入路进行关节内注射(图 15-1)，注射后嘱患者进行为期两周的疼痛情况的记录，以便进行随访评估。如果注射后疼痛立即缓解，则可以确定是关节内病变引起的疼痛[30]。

专项运动的生物力学

跑步

跑步是一项高冲击力运动，在跑步过程中有显著的应力反复作用于髋关节。跑步步态会有双脚离地的一个阶段，被称为腾空期。压力板测试研究表明，跑步的一个步态周期中会有两次地面反作用力的高峰，即刚刚落地后及脚趾离地前。研究表明可以通过提高步频、缩短步幅，以及改变中足或前足落地模式缓解该冲击力[31-33]。地面反作用力大部分垂直通过股骨传导到髋臼，最高的肌肉力矩发生在矢状面。也有一些起到稳定作用的肌肉力矩发生在冠状面。

髋关节和关节周围的肌肉对于力量的产生和负荷传导有重要影响，并在步态循环的不同时间点中扮演不同的角色[34]。在脚趾刚离地阶段，髋关节后伸角度最大，之后髋关节开始弯曲，在摆动中期达到最大屈髋角度。髋关节屈曲角度在摆动中期随着速度及步幅的提高而增大。在摆动末期，由于腘绳肌的牵拉，髋关节开始后伸以增大步幅，从而缓冲落地时的冲击力。

骑车

当骑车者处于坐位时，骑车是相对不负重的运动，骑车者只施加相当于体重一半的力量作用于踏板。而当骑车者处于站立位时，施加于踏板的压力增加到相当于体重的 3

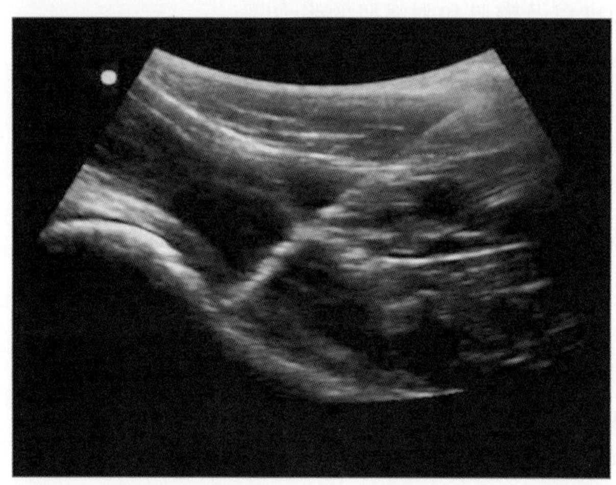

图 15-1　超声引导下髋关节内注射。

倍力量[17]。下面的讨论,我们先将踏板循环限定于坐位,同时也要了解到站立骑行时髋关节受力是显著增加的。

在踏板循环的一个特定周期中会有两个不同的阶段:发力期和放松期。发力期将决定自行车选手向前推动力量的大小,被定义为由最高中心点到最低中心点的180°的踏板移动。大部分动力是在力与旋转轴相切时产生的,但骑自行车的人一般在动力阶段踩踏板,伸展臀部。髋关节在发力期的55°开始从屈曲位转为伸展位,在发力期末达到最大角度伸展。在发力期开始,躯干向前倾斜的角度决定了髋关节的屈曲角度,向前倾斜越多,屈曲角度越大。但在发力期开始阶段,大腿会处在水平线以下10°~20°,这与身体位置无关。臀肌和腘绳肌群共同负责伸髋。在前2/3的发力期,臀部肌肉带动髋关节的伸展,腘绳肌会在发力期的后3/4发挥作用。因此,在动力期的中后阶段,两组肌肉均会发挥作用,此时髋关节所受的力矩达到最大[17,35]。然而有证据表明,同等运动强度下,骑车的峰值负荷要低于上楼梯时的峰值负荷[35]。伸膝动作的发生紧随伸髋动作发生之后,特别是当足部固定于踏板之内时。伸膝动作发生之后,膝关节将出现内收动作,这将导致Q角(股四头肌和髌腱的夹角)增大。

放松期是指踏板循环的后180°,踏板从最低中心点向上到最高中心点。在放松期,施加于踏板的力量将产生反向力量,与另一只踏板产生的力量对抗。优秀自行车选手能够主动利用髂腰肌及股方肌协同屈髋,利用腘绳肌屈膝来抵消反向踏板力[17]。不管怎样,髋关节和膝盖均处于屈曲状态为下一个发力期做准备。在屈膝动作发生后,膝关节外展,Q角减小[17]。膝关节的内收、外展动作以及髋关节的屈伸动作发生过程中可能造成髂胫束的摩擦。

通过对自行车进行调整能够降低受伤风险,如车座位置(高度、前后位置)、车把位置(高度和与骑行者的距离)、车轴长度以及足的位置[17]。车座高度决定了膝、髋关节最大伸展角度,高度越低,则限定了髋、膝关节在一个更为屈曲的体位。对于腘绳肌比较紧,臀部肌肉较短的骑行者,应将车座相对调低,来控制当踏板在最低中心点时腘绳肌及髂胫束的张力。最低的车座高度应该和每个选手的内侧裤缝长度相等。车座的前移能够降低功率,但也会减少屈髋角度,并加大屈膝角度。适当缩短的车轴长度能够减少膝关节内外翻活动来协助解决摩擦问题。很多车手通过降低车把位置来减小空气阻力,但这会导致车手向前弯腰更多,加大髋关节的屈曲角度以及臀肌和腘绳肌的张力[17]。

划船

划船是一项低冲击性的耐力运动,采用固定桨推动船体,有两种基本形式:单桨和双桨。在双桨项目中,运动员同时操作两只桨推动船体。单桨选手在整个比赛中用双手握住一只桨在船体一侧划动。单桨项目比双桨项目需要涉及更多侧方躯干活动和轴向旋转[36]。划船器是在地面进行划船训练的器材,通常运动员采用中心拉动的方式操作这种器材,以模拟双桨运动。

划船动作包含四个阶段:①抓水,②拉动,③结束,④复原。在抓水阶段,桨落下和水接触,胳膊伸直,屈髋,屈膝,脊柱弯曲。在拉动阶段,桨在水中被拉向船头,髋、膝、腰伸展,同时肘关节屈曲。在结束阶段向下摁压桨柄抬起桨叶出水。在复原阶段,桨叶向后移动,胳膊伸直,髋、膝、脊柱屈曲,桨柄移回前方。

游泳

游泳是非负重,低冲击性耐力运动。共四种泳姿:蝶泳、仰泳、蛙泳和自由泳。每种泳姿需要不同程度的髋部运动。自由泳的运动力学分为四个阶段,包括入水/抱水、早期划水/划水、推水及出水/恢复。踢腿的动力来自伸髋、伸膝,需要核心肌肉有很好的稳定性。蝶泳由抱水、前划水、后划水及出水组成。在后划水过程中,髋、膝的快速屈伸提供最大的推动力。蛙泳由滑行、往外划水、抱水、向内划水及复原阶段组成。蛙泳是四种泳姿中涉及髋关节内旋及外展最多的项目。由于髋部强力内收,蛙泳容易造成髋关节内收肌肉的损伤[3]。另外,在竞技游泳中包含四个阶段:①开始期,②游泳期,③转身期,④结束期,但多数生物力学分析仅限于游泳期。当前对于游泳运动的力学分析以及关节受力的研究比较匮乏,更多的研究集中于提高运动效率和优化泳姿的力学特性上。

常见损伤

关节外病变

肌肉拉伤

耐力运动员髋部疼痛可能和肌肉丧失平衡有关。肌肉拉伤有成为运动员最常见损伤的趋势。拉伤更多发生于跨越两个关节的肌肉,包含快速震颤纤维或 2 型纤维的肌肉,以及离心收缩的肌肉[2,8,37]。拉伤和撕裂通常位于肌肉肌腱结合部[37]。了解损伤机制和症状产生的位置对于明确诊断非常关键。超声对于评估肌纤维厚度、肌腱炎症和积液情况,以及是否存在撕裂非常有用[5]。MRI 检查并不经常是必需的,但由于它具有多平面评估软组织异常的优势,尤其是 STIR 和 T2 压脂序列,也是可以选择的检查方法之一[2,8]。MRI 对于观察区域较大的损伤具备一定优势,然而超声的分辨率更高。有些研究基于 MRI 检查对肌肉拉伤进行分类:1 度(牵拉伤)、2 度(部分撕裂)、3 度(完全撕裂)[8]。如果 MRI 影像显示肌肉肌腱结合部存在血肿,则被认为是 2 度损伤[8]。常见的导致肌肉拉伤的可纠正的危险因素包括:主动肌与拮抗肌失衡、疲劳、缺乏柔韧性和躯干协调性差。经过恰当的治疗,包括对这些因素的调整,能够减少再次损伤的发生。

腘绳肌肌腱病变

髋部区域最常见拉伤的肌肉包括腘绳肌[2,8,38]、股二头肌、半膜肌和半腱肌。所有这些肌肉,除了股二头肌短头,均起自坐骨结节,止于胫骨和腓骨近端。它们在进行突然的离心收缩时容易损伤,最常见于股二头肌长头腱[12,38]。在高速奔跑过程中,其损伤机制常为肌肉在步态循环的摆动末期发生离心收缩,从而造成肌肉内肌腱和邻近肌纤维的损伤[2,12,38]。还有另一种损伤机制发生于跳舞或踢腿动作,在屈髋伸膝过程中的强力拉伸容易造成近端游离肌腱的损伤,通常合并肌腱撕裂,其预后不佳,恢复时间较长。因此,识别运动员的损伤机制和疼痛部位对于准确判断恢复时间非常重要。如跑步运动员的腘绳肌肌腱损伤，表现为突然出现的大腿后方疼痛。此外，在更严重的受伤情况中，查体可能发现屈膝、伸髋力弱，坐骨结节周围存在压痛，髋关节出现活动受限。严重的损伤，特别是近端肌腱的损伤，可能导致其部分或完全撕裂，临床表现为相关部位出现能够听到撕裂的声音，合并疼痛和淤血，甚至可以触及局部缺损。

对于跑步者的研究表明，最严重疼痛部位越靠近端，完全恢复所需时间越长[12]。对于骑车运动员，座位越高，膝关节则更加伸直，腘绳肌将承担更大的张力，容易造成损伤，特别是外侧腘绳肌[17]。腘绳肌损伤复发率高，因此应对运动员进行筛查，以发现可以通过训练改善的可改变的危险因素，从而防止再损伤。

髋内收肌腱病变

内收肌损伤多见于需要突然加速或改变方向的运动，如跑步和骑车[3,38]。内收肌肌腱炎表现为腹股沟区或大腿内侧疼痛。进一步检查可以发现内收肌在耻骨支止点部位压痛，抗阻力内收髋关节存在同样的疼痛以及相关受累肌腱部位的压痛[39,40]。但抗阻内收这项检查并不能作为诊断标准，因为其他病变也可能产生类似症状，如耻骨骨炎[39,40]。另外需要注意的是由于大收肌还起自坐骨结节，一旦损伤会产生类似腘绳肌拉伤的类似表现。因此了解患者的损伤机制对确立诊断非常重要。如蛙泳运动员，由于游泳过程中需要反复强力内收、屈膝来对抗水压，因此内收肌过度应用所导致的损伤非常普遍[3]。

髋外展肌损伤

髋外展肌损伤常见于肌肉失平衡和过度应用的运动员，特别是跑步运动员。女性常见，这可能是由于女性骨盆较宽[5]。此外，髋臼发育不良的患者外展肌可能存在过度负荷[41]。在阔筋膜张肌力量正常的情况下，如果运动员存在臀中肌后部（当髋关节处于后伸状态下外展时起作用）力量下降的情况，患者可能没有症状，但最终将导致外展肌的过度应用[42,43]。患者表现为髋部和臀部疼痛，久坐、久站和患侧卧位时疼痛加重[43]。检查可以发现位于髂后上棘（PSIS）外侧的臀肌部位和（或）大粗隆臀肌止点部位压痛。如前所述，髋外展肌力下降将导致 Trendelenburg 步态。如果未经有效治疗，臀肌步态将引起腰椎小关节刺激而导致下腰部疼痛[43]，同时由于臀肌过度应用，还可能引发外源性弹响和髋外展肌撕裂，最终导致大粗隆疼痛综合征/滑囊炎（见下文）。

滑囊炎

滑囊是位于滑膜旁边的囊性结构，在肌肉肌腱和关节周围的骨结构之间起缓冲作用。滑囊炎是指由于直接创伤、局部生物力学变化、过度应用，以及局部过多摩擦和磨损导致滑囊产生炎症[5,8]。患者表现为局部区域的疼痛。X 线片检查通常用于排除关节内病变，但邻近骨性结构特殊部位的滑囊内部可能出现钙化[8]。MRI 检查在 STIR 序列中可能显示骨性结构周围的信号增高[8]。超声可用于分辨滑囊内炎症以及相关的病因。对于诊断大粗隆疼痛综合征，Strauss 等[5]的报道表明，采用超声检查可以识别臀中、小肌撕裂或肌腱病变、弹响髋和大粗隆滑囊炎。

坐骨结节滑囊炎

坐骨结节滑囊位于坐骨结节和腘绳肌肌腱之间。该病最常见于久坐人群，对于久坐于硬座位的划船运动员也容易受累[8]。还有跑步和骑车运动员，由于腘绳肌过度应用，肌腱起点出现过损伤和刺激，也容易出现坐骨结节滑囊炎[19]。另外，骑车运动由于车座不匹配，坐骨滑囊受到反复磨损也易出现这种情况[15]。运动员表现为臀部疼痛，如果滑囊炎症刺激到坐骨神经，将出现向大腿后方放射的疼痛[8]。患者处于坐位，或者爬楼、跑步时疼痛加重。特别是划船运动员，应接受坐姿调整和生物力学方面的培训。

大粗隆疼痛综合征

大粗隆是五个肌肉的附着点。肌肉纤维鞘包括臀大肌、阔筋膜张肌，以及位于臀中肌、臀小肌腱前方的髂胫束[5]。大粗隆疼痛综合征与髋外展肌损伤/过度应用/撕裂，脊柱腰骶部、髋、膝关节退变性关节炎，肢体不等长、糖尿病和弹响髋综合征有关[8]。该病在普通人群的发病率为 10%~25%(中年女性最为常见)。在年轻运动员中，特别是跑步者的发病率在逐渐增加[5]。

大粗隆滑囊炎

最常出现炎症的滑囊是深部臀大肌下滑囊，体检表现为髋部外侧疼痛[5]。大粗隆滑囊位于阔筋膜张肌和臀中肌以及股骨大粗隆之间。患者表现为大粗隆部位存在点状压痛。髋部抗阻外展时疼痛加重，被动屈髋外展外旋试验阳性，表现为髋部后外侧疼痛。在运动、久站、交叉腿和患侧卧位时疼痛加剧。对于运动员，特别是跑步和骑车运动员，应接受维持髋外展肌力量训练和生物力学方面的培训。对于骑车运动员，如果车座位置太高，将导致髂胫束张力过大而引发大粗隆滑囊炎[18]。

髂腰肌肌腱炎/滑囊炎

髂腰肌滑囊位于髋部前方，髂腰肌和骨盆边缘之间，它是人体最大的滑囊。年轻女性运动员最常出现此处的疾患[8]。临床表现包括髋部前方疼痛，有时存在可触及，或可听到的弹响。耐力运动员需要反复屈伸髋关节的情况下发病风险高。划船运动员在起始期/抓水期髋关节处于完全屈曲状态，之后髋关节开始伸展(划水期、结束期、恢复期)[20]。髋关节的过度屈曲将导致肌腱在跨越骨盆边缘过程中产生炎症，与滑囊发生过多的磨损、摩擦和(或)产生髋关节内侧弹响。对于跑步者，冲刺和爬山过程中可能导致髂腰肌肌腱与髂耻滑囊之间出现慢性摩擦，从而引发滑囊炎和髂腰肌综合征[14]。另外，对于骑车运动员，如果车座过高，会导致髂腰肌张力过高，引起髂腰肌肌腱炎[18]。

弹响髋综合征(弹响髋)

弹响髋综合征是指髋关节在特定活动中产生能够听到的弹响或交锁感[1,8]。根据出现症状的部位可以分为内侧和外侧弹响髋。大多数弹响髋发生于年轻的、活动多的人群[5]。当前没有影像学检查能够有效地判定弹响髋的病因。有些学者认为动态和静态超声能够明确诊断[1]。

内侧弹响髋

内侧弹响髋最常见于髂腰肌肌腱与位于耻骨上支的髂耻隆突相互摩擦。其他机制包括髂腰肌附属肌腱的滑脱、髂腰肌肌腱止点的缩窄性腱鞘炎、髂腰肌肌腱在跨越小粗隆止点上的骨性突起、髂股韧带在跨越股骨头前方时出现弹响和股二头肌长头在坐骨部位的半脱位(弹响臀)[1]。当髋关节由屈曲外旋到伸直内旋过程中会出现髋关节前方弹响[1]。医师可以通过扇形实验来模拟这个动作来进行检查。如果弹响引发炎症和疼痛,应考虑髂腰肌肌腱炎/滑囊炎(见上文)。需要进行髋关节高屈曲角度活动(伴随内、外旋活动)的运动员和(或)过度训练和参与大量髋关节屈曲训练的运动员发病风险较高,如划船和跑步运动员[1]。

外侧弹响髋

外侧弹响髋发生于髂胫束后部或臀大肌前部与大粗隆相互的摩擦或弹响[1]。

外侧弹响髋是髋部弹响中最常见的病因。确定外侧弹响髋诊断,需要通过 Ober 试验来评估髂胫束的紧张程度。当髂胫束出现问题时,它在髋关节伸直时位于大粗隆后方,而当髋关节屈曲时,它将滑动到大粗隆前方[8]。当髋关节反复屈伸过程中髋部外侧会出现弹响,也可用骑车试验进行检查。通常外侧弹响髋比内侧弹响髋更易于诊断。由于耐力运动员(包括跑步和骑车)需要进行反复的髋关节屈伸活动,因此容易发病[1]。

髂胫束综合征

髂胫束是起于髂骨翼的一片结缔组织,包括臀大肌筋膜和阔筋膜,其沿大腿外侧走行,止于胫骨近端的 Gerdy 结节。髂胫束综合征是临床诊断,无须进行影像学检查,除非需要排除其他病变。髂胫束与股骨外髁反复相互摩擦,导致炎症和在膝关节屈曲 30°时膝外侧面出现疼痛[13,43–45]。在大腿近端,髂胫束起着稳定髋关节外侧的作用。Noehren 等[46]报道髋关节内收和膝关节内旋活动越大,髂胫束受到的应变越大。尽管相对少见,髂胫束近端部分可能受到牵拉,导致髋关节外侧疼痛和外侧弹响髋。

许多生物力学因素会增加髂胫束综合征的发生风险,包括肢体不等长、前足内翻、后足外翻、髋外展肌力弱和 Q 角增大等[13,43,45]。由于耐力运动员髂胫束需要反复承担应力,因此容易发病。训练不当也与髂胫束综合征有关,包括训练过度、运动水平突然增高、活动的距离和频率突然增加、缺乏山地训练经验和鞋不合适等。

骑车运动员由于持续进行踏板运动,反复刺激髂胫束,特别是当车辆不合适时。因此,评估车辆匹配非常重要。髂胫束所受应力升高可能是由于踏板内旋或踏板过于靠前、车座过高或过于靠后,或因下肢不等长而导致的力线不平衡[44]。因此,车辆调试应着重于设法减少膝关节外侧的压力[44]。同样,跑步运动员如果存在力线不平衡,应采用足垫进行调整。

髂胫束综合征是造成跑步运动员膝关节外侧疼痛的最常见原因[43]。生物力学研究显示，损伤发生于跑步者步态循环的减速期和支撑早期[45]。运动员可能出现活动后症状加重，特别是下山跑步和下楼。据文献报道，快步跑造成髂胫束综合征加重的可能性较小，这是因为着地脚的膝关节屈曲角度<30°[45]。因此，治疗不仅应着重考虑生物力学因素，还应包括训练和活动模式的改良。划船运动员如果突然转换为跑步也会产生类似症状，可能由髋外展肌力弱的原因所致[19]。

骨突炎与撕脱骨折

年轻的骨未成熟的运动员容易发生骨突损伤及撕脱骨折[11]。骨突是儿科人群肌肉/肌腱/骨单元中最薄弱的部分。损伤可发生于骨盆的任意一个骨化中心，如坐骨结节的腘绳肌起点（图 15-2）、股直肌的 AIIS 起点、缝匠肌的 ASIS 起点和内收肌的耻骨联合起点[39]。损伤是由于在极端情况下肌肉收缩不平衡所致。但慢性损伤主要是由于反复微创伤和过度应用所致[8]。骨突炎与撕脱骨折的损伤机制、临床表现和治疗与成人肌肉拉伤类似。可以通过临床检查诊断并通过影像检查确诊。

运动员耻骨痛（核心肌群损伤）

关于运动员耻骨痛或运动性耻骨疝的病因争论很大，从自然病程来看，其可能是多因素造成的。Litwin 等[47]认为可能是由于肌肉联合损伤，这点可由影像检查证明，导致腹后壁薄弱，从而最终形成隐匿性的直疝和斜疝。临床表现为劳累性下腹和腹股沟区疼痛，可放射到阴囊、会阴和大腿内侧[47-49]。一般通过休息，症状能够缓解，但参加体育运动可能复发。该病在参加高强度训练的男性运动员多见，如长跑运动员[47]。体检无法触及真正的腹股沟疝，但耻骨隆突/耻骨支、腹股沟管、髋内收肌起点可触及压痛[47,48]。如果仰卧位抗阻力坐起出现同样的疼痛，同时合并受累侧耻骨支的压痛，则提示存在运动性疝。

影像学检查用于除外其他病症。动态超声检查可以发现腹股沟后壁缺损，但这依赖

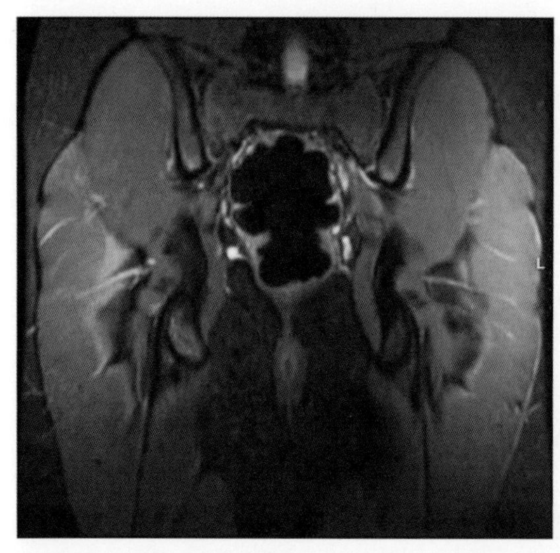

图 15-2　15 岁跑步运动员坐骨骨突炎。

于操作者的技术[47]。MRI 对于在鉴别诊断中除外其他病症有效。有研究表明,MRI 对于识别腹直肌和内收肌肌腱损伤具有较高的特异性,但对于确定腹直肌损伤具有极高的假阴性率[50]。因此,仔细评估患者症状和临床表现非常重要。有些病例能够自愈,有些患者转为慢性并出现力弱表现。

耻骨骨炎

耻骨骨炎是指耻骨联合和周围结构出现疼痛性炎症[51],男性多见。发病机制在于反复的扭转/急停动作导致内收肌拉伸和撕裂,并对耻骨联合产生刺激[8,51]。有许多易患因素造成这种状况。对于参与运动人群,冲刺、踢腿、扭转、急停动作可加重或导致此类疾病[51]。跑步是和这些动作相关的常见运动项目。耻骨骨炎表现为下腹部、耻骨联合和内收肌部位的隐痛。体检可以发现耻骨联合部位的压痛,髋内收肌和下腹部肌群的抗阻实验可引发疼痛[51]。影像学检查,包括 MRI 可发现关节间隙狭窄,并且合并广泛的骨髓水肿[8,51],有些病例能够自愈,有些患者转为慢性并出现力弱表现。

应力骨折

应力骨折占运动医学门诊所有损伤的 20%[8],其中,7%~10%的病例涉及髋部和骨盆[52-54]。正常应力作用到异常骨骼所发生的不完全骨折多见于合并骨质疏松的老年人,而过多应力作用于正常骨骼所造成的疲劳骨折多见于年轻运动员,特别是跑步运动员,由于异常应力作用于正常骨骼所致(图 15-3)。通常,女性运动员多见[14,53,54],特别是合并停经、能量利用率下降、骨质疏松的情况,即女运动员三联征[14]。详细信息见第 11 章。

关节内病变

FAI

FAI 是由于髋臼边缘和股骨近端在髋关节的终末活动产生异常接触,通常在屈曲和内

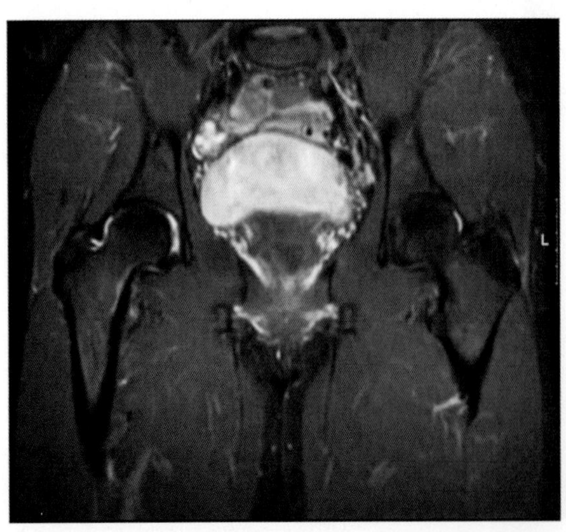

图 15-3 右髋皮质压力侧应力骨折。

旋过程中明显。撞击产生反复应力导致疼痛和软组织结构[如髋臼盂唇和(或)邻近软骨组织]破坏,逐渐产生退变性关节疾病[6,7,9,28,55,56]。撞击主要是由于髋臼边缘和(或)股骨头颈交界处的形态异常所导致[6,9,54,55]。混合型 FAI 最为常见,即同时发生于股骨颈前方和髋臼前上缘[9,57]。

患者典型表现为髋部前外侧隐痛。在需要进行髋关节过屈、过伸和外旋动作的运动中,由于髋臼边缘承受了较高应力,从而导致盂唇软骨复合结构产生微创伤和损伤[27,58]。在 FAI 患者中,由于反复屈曲和内旋,将导致髋关节出现挤压性疼痛,从而限制患者继续参加运动。因此,存在髋关节结构异常的耐力运动员易患 FAI,因为他们需要持续进行极度的髋关节活动。

其他变异:AIIS 撞击

FAI 必须与最近文献所描述的由 AIIS 局部撞击引起的另一种边缘撞击区分开来。这是一种关节外撞击,当作为股直肌肌腱和肌肉起点的 AIIS,在髋关节直向屈曲时向下与股骨颈产生撞击。患者表现为屈髋时出现腹股沟前方疼痛。如果诊断不明确,可以向关节腔内诊断性注射局部麻醉剂,FAI 患者的症状可得到缓解, 而 AIIS 撞击患者由于软组织挤压和损伤部位在关节外,因此无法缓解症状。

髋臼盂唇撕裂

文献报道表明,髋臼盂唇撕裂已经被人们充分认识到是造成运动员髋部疼痛的病因之一[24]。Wenger 等[59]报道在 31 例盂唇撕裂患者中,87%的患者被发现至少存在一项结构异常,包括髋臼后倾、股骨头颈偏移异常和髋外翻。在这些患者中,可能的损伤机制在于反复的微创伤。

对于前方盂唇撕裂发生率高有以下几种解释,包括前方区域血供较差、组织薄弱和处于高应力或压力区域[26]。反复进行扭转、过度伸展、过度屈曲、过度外展和(或)频繁的外旋动作容易造成盂唇撕裂[24,26]。

对于耐力运动员,跑步者由于关节受到反复高应力,因此盂唇撕裂最为常见。运动员通常表现为腹股沟前内侧疼痛合并弹响或交锁感。髋关节活动受限是另一常见表现。有人可能回忆之前存在外伤史或曾经摔倒,但并不常见。最近研究报道表明,髋臼盂唇撕裂代表早期的髋关节退变性疾病[29,58,60]。

其他

其他关节内病变包括关节内游离体、骨软骨骨折、滑膜软骨瘤病和圆韧带撕裂。尽管其他关节内病变在耐力运动员中少见,可作为髋部疼痛的初始鉴别诊断来考虑。

非手术治疗选择

无论病理状况如何,准确的诊断对于选择最佳治疗方案和对运动员何时能够安全地重返赛场的估计起到很大帮助。保守治疗通常作为耐力运动员大多数髋部损伤的初期治疗[61]。然而,对于耐力跑步运动员,股骨颈应力骨折在髋部和腹股沟区疼痛的鉴别诊断中相对高发。这些患者必须进行详细评估,以除外应力骨折,对于具有移位高风险的骨折类型需要更加积极的处理。初步治疗包括休息、冰敷、止痛药物和物理治疗。此外,由于耐力运动员主要的过度应用损伤与疲劳、肌肉不平衡、训练错误以及运动持续时间和频率的突然增加有关,因此治疗目标在于纠正所有可能造成直接或间接损伤的因素,如物理治疗和行为调整。

此外,应根据患者的具体表现和诊断制订个体化的治疗计划,根据患者的运动生物力学因素和参赛水平量体裁衣。运动心理学家对于运动员的评估和处理能够帮助他们对损伤治疗和总体康复方案进行调整。此外,对耐力运动员饮食控制和能量消耗进行评估能够保证他们有足够的能量参加体育竞赛[62]。建立多学科训练团队对于有效管理运动员是比较理想的,应包括医师、物理治疗师、运动训练师、营养学家和心理学家。

康复/物理治疗

制订一个针对运动员的康复计划,需要考虑到骨性结构、肌肉、软组织结构、骨盆稳定性、关节病理状况以及神经肌肉控制情况[63]。需要对每个运动员制订个体化方案。需要和运动员、运动训练师和物理治疗师共同讨论治疗目标。标准治疗目标应包括减少疼痛、恢复活动度、改善肌肉力量和灵活度,从而逐渐恢复到参赛水平。急性损伤的治疗计划包括相对休息、冰敷、局部加压和患肢抬高(RICE)。如果行走会加剧疼痛,运动员需要拄拐限制负重几天[63]。对于损伤区域,冰敷和轻柔按摩对于减轻水肿有帮助。

尽管相关研究不多,文献报道建议髋部和腹部核心肌肉的锻炼有助于运动员恢复[64-67]。Ekstrom 等[68]在研究中发现,一些特殊的训练,如臀桥训练、单腿臀桥训练、俯卧位肘关节和足趾触地支撑、股四头肌训练/直腿抬高锻炼能够增加肌肉的信号激活能力(肌电图检查),有助于耐力训练并增加躯干和髋部的稳定性。许多研究同意治疗初期应集中于静力(等长收缩)力量训练,但需要逐渐转换为动力(等速运动)力量训练[64,65]。总之,当前对于最佳训练强度、频率和持续时间的研究还缺乏足够的论据。

康复计划应先从被动活动模式开始,逐渐过渡到主动活动,集中于对受伤肌肉进行偏心抗阻力量训练和纠正所有肌肉的失平衡[2,38,63,66]。一旦运动员恢复到无痛,活动度和力量正常的情况下,就可以开始运动专项训练,以保证运动员安全地恢复比赛。通常,由于关节外病变引起的髋部疼痛经过适当的保守治疗都是能够恢复的,除非存在再骨折情况或撕脱骨折骨块>2cm 或移位超过 1cm[14]。对于髋关节内病变,通常先试行非手术治疗,重点在于恢复所有肌肉的失平衡。如果保守治疗失败,再与患者讨论进行手术治疗。

治疗性注射

急性损伤中,如果由于肌腱炎或滑囊炎引起的疼痛造成患者功能受限,进行糖皮质激素注射能够有效地缓解疼痛。通过超声或透视引导下进行注射能够提高其有效性。有些研究发现通过在粗隆滑囊内行糖皮质激素结合局部麻醉剂注射能够减轻疼痛，VAS 疼痛评分能够平均改善 2.8 分[69,70]。另一项研究表明，对大粗隆滑囊进行治疗性注射能够缓解 60%~100%的患者的疼痛[5]。治疗性注射还能够减轻与外侧弹响髋相关的大粗隆疼痛综合征的症状[5,8]。注射能够让患者在无痛状态下接受进一步治疗，研究发现通过注射结合其他治疗和物理治疗，对于治疗大粗隆疼痛综合征最为有效[71]。

训练和行为调整

通常，文献报道推荐在比赛或训练之前，首先要进行慢跑或骑车进行热身训练，随之要进行相关运动特定的动态肌肉拉伸[63]。在运动结束后应进行静态肌肉拉伸。根据作者的经验，适当的行为调整是减少运动员疼痛，帮助他们重返赛场的最有效方法之一。

跑步运动员

跑步运动员应当了解，步伐越快需要更强壮和更能快速拉长的肌肉。因此，逐渐增加强度的训练计划可以让肌肉调整，以适应增加的偏心负荷[72]。运动员在恢复期进行非冲击性训练，如游泳或骑车，对于改善身体条件是有益的[53]。首先，运动员应交替活动与休息日，并纳入交叉培训[73]。然后，要根据疼痛情况每周调整运动的里程、速度和强度。降低冲击力量能够减少过度应用性损伤的发生风险。Crowell 和 Davis[74]采用带有实时可视反馈胫骨加速器的跑步机，发现完成步态调整训练后的跑步运动员所受的负荷能够减小[74]。

骑车运动员

行为调整包括保证正确的座高和角度以及鞋钉的位置，穿带有衬垫的短裤，应用合适的车座[74]（图 15-4）。正确的车辆装配和定期进行安全检查是防止运动员损伤的基础[15,18,74]。此外，损伤后的训练要在无痛状态，关节活动度和力量恢复后尽快逐步增加。必须强调正确的骑车技术，如保持超过每分钟 80 转的节奏和应用较低档位，以减少肢体所受负荷[17]。在骑车赛季开始阶段，骑过多里程或过多山地可能导致过度应用性损伤[75]。

划船运动员

划船运动员可以遵循前面所述的跑步运动员的行为调整和防止损伤的方法来避免过度应用性损伤。此外，在损伤后和恢复期应限制应用划船器，因为它对关节产生的负荷更大，可能造成更多损伤，尤其在抓水期[20,76]。水中训练强度要在春季逐步增加，以防止损伤[20]。如果划船运动员存在坐骨结节滑囊炎，则需应用坐垫。

药物

对于髋部急性损伤的治疗通常包括应用抗炎药物进行止痛。最常用的药物为 NSAID。动物试验表明，NSAID 具有削弱损伤组织机械力量恢复的作用，从而潜在地延长了愈合时间[77]。在临床上是否具有影响组织愈合的确切效果还未知，但 NSAID 降低炎性反应的作用是否会潜在地延长恢复时间或造成再损伤还是值得怀疑的[77,78]。因此，作者推

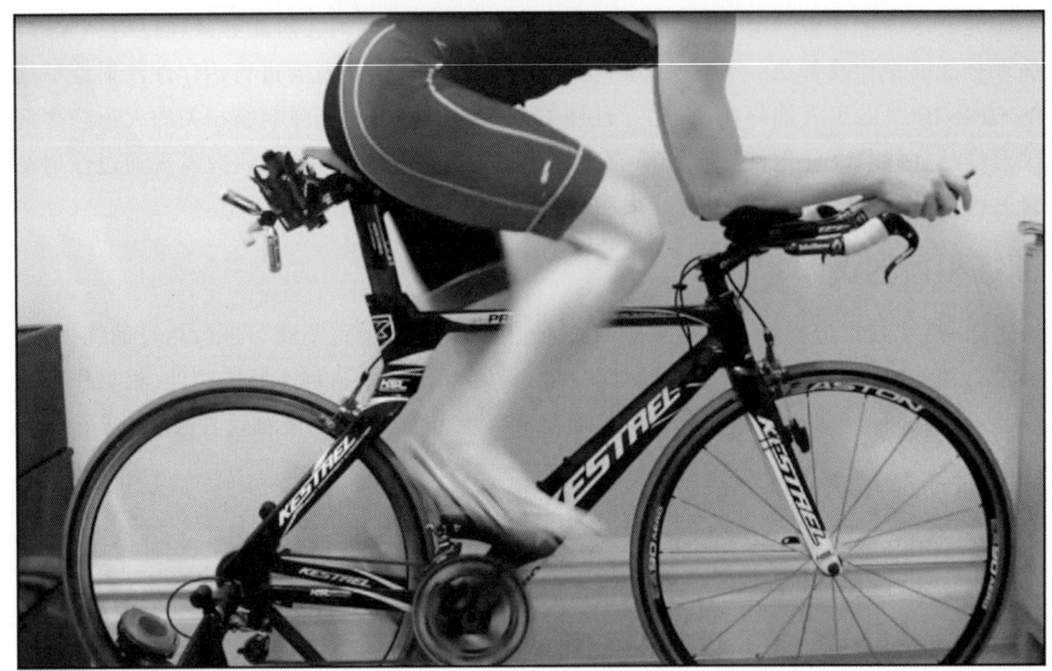

图 15-4 骑行装备。

荐仅在必要的情况下，短期使用 NSAID 进行止痛。

矫形足垫

矫形足垫和定制新鞋可用于纠正过度旋前、跟骨过度外翻、高弓足和扁平足，以预防复发损伤[79]。有些研究建议应用矫形鞋垫、矫形鞋或定制鞋垫，来减轻跑步运动员的负荷[80-82]。如果双下肢不等长超过 1.5cm，应穿增高鞋来纠正力线不良[10,11]。对于骑车运动员，需要应用足趾的夹具或带齿的鞋底来增加与踏板的连接的稳定性以防止损伤[75]。坚硬的矫形鞋垫能够减小足部过度旋前的骑车运动员的力线不良[17]。

手术治疗

对于耐力运动员持久存在的髋部损伤，进行手术治疗的指征应当遵循之前所述的类似原则。张力侧应力骨折，或者超过股骨颈直径 50%的压力侧压缩应力骨折应按照第 11 章所述进行经皮螺钉固定。腘绳肌近端撕脱骨折如果涉及 2 根或以上肌腱并存在 2cm 或以上的移位，则应考虑手术治疗，以防止跑步和骑车运动在髋关节后伸期力量丧失，并防止出现坐骨神经刺激症状。慢性部分腘绳肌撕裂如果疼痛持续存在（近端腘绳肌综合征），保守治疗和注射 PRP 无效，则应考虑手术修补。核心肌群损伤如果存在持续疼痛和功能障碍，应考虑手术治疗。FAI 造成的持续疼痛和相关关节内病变应考虑手术纠正关节内结构破坏和骨性结构形态的异常。

要点与陷阱

• 详细的评估，包括详细的训练史和所有装备的改变，对于了解运动员损伤的病理机制非常重要。

• 如果可能，对于运动专项的分析能够帮助我们了解运动员所进行的大量重复性动作造成损伤的技术因素。

• 对于耐力运动员，进行行为调整是最有效的干预手段之一。行为调整包括适当的热身和动态牵拉、恢复和运动后的静态拉伸，这些对于减轻疼痛最为有效。

总结

髋部疼痛是影响多数运动员的复杂的、多因素的损伤过程。虽然通常不认为是一种普通的机制，耐力运动员髋部损伤的确高发。在精英和明星运动员中，跑步是最常见的原因[83]。对于与耐力运动紧密相关的损伤，我们必须从结构到肌肉和神经病理进行多方面的仔细评估。

（王雪松 译）

参考文献

1. Wahl CJ, Warren RF, Adler RS, Hannafin JA, Hansen B. Internal coxa saltans (snapping hip) as a result of overtraining: a report of 3 cases in professional athletes with a review of causes and the role of ultrasound in early diagnosis and management. *Am J Sports Med.* 2004;32(5):1302-1309.
2. Garrett WE Jr. Muscle strain injuries. *Am J Sports Med.* 1996;24(6 Suppl):S2-S8.
3. Grote K, Lincoln TL, Gamble JG. Hip adductor injury in competitive swimmers. *Am J Sports Med.* 2004;32(1):104-108.
4. Cosca DD, Navazio F. Common problems in endurance athletes. *Am Fam Physician.* 2007;76(2):237-244.
5. Strauss EJ, Nho SJ, Kelly BT. Greater trochanteric pain syndrome. *Sports Med Arthrosc.* 2010;18(2):113-119.
6. Ganz R, Parvizi J, Beck M, Leunig M, Notzli H, Siebenrock KA. Femoroacetabular impingement: a cause for osteoarthritis of the hip. *Clin Orthop Relat Res.* 2003;417:112-120.
7. Ganz R, Leunig M, Leunig-Ganz K, Harris WH. The etiology of osteoarthritis of the hip: an integrated mechanical concept. *Clin Orthop Relat Res.* 2008;466(2):264-272.
8. Overdeck KH, Palmer WE. Imaging of hip and groin injuries in athletes. *Semin Musculoskelet Radiol.* 2004;8(1):41-55.
9. Philippon M, Schenker M, Briggs K, Kuppersmith D. Femoroacetabular impingement in 45 professional athletes: associated pathologies and return to sport following arthroscopic decompression. *Knee Surg Sports Traumatol Arthrosc.* 2007;15(7):908-914.
10. Martin HD, Shears SA, Palmer IJ. Evaluation of the hip. *Sports Med Arthrosc.* 2010;18(2):63-75.
11. Adkins SB 3rd, Figler RA. Hip pain in athletes. *Am Fam Physician.* 2000;61(7):2109-2118.
12. Askling CM, Tengvar M, Saartok T, Thorstensson A. Acute first-time hamstring strains during high-speed running: a longitudinal study including clinical and magnetic resonance imaging findings. *Am J Sports Med.* 2007;35(2):197-206.
13. Hamill J, Miller R, Noehren B, Davis I. A prospective study of iliotibial band strain in runners. *Clin Biomech (Bristol, Avon).* 2008;23(8):1018-1025.
14. Paluska SA. An overview of hip injuries in running. *Sports Med.* 2005;35(11):991-1014.
15. Cohen GC. Cycling injuries. *Can Fam Physician.* 1993;39:628-632.
16. Kelly A, Winston I. Iliotibial band syndrome in cyclists. *Am J Sports Med.* 1994;22(1):150.

17. Sanner WH, O'Halloran WD. The biomechanics, etiology, and treatment of cycling injuries. *J Am Podiatr Med Assoc.* 2000;90(7):354-376.
18. Wanich T, Hodgkins C, Columbier JA, Muraski E, Kennedy JG. Cycling injuries of the lower extremity. *J Am Acad Orthop Surg.* 2007;15(12):748-756.
19. Rumball JS, Lebrun CM, Di Ciacca SR, Orlando K. Rowing injuries. *Sports Med.* 2005;35(6):537-555.
20. McNally E, Wilson D, Seiler S. Rowing injuries. *Semin Musculoskelet Radiol.* 2005;9(4):379-396.
21. Braly BA, Beall DP, Martin HD. Clinical examination of the athletic hip. *Clin Sports Med.* 2006;25(2):199-210, vii.
22. Clohisy JC, Carlisle JC, Beaule PE, et al. A systematic approach to the plain radiographic evaluation of the young adult hip. *J Bone Joint Surg Am.* 2008; 90(Suppl 4):47-66.
23. Shindle MK, Voos JE, Heyworth BE, et al. Hip arthroscopy in the athletic patient: current techniques and spectrum of disease. *J Bone Joint Surg Am.* 2007;89(Suppl 3):29-43.
24. Shin AY, Morin WD, Gorman JD, Jones SB, Lapinsky AS. The superiority of magnetic resonance imaging in differentiating the cause of hip pain in endurance athletes. *Am J Sports Med.* 1996;24(2):168-176.
25. Bencardino JT, Kassarjian A, Palmer WE. Magnetic resonance imaging of the hip: sports-related injuries. *Top Magn Reson Imaging.* 2003;14(2):145-160.
26. Shindle MK, Foo LF, Kelly BT, et al. Magnetic resonance imaging of cartilage in the athlete: current techniques and spectrum of disease. *J Bone Joint Surg Am.* 2006;88(Suppl 4):27-46.
27. Kuhlman GS, Domb BG. Hip impingement: identifying and treating a common cause of hip pain. *Am Fam Physician.* 2009;80(12):1429-1434.
28. Lewis CL, Sahrmann SA. Acetabular labral tears. *Phys Ther.* 2006;86(1):110-121.
29. Mason JB. Acetabular labral tears in the athlete. *Clin Sports Med.* 2001;20(4):779-790.
30. Byrd JW, Jones KS. Diagnostic accuracy of clinical assessment, magnetic resonance imaging, magnetic resonance arthrography, and intra-articular injection in hip arthroscopy patients. *Am J Sports Med.* 2004;32(7):1668-1674.
31. Clarke TE, Cooper LB, Hamill CL, Clark DE. The effect of varied stride rate upon shank deceleration in running. *J Sports Sci.* 1985;3(1):41-49.
32. Heiderscheit BC, Chumanov ES, Michalski MP, Wille CM, Ryan MB. Effects of step rate manipulation on joint mechanics during running. *Med Sci Sports Exerc.* 2011;43(2):296-302.
33. Lieberman DE, Venkadesan M, Werbel WA, et al. Foot strike patterns and collision forces in habitually barefoot versus shod runners. *Nature.* 2010;463(7280):531-535.
34. Novacheck TF. The biomechanics of running. *Gait Posture.* 1998;7(1):77-95.
35. Ericson M. On the biomechanics of cycling. A study of joint and muscle load during exercise on the bicycle ergometer. *Scand J Rehabil Med Suppl.* 1986;16:1-43.
36. Strahan AD, Burnett AF, Caneiro JP, Doyle MM, O'Sullivan PB, Goodman C. Differences in spinopelvic kinematics in sweep and scull ergometer rowing. *Clin J Sport Med.* 2011;21(4):330-336.
37. Anderson K, Strickland SM, Warren R. Hip and groin injuries in athletes. *Am J Sports Med.* 2001;29(4):521-533.
38. Heiderscheit BC, Sherry MA, Silder A, Chumanov ES, Thelen DG. Hamstring strain injuries: recommendations for diagnosis, rehabilitation, and injury prevention. *J Orthop Sports Phys Ther.* 2010;40(2):67-81.
39. Morelli V, Espinoza L. Groin injuries and groin pain in athletes: part 2. *Prim Care.* 2005;32(1):185-200.
40. Mens J, Inklaar H, Koes BW, Stam HJ. A new view on adduction-related groin pain. *Clin J Sport Med.* 2006;16(1):15-19.
41. Macquet P. Biomechanics of hip dysplasia. *Acta Orthop Belg.* 1999;65(3):302-314.
42. Bewyer DC, Bewyer KJ. Rationale for treatment of hip abductor pain syndrome. *Iowa Orthop J.* 2003;23:57-60.
43. Fredericson M, Weir A. Practical management of iliotibial band friction syndrome in runners. *Clin J Sport Med.* 2006;16(3):261-268.
44. Holmes JC, Pruitt AL, Whalen NJ. Iliotibial band syndrome in cyclists. *Am J Sports Med.* 1993;21(3):419-424.
45. Orchard JW, Fricker PA, Abud AT, Mason BR. Biomechanics of iliotibial band friction syndrome in runners. *Am J Sports Med.* 1996;24(3):375-379.
46. Noehren B, Davis I, Hamill J. ASB clinical biomechanics award winner 2006 prospective study of the biomechanical factors associated with iliotibial band syndrome. *Clin Biomech (Bristol, Avon).* 2007;22(9):951-956.
47. Litwin DE, Sneider EB, McEnaney PM, Busconi BD. Athletic pubalgia (sports hernia). *Clin Sports Med.* 2011;30(2):417-434.
48. Garvey JF, Read JW, Turner A. Sportsman hernia: what can we do? *Hernia.* 2010;14(1):17-25.
49. Larson CM, Pierce BR, Giveans MR. Treatment of athletes with symptomatic intra-articular hip pathology and athletic pubalgia/sports hernia: a case series. *Arthroscopy.* 2011;27(6):768-775.
50. Zoga AC, Kavanagh EC, Omar IM, et al. Athletic pubalgia and the "sports hernia": MR imaging findings. *Radiology.* 2008;247(3):797-807.
51. Choi H, McCartney M, Best TM. Treatment of osteitis pubis and osteomyelitis of the pubic symphysis in athletes: a systematic review. *Br J Sports Med.* 2011;45(1):57-64.
52. Boyd KT, Peirce NS, Batt ME. Common hip injuries in sport. *Sports Med.* 1997;24(4):273-288.
53. Clement DB, Ammann W, Taunton JE, et al. Exercise-induced stress injuries to the femur. *Int J Sports Med.* 1993;14(6):347-352.

54. O'Brien T, Wilcox N, Kersch T. Refractory pelvic stress fracture in a female long-distance runner. *Am J Orthop (Belle Mead NJ).* 1995;24(9):710-713.
55. Clohisy JC, Knaus ER, Hunt DM, Lesher JM, Harris-Hayes M, Prather H. Clinical presentation of patients with symptomatic anterior hip impingement. *Clin Orthop Relat Res.* 2009;467(3):638-644.
56. Leunig M, Beaule PE, Ganz R. The concept of femoroacetabular impingement: current status and future perspectives. *Clin Orthop Relat Res.* 2009;467(3):616-622.
57. Beck M, Kalhor M, Leunig M, Ganz R. Hip morphology influences the pattern of damage to the acetabular cartilage: femoroacetabular impingement as a cause of early osteoarthritis of the hip. *J Bone Joint Surg Br.* 2005;87(7):1012-1018.
58. McCarthy JC, Noble PC, Schuck MR, Wright J, Lee J. The Otto E. Aufranc award: the role of labral lesions to development of early degenerative hip disease. *Clin Orthop Relat Res.* 2001;393:25-37.
59. Wenger DE, Kendell KR, Miner MR, Trousdale RT. Acetabular labral tears rarely occur in the absence of bony abnormalities. *Clin Orthop Relat Res.* 2004;426:145-150.
60. Leunig M, Beck M, Woo A, Dora C, Kerboull M, Ganz R. Acetabular rim degeneration: a constant finding in the aged hip. *Clin Orthop Relat Res.* 2003;413:201-207.
61. Jansen JA, Mens JM, Backx FJ, Kolfschoten N, Stam HJ. Treatment of longstanding groin pain in athletes: a systematic review. *Scand J Med Sci Sports.* 2008;18(3):263-274.
62. Loucks AB. Low energy availability in the marathon and other endurance sports. *Sports Med.* 2007;37(4-5):348-352.
63. Tyler TF, Slattery AA. Rehabilitation of the hip following sports injury. *Clin Sports Med.* 2010;29(1):107-126, table of contents.
64. Holmich P, Uhrskou P, Ulnits L, et al. Effectiveness of active physical training as treatment for long-standing adductor-related groin pain in athletes: randomised trial. *Lancet.* 1999;353(9151):439-443.
65. McCarthy A, Vicenzino B. Treatment of osteitis pubis via the pelvic muscles. *Man Ther.* 2003;8(4):257-260.
66. Machotka Z, Kumar S, Perraton LG. A systematic review of the literature on the effectiveness of exercise therapy for groin pain in athletes. *Sports Med Arthrosc Rehabil Ther Technol.* 2009;1(1):5.
67. Rodriguez C, Miguel A, Lima H, Heinrichs K. Osteitis pubis syndrome in the professional soccer athlete: a case report. *J Athl Train.* 2001;36(4):437-440.
68. Ekstrom RA, Donatelli RA, Carp KC. Electromyographic analysis of core trunk, hip, and thigh muscles during 9 rehabilitation exercises. *J Orthop Sports Phys Ther.* 2007;37(12):754-762.
69. Cohen SP, Strassels SA, Foster L, et al. Comparison of fluoroscopically guided and blind corticosteroid injections for greater trochanteric pain syndrome: Multicentre randomised controlled trial. *BMJ.* 2009;338:b1088.
70. Shbeeb MI, O'Duffy JD, Michet CJ Jr, O'Fallon WM, Matteson EL. Evaluation of glucocorticosteroid injection for the treatment of trochanteric bursitis. *J Rheumatol.* 1996;23(12):2104-2106.
71. Lustenberger DP, Ng VY, Best TM, Ellis TJ. Efficacy of treatment of trochanteric bursitis: a systematic review. *Clin J Sport Med.* 2011;21(5):447-453.
72. Montgomery WH 3rd, Pink M, Perry J. Electromyographic analysis of hip and knee musculature during running. *Am J Sports Med.* 1994;22(2):272-278.
73. Fredericson M, Moore W, Guillet M, Beaulieu C. High hamstring tendinopathy in runners: meeting the challenges of diagnosis, treatment, and rehabilitation. *Phys Sports Med.* 2005;33(5):32-43.
74. Crowell HP, Davis IS. Gait retraining to reduce lower extremity loading in runners. *Clin Biomech (Bristol, Avon).* 2011;26(1):78-83.
75. Thompson MJ, Rivara FP. Bicycle-related injuries. *Am Fam Physician.* 2001;63(10):2007-2014.
76. Wilson F, Gissane C, Gormley J, Simms C. A 12-month prospective cohort study of injury in international rowers. *Br J Sports Med.* 2010;44(3):207-214.
77. Warden SJ. Cyclo-oxygenase-2 inhibitors: beneficial or detrimental for athletes with acute musculoskeletal injuries? *Sports Med.* 2005;35(4):271-283.
78. Stanley KL, Weaver JE. Pharmacologic management of pain and inflammation in athletes. *Clin Sports Med.* 1998;17(2):375-392.
79. Hreljac A. Impact and overuse injuries in runners. *Med Sci Sports Exerc.* 2004;36(5):845-849.
80. Milani TL, Hennig EM, Lafortune MA. Perceptual and biomechanical variables for running in identical shoe constructions with varying midsole hardness. *Clin Biomech (Bristol, Avon).* 1997;12(5):294-300.
81. O'Leary K, Vorpahl KA, Heiderscheit B. Effect of cushioned insoles on impact forces during running. *J Am Podiatr Med Assoc.* 2008;98(1):36-41.
82. Mündermann A, Nigg BM, Humble RN, Stefanyshyn DJ. Orthotic comfort is related to kinematics, kinetics, and EMG in recreational runners. *Med Sci Sports Exerc.* 2003;35(10):1710-1719.
83. Byrd JW, Jones KS. Prospective analysis of hip arthroscopy with 10-year followup. *Clin Orthop Relat Res.* 2010;468(3):741-746.

第 16 章 极限运动项目运动员：舞蹈、啦啦队、花样滑冰和体操

Lisa M. Tibor, Ernest L. Sink

参加极限运动项目的运动员(如舞蹈、啦啦队、花样滑冰和体操),是一个独特的群体,治疗起来往往极具挑战。在某种程度上,这是因为这些运动要求参与者有一种双重心态,一方面是运动员,另一方面是艺术家。此外,舞蹈演员和体操运动员通常在很小的时候就开始了训练,有时女性甚至从 2~4 岁就开始了,如果她们要达到精英水平,她们每天要表演或训练 4~8h[1-4]。因此,疲劳性损伤很常见。在精英阶层,这些体育运动竞争激烈,而且,运动员也经常忍痛训练和表演[5,6]。也有证据表明,舞蹈者,可能还有啦啦队、体操运动员和花样滑冰运动员可能无法区分因受伤引起的疼痛和为了达到运动要求而导致的肌肉骨骼酸痛[6]。如果疼痛能威胁到一个人的职业生涯,舞蹈者倾向于使用回避策略,或者认为疼痛是心理上的灾难。

跳舞、啦啦队、花样滑冰和体操具有相似的人群分布和受伤机制。下肢疲劳损伤很常见,其中,足部和踝关节是最常见的损伤部位。尽管如此,髋关节、腹股沟、大腿和骨盆在体育运动中的损伤也很常见。此外,在这些运动中,女性运动员多于男性,这也可能影响受伤机制,特别是在髋关节周围[2,3,7-12]。根据具体活动方式或舞蹈类型,髋关节周围损伤占这些运动中所有损伤的 4%~12%(表 16-1)[2,3,5,7-14]。尽管原因尚不完全清楚,之前舞蹈演员的髋关节骨性关节炎和关节置换率也可能增加[15-17]。

在这些损伤中有一些特殊的运动损伤机制。在音乐剧场的坡度舞台上,女性表演者更容易受伤。为了提高舞者的美感,舞台向观众倾斜,这要求舞者调整重心[7,8]。在一系列大学体操运动员中,下肢损伤[5]更多地发生在右侧,但目前其中的原因并不清楚。对于啦啦队来说,受伤率只有国家电子伤害监督系统(NEISS)才有报道。NEISS 收集急性损伤数据,并通过网络呈递给医院的急诊部门。在这组数据中,在急诊部门,啦啦队上肢损伤的比例占急性损伤的 1.2%[12]。目前关于急性或慢性损伤的流行病学还不清楚。在花样滑冰运动员中,至少有一半的受伤是过度使用造成的,需要数周甚至数月才能恢复[3]。单人滑冰运动员中常出现不适当的疲劳性损伤,而双人和冰上舞蹈者更有可能因摔倒而遭受严重急

表 16-1　损伤发生率

运动/活动	髋关节或大腿损伤概率(除以上报道的所有受伤患者外)	参考文献，年限
芭蕾舞	髋关节、大腿或骨盆损伤率：6.4%~7.2%	Garrick 和 Requa，1993[2] Leanderson 等，2011[10]
音乐剧	髋关节损伤率：4.6%~6.2%，受伤患者更可能是女性，或者在倾斜阶段即发生损伤	Evans 等，1996[7] Evans 等，1998[8]
嘻哈或霹雳舞	髋关节或大腿损伤率：9%~12%	Kauther 等，2009[13] Ojofeitimi 等，2012[14]
爱尔兰舞蹈(女)	骨盆或腰椎损伤率：5.1%	Noon 等，2010[9]
体操运动员	髋关节或腹股沟：俱乐部级体操运动员过度使用损伤率：6.6% 髋关节、腹股沟、大腿或腿筋：10.5% 右侧损伤更常见	O'Kane 等，2011[11] Sands 等，1993[5]
啦啦队	上肢损伤率：1.2%的受伤于急诊科就诊	Jacobson 等，2012[12]
花样滑冰	腹股沟疼痛：5.9% 腿筋：2%	Dubravcic-Simunjak 等，2003[3]

性损伤[3]。在成人大师级水平的滑冰运动员中，髋部受伤是最常见的急性或慢性损伤[18]。

生物力学

髋部是这些运动的核心。研究最多的是芭蕾舞运动员，但其他舞蹈运动员通常都有一些芭蕾舞的背景[14,19]。劈叉是古典芭蕾中许多动作的基础，要求下肢的最大外旋。从芭蕾舞的美学上来说，90°劈叉是令人期待的。总的外旋是下肢所有关节旋转的总和，髋关节提供 60%的外旋，其余部分来自膝关节和踝关节。如果在髋关节处无法达到必要的外旋转，可能会对其他关节造成过度压力[1,19-21]。髋关节实现最大外旋对于外展也很重要，因为它使转子远离髂骨，否则会撞击和限制外展(图 16-1)[20]。

所有这些运动都强调跳跃和落地，与团队运动相比，前十字韧带(ACL)损伤的发生率较低[22]。人们发现，优秀芭蕾舞者在跳台时采用以髋部为主导的策略来减少下肢力量[23]。在落地过程中，髋关节周围几乎没有额状面的运动。具体来说，这避免了膝关节外翻和髋关节内收，在落地过程中保持了下肢的整体中立位对线，并保护 ACL 不受伤害[23]。与舞蹈者相比，花样滑冰运动员有更高的跳跃速度和着陆力。由于滑板靴限制了踝关节的背屈，运动员们必须增加髋部的屈曲和(或)腰椎的过伸来吸收落地的能量[24,25]。使用更多的髋关节屈曲是比较受欢迎的策略，因为它能够使非受力脚更稳定，总体看起来也更美观[24]。然而，依靠对髋部肌肉的控制来跳跃和落地，需要平衡和适当的激活神经肌肉。当髋关节周围肌肉的平衡受到破坏时，无论是关节内还是关节外原因，代偿性模式都会对其他肌肉造成压力，使运动员处于更低的运动链(即膝关节、踝关节或脚)，增加受伤风险。

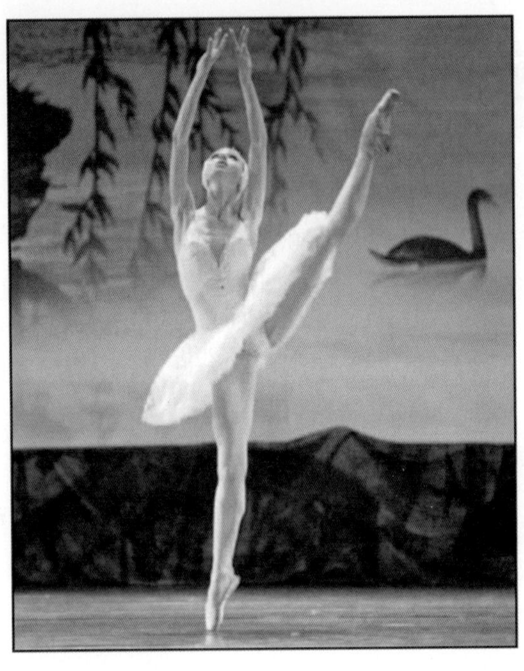

图 16-1 外旋对于髋关节外展非常重要，因为股骨向外旋转会使转子远离髂骨，否则它会撞击并限制外展。(Reprinted with permission from df028/www.shutterstock.com, 2012. Accessed September 28, 2012.)

常见损伤

可获得的运动范围的影响

这些运动所需要的极度髋部运动范围已经在芭蕾舞运动员得到了研究。强调髋关节的外展和外旋，可导致外侧髋关节囊、外旋肌群、臀中肌和ITB的适应性缩短。与非舞蹈演员相比，女性芭蕾舞演员髋关节的外旋增加，内旋减少，髋关节总的旋转度略有增加[1,26-28]。不能保持这种运动范围的女孩最终放弃了芭蕾[28]。年轻女舞者的髋部外展度也高于对照组。随着年龄的增长，髋关节外展减少，这与髋臼骨化时髋关节深度增加是一致的[29]。与非舞蹈演员相比，男芭蕾舞演员的外部旋转增加，内部旋转减少，尽管与女芭蕾舞演员相比，他们髋的总旋转度减少了[1]。一般来说，灵活性会随着年龄的增长而降低，随着儿童和青春期的自然发展，灵活性也会降低。通过舞蹈训练，舞者能够保持这种运动范围[28]。舞者髋部外旋的相对增加很重要，因为它需要(或两者都)相对向后的股骨颈或前软组织松弛[30]，这两者在发育不良和FAI情况下都具有生物力学意义。

性别的影响

参加舞蹈和柔韧性运动的女性明显多于男性。舞蹈和柔韧性运动的女性运动员常出现髋部疼痛。男性和女性的跳跃和落地机制相似[23]，但也有其他因素加剧了这些女性的髋关节疼痛。例如，发育不良在女性中比男性更常见[31-33]。激素性松弛也可能起作用。青春期后，过度松弛的患病率增加[34]，而与妊娠相关的高激素水平使骨盆韧带变松弛。有研究表明，血清松弛素可能与女性前交叉韧带损伤发生率较高有关[35]，但尚不清楚是否有同样的机制在髋关节病理的发生中起作用。

发育不良

由于这些舞蹈和其他柔韧性运动为髋部运动范围更大的运动员所选择，那些达到更高水平的运动员可能更容易有发育不良或过度松弛[28]。髋臼的覆盖度是屈曲位时内旋的一个预测指标[36]，与撞击症患者相比，发育不良患者有明显的内旋和外展，并有更大外旋的趋势[36,37]。在许多接受过关节镜下盂唇修复的专业舞蹈演员中，有 55%的舞蹈演员可见髋关节发育异常[38]。当 1 例发育不良的患者有软组织过度松弛时，会加重髋关节不稳定。在正常儿童，过度松弛的患病率为 1%~7%[39,40]，而在先天性髋关节脱位的儿童中，1/3(女性)至 3/4(男性)出现过度松弛[39]。最典型的是 2 名舞蹈者在跳舞时，他们同时伴有过度松弛和发育不良，以及持续低能量(不接触)髋关节前脱位[41,42]。此外，过度松弛伴发育不良也可能使患者容易受到运动链上下的其他损伤[43]。

软组织松弛

髋关节“松弛”不稳定且没有足量的骨覆盖是目前一个富有争议的话题[44-47]。运动医学医师经常将疼痛松弛的髋关节的概念和治疗与已知的松弛和多向不稳定的肩关节进行比较[44,48]。生物力学上，髂股韧带被认为是髋关节外旋和前移位的主要稳定因素[49]。由于髋关节是一个受限制的关节，股骨和髋臼之间的骨形态和三维关系可能对髋部的稳定性更为重要。计算机模型利用髋臼前侧和外侧覆盖度来评估髋关节的稳定性[50]，发现当 CE 角度>25°时，外侧半脱位就不会出现。一项关于盂唇对髋关节稳定性的尸体研究发现，只有超过 2cm 的盂唇切除才对髋关节的稳定性造成影响[51]。当髋关节发育不良或髋臼过多或股骨前倾时，关节囊和盂唇可能在髋关节的稳定性中发挥更大的作用。

站立时手掌平放在地板上的能力需要一些常规的灵活性训练或过度松弛，通常被认为是下腰部和腘绳肌弹性的指标[28]。舞者一般都能做到这一点；手掌触地是训练一项技能。然而，对于舞蹈演员真正的过度松弛，往往更倾向于过度疲劳和肌腱损伤[1,52]。在一系列研究中，关节活动度高的专业舞者占舞蹈者的 1/5~1/3。运动过度的舞蹈者更容易有肌腱损伤[52,53]，恢复需要更长的时间[52]。有研究表明，过度松弛患者的疼痛可能与力量不足或肌肉激活模式的改变有关，因为患者更依赖于关节稳定的动态机制来补偿弱的静态稳定性。膝关节和肩关节的松弛度与神经肌肉刺激和反射模式的改变有关[54-56]。此外，对患有广泛性关节松弛的成年人的步态分析显示，与正常对照组相比，髋关节周围的外展力矩要高一些[57]，这意味着高活动性个体比正常对照组使用了更多的外展力矩。对 Ehlers-Danlos 综合征和唐氏综合征患者进行步态分析，这些患者表现出过度松弛，研究表明为了保持平衡，步态模式在整体上更加谨慎。步态变化背后的理论是，减少关节僵硬度会导致肌肉力量的错误传导[58]。因此，软组织疼痛，尤其是髋关节外侧疼痛可能是主要症状。尤其是在踝关节或肩关节不稳定的情况下，本体感觉受损也被认为是与过度松弛有关的软组织疼痛的一个诱因[56,59]。目前还不清楚髋关节周围是否存在类似的机制。一项研究表明，跳舞者的腰盆部控制与软组织松弛程度没有相关性[53]。

力量不平衡和本体感受缺陷

舞蹈演员在外旋中时间过长，所以他们几乎总有力量不平衡，臀部外展肌更强壮而内收肌更弱[1]。此外，两侧肌肉也有差异[1,27]。肌肉不平衡可能是软组织疼痛的原因，也可能加剧关节内潜在病态导致症状。轻微的本体感受性损伤也会使这些运动员容易受伤，即使在正常软组织弹性的情况下也是如此。姿势稳定性受损的运动员更容易受伤，或者由于受伤而导致姿势稳定性下降(如踝关节扭伤)[59-61]。腰盆控制受损的舞蹈者出现腰痛和下肢损伤的风险高[53]。另一研究发现，与非下运动链损伤的舞蹈者相比，下运动链受损的舞蹈者在调节平衡上更倾向于使用髋关节来调控[61]。

撞击

FAI 或撞击是由正常的髋关节异常运动引起的，它可能会引起舞者大量的髋关节疼痛和盂唇撕裂。在对舞蹈者关节镜检查关节中，FAI 被认为是多达半数患者髋关节疼痛和盂唇撕裂的原因[38]。对髋部形态正常的专业舞蹈演员的运动分析研究发现，由于他们高强度的训练和软组织松弛，舞者能够将髋部处于高度运动中，从而导致撞击和撞击引起的半脱位(图 16-2)[62]。舞者髋关节的 MRI 显示，撞击区位于上部和后部，与软骨变薄和关节盂唇撕裂有关。在一系列接受 FAI 治疗的青少年中[63]，青春期的女性舞者占了很大一部

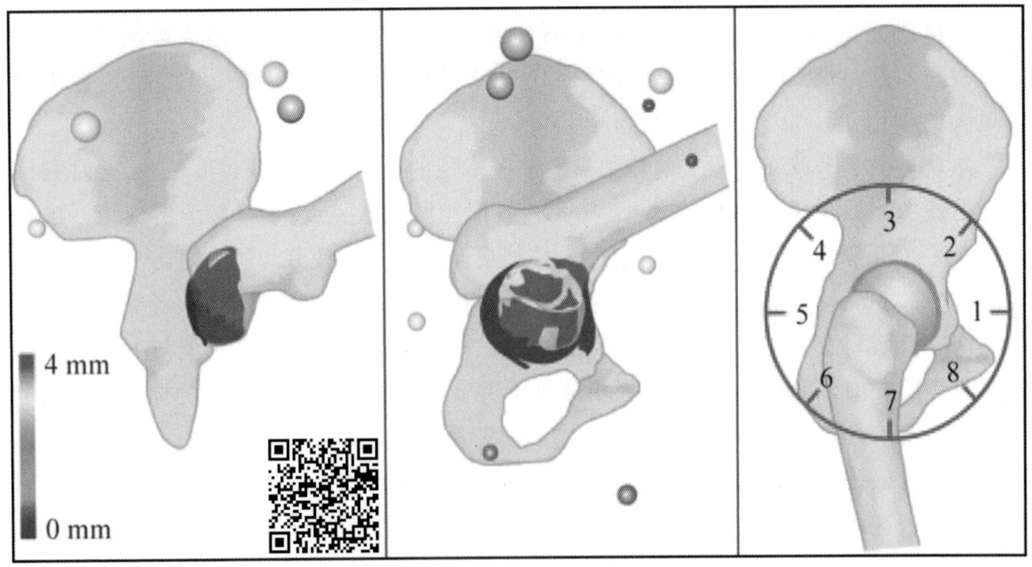

图 16-2　在极限运动时用三维重建分析舞者髋关节后部和侧面。髋臼后上缘的绿色和红色区域表示髋关节运动时的接触。蓝色区域表示未检测到碰撞。在这项研究中，将髋臼分为 8 个撞击区域，1 是最前区，3 是上级，7 是下级。(Reprinted with permission from Charbonnier C, Kolo FC, Duthon VB, et al. Assessment of congruence and impingement of the hip joint in professional ballet dancers: a motion capture study. *Am J Sports Med.* 2011;39:557-566.)(扫码看彩图)

分，在这些女性中，钳夹型 FAI 比凸轮型 FAI 更常见。由于舞蹈需要运动范围，反向髋臼的患者可能比其他患者更早出现症状。此外，髋臼过度覆盖的患者也可以有撞击引起的不稳定。髋臼边缘与股骨的接触可导致股骨头脱出和软骨损伤[64-66]。关节外撞击也可能是这些女性软组织疼痛的原因。撞击可以发生在大转子和外侧髋臼、转子和坐骨[67-69]、髋臼边缘的转子前侧面，或 AIIS 下部和前股骨颈的区域[70]。影像学上很难评估关节外撞击，而在手术髋关节脱位活动度检测中最容易观察到。研究发现，女性患者最常见的是轻微的凸轮畸形、较短的股骨颈和转子前凹显著的隆起（图 16–3）。在检查中，这些患者的运动范围小，与 FAI 无关。Perthes 病后期髋关节是很容易观察到关节外撞击的典型例子。这类患者往往有高骑跨转子和转子与髋臼缘撞击。在脱位手术过程中，这种病通过相对股骨颈延长治疗可取得良好疗效[71]。

弹响髋综合征

多达 90%的跳舞者都说他们的髋部在跳舞过程中噼啪作响，两侧髋部弹响达

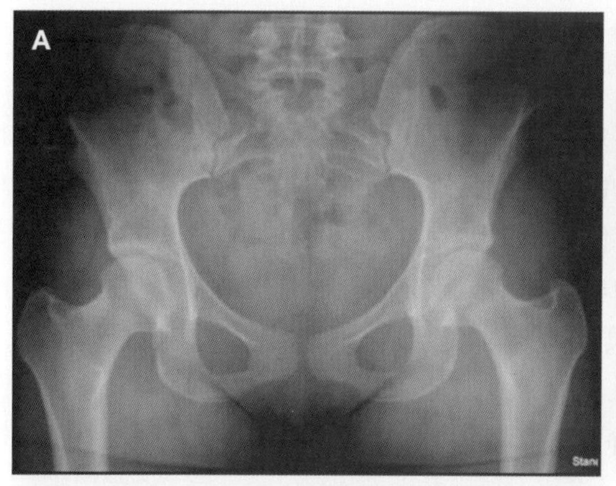

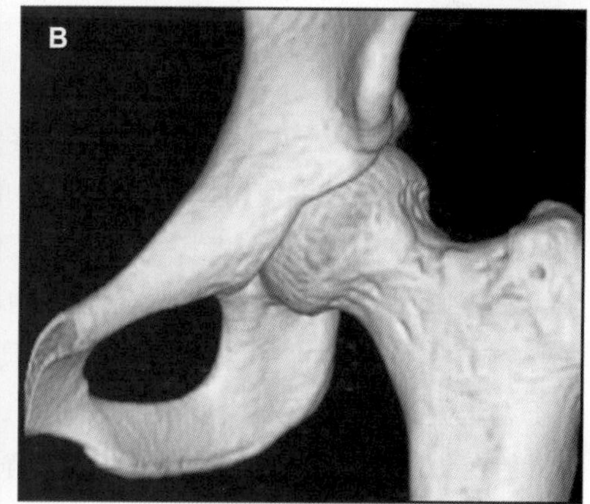

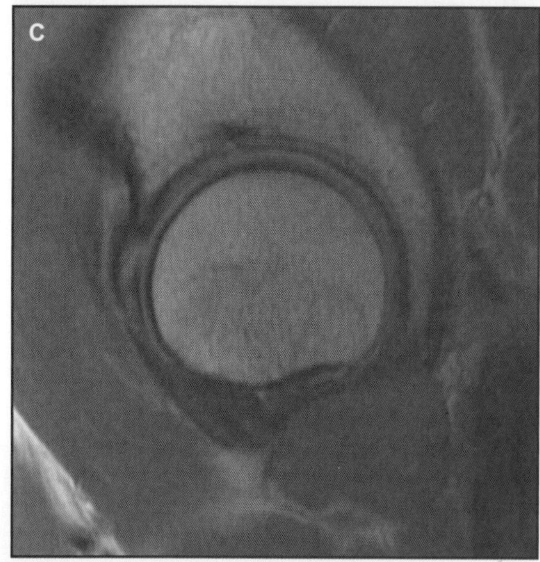

图 16–3　（A）20 岁女性舞者的前后位（AP）骨盆图像，左侧腹股沟疼痛，前盂唇撕裂，有关节内和关节外撞击。（B）三维CT 重建显示小的凸轮型病变和突出的前转子小关节面。（C）矢状位 MRI 显示前盂唇肥大和撕裂。患者接受了手术髋关节脱位、盂唇修复和骨成形术，术后 6 个月，她开始恢复舞蹈课程。（图 B 扫码看彩图）

80%[4]。大多数人(58%)表示,弹响时很少或偶尔会感到疼痛,40%的人因为弹响而被迫中断或暂时停止舞蹈,但只有7%的人因为疼痛需要休息[4]。髋部弹响经常被认为是诱导的,来减轻髋部疼痛症状。在这类舞蹈者中,20%的人曾被诊断为“腹股沟牵扯”,32%的人曾被诊断有屈曲肌腱鞘炎。在过去一年里,髋部损伤为第二常见的“最糟糕损伤”[4]。

临床上已经有人提倡采用特定的方法来识别弹响位置,但这些方法的可靠性较差。超声已被证实能更准确地诊断髋部弹响的病因[4]。腰大肌肌腱是最常见的部位,且通常是双侧的,60%的舞蹈者都在这个位置出现弹响[4]。ITB或外部弹响不常见,然而,髋内翻患者可能更倾向于外部弹响,因为这类患者偏心距大导致ITB张力大[72]。相对于其他类型弹响,外部弹响更容易被觉察到,患者可能会有髋关节脱位的感觉[4]。由于ITB的紧密性,患者的弹响也会减少髋关节内收。一些不常见的导致髋关节周围弹响的病因也被报道。有病例报道腘绳肌断裂后[73]的坐股弹响[68]或腘绳肌弹响都是由动态超声确诊的。因此,当遇到一些不是常见部位的弹响或者复杂弹响时应考虑以上这些情况。

外展肌功能障碍

外展肌疲劳和无力是舞蹈者软组织疼痛的常见原因。当外展肌较弱时,阔筋膜张肌会进行代偿,导致过度使用疲劳和疼痛[74]。单腿站立时,外展肌无力也会导致膝关节外翻,这可能会加重已有的ITB症状。对于发育不良的患者,主要表现为外展肌无力和疲劳(图16-4)。在发育不良的髋关节中,除髋臼中心偏外,有相对外展肌不足和增加了重心的杠杆臂。此外,低或负的中心边缘角使外展具有更大的垂直力矢量。在正常髋关节,峰值接触压力变化不大,但在发育不良的髋关节,来自外展肌的垂直力使峰值接触压力随髋部位置的变化而变化[75],并可能加重髋臼的静应力。

腘绳肌拉伤

在舞者和其他柔韧性运动员中发现一种特殊类型的急性近端肌腱损伤(图16-5)[76]。这种损伤发生在髋部过屈和膝盖伸直的慢速伸展运动中。运动员们通常描述听到“砰”的一声,并感觉到近端肌腱局部温热。半膜肌近端游离腱是最常见的损伤部位,但损伤可累及1~3根肌腱以及股四头肌[76,77]。然而,最重要的是,受伤会导致很长一段时间不能重返运动,平均时间为30周,从9~104周不等[76,77]。

应力性骨折和其他导致髋部疼痛的原因

由于对美学的重视,这些人有患上饮食失调的危险[3,19]。在女性中常出现月经初潮延迟,女性运动员有闭经、饮食紊乱和骨质疏松症三联征。闭经舞蹈者的BMD比正常对照组低,而且已证实闭经更容易导致应力性骨折[78]。压力性骨折在舞者中很常见,且最常发生在足部[79]。有病例报道精英舞蹈家出现髋臼应力性骨折[80],重要的是

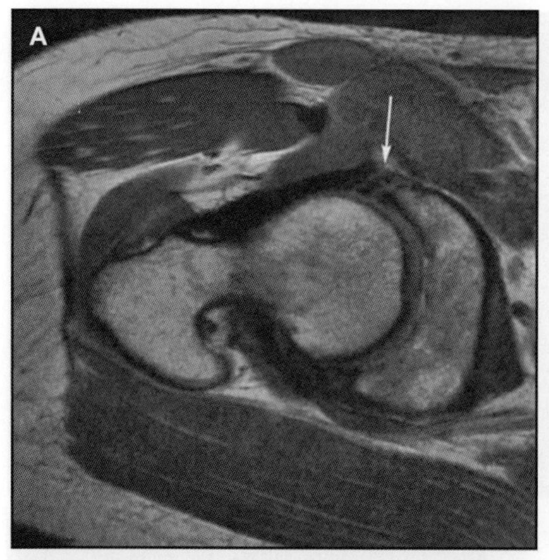

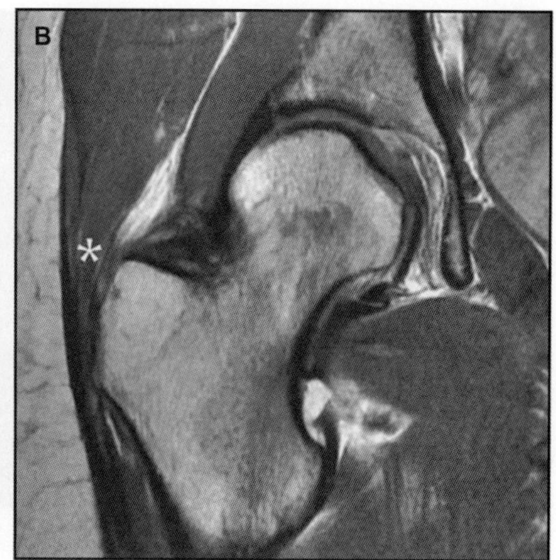

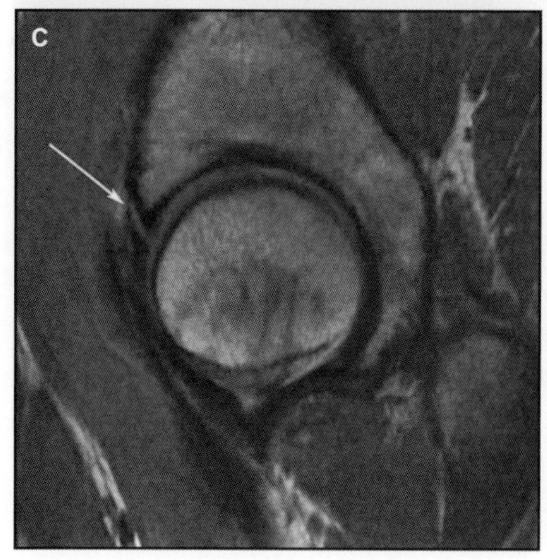

图 16-4　一例 30 岁患有髋关节发育不良舞者的(A)轴位、(B)冠状位和(C)矢状位原始 MRI，盂唇裂(箭头所示)和部分臀肌撕裂(*)。

这类患者不要忽略股骨颈应力性骨折，因为这种骨折可能会造成灾难性的后果。另一个女运动员三联征的极端例子是，患有长达 9 年之久严重厌食症的舞蹈者出现股骨头塌陷[81]。

同样重要的是要记住更多其他的髋关节疼痛原因。有一例关于一名 11 岁体操运动员在髋关节过度外展后出现关节囊损伤的病例[82]。这名患者诉前侧髋关节疼痛，受伤时有深部"砰砰"感以及内部弹响感。磁共振关节造影显示左髋关节后关节囊穿孔。该患者接受了非手术治疗，但最终疗效没有报道[82]。一份儿科杂志报道显示，患有髋关节和腹股沟疼痛的患儿最初被认为肌肉拉伤与跳舞相关，然而，疼痛症状持续，且体重减轻了 10kg，频发呕吐，偶尔还伴有低烧。由于出现全身症状和红细胞沉降率(ESR)升高，这名患者被收入院后最终发现有克罗恩病和腰肌脓肿[83]。

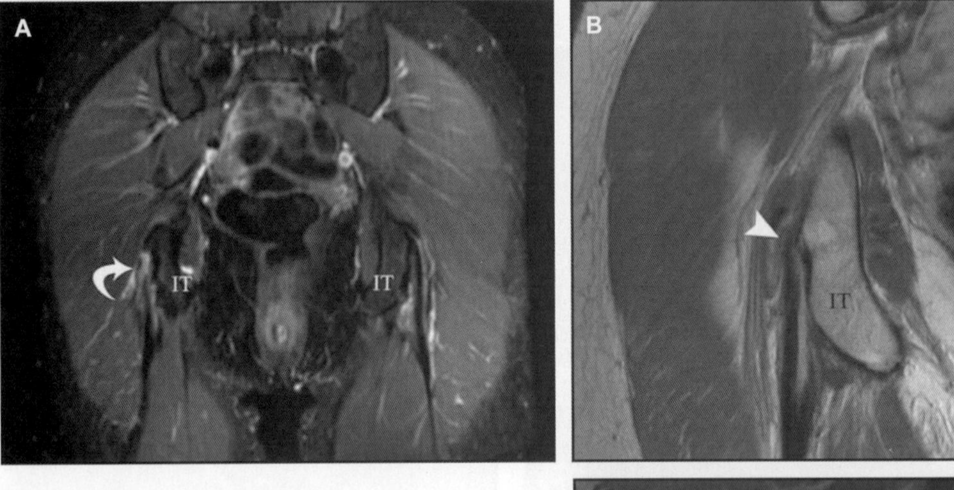

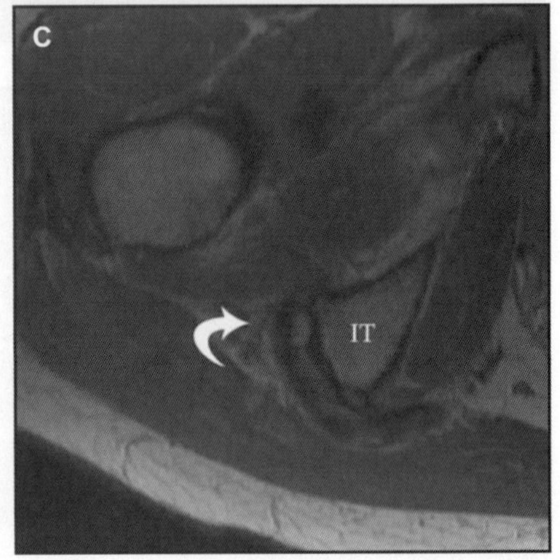

图 16-5 (A)52岁业余爱好舞者的流体敏感冠状MR序列,伴有慢性右腿筋疼痛。患者在几年前的舞蹈课上遭受了急性腿筋损伤(弯曲的箭头),并且还有一些左腿肌腱病的病史。(B)冠状位和(C)轴向质子密度序列显示一个肌腱保持完整(箭头所示),但有慢性肌腱炎(弯曲的箭头)。IT=坐骨结节。

赛季评估

在柔韧性运动中,运动员经常在没有明确"赛季"的情况下进行训练,因此赛季是一个不恰当的称呼。尽管如此,在临床检查中有一些发现将有助于阐明髋关节疼痛的原因,这是这个人群特有的。

患者的步态和单腿姿势评估外展肌无力或疲劳。无论哪一侧有症状,都应检查双腿。通常双侧是不对称的,因为一侧腿通常站立,需要更多的负荷,另一侧腿通常作为姿势腿,需要更多的活动范围。在芭蕾舞者中,右腿是典型的姿势腿,左腿是站立腿[84]。在体操运动员中也出现了类似的不对称现象,右下肢更容易受伤[5]。应对患者进行标准的运动范围和撞击试验。力量测试应特别注意外展肌,看是否有乏力、疲劳或疼痛等症状。同样,也应仔细评估腰大肌的强度,以及抵抗引起的疼痛及弹响[85]。对于髋部有弹响感的运动员,应明确患者是否能诱发弹响,这样可以提供大量临床信息。前路不稳定可通过臀部的伸展和外旋来诊断，不稳定的患者会在这个位置出现疼痛症状。后侧撞击的患者也会在这个位置出现症状，尽管症状是在后面而不是前面。急性腘绳肌拉伤的运动员在髋部近端部的疼痛最明显，通常离坐骨结节约 2cm 处。与急性近端肌腱撕脱伤相比，这类损伤肌腱部位没有淤血[76,77]。

应询问运动员其他部位的损伤，特别是膝关节、踝关节和下腰部。这些损伤可导致肌肉代偿或本体感觉受损，加重或引起髋关节问题。下腰痛在舞蹈家[52]、花样滑冰运动员[3]和体操运动员[5]中很常见。在髋部运动范围受限的情况下，需要更多的腰椎过度伸展来补偿腿部伸展，因此有撞击和髋部活动受限的运动员可能有腰部代偿性或相关的背部疼痛[84]。在这些运动中，鞋具是非常特殊的，并且差别很大，尤其对于女性来说。鞋具可以包括光脚或穿不带支撑的软鞋、芭蕾舞中的尖头鞋、音乐剧中的高跟个性鞋、啦啦队的运动鞋或花样滑冰鞋。与这些运动相关的鞋子会导致和加重足部和踝关节问题，但对髋关节和下腰疼痛的影响尚不清楚[86]。

应该为这些运动员安排标准的影像学检查。骨盆前后(AP)和侧位 X 线片可评估应力性骨折、发育不良或撞击。MRI 对早期应力性骨折、关节盂唇撕裂、软骨状态、囊状撕裂或变薄以及近端腘绳肌腱损伤的评估都有帮助[45]。如果考虑手术，CT 平扫及三维重建有助于建立力学诊断并辅助术前规划。

注射对诊断和治疗有重要意义。在诊断方面，注射对于鉴别关节内疼痛和关节外疼痛非常有用[87,88]。对有软骨损伤的患者选择性注射可的松或透明质酸钠可以暂时缓解疼痛并辅助物理治疗[89,90]。向髋关节关节腔注射润滑剂比较安全[89,90]，但其对于膝关节来说，疗效较低[91]。关节内注射应谨慎使用，考虑到对软骨毒性的潜在风险[92,93]，以及局部麻醉药和可的松导致的缺血性坏死[94]。

治疗指南

除非有明确的手术适应证(如关节内游离体、盂唇嵌顿、髋关节半脱位伴非同心圆复位、回缩>2cm 的肌腱撕脱、张力侧应力性骨折、继发性机械性进展性关节内破坏导致的长期髋关节疼痛，如严重发育不良或撞击)，非手术治疗和物理治疗是这些运动员首选的初始治疗方法。

康复

舞蹈演员、体操运动员和花样滑冰运动员都是特殊的患者群体，他们有独特的物理需求和损伤，最好由有经验和兴趣从事柔韧性运动的物理治疗师来治疗。髋关节康复也是一个专门的领域，应该找一名有专业经验的治疗师来处理髋关节患者。

推拿有助于缓解急性肌肉痉挛和肌肉紧张，但动作需谨慎。髋关节肌肉能够动态地维持髋关节稳定，特别是对于松弛和(或)发育不良的患者，过度松解实际上会加重髋关节疼痛，因为过度松弛加重了髋关节不稳[84]。主动释放疗法(ART)是其中一种推拿方法，其目的是减轻手术或慢性损伤引起的粘连和纤维化，从而降低组织张力，恢复正常组织功能[74]。它可用于内收肌和髋外侧肌肉(阔筋膜张肌、臀中肌和臀小肌、ITB和筋膜)。ART对初始疼痛的缓解尤为有效,它能让患者恢复骨盆外侧稳定性,解决外展肌无力的问题,并重新训练神经肌肉放电模式[74]。

普拉提运动有助于恢复力量,改变或重组神经肌肉的放电模式。舞者的臀中肌、臀小肌和腹横肌功能较弱[84]。普拉提是一种非常有用的康复方式,是针对这些肌肉的特定运动,因为康复最初可以在地板或机器上以非负重方式进行,然后逐渐过渡到负重[84]。然而,在进行伸展运动时要小心,特别是对于存在腘绳肌疼痛或牵拉损伤的患者。急性腘绳肌牵拉伤患者应从主动的自发性运动开始,逐渐增加运动范围。应谨慎进行被动拉伸,因为它会引起疼痛和组织增生[76]。同样重要的是,对这些患者要现实地考虑受伤后长期恢复运动的可能性。也有一些证据表明,偏心闭环练习可能有助于缓解腘绳肌疼痛。在职业足球啦啦队中,接受针对腘绳肌,包含偏心闭环练习的预防运动训练有助于降低受伤率和腘绳肌疼痛[95]。

治疗的一般程序应首先集中于非负重方式的神经肌肉再训练和疼痛减轻。一旦达到这一目标,患者就可以开始负重训练。而对于跳舞者来说,则是站立位杠铃练习。患者在进行多维度训练前要保持正确体位,一般在术后8~12周进行。非手术患者在接受治疗的过程中可能会表现出耐受性,但必须表现出对运动的掌控能力,并且不会有任何不适。对于患者来说,改善他们的有氧适能作为预防未来伤害的一种方法也很重要[96]。这可以包括骑高座位的自行车或椭圆训练器,可以在第5周或第6周开始。在这些运动中,男性的软组织弹性较女性低,且在治疗阶段可能会推进得更快。年龄也可能影响治疗的进展速度。年轻舞者可能进步得更快,但年长舞者会更注重自己的身体情况。

恢复比赛的时间是不确定的,这取决于受伤的原因。然而,对于体内脂肪含量较低的运动员来说,这一过程可能需要更长的时间,因为理论上,他们的能量储备用于组织修复的能力较低[96]。此外,与其被分配到一个专业的位置,运动员或表演者在非手术损伤恢复时可能需要更多的休息[97]。因此,尽早与运动员讨论这一点很重要,因为在康复完成之前重返赛场,可能会导致在当前的损伤中恢复不完全或未来将出现运动链上的其他损伤。

手术的作用

运动员或舞蹈者存在独立的力学问题则需要接受手术——FAI或发育不良, 非手术治疗无效,或由于疼痛而无法进行表演或需要使用止痛药才能进行表演,或者在日常生活活动中疼痛。腘绳肌撕脱并回缩也是急性手术修复的一个适应证,因为早期手术效果更好[98-100]。股骨颈张力侧应力性骨折的患者应进行预防性固定,以防止骨折移位[101],髋关节脱位伴游离体形成也是手术指征之一[102,103]。这部分的诊断和治疗将在本书另外的章节中阐述,想要了解详情可见这些章节。

非手术治疗并发症的处理

非手术治疗最常见的并发症是治疗无效。这可能是由于一些潜在的原因:①治疗可能不适用于该疾病，患者转诊至一位治疗舞蹈运动员或髋关节问题有丰富经验的物理治疗师可能更有益。②髋关节机械性或已知的导致髋关节疼痛的原因不明确。通常，运动员被诊断为肌肉拉伤，但有潜在的骨性病变，如发育不良或撞击。如果是这样的话，应考虑进一步影像学检查和（或）保髋专家进一步诊断与治疗。③患者可能合并有肌功能障碍和骨病理解剖学问题。在这种情况下，即使肌肉功能障碍得到改善，骨性的病理解剖问题也会导致持续撞击或不稳定，需要手术治疗。

然而，非手术治疗最具破坏性的并发症是忽略股骨颈应力性骨折，进而进展为移位性骨折、股骨头缺血性坏死和晚期骨关节病，这些需要进行全髋关节置换术。

手术并发症的处理

除关节镜和开放保髋术的并发症外，这类患者很可能有其他并发症。由于柔韧性运动员可能会有盂唇撕裂，这类患者可能同时合并轻度发育不良，应重视术前的机械诊断[66]和术中关节囊的处理，以避免医源性不稳[104]。关节镜检查后至少有 3 例因医源性不稳定而导致髋关节脱位或半脱位的病例[105-107]。所有 3 例均发生于韧带松弛、未修复的关节囊切开、轻度或医源性发育不良的患者。此外，有报道发育不良的患者行关节镜下盂唇修复后，出现进展性髋关节僵硬并频发盂唇再次撕裂[108-110]。如果有软骨残留，则行 PAO 补救手术，或者快速进展性关节僵硬情况下则进行全髋关节置换术。因此，对于由发育不良[中心边缘角度（CEA）<20°]引起的髋关节痛和盂唇撕裂，初期手术可选择 PAO，手术过程中软骨的状态与 PAO 成功与否有着直接关系[111-114]。腰大肌肌腱切开术不适用于股骨前倾的患者，尤其是在软组织松弛的情况下，这些患者可能有轻微不稳定，而腰大肌肌腱是一种动态稳定机制。股骨前倾患者如果腰大肌松解，则会有长期或不完全恢复，并伴有持续的髋关节前方疼痛[115]。

有很多专业舞蹈者在经过髋关节镜下探查后可以再次回归舞台[38]。在这个研究中，73%的舞蹈者能够在关节镜手术后回归工作并达到之前的水平。年龄较大的患者、软骨损伤患者和专业的芭蕾舞演员（与其他类型的舞蹈相比）再次回到舞台的概率小一些[38]。总的来说，这些患者通常是最具挑战性的运动员，无论手术与否，都要恢复到受伤前的功能水平。因此，关于损伤的性质、治疗的复杂性、手术治疗的局限性以及合理的患者期望值等非常详细的讨论至关重要。

要点与陷阱

- 当对高运动性运动员进行手术时，软组织处理最重要。肌腱切开术时一定要注意运动员的股型，有股骨前倾的情况下避免做肌腱切开。
- 由于需要达到的极限运动，活动性大的运动员可能会在相对正常的骨骼结构出现疼痛，在评估这些运动员时必须考虑到这些因素。
- 非手术治疗应作为这些运动员的一线治疗方式，物理治疗包括手法推拿和特殊的神经肌肉恢复训练。

总结

与其他髋部疼痛的运动员相比，跳舞、啦啦队、体操或花样滑冰患者形成了一个独特的群体。这类群体更注重运动的美学和运动的极限。这些患者更多的是女性，软组织松弛，要么是普遍性的，要么是经过多年的训练后天形成的。尽管如此，这些患者在手术或非手术后都可以回归表演，因此，对于这类患者需要获得准确的机械诊断，要在熟练的康复师的指导下进行康复，必要时可以考虑手术治疗。

致谢

我们感谢 Bob Turner 对舞蹈者康复提出的宝贵意见。

（李川 刘帅 译）

参考文献

1. Hamilton WG, Hamilton LH, Marshall P, Molnar M. A profile of the musculoskeletal characteristics of elite professional ballet dancers. *Am J Sports Med.* 1992;20:267-273.
2. Garrick JG, Requa RK. Ballet injuries. An analysis of epidemiology and financial outcome. *Am J Sports Med.* 1993;21:586-590.
3. Dubravcic-Simunjak S, Pecina M, Kuipers H, Moran J, Haspl M. The incidence of injuries in elite junior figure skaters. *Am J Sports Med.* 2003;31(4):511-517.
4. Winston P, Awan R, Cassidy JD, Bleakney RK. Clinical examination and ultrasound of self-reported snapping hip syndrome in elite ballet dancers. *Am J Sports Med.* 2007;35:118-126.
5. Sands WA, Shultz BB, Newman AP. Women's gymnastics injuries: a 5-year study. *Am J Sports Med.* 1993;21:271-276.
6. Anderson R, Hanrahan SJ. Dancing in pain: pain appraisal and coping in dancers. *J Dance Med Sci.* 2008;12:9-16.
7. Evans RW, Evans RI, Carvajal S, Perry S. A survey of injuries among Broadway performers. *Am J Public Health.* 1996;86(1):77-80.
8. Evans RW, Evans RI, Carvajal S. Survey of injuries among West End performers. *Occup Environ Med.* 1998;55:585-593.
9. Noon M, Hoch AZ, McNamara L, Schimke J. Injury patterns in female Irish dancers. *PMR* 2010;2:1030-1034.
10. Leanderson C, Leanderson J, Wykman A, Strender LE, Johansson SE, Sundquist K. Musculoskeletal injuries in young ballet dancers. *Knee Surg Sports Traumatol Arthrosc.* 2011;19:1531-1535.
11. O'Kane JW, Levy MR, Pietila KE, Caine DJ, Schiff MA. Survey of injuries in Seattle area Levels 4 to 10 female club gymnasts. *Clin J Sports Med.* 2011;486-492.
12. Jacobson NA, Morawa LG, Bir CA. Epidemiology of cheerleading injuries presenting to NEISS hospitals from 2002 to 2007. *J Trauma.* 2012;72:521-526.
13. Kauther MD, Wedemeyer C, Wegner A, Kauther KM, von Knoch M. Breakdance injuries and overuse syndromes in amateurs and professionals. *Am J Sports Med.* 2009;37(4):797-802.
14. Ojofeitimi S, Bronner S, Woo H. Injury incidence in hip hop dance. *Scand J Med Sci Sports.* 2012;22(3):347-355.
15. Andersson S, Nilsson B, Hessel T, et al. Degenerative joint disease in ballet dancers. *Clin Orthop Relat Res.* 1989;238:233-236.
16. van Dijk CN, Lim LS, Poortman A, Strübbe EH, Marti RK. Degenerative joint disease in female ballet dancers. *Am J Sports Med.* 1995;23(3):295-300.
17. Vingard E, Alfredsson L, Malchau H. Osteoarthrosis of the hip in women and its relationship to physical load from sports activities. *Am J Sports Med.* 1998;26:78-82.
18. Ferrara CM, Hollingsworth E. Physical characteristics and incidence of injuries in adult figure skaters. *Int J Sports Physiol Perform.* 2007;2:282-291.
19. Motta-Valencia K. Dance-related injury. *Phys Med Rehabil Clin N Am.* 2006;17:697-723.

20. Kushner S, Saboe L, Reid D, Penrose T, Grace M. Relationship of turnout to hip abduction in professional ballet dancers. *Am J Sports Med.* 1990;18:286-291.
21. Khan K, Roberts P, Nattrass C, et al. Hip and ankle range of motion in elite classical ballet dancers and controls. *Clin J Sports Med.* 1997;7:174-179.
22. Liederbach M, Dilgen FE, Rose DJ. Incidence of anterior cruciate ligament injuries among elite ballet and modern dancers: a 5-year prospective study. *Am J Sports Med.* 2008;36:1779-1788.
23. Orishimo KF, Kremenic IJ, Pappas E, Hagins M, Liederbach M. Comparison of landing biomechanics between male and female professional dancers. *Am J Sports Med.* 2009;37:2187-2193.
24. Lockwood KL, Gervais PJ, McCreary DR. Landing for success: a biomechanical and perceptual analysis of on-ice jumps in figure skating. *Sports Biomech.* 2006;5:231-241.
25. Jaworski CA, Ballantine-Talmadge S. On thin ice: preparing and caring for the ice skater during competition. *Curr Sports Med Rep.* 2008;7:133-137.
26. Reid DC, Burnham RS, Saboe LA, Kushner SF. Lower extremity flexibility patterns in classical ballet dancers and their correlation to lateral hip and knee injuries. *Am J Sports Med.* 1987;15:347-352.
27. Gupta A, Fernihough B, Bailey G, Bombeck P, Clarke A, Hopper D. An evaluation of differences in hip external rotation strength and range of motion between female dancers and non-dancers. *Br J Sports Med.* 2004;38:778-783.
28. Steinberg N, Hershkovitz I, Peleg S, et al. Range of joint movement in female dancers and nondancers aged 8 to 16 years. *Am J Sports Med.* 2006;34:814-823.
29. Birkenmaier C, Jorysz G, Jansson V, Heimkes B. Normal development of the hip: a geometrical analysis based on planimetric radiography. *J Pediatr Orthop B.* 2010;12:1-8.
30. Hamilton D, Aronsen P, Løken JH, et al. Dance training intensity at 11-14 years is associated with femoral torsion in classical ballet dancers. *Br J Sports Med.* 2006;40:299-303.
31. Mladenov K, Dora C, Wicart P, Seringe R. Natural history of hips with borderline acetabular index and acetabular dysplasia in infants. *J Pediatr Orthop.* 2002;22:607-612.
32. Jacobsen S, Sonne-Holm S. Hip dysplasia: a significant risk factor for the development of hip osteoarthritis. *Rheumatology.* 2005;44:211-218.
33. Clohisy JC, Schutz AL, St John L, Schoenecker PL, Wright RW. Periacetabular osteotomy: a systematic literature review. *Clin Orthop Relat Res.* 2009;467(8):2041-2052.
34. Quatman CE, Ford KR, Myer GD, Paterno MV, Hewett TE. The effects of gender and pubertal status on generalized joint laxity in young athletes. *J Sci Med Sport.* 2008;11:257-263.
35. Dragoo JL, Castillo TN, Braun HJ, Ridley BA, Kennedy AC, Golish SR. Prospective correlation between serum relaxin concentration and anterior cruciate ligament tears among elite collegiate female athletes. *Am J Sports Med.* 2011;39:2175-2180.
36. Audenaert EA, Peeters I, Vigneron L, Baelde N, Pattyn C. Hip morphological characteristics and range of internal rotation in femoroacetabular impingement. *Am J Sports Med.* 2012;40:1329-1336.
37. Kappe T, Kocak T, Reichel H, Fraitzl CR. Can femoroacetabular impingement and hip dysplasia be distinguished by clinical presentation and patient history? *Knee Surg Sports Traumatol Arthrosc.* 2012;20:387-392.
38. Hammoud S, Brown HC, Kelly BT, Padgett DE. Hip arthroscopy in the professional dancer. American Academy of Orthopaedic Surgeons (AAOS) Annual Meeting, February 15-19, 2011, San Diego, CA. Podium presentation 642.
39. Carter C, Wilkinson J. Persistent joint laxity and congenital dislocation of the hip. *J Bone Joint Surg Br.* 1964;46-B:40-45.
40. Wynne-Davies R. Acetabular dysplasia and familial joint laxity: two etiological factors in congenital dislocation of the hip. *J Bone Joint Surg Br.* 1970;52-B:704-716.
41. Stein DA, Polatsch DB, Gidumal R, Rose DJ. Low-energy anterior hip dislocation in a dancer. *Am J Orthop.* 2002;31:591-594.
42. Epstein DM, Rose DJ, Philippon MJ. Arthroscopic management of recurrent low-energy anterior hip dislocation in a dancer: a case report and review of literature. *Am J Sports Med.* 2010;38:1250-1254.
43. Yamazaki J, Muneta T, Ju YJ, Morito T, Okuwaki T, Sekiya I. Hip acetabular dysplasia and joint laxity of female anterior cruciate ligament-injured patients. *Am J Sports Med.* 2011;39:410-414.
44. Philippon MJ, Zehms CT, Briggs KK, Manchester DJ, Kuppersmith DA. Hip instability in the athlete. *Oper Tech Sports Med.* 2007;15:189-194.
45. Blakey CM, Field MH, Singh PJ, Tayar R, Field RE. Secondary capsular laxity of the hip. *Hip Int.* 2010;20:497-504.
46. Boykin RE, Anz AW, Bushnell BD, et al. Hip Instability. *J Am Acad Orthop Surg.* 2011;19:340-349.
47. Shu B, Safran MR. Hip instability: anatomic and clinical considerations of traumatic and atraumatic instability. *Clin Sports Med.* 2011;30:349-367.
48. McMaster WC, Roberts A, Stoddard T. A correlation between shoulder laxity and interfering pain in competitive swimmers. *Am J Sports Med.* 1998;26:83-86.
49. Myers CA, Register BC, Lertwanich P, et al. Role of the acetabular labrum and the iliofemoral ligament in hip

stability. *Am J Sports Med.* 2011;39(Suppl 1):85S-91S.

50. Rab GT. Lateral acetabular rotation improves anterior hip subluxation. *Clin Orthop Relat Res.* 2006;456:170-175.
51. Smith MV, Panchal HB, Thiele R, Sekiya JK. Effect of acetabular labrum tears on hip stability and labral strain in a joint compression model. *Am J Sports Med.* 2011;39(Suppl 1):103S-110S.
52. Briggs J, McCormack M, Hakim AJ, Grahame R. Injury and joint hypermobility syndrome in ballet dancers— a 5-year follow-up. *Rheumatology (Oxford).* 2009;48(12):1613-1614.
53. Roussel NA, Nijs J, Mottram S, Van Moorsel A, Truijen S, Stassijns G. Altered lumbopelvic movement control but not generalized joint hypermobility is associated with increased injury in dancers. A prospective study. *Man Ther.* 2009;14(6):630-635.
54. Augé WK, Morrison DS. Assessment of the infraspinatous spinal stretch reflex in the normal, athletic, and multidirectionally unstable shoulder. *Am J Sports Med.* 2000;28:206-213.
55. Shultz SJ, Carcia CR, Perrin DH. Knee joint laxity affects muscle activation patterns in the healthy knee. *J Electromyogr Kinesiol.* 2004;14(4):475-583.
56. Barden JM, Balyk R, Raso VJ, Moreau M, Bagnall K. Atypical shoulder muscle activation in multidirectional instability. *Clin Neurophys.* 2005;116:1846-1857.
57. Simonsen EB, Tegner H, Alkjær T, et al. Gait analysis of adults with generalized joint hypermobility. *Clin Biomech.* 2012;27:573-577.
58. Rigoldi C, Galli M, Cimolin V, et al. Gait strategy in patients with Ehlers-Danlos syndrome hypermobilty type and Down syndrome. *Res Dev Dis.* 2012;33:1437-1442.
59. Wikstrom EA, Naik S, Lodha N, Cauraugh JH. Balance capabilities after lateral ankle trauma and intervention: a meta-analysis. *Med Sci Sport Exerc.* 2009;41(6):1287-1295.
60. Hiller CE, Refshage KM, Beard DJ. Sensorimotor control is impaired in dancers with functional ankle instability. *Am J Sports Med.* 2004;32:216-223.
61. Lin CF, Lee IJ, Liao JH, Wu HW, Su FC. Comparison of postural stability between injured and uninjured ballet dancers. *Am J Sports Med.* 2011;39:1324-1331.
62. Charbonnier C, Kolo FC, Duthon VB, et al. Assessment of congruence and impingement of the hip joint in professional ballet dancers: a motion capture study. *Am J Sports Med.* 2011;39:557-566.
63. Sink EL, Gralla J, Ryba A, Dayton M. Clinical presentation of femoroacetabular impingement in adolescents. *J Pediatr Orthop.* 2008;28:806-811.
64. Ganz R, Parvizi J, Beck M, Leunig M, Nötzli H, Siebenrock KA. Femoroacetabular impingement: a cause for osteoarthritis of the hip. *Clin Orthop Relat Res.* 2003;417:112-120.
65. Leunig M, Nho SJ, Turchetto L, Ganz R. Protrusio acetabuli: new insights and experience with joint preservation. *Clin Orthop Relat Res.* 2009;467:2241-2250.
66. Bedi A, Dolan M, Leunig M, Kelly BT. Static and dynamic mechanical causes of hip pain. *Arthroscopy.* 2011;27(2):235-251.
67. Patti JW, Ouellette H, Bredella MA, Torriani M. Impingement of the lesser trochanter on ischium as a potential cause for hip pain. *Skeletal Radiol.* 2008;37:939-941.
68. Ali AM, Whitwell D, Ostlere SJ. Case report: imaging and surgical treatment of a snapping hip due to ischiofemoral impingement. *Skeletal Radiol.* 2011;40:653-656.
69. Tosun O, Algin O, Yalcin N, Cay N, Ocakoglu G, Karaoglanoglu M. Ischiofemoral impingement: evaluation with new MRI parameters and assessment of their reliability. *Skeletal Radiol.* 2012;41:575-587.
70. Larson CM, Kelly BT, Stone RM. Making a case for anterior inferior iliac spine/subspine hip impingement: three representative case reports and proposed concept. *Arthroscopy.* 2011;27(12):1732-1737.
71. Eijer H, Podeszwa DA, Ganz R, Leunig M. Evaluation and treatment of young adults with femoroacetabular impingement secondary to Perthes' disease. *Hip Int.* 2006;16:273-280.
72. Birnbaum K, Pandorf T. Finite element model of the proximal femur under consideration of the hip centralizing forces of the iliotibial tract. *Clin Biomech.* 2011;26:58-64.
73. Scillia A, Choo A, Milmann E, McInerney V, Festa A. Snapping of the proximal hamstring origin: a rare cause of coxa saltans. *J Bone Joint Surg Am.* 2011;93(21):e125-e1253.
74. Spina AA. External coxa saltans (snapping hip) treated with active release techniques: a case report. *J Can Chiropr Assoc.* 2007;51:23-29.
75. Genda E, Iwasaki N, Li G, MacWilliams BA, Barrance PJ, Chao ESY. Normal hip joint contact pressure distribution in single-leg standing—effect of gender and anatomic parameters. *J Biomech.* 2001;34:895-905.
76. Askling CM, Tengvar M, Saartok T, Thorstensson A. Acute first-time hamstring strains during slow-speed stretching. *Am J Sports Med.* 2007;35:1716-1724.
77. Askling CM, Tengvar M, Saartok T, Thorstensson A. Proximal hamstring strains of stretching type in different sports: injury situations, clinical and magnetic resonance imaging characteristics, and return to sport. *Am J Sports Med.* 2008;36:1799-1804.
78. Warren MP, Brooks-Gunn J, Fox RP, Holderness CC, Hyle EP, Hamilton WG. Osteopenia in exercise-associated amenorrhea using ballet dancers as a model: a longitudinal study. *J Clin Endocrinol Metab.* 2002;87:3162-3168.
79. Kadel NJ, Teitz CC, Kronmal RA. Stress fractures in ballet dancers. *Am J Sports Med.* 1992;20:445-449.

80. Thienpont E, Simon JP. Stress fracture of the acetabulum in a ballet dancer. A case report. *Acta Orthop Belg.* 2005;71(6):740-742.
81. Warren MP, Shane E, Lee MJ, et al. Femoral head collapse associated with anorexia nervosa in a 20-year-old ballet dancer. *Clin Orthop Relat Res.* 1990;251:171-176.
82. Greenberg E, Wells L. Hip joint capsule disruption in a young female gymnast. *J Orthop Sports Phys Ther.* 2010;40:761.
83. Sauer C, Gutgesell M. Ballet dancer with hip and groin pain: Crohn disease and psoas abscess. *Clin Pediatr (Phila).* 2005;44(8):731-733.
84. Turner R, O'Sullivan E, Edelstein J. Hip dysplasia and the performing arts: is there a correlation? *Curr Rev Musculoskelet Med.* 2012;5:39-45.
85. Leunig M, Siebenrock KA, Ganz R. Instructional Course Lecture, American Academy of Orthopaedic Surgeons. Rationale of periacetabular osteotomy and background work. *J Bone Joint Surg Am.* 2001;83:437-447.
86. Yan AF, Hiller C, Smith R, Vanwanseele B. Effect of footwear on dancers. A systematic review. *J Dance Med Sci.* 2011;15:86-92.
87. Burnett RSJ, Della Rocca GJ, Prather H, Curry M, Maloney WJ, Clohisy JC. Clinical presentation of patients with tears of the acetabular labrum. *J Bone Joint Surg Am.* 2006;88:1448-1457.
88. Kivlan BR, Martin RL, Sekiya JK. Response to diagnostic injection in patients with femoroacetabular impingement, labral tears, chondral lesions, and extra-articular pathology. *Arthroscopy.* 2011;27:619-627.
89. van den Bekerom MP, Lamme B, Sermon A, Mulier M. What is the evidence for viscosupplementation in the treatment of patients with hip osteoarthritis? Systematic review of the literature. *Arch Orthop Trauma Surg.* 2008;128(8):815-823.
90. Conrozier T, Couris CM, Mathieu P, et al. Safety, efficacy and predictive factors of efficacy of a single intra-articular injection of non-animal-stabilized-hyaluronic-acid in the hip joint: results of a standardized follow-up of patients treated for hip osteoarthritis in daily practice. *Arch Orthop Trauma Surg.* 2009;129(6):843-848.
91. Richette P, Ravaud P, Conrozier T, et al. Effect of hyaluronic acid in symptomatic hip osteoarthritis. A multicenter, randomized, placebo-controlled trial. *Arthritis Rheum.* 2009;60(3):824-830.
92. Karpie JC, Chu CR. Lidocaine exhibits dose- and time-dependent cytotoxic effects on bovine articular chondrocytes in vitro. *Am J Sports Med.* 2007;35:1621-1627.
93. Piper SL, Kim HT. Comparison of ropivacaine and bupivacaine toxicity in human articular chondrocytes. *J Bone Joint Surg Am.* 2008;90:986-991.
94. Nichols AW. Complications associated with the use of corticosteroids in the treatment of athletic injuries. *Clin J Sport Med.* 2005;15:E370.
95. Greenstein JS, Bishop BN, Edward JS, Topp RV. The effects of a closed-chain eccentric training program on hamstring injuries of a professional football cheerleading team. *J Manipulative Physiol Ther.* 2011;34:195-200.
96. Twitchett E, Brodrick A, Nevill AM, Koutedakis Y, Angioi M, Wyon M. Does physical fitness affect injury occurrence and time loss due to injury in elite vocational ballet students? *J Dance Med Sci.* 2010;14:26-31.
97. Twitchett E, Angioi M, Koutedakis Y, Wyon M. The demands of a working day among female professional ballet dancers. *J Dance Med Sci.* 2010;14:127-132.
98. Folsom GJ, Larson CM. Surgical treatment of acute versus chronic complete proximal hamstring ruptures. *Am J Sports Med.* 2008;36:104-109.
99. Wood DG. Packham I, Trikha SP, Linklater J. Avulsion of the proximal hamstring origin. *J Bone Joint Surg Am.* 2008;90:2365-2374.
100. Birmingham P, Muller M, Wickiewicz T, Cavanaugh J, Rodeo S, Warren R. Functional outcome after repair of proximal hamstring avulsions. *J Bone Joint Surg Am.* 2011;93:1819-1826.
101. Boden BP, Osbahr DC. High-risk stress fractures: evaluation and treatment. *J Am Acad Orthop Surg.* 2000;8:344-353.
102. Svoboda SJ, Williams DM, Murphy KP. Hip arthroscopy for osteochondral loose body removal after a posterior hip dislocation. *Arthroscopy.* 2003;19:777-781.
103. Mullis BH, Dahners LE. Hip arthroscopy to remove loose bodies after traumatic dislocation. *J Orthop Trauma.* 2006;20:22-26.
104. Bedi A, Galano G, Walsh C, Kelly BT. Capsular management during hip arthroscopy: from femoroacetabular impingement to instability. *Arthroscopy.* 2011;27:1720-1731.
105. Benali Y, Katthagen BD. Hip subluxation as a complication of arthroscopic debridement. *Arthroscopy.* 2009;25:405-407.
106. Matsuda DK. Acute iatrogenic dislocation following hip impingement arthroscopic surgery. *Arthroscopy.* 2009;25:400-404.
107. Ranawat AS, McClincy M, Sekiya JK. Anterior dislocation of the hip after arthroscopy in a patient with capsular laxity of the hip. *J Bone Joint Surg Am.* 2009;91:192-197.
108. Parvizi J, Bican O, Bender B, et al. Arthroscopy for labral tears in patients with developmental dysplasia of the hip: a cautionary note. *J Arthroplasty.* 2009;24(6 Suppl 1):110-113.
109. Kain MSH, Novais EN, Vallim C, Millis MB, Kim YJ. Periacetabular osteotomy after failed hip arthroscopy for

labral tears in patients with acetabular dysplasia. *J Bone Joint Surg Am.* 2011;93(Suppl 2):57-61.
110. Mei-Dan O, McConkey MO, Brick M. Catastrophic failure of hip arthroscopy due to iatrogenic instability: can partial division of the ligamentum teres and iliofemoral ligament cause subluxation? *Arthroscopy.* 2012;28:440-445.
111. Trousdale RT, Ekkernkamp A, Ganz R, et al. Periacetabular and intertrochanteric osteotomy for the treatment of osteoarthritis in dysplastic hips. *J Bone Joint Surg Am.* 1995;77:73-85.
112. Murphy S, Deshmukh R. Periacetabular osteotomy. Preoperative radiographic predictors of outcome. *Clin Orthop Relat Res.* 2002;405:168-174.
113. Cunningham T, Jessel R, Zurakowski D, et al. Delayed gadolinium-enhanced magnetic resonance imaging of cartilage to predict early failure of Bernese periacetabular osteotomy for hip dysplasia. *J Bone Joint Surg Am.* 2006;88:1540-1548.
114. Matheney T, Kim YJ, Zurakowski D, et al. Intermediate to long-term results following the Bernese periacetabular osteotomy and predictors of clinical outcome. *J Bone Joint Surg Am.* 2009;9:2113-2123.
115. Fabricant PD, Bedi A, De La Torre K, Kelly BT. Clinical outcomes after arthroscopic psoas lengthening: the effect of femoral version. *Arthroscopy.* 2012;28(7):965-971.

第 17 章 专项运动康复指南

Pete Draovitch, Toni Dauwalter, Jaime Edelstein, Eilish O' Sullivan

髋关节损伤后的运动员在运动场上进行恢复活动以前要经历不同的功能水平。运动员通常以比较基础的任务训练开始，并逐渐进展为更加复杂的项目。在专项运动损伤康复中，目的是模拟运动员在不同专项中需要的专项动作。运动员需要恢复双侧关节活动度、灵活度、力量、本体感觉、协调性以及运动能力的对称性。在达到这样的运动能力前，运动员必须掌握包括蹲、跑、跳、切、投、踢、打、滑等动作。应在一个可控的环境中开始训练，并过渡到与竞赛环境相当的更加多变的环境中。模拟竞争性运动或回归运动的测试包括常规的内容和不同运动特有的内容，这样有助于减少训练和真实比赛的差距。应逐级使患者恢复运动能力，最终恢复体育运动中需要的最大生理能力。本章主要介绍运动员恢复运动或运动能力的基本训练内容以及渐进的训练程序。

了解力量通过身体传递的方式有助于设计保守治疗及术后康复的程序。这些程序应基于最大限度地减少关节表面压力和优化运动链的原则。Kibler[1]指出为了使运动链在运动员的动作中有效，应有来源于生理上肌肉的运动作用于功能上完整的解剖结构带来的合适的受力和运动。损伤机制和潜在受累结构对于认识并制订针对该运动特定的干预方法非常重要。

核心稳定和增强控制能力

核心稳定是髋关节康复中的重要部分，其构成了其他功能的基础。最简单的核心肌群的定义是围绕腹部组成的圆柱状结构，包括上部的膈肌、前方的腹横肌、后方的多裂肌以及下方的盆底肌。广义的核心肌包括与四肢相连接的肌肉及动作的原动肌，包括腹直肌、腹外斜肌、腹内斜肌、腰大肌、腰方肌、髂肋肌、臀大肌、臀中肌、髋内收肌、髋外旋肌及背阔肌[2]。Zazulak[3]等将躯干/核心稳定性定义为身体在外力干扰下保持某一特定姿势或维持特定运动轨迹的能力。在运动功能中，核心肌群连接身体上半部分及下半部分，并起到传导力量的作用。对躯干肌的耐力训练在很多人中被认为是可靠且有效的[4]。核心稳定被认为与运动表现有关，可以增加跑步速度[5]、增加投掷速率[6]、增加垂直起跳的速率[7]。也有文献表明,增加核心肌力的稳定性可以减少下肢损伤[8,9]及下腰痛的发生[10]。

核心肌群有调节骨盆倾斜的作用,因此在髋关节疾病中,核心肌力起到非常重要的作用。骨盆的位置可以被腹部肌肉影响,可以通过增加骨盆前倾来增加髋臼覆盖或者通过骨盆后倾减少髋臼覆盖。这主要是基于肌肉活动和关节活动的理论模型得到的结论。Murry 及其同事[11]发现,骨盆旋转在髋关节的活动范围中所起的作用占 18.1%。

初期的核心肌力训练应着眼于肌肉的激活以及针对核心肌群中特定肌肉成分的训练。运动员在发生髋关节病变及运动能力下降后会形成补偿性手段,以弥补功能不足,所以应指导患者按合适的顺序及运动控制策略进行训练。如果掌握了这些内容,就可以开始耐力训练。桥式运动或侧方平板支撑只会引起少量的髋部屈曲活动,因此,对于髋关节病变患者来说是安全且有效的方法。练习侧方平板支撑可以从靠墙站立倾斜开始,然后进展到膝关节屈曲侧卧,再到膝关节伸直侧卧,最后使髋关节外展,先是一侧屈膝位下外展(图 17-1),之后是伸膝位下外展,这样可以逐渐增加难度,并且可明显增加臀中肌的力量[12]。其他可以明显增强核心肌力的方法包括前方平板支撑、蜷身起坐、鸟狗式动作[13]以及在健身球上进行腘绳肌训练。球类投掷运动可以很好地模拟运动场上的动作,并且可以在测试的同时进行训练[14]。随着运动员的核心稳定性逐渐增加,可以逐渐增加训练难度,包括利用健身球做螺旋对角运动(D2 型)。核心稳定性训练可以作为运动员热身运动的一部分,在练习前激活核心肌肉的功能。

物理治疗时间表

观察运动员在物理治疗中的进展非常重要,以进行合适的介入。应使用较为系统的方法和功能测试来判断是否可进入康复的下一个阶段。康复目标的制订应以恢复活动能力为目标,包括恢复周末休闲为主的运动目标或是恢复专业水平的运动。

恢复全范围的关节活动度应作为康复的第一个目标。如果对侧肢体的骨性结构正常,可以把恢复到与对侧肢体同等水平的运动作为康复目标。如果对侧有骨性异常限制运动,应把达到屈髋 110°、髋内旋 30°、髋外旋 50°、髋外展 45°和髋内收 10°作为康复目

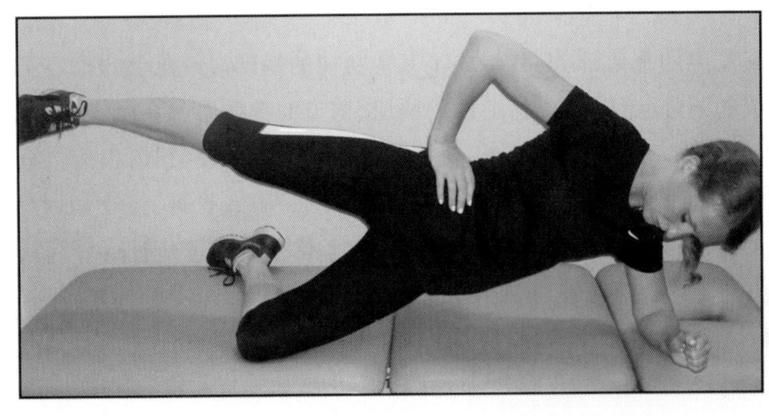

图 17-1 改良的髋外展位侧位平板支撑。

标。应重建肌力,以维持新的关节活动度,徒手肌力测试应辅以手持测力计得到更客观的结果。

当运动员已经能达到充分的腰椎骨盆稳定之后(比如不需要器具辅助可以行走),就可以开始下台阶练习。患者应以缓慢、可控的方式完成这一训练,当足部着地时膝关节不应该处于外翻位。同时也应观察骨盆是否有异常活动,以评价骨盆的力线情况。远端的足、踝可能会有代偿机制,应让运动员脱鞋,以充分评估负重腿的内旋情况。

下蹲是一个能说明肢体运动控制能力和运动受限的动作。可以让运动员把手放在脑后,以充分检查运动链的有效性,或者将手放在体侧再下蹲,以准确评价下肢的动作。要注意下蹲的深度以及是否有任何补偿性动作。通常运动员都会将重心远离手术/受伤一侧,以避免疼痛或关节活动度的影响。同时要注意膝关节对线,有的患者会由于臀中肌无力及外旋肌群无力产生膝外翻。这是一项非常重要的评估,因为患者在 FAI 后的康复过程中必须学会新的运动方式。根据 Moreside 和 McGill[15]的描述,髋关节活动度的改变不一定会造成髋关节运动方式的改变,因此必须通过再学习达到这样的目的。

8 英寸下台阶测试被广泛用于检测下肢损伤患者的总体功能。这个测试应在缓慢、可控的情况下完成,不能有躯干、髋部和膝部的分离。除动作外,还应注意动作的质量(例如,在足部落地时是否有充分的离心控制)。

单腿蹲是另外一个需要检查的功能性运动(图 17-2)。这一动作与下肢力量及臀中肌的运动控制有关,并且是较难执行的动作之一,但这是康复过程中比较重要的动作之一,也是能否回归运动的观察指标之一。运动员在做单腿下蹲动作时不应有上肢或躯干、髋、膝关节的偏移。做这一动作时,代偿性动作可以发生在运动链上的任意一个水平,所以在检查时应非常仔细。

为了确定患者是否可以真正开始跑步或有冲击性运动,可以让患者完成一系列定性

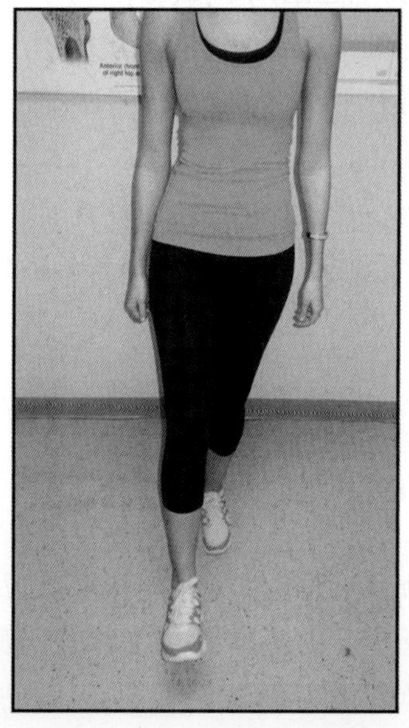

图 17-2　单腿跨步。

和定量评估,以评价是否有足够的核心肌力及下肢稳定性。第一个测试是侧卧位下抗阻重复 10 次髋关节外展,肌力应≥4+/5 级。第二个测试是重复 10 次 8 英寸下台阶练习,能够保持较好的躯干、髋关节和膝关节稳定性,并且没有偏差。第三个测试是 10 次单腿下蹲,应控制良好,没有偏差。为了测试是否达到良好的核心稳定性,患者应能够完成每侧 60s 的侧方平板支撑。如果患者能够完成这些任务,就可以在跑步机或橡胶跑道上开始短距离跑步练习,逐级增加运动量。在使用跑步机时,应注意传送带会把患者的腿向后推。相似的,如果使用减重式跑步机,很有可能会造成步幅过大,应特别提醒患者注意这一点。应根据患者的耐受性调整强度和频率。渐进式训练强度的提升要融入专项运动相关的训练动作。

重返运动的测试

决定患者能否重返运动的因素是多方面的。受伤患者重返训练场或运动场的目标是在运动的同时不增加受伤风险。医师应了解康复的原则,即在功能范围内,软组织和骨性结构的愈合、正常的步态、无痛的运动,充足的力量、肌肉长度以及稳定的关节。患者不应该有水肿、炎症或疼痛。目前大部分关于重返运动的文献是关于 ACL 重建患者的,但关于髋关节术后重返运动的文献较少。在患者重返运动前,应定期跑步并进行超等长训练。在逐渐增加运动负荷的同时,不应带来疼痛,应保持关节活动全范围内无痛、充分的躯干稳定性、正常的运动模式、正常的功能性运动,以及无痛的特殊运动相关的活动。运动员应在一个可控的环境中逐渐接触与竞赛中相似的挑战,以决定患者是否达到了重返运动场的水平。应注重肌肉力量的维持,以减少再次损伤。

用于评估患者能否重返运动场的检查越来越多。比较好的检查应可以评估运动员重返赛场参与竞争性运动过程中遇到的所有可能的挑战,并可以同时评估核心肌力的强度/稳定性,功能性的强度、力量及耐力[16]。在运动员重返运动项目前,应掌握测试的基本内容。患者在臀中肌及臀大肌的肌力测试中应能连续 10 次达到 5 级肌力。为了评估核心稳定性,患者应能够坚持 60s 的侧方平板支撑及前方平板支撑。最终目标值应达到侧方平板支撑测试规定的标准值[4]。耐力测试可以使用 Vail 运动测试[17],这个测试包括质和量两方面的评估。当患者可以耐受单腿站立活动时,就可以开始下肢肌力测试。单腿跳跃运动被认为是有效且可靠的测试[18],并应结合垂直跳跃测试。肢体对称指数是多种功能性测试后得到的主要参数,一般把 90%或以上作为目标[19-21]。重返运动前,高技巧性运动,包括侧切运动、加速、极速跑及减速跑也应同时评估[22]。

跳跃、落地及侧切运动

很多研究为了研究非接触运动中膝、踝的损伤,都评估了在跳跃、落地及侧切运动时下肢的运动学和神经肌肉控制[23-28]。目前被广泛接受的观点是 ACL 损伤与额状面和冠状面上膝关节的运动,包括髋关节的内收及膝关节外展有关[29,30]。Neptune 等[31]使用 EMG 检验了侧移和“V”字侧切动作，证实髋关节的内收肌和外展肌起到稳定的作用，而不是提供动力。有研究表明，在跳跃和落地的过程中，膝关节屈曲角度降低和外翻与地面的反作用力和 ACL 非接触性损伤呈正相关[26,32]。Popovitch 和 Kulig[33]的研究表明，髋部肌力下降和单腿落地时的腰椎骨盆角位移、速率及肌肉活性相关。

临床上，髋关节镜术后，下腹部肌肉、臀肌、外展肌及髂腰肌均受到抑制。因此，应逐渐增加训练强度，以防止在回归运动的过程中发生肌肉不平衡或过度使用造成的肌腱炎。

恢复髋关节屈曲度是物理治疗师和教练都会关注的问题。髋关节的屈肌腱肌腱炎是术后并发症之一[34]。在回归跑步、跳跃或剪切性运动之前，运动员的下腹部肌肉（腹横肌）、其他核心稳定肌（多裂肌）、臀大肌及屈髋肌群应有足够的肌肉强度以及合适的肌肉激活时机。在达到康复后期之前，不建议单独增强某一块肌肉的力量，而且这种训练应在严密的监视下进行，以防止损伤。髋关节屈曲的肌力在运动员的往复运动中非常重要，这也是为什么标准的康复流程非常重要（表 17–1）。

超等长训练包括跳跃、落地及剪切运动，需要核心肌力、控制力、动态稳定性、本体感觉以及对于运动学习的时机和力量。运动员在回归运动的过程中需要包括力量、动态稳定、平衡及增强训练的程序。在所有训练项目中，方式是关键的内容，应非常注意。因此，应关注不同类型运动的运动链，而且来自物理治疗师、训练师和教练的不断反馈也必不可少。

灵活性训练

灵活性是许多运动项目的基础，运动员必须接受合适的灵活性训练，为竞争性运动做准备。灵活性是指控制肢体进行急起、急停或变向运动的能力[35]。灵活性的内容包括速度、力量、反应时间、平衡和协调性。在开始增强性训练之前，运动员必须能够单腿承受 1.5 倍体重的重量，如果体重>220 磅，则必须注意深度跳等运动，以防止高负荷带来的冲击[36]。在主要依靠上肢的运动中，运动员仍然需要能够承受身体的重量。

表 17–1　屈曲训练流程

仰卧位肌肉电刺激，在躯干稳定的条件下进行等长收缩训练
仰卧位等长屈膝训练
坐位离心屈髋训练
侧卧位支撑（桌子/地面）的屈髋训练
站立位柔韧带支持下的屈髋训练
站立位门边辅助下的屈髋训练
站立位屈髋训练
站立位弹力带抗阻下的屈髋训练
墙障碍下的跑步训练

构成灵活性训练的基础动作包括侧滑、倒退、侧切动作和下楼梯。非常重要的一点是通过再教育，让运动员认识到这些也许已经了解的运动方式，并融入新的运动环境中去。

运动员必须达到各种基础性技巧的基本标准。例如，在侧滑运动中，触地部位是前脚掌，足部与运动方向平行，并且不能抬离地面。运动员应保持住屈膝、背部伸直的姿势，同时臂部的动作要幅度小且快速[37]。如果基本的运动技巧都能达到要求，就可以将这些动作融合到一起，模拟特殊运动的动作[37]。

回归体育运动

如上所述，回归运动前应确保髋关节有足够的强度和稳定性。回归特定的体育活动之前，运动员应进行热身。同时，在运动之前运动员也应完成一轮核心肌肉训练和臀部肌肉训练，如平板支撑、体操桥和蹲坐，以确保适当的肌肉激活。运动员应避免任何导致疼痛的运动，并且任何体育活动都应在他们症状允许的情况下进行。在整个训练过程中应有计划地进行持续的训练，以保持力量不断增加。

回归跑步

行走时的重力和离心力仅占髋关节总接触力的不到5%，其余95%的关节接触力来自髋关节和下肢的肌肉[38]。治疗师不仅需要适当处理受伤组织，还必须评估髋关节的肌肉失衡、肌肉力量以及运动障碍，并分析它们与跑步步态的相关性。

跑步的步态需要臀部肌肉的稳定来控制力量。肌肉力量和耐力差会导致髋关节内收和股骨内旋，或使其处于“动力学崩溃”的位置[39,40]。同时，这也需要重复的偏心性腘绳肌负载，以减轻行走时躯干在腿上的负荷[41]。所有3块腘绳肌在步态摆动后期起很大的负面作用。股二头肌的应变最大，半腱肌延长速度最快，半膜肌产生应力峰值最大，它们吸收并产生最大的能量，并且在跑步时起到最大的积极和消极作用[42]。

有研究已经证实，髋部肌肉无力会增加髋关节前方导向力。这种弱点使髋关节在跑步步态的过程中处于伸展位置时可能产生髋关节前部疼痛、不稳定和盂唇撕裂[43]。这些信息表明设计一个强调恢复髋关节活动度和力量的髋关节病理学康复计划对运动员的重要性。力量训练计划旨在重塑核心肌肉，包括腹斜肌和将躯干与下肢连接起来的肌肉[44]。这些近端肌肉群的强化训练包括外展肌和内收肌之间的力量平衡，以及臀大肌、臀中肌和腘绳肌的神经肌肉补充训练。

康复项目应包括直立、挺胸以及双脚负重的形体训练[45]。康复计划应包括行走时脚的启动姿势、两脚的位置、步幅、双脚捣动的节奏以及手臂摆动姿势的练习，也可以包括一些经典的田径练习，如高抬腿、踢臀跑、跳跃和跳跃跑。神经肌肉完整性的保持需要通过泳池中跑步、水下慢跑和减重跑步机等部分负重运动来实现。这些部分负重运动有利于帮助运动员对限制性负重活动的心理适应。

回归跑步的训练计划应遵循标准ROM的一般准则、强度和功能。临床上，可以主观地通过单腿下蹲、前步下降和对髋外展肌进行单次和多次重复训练来解决。然而，错误的步态力学和错误的训练方法等外在因素使情况变得更加复杂。这些错误包括训练量过大、训练量快速或突然的变化,或跑步时路面和(或)鞋子的变化等[44]。训练计划应根据运动员的个人情况制订,训练目标由运动员受伤前和制订计划时的功能水平决定,未受伤的运动员应在 6~12 个月内达到训练目标[45]。

有大量信息可用于设计精英跑步的娱乐训练计划和通过马拉松训练进行的 5K 训练计划。遵循打牢地基的基础训练理念、轻松的跑步和适当休息在训练计划中也很重要。至少 50%的训练应该是基础训练。形体训练每周至少 2 次,从 100 码开始逐步增加 4~8 个间隔后到 200 码的水平。希尔培训(Hill training)占整个训练计划的 15%,旨在重塑肌肉力量。只有需要很快完成训练目标的情况下,速度训练才需要占 35%的训练计划[45,46]。

训练方法错误和既往跑步损伤病史是导致跑步相关疼痛的最大因素[44],而某些跑步过程中的损伤是可以预防的。运动中有效的载荷转移的近端稳定理论要求我们必须重视躯干和髋关节的强度,并且采用专注功能训练的方法来增加髋关节稳定性。回归跑步需要在适当的时间完成生理适应和机体重建的过程。

回归投掷运动

击打和投掷运动包括首先围绕固定的后腿旋转,然后向目标线性移动,再然后围绕固定的前腿旋转[47]。这是一项产生旋转力的运动。在这些技巧中,开链和闭链运动的组合使髋关节暴露于撞击和不稳定的位置[48]。当运动员开始回归投掷运动训练计划时,这是一个检查他/她技术的好机会。通常,运动员需要在他们重新回到运动竞技场之前开发出代偿性运动模式。由于投掷的力量由下半身产生,运动员必须拥有良好的肩胛稳定性和强壮的核心肌肉。

运动员每周进行 3 天投掷练习,并且从 45 英尺开始投掷训练,逐渐增加投掷次数(25 次、50 次、75 次),然后再逐渐增加距离(45、60、90、120、150、180 英尺)。在训练过程中不应有任何不适。对于投掷运动员来说,核心肌肉群的稳定性以及臀中肌的力量和稳定性至关重要,因此必须对这些肌肉群进行耐力训练。风车练习(图 17-3)是在单肢站立时增强这些肌肉群的力量和耐力。这个姿势也可用于投掷过程中髋关节闭环外旋运动的练习。这种从风车练习转换为投掷的练习对投手来说很有好处,因为这有利于保持骨盆的稳定性并增强肌肉耐力。模拟训练可以通过这个练习来完成,以便让运动员的训练与比赛更加接近。

随着运动员体育比赛力量和耐力的恢复,投掷运动的强度应逐渐增加。如前所述,运动员在投掷前应进行热身,以减少软组织炎症的可能性。

回归足球/橄榄球

足球和橄榄球与其他运动不同,因为这两项运动会出现一些冲撞的情况。蹲姿即起跑姿势需要很长时间的调节,因为这需要髋关节屈曲和软组织的调节。下蹲是一个完整的动作,应在没有阻力的情况下练习。一旦确定了适当的力量和耐力,就可以开始进行敏

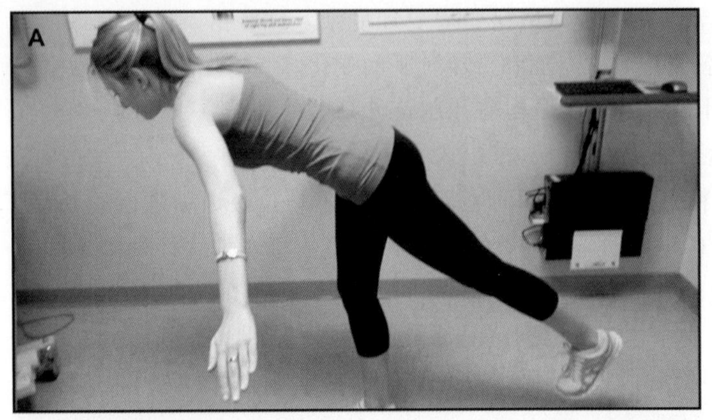

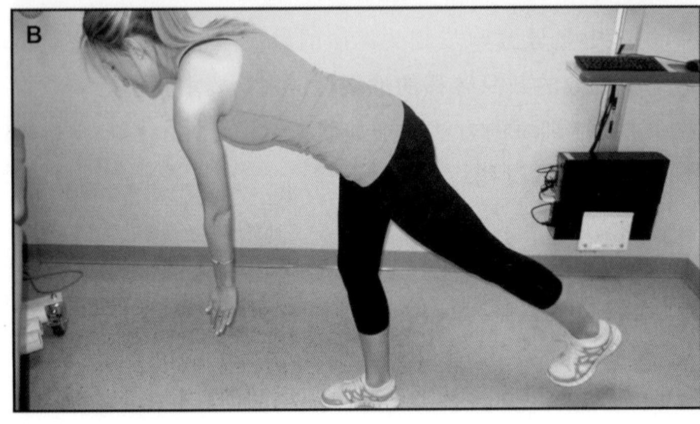

图 17–3 风车运动。骨盆保持水平。(A)起始位置。(B)每次单侧手臂下降。

捷性训练和超等长训练。下蹲跳跃可用于训练蹲姿启动时的爆发力。然后逐渐增加奔跑和切球训练。

一旦动力系统比较稳定,就可以开始投掷,然后逐渐增加投掷距离。跳跃训练应该是向前、向后和向侧面跨步训练相结合。登山是另一项可以增强力量和耐力的运动,但必须结合科学的方法和适宜的运动量,否则就有可能导致髋部屈曲疼痛。

如前所述,灵活性训练应包括侧方跑、后退步以及旋转活动等基本组成部分。应依次进行这些训练来模拟与队友一起比赛。在运动员准备回归比赛前的训练中,防守和进攻都是在没有接触的情况下进行的。因此,回归正式比赛的最后训练阶段应在有接触碰撞的情况下进行全部训练。运动员在进行实际比赛前应参加模拟比赛训练,以确保他们的身体能够达到参加正式比赛的状态(表 17–2)。

回归冰球

冰球运动需要髋关节重复进行扭转和枢转运动,以及与其他关节的联合运动[49]。由于冰球运动的相互冲撞性,关节在重复扭转的运动中处于超负荷状态。在滑冰过程中,髋关节需要重复进行屈伸、外展和外旋,而髋关节损伤会影响这些活动。守门员在髋关节屈曲和内旋时具有相同的重复扭转和超负荷问题。

FAI 术后冰球运动员的康复应遵循一般的术后指导方针[17,50,51]。康复的第 3 和第 4 阶

表 17-2　四分卫训练计划

四分卫训练计划应包括所有的动态热身、3~4 项平衡性训练、5~6 项功能性训练、3~4 项核心力量训练、所有运动专项训练以及所有投掷训练

动态热身	核心力量训练
1. 高抬腿	1. 跪姿狗鸟式
2. 后踢运动	2. 滚轮训练
3. 左右滑步	3. 侧撑
4. 前交叉步	4. 跪姿侧拉
5. 脚尖/脚跟着地	5. 跪姿侧举
6. 快跑	6. 压墙训练
7. 跳跃运动	7. 跪姿飞机支撑
8. 尺蠖运动	8. 跪姿滑轮十字交叉
9. 关联旋转运动	9. 站姿滑轮拉力训练
10. 独立旋转运动	
平衡性训练	**运动专项训练**
1. 单腿闭眼直立训练	1. 对抗性后撤步训练
2. 单腿闭眼旋转训练	2. 辅助性后撤步训练
3. 单腿闭眼先直立后旋转	3. 弹力带传球训练
4. 单腿闭眼转臂运动	4. 半跪位计时训练(左右交替)
5. 平衡球蹲坐训练	5. 对抗性辊轮训练
6. 泡沫辊轴前后摇训练	6. 辅助性辊轮训练
	7. 顺时针/逆时针力量绳训练
功能性训练	**投掷训练**
1. 弹力带钟摆运动 3/4/5/6 和 9/8/7/6	1. 半跪位右/中/左分别 5~7 次投掷(共 15~21 次)
2. 对抗性髋关节抬高训练	2. 站立位右/中/左分别 5~7 次投掷(共 15~21 次)
3. 敏捷圈快速变向(顺/逆时针方向)	3. 踏步位右/中/左分别 5~7 次投掷(共 15~21 次)
4. 高抬换腿	4. 单腿右/左/前/后分别 3~5 次投掷(共 12~20 次)
5. 滑板内收步	5. 弓步位右/中/左分别 5~7 次投掷(共 15~21 次)
6. 割草机动作训练	6. 传球训练 25 次
7. 风车运动	
8. 单腿桥式训练	
9. 前跨步	
10. 外旋俯身划船	
11. 侧卧。哑铃外旋	
12. 屈伸带推举	
13. 侧步带训练	

段应包括相当多的专项运动训练和个性化冰上运动训练,其中,滑冰训练可以帮助对肌肉进行适应调整,以便增加髋关节术后的活动度。在运动员恢复冰下和冰上运动的灵活性、力量、协调性和耐力后,可以进行冰上队伍训练[17,51]。

冰上训练可以在第 2 阶段结束即将进入第 3 阶段的康复时开始进行。首先，步行步态必须正常且行走过程中没有疼痛症状。当运动员进行双腿和单腿负重的功能锻炼不产生疼痛，且具有良好的稳定性和控制能力时，就可以开始进行滑冰训练。一项研究对接受开放性保髋手术的 5 名专业冰球运动员术后恢复运动的时间进行了随访[52]。结果表明，髋关节活动度的恢复平均在 10.3 周内完成，而核心肌肉和髋关节的力量达到术前水平则平均需要 7.8 个月。

这种冰上训练计划改编自明尼苏达州普利茅斯加速运动疗法，常用于患有 FAI 的冰球运动员。它分为 5 个阶段(表 17–3 和表 17–4)。

第 1 阶段，每周 3 次冰上训练持续 30min，并维持 30%~50%的有效强度。第一周不使用球棒或冰球，通过训练来完成早期对冰刀的控制和双腿对称交叉前行的目标，这些训练包括站姿和蹲姿的轻松前进、下肢和脚步的滑动前行、半圈内界和 C 切。运动员应逐渐增加训练强度和时间，然后准备好进入第 2 阶段。

第 2 阶段将冰上时间增加至 45min，并将有效强度增加到 50%~70%。该阶段的训练主要是增加运动员在场上的灵活性、急转弯过程中的移动能力以及双腿对称交叉向前滑行的能力。训练内容包括站姿和蹲姿的双腿交叉前行练习、围绕场地画圈的双腿交叉前行练习以及更大直径的双腿交叉前行练习。同时也应进行双腿交叉侧滑做圆形的急转弯练习，以及由非圆形双腿交叉滑动向圆形双腿交叉滑动的转换练习。此时，运动员应可以在滑冰时使用球棒轻松地击打和投射冰球。在进入第 3 阶段之前，运动员可以在两条蓝线之间进行前行滑冰和向后滑冰练习，这有助于球员获得进入下一个阶段的信心。

第 3 阶段冰上训练的时间可以增加到每周 4~5 天，每次 45~60min，有效强度提高到 70%~80%。这一阶段的目标是掌握向后滑步和对称的无痛急转弯。练习内容由向后 C 切、双向 C 切和向后做圆形的 C 切以及 8 字形的转弯练习，逐渐过渡到做圆形的向后滑步转弯练习。在训练过程中，球员应移动冰球并不断进行击打和投射。

第 4 阶段每周可以进行 5 天，每次训练时间约为 60min，有效强度达到 80%~90%。此阶段的目标是训练髋关节对扭矩和负重的耐受。训练内容包括起步和停止练习、快速的前进转弯和后退转弯之间的切换以及横向移动练习。改良的急停是为开始和停止时刀刃的控制而设计的。在这一阶段，起步时是加速进行的，但爆发性活动仍应逐渐增加。

第 5 阶段提供了一个可控的环境，用于测试运动员对回归比赛的耐受力，训练强度在 80%~100%之间。该阶段的目标是回到队伍中进行加速训练、急走急停训练、和其他球员的对抗训练以及包括击球和计时在内的射门训练。训练内容包括急转弯、侧向滑步和步幅、加速度，以及全场运动时的心血管调节。

守门员冰上训练与其他队员的前三个训练阶段一样，也同时要进行特殊训练。守门员通常会花更少的时间在冰上滑行，但需要轻松地使用棍子拦截冰球，并且掌握门区内 T 形推步。推荐在冰上进行髋部蝶形伸展运动训练，并且要达到站姿和蹲姿都可以轻松封球的目的。站姿训练应逐渐进行包括蝶形站姿、T 形推步、旋转和后推等在内的训练。蹲

表 17-3　滑冰和射击进阶过程

第 1 阶段	早期刀刃控制，形成系统
3 天/周 30min 50%负荷 无冰球和球杆 1 周	• 踏步，简单的向前移动 • 简单的跨步，绕着溜冰场转 • 单腿站立 • 刀齿拖曳前行 • 用内刃边缘滑行，C 切 • 踏步，简单的向后移动
第 2 阶段	**刀刃灵活性训练、急转弯、向前交叉滑行、前后转向**
3~4 天/周 45min 50%~70%负荷	• 向前交叉踏步 • 绕圆形交叉滑行 • 圆形滑行时急转弯 • 圆内和圆外转向，在蓝线内从前向后，从后向前转向 • 简单的传球 • 简单射击，没有挥臂情况下用力击球，半挥臂下用力击球
第 3 阶段	**掌握倒滑、对称旋转和无痛运动**
4~5 天/周 45~60min 70%~80%负荷	• 向后 C 切，反复侧向 C 切 • 绕圆向后交叉滑行 • 圆内外交叉倒滑 • 数 8s，小幅度的、严格的进阶 • 圆内从前向后交叉滑行 • 拿球杆击球和滑行 • 手腕击球，全范围挥臂击球 • 反手击球
第 4 阶段	**提高在扭矩增大时的承受力**
5 天/周 60min 80%~90%负荷	• 启动和停止 • 快速转向 • 快速滑行和横向滑行 • 改良危险行为和加速度 • 用 50%~70%的力量击球 • 加快跑表
第 5 阶段	**为重返赛场做测试**
5~6 天/周 60~90min 90%~100%负荷	• 快速启动和停止 • 快速的、爆发性的转向 • 快速侧向跨步、迈步 • 运动员对抗运动 • 完整的冰上危险性训练 • 全范围挥臂击球

表 17-4 曲棍球守门员进阶

第 1 阶段	**早期刀刃控制，形成系统**
3 天/周 30min 50%负荷	• 和滑冰流程的第 1 阶段一样，一周内不用球杆和球
第 2 阶段	**刀刃灵活性，站立位击球灵活性**
3~4 天/周 45min 50%~70%负荷	• 在滑冰流程上增加 • 跨网移动 • 一边到另一边推进 • 定位球训练 • 站立位进行简单的击球
第 3 阶段	**掌握站立位滑行和跪位滑行**
4~5 天/周 45~60min 70%~80%负荷	• 站立位拖步滑行 • T 形推进 • 轴心旋转 • 向后推进 • 在垫子上做蝴蝶样伸展 • 膝部拖滑 • 膝部滑行 • 在站立位和俯冲时简单地稳健击球
第 4 阶段	**提高在扭矩增大时的承受力**
5 天/周 60min 80%~90%负荷	• 反复上下踏步 • 蝶形滑行 • 纠正滑行 • T 形推进并纠正
第 5 阶段	**为重返赛场做测试**
5~6 天/周 60~90min 90%~100%负荷	• 提高滑行速度 • 提高单脚急停的力量 • 用充分的灵活性去保证击球 • 进行所有方式的击球

姿训练可以包括侧滑训练和膝关节的蝶形下蹲训练。

守门员训练的第 4 阶段允许增加扭矩训练，并且有效强度应接近正常的 80%~90%。可以进行站立到下蹲以及下蹲到站立的训练，也可引入蝶形站姿、蝶形侧滑以及包括横向移动在内的 T 形推步训练，这有利于守门员单脚停步时增加力量。随着守门员在第 5 阶段进行 100%有效强度的训练，可以通过逐渐增加射门强度以及所有门区内活动的爆发性，来测试守门员是否可以返回队伍参加比赛。

内收肌紧张和肌腱病在冰球运动员中经常发生，它们被认为与不断重复进行快速轴向旋转和变向运动有关。内收肌和外展肌之间的强度比值已被确定为冰球腹股沟损伤的危险因素。基于内收肌加强的康复训练已被证明可有效减少内收肌张力和冰球运动员的腹股沟疼痛[41]。

一般来说,腹股沟韧带损伤的康复是为了减轻疼痛,恢复 ROM,最后恢复力量。已证明 6~12 周积极的髋关节和核心强化,结合平衡活动和离心控制的滑板训练是提高腹股沟韧带张力的有效方法。恢复离心强度以及内收肌与外展肌之间的平衡是重返运动的目标。冰上练习,如跪位内收训练、脚趾在不同平面的弓步滑行,以及在冰上滑行做髋部外展/内收、在冰上滑行可以为重返运动提供一个功能性的力量基础。一种利用站立式外展/内收、侧向弓箭步和前行弓箭步进行训练的改良普拉提已被用于功能性离心抗阻训练中。此外,还对改良的观念进行了修改,可以给守门员提供一个恢复滑行和膝关节移动的功能模拟。复合拉伸机训练可以用来模拟冰上抗阻滑步,可以为重返运动提供一个功能性的力量基础。

正如 FAI 康复中描述的进行冰上训练时可以渐进性地增加强度,任何阶段出现腹股沟区域疼痛时都需要减少强度、力矩和 ROM。反复内收肌拉伤的发生率很高,但研究也支持并强调积极进行离心训练的有效性。因此,建议球员继续他们的强化计划。他们应在赛季结束后继续进行冰上和冰下强化训练,并在赛季结束后继续训练,目标是保持内收肌强度是外展肌的 80%~95%[53]。

回归足球/长曲棍球

有氧运动能力被认为在足球和长曲棍球的突出表现中起重要作用。据报道,足球运动员在一场比赛中可能会跑 12 000m。在长曲棍球和足球比赛中, 在运动员已经开始运动时,经常会出现短距离全速奔跑而不会经常停下和开始。在长曲棍球比赛过程中,必须在短距离内多次获得疾速[54]。长曲棍球的细微不同之处在于运动员根据他们的位置而被限制在场地的某些地方。因此,对长曲棍球运动员来说,急停、开始和切球的能力最重要。对于这些运动员来说,臀中肌的耐力至关重要。通常,如果运动员恢复得太快,他/她会因外展肌疲劳而产生外侧疼痛。运动员必须要有臀大肌和臀中肌强化计划来补充他们的训练。单腿平衡运动是关键的,如闭链外旋转,以便能够在击球和切球时控制支撑腿的位置。

当返回球场时,应进行一系列的运动。这首先应该包括建立基本的体能和耐力,然后引入速度、力量和敏捷性训练。第 1 阶段应包括一些特定运动的热身和逐渐增加的心血管锻炼。第 2 阶段包括更高强度的运动,并以持续的有氧运动为基础。足球特有或长曲棍球特有技能的训练,包括运球/轻抱和踢球/射门可以在个人基础上开始。第 3 阶段包括一些个体训练和群体训练。这包括强化训练,累积 60min,逐渐增加强度,并包含一些间歇训练。这里没有涉及肢体对抗,但伙伴传球和踢/射门可能会发生肢体对抗。第 4 阶段可加入一些团队演习,但仍应避免肢体对抗。在这一点上,可以恢复定期训练。可以开始球队的传球和踢腿/射球训练。防守和进攻可以不接触地进行。对于足球运动员来说,可以开始低强度和有限高度的头球训练。

第 5 阶段包括充分的练习和接触。在练习环境中接触情况应首先出现。完全练习和模拟比赛应在真正的比赛尝试之前完成。

一些康复项目建议运动员在回到比赛状态之前，要在训练中达到9km或平均距离。这可能包括一个跑步计划，以完成5min与球的磨合，与球在场地上慢跑3圈，然后以越来越快的速度绕场跑9圈，然后直线跑超过100m，包括加速、巡跑、减速和慢跑回到起点。然后以锯齿状、回旋、蹄铁和圆形图案跑步(这是在中间步行完成的)，然后是2圈慢跑，然后是牵伸和冰敷[55]。

回归篮球

应在重返赛场前掌握篮球的基本动作。运动员应掌握的首要动作之一是蹲。应保持好的力线，避免膝外翻。这个动作也是跳跃运动的基础。长传球有助于提高运动员的控球技术。为了保护运动员，应重视提高力量腹肌的训练。下一个基本运动技术是弓箭步。弓箭步下走路，运动员应在他们能承受的前提下逐渐提高距离并增加阻力。引体向上可以模拟抢篮板球的动作，尤其是掌心面向别人时。运动员应激活他们的腹肌，尽力避免通过髋的屈曲代偿使它们向上。用力呼气可以帮助激活腹内外斜肌和腹横肌，能够产生一个快速而有效的提高。为了减少关节的应力负荷，应在高强度训练中经常做水中训练。

每隔一天，运动员可以进行一些简单的投篮，在可控的范围内，也可以和队友进行一些简单的传球。接下来可以进行一些轻量级的运球。然后可以进行一些简单的上篮，逐渐增加运动强度。随着强度的逐渐建立，训练中应结合控球技能。

篮球特有的敏捷性训练应包括交叉步运球、欧洲步(蛇形上篮)、带球踮步突破、上篮、虚晃、急停、拉杆、探步、转身跳投、篮下强转身、后撤步和以一只脚为中轴脚转动身体投篮。运动员应为类似练习活动的特殊部分做准备。速度性进展可以从刺探步、蹲跳到上篮、直线上篮到欧洲步。可通过交叉运球进行敏捷性训练。一旦运动员有了良好的心血管和力量基础，就可以和队友一起进行控球运动。这一活动可以从非肢体接触性的简单过人、投篮和运球开始。一旦运动员身体素质达标，就可以开始肢体对抗性运动。

回归网球

网球是一项需要很高耗氧量和重复性短跑的运动。它的特点是快速的启动和停止，重复的过头运动，从短期最大强度或接近最大强度到长期中低强度运动之间随机变换时会有不同肌群的参与[56]。在一场比赛中，平均的运动和休息时间分别是5~10s、10~20s。重返赛场训练应包括在每10~60s的有氧运动中间隔休息5~15s的训练[57]。一旦基本稳定性建立，有关击球时可能会启动的整个运动链的稳定性也应被训练。在弹力带抗阻下进行下蹲是一个可以很好地用来提高运动链稳定性的训练。爆发性运动时，运动员应可以通过他们的腰骨盆区域提供一个很好的稳定性，为过头击球和发球做准备。

运动员应从每周3天开始，重点应放在击球技术上。击球的过程应从抽球开始，然后截击、发球、过头。这个流程过后将重返赛场。初始阶段包括低速击球然后逐渐增加，从基线打触底球开始。球应该直接发到运动员的腰部高度。这应该是一个中立位，膝关节应该是放松的，身体随着击球而转动。有一个好的力线是重点。与此同时，有一名专业技术人员参与技术分析和纠正错误很有帮助。也应训练压低球。第 2 阶段继续重复第 1 阶段的训练，但要使用比赛用球。下一阶段由一些对打抽球组成，运动员每 2~3 组对打休息一会儿，直到可完成 50~60 次击球。下一步是增加一些截击球。发球是下一阶段，应从泡沫球开始。运动员应在很好的热身之后从 10 次简单的发球开始。他/她然后开始组成一个击球组，增加两人之间的距离，减少休息时间。也应增加过头击球训练，从简单的开始，然后逐渐增加强度。

要点与陷阱

- 髋关节撞击症术后关节活动度的增加必须由软组织进展来调整。因此，在进行高强度的运动之前，必须进行神经肌肉模式和力量的训练。
- 牢记髋部、腰椎、胸椎和肩部之间的位置关系很重要。在康复过程中，这些代偿模式必须被重视和再学习。
- 为了防止对软组织产生刺激和延长恢复时间，重要的阶段完成时，应进行活动的功能性进展。
- 良好的核心稳定性为髋部提供了一个稳定的基础，同时也可以提高整个运动链的力传导效率。当运动员进展到后面的运动时，应注意运动变量的控制，包括运动量和强度。

总结

髋关节损伤后重返赛场应以功能性进展为基础，而不是以时间为基础。核心力量和耐力的建立至关重要。运动员必须遵循循序渐进的原则，以减少进一步损伤的可能性并延长运动生涯。尽管恢复了合适的力量，运动员也必须一如既往地坚持维持性训练，即使他/她已经重返赛场了。

（李春宝 王宁 徐峰 韩雪 译）

参考文献

1. Kibler B. Pathophysiology of throwing injuries: the kinetic chain. In: Dines JS, Altchek DW, Andrews J, ElAttrache NS, Wilk KE, Yocum LA, eds. *Sports Medicine of Baseball*. Philadelphia, PA: Wolter Kluwer Health; 2012:30-36.
2. Akuthota V, Nadler SF. Core strengthening. *Arch Phys Med Rehabil*. 2004;85(3 Suppl 1):S86-S92.
3. Zazulak B, Cholewicki J, Reeves NP. Neuromuscular control of trunk stability: clinical implications for sports injury prevention. *J Am Acad Orthop Surg*. 2008;16:497-505.
4. McGill SM, Childs A, Liebenson C. Endurance times for low back stabilization exercises: clinical targets for testing and training from a normal database. *Arch Phys Med Rehabil*. 1999;80:941-944.
5. Sato K, Mokha M. Does core strength training influence running kinetics, lower-extremity stability, and 5000-M performance in runners? *J Strength Cond Res*. 2009;23(1):133-140.

6. Saeterbakken AH, van den Tillaar R, Seiler S. Effect of core stability training on throwing velocity in female handball players. *J Strength Cond Res.* 2011;25(3):712-718.
7. Butcher SJ, Craven BR, Chilibeck PD, Spink KS, Grona SL, Sprigings EJ. The effect of trunk stability on vertical takeoff velocity. *J Orthop Sports Phys Ther.* 2007;37:223-231.
8. Willson JD, Dougherty CP, Ireland ML, Davis IM. Core stability and its relationship to lower extremity function and injury. *J Am Acad Orthop Surg.* 2005;13:316-325.
9. Leetun DT, Ireland ML, Willson JD, Ballantyne BT, Davis IM. Core stability measures as risk factors for lower extremity injury in athletes. *Med Sci Sports Exerc.* 2004;36:926-934.
10. Nadler SF, Malanga GA, Bartoli LA, Feinberg JH, Prybicien M, Deprince M. Hip muscle imbalance and low back pain in athletes: influence of core strengthening. *Med Sci Sports Exerc.* 2002;34:9-16.
11. Murray R, Bohannon R, Tiberio D, Dewberry M, Zannotti C. Pelvifemoral rhythm during unilateral hip flexion in standing. *Clin Biomech.* 2002;17:147-151.
12. Tan S, Cao L, Schoenfisch W, Wang J. Investigation of core muscle function through electromyography activities in healthy young men. *J Exer Physiology.* 2013;16:45-52.
13. Ekstrom RA, Donatelli RA, Carp KC. Electromyographic analysis of core trunk, hip, and thigh muscles during 9 rehabilitation exercises. *J Orthop Sports Phys Ther.* 2007;37:754-762.
14. Shinkle J, Nesser TW, Demchak TJ, McMannus DM. Effect of core strength on the measure of power in the extremities. *J Strength Cond Res.* 2012;26:373-380.
15. Moreside JM, McGill SM. Improvements in hip flexibility do not transfer to mobility in functional movement patterns. *J Strength Cond Res.* 2013;27:2635-2643.
16. Engelen-van Melick N, van Cingel RE, Tijssen MP, Nijhuis-van der Sanden MW. Assessment of functional performance after anterior cruciate ligament reconstruction: a systematic review of measurement procedures. *Knee Surg Sports Traumotol Arthrosc.* 2013;21:869-879.
17. Wahoff M, Ryan M. Rehabilitation after hip femoroacetabular impingement arthroscopy. *Clin Sports Med.* 2011;30(2):463-482.
18. Reid A, Birmingham TB, Stratford PW, Alcock GK, Giffin JR. Hop testing provides a reliable and valid outcome measure during rehabilitation after anterior cruciate ligament reconstruction. *Phys Ther.* 2007;87:337-349.
19. Ageberg E. Consequences of a ligament injury on neuromuscular function and relevance to rehabilitation: using the anterior cruciate ligament-injured knee as model. *J Electromyogr Kinesiol.* 2002;12:205-212.
20. Lautamies R, Harilainen A, Kettunen J, Sandelin J, Kujala UM. Isokinetic quadriceps and hamstring muscle strength and knee function 5 years after anterior cruciate ligament reconstruction: comparison between bone-patellar tendon-bone and hamstring tendon autografts. *Knee Surg Sports Traumatol Arthrosc.* 2008;16(11):1009-1016.
21. Laxdal G, Sernert N, Ejerhed L, Karlsson J, Karus JT. A prospective comparison of bone-patellar tendon-bone and hamstring tendon grafts for anterior cruciate ligament reconstruction in male patients. *Knee Surg Sports Traumatol Arthrosc.* 2007;15(2):115–125.
22. Orchard J, Best TM, Verrall GM. Return to play following muscle strains. *Clin J Sport Med.* 2005;15:436-441.
23. Jacobs C, Mattacola C. Sex differences in eccentric hip-abductor strength and knee-joint kinematics when landing from a jump. *J Sport Rehab.* 2005;14:346-355.
24. Besier TF, Lloyd DG, Ackland TR. Muscle activation strategies at the knee during running and cutting maneuvers. *Med Sci Sport Exer.* 2003;35(1):119-127.
25. Yu B, Lin CF, Garrett WE. Lower extremity biomechanics during the landing of a stop-jump task. *Clin Biomech.* 2006;21:297-305.
26. Powers CM. The influence of abnormal hip mechanics on knee injury: a biomechanical perspective. *J Ortho Sports Phys Ther.* 2010;40(2):42-51.
27. Herman DC, Weinhold PS, Gushiewicz KM, Garrett WE, Yu B, Padua DA. The effects of strength training on the lower extremity biomechanics of female recreational athletes during a stop-jump task. *Am J Sports Med.* 2008;36(4):733-740.
28. Imwalle LF, Myer GD, Ford KR, Hewett TE. Relationship between hip and knee kinematics in athletic women during cutting maneuvers: a possible link to noncontact anterior cruciate ligament injury and prevention. *J Strength Cond Res.* 2009;23(8):2223-2230.
29. Houck JR, Duncan A, De Haven KE. Comparison of frontal plane trunk kinematics and hip and knee moments during anticipated and unanticipated walking and side step cutting tasks. *Gait Posture.* 2006;24:314-322.
30. McLean SG, Huang X, van den Bogert AJ. Association between lower extremity posture at contact and peak knee valgus moment during sidestepping: implications for ACL injury. *Clin Biomech (Bristol, Avon).* 2005;20(8):863-870.
31. Neptune RR, Wright IC, van den Bogert AJ. Muscle coordination and function during cutting movements. *Med Sci Sports Exerc.* 1999;31(2):294-302.
32. Chappell JD, Limpisvasti O. Effect of a neuromuscular training program on the kinetics and kinematics of jumping tasks. *Am J Sports Med.* 2008;36(6):1081-1086.
33. Popovich JM, Kulig K. Lumbopelvic landing kinematics and EMG in women with contrasting hip strength

accepted. *Med Sci Sport Exer.* 2012;44(1):146-153.

34. Philippon MJ, Decker MJ, Giphart JE, Torry MR, Wahoff MS, LaPrade RF. Rehabilitation exercise progression for the gluteus medius muscle with consideration for iliopsoas. Am J Sports Med. 2011;39(8):1777-1185.
35. Moreno E. Developing quickness—part 2. *Strength Cond J.* 1995;17:38-39.
36. Baechle TR, Earle RW. *Essentials of Strength and Conditioning.* Champaign, IL: Human Kinetics; 2008.
37. Jeffreys I. Motor learning—applications for agility, part 1. *Strength Cond J.* 2006;28:72–76.
38. Correa TA, Crossley KM, Kim HJ, Pandy MG. Contributions of individual muscles to hip joint contact force in normal walking. *J Biomech.* 2010;43(8):1618-1622.
39. Willy RW, Davis IS. The effect of a hip strengthening program on mechanics during running and during a single-leg squat. *J Orthop Sports Phys Ther.* 2011;41(9):625-632.
40. Ferber R, Noehren B, Hamill J, Davis IS. Competitive female runners with a history of iliotibial band syndrome demonstrate atypical hip and knee kinematics. *J Orthop Sports Phys Ther.* 2010;40(2):52-58.
41. Tyler TF, Slattery AA. Rehabilitation of the hip following sports injury. *Clin Sports Med.* 2010;29(1):107-126.
42. Schache AG, Dorn TW, Blanch PD, Brown NA, Pandy MG. Mechanics of the human hamstring muscles during sprinting. *Med Sci Sports Exerc.* 2012 ;44(4):647-658.
43. Lewis CL, Sahrmann SA, Moran DW. Anterior hip joint force increase with hip extension, decreased gluteal force, or decreased iliopsoas force. *J Biomech.* 2007;40(16):3725-3731.
44. Paluska SA. An overview of hip injuries in running. *Sports Med.* 2005;35(11):991-1014.
45. Galloway J. *Galloway's Book on Running.* 2nd ed. Bolinas, CA: Shelter Publications; 2002.
46. Higdon H. *Hal Higdon's Smart Running.* Emmaus, PA: Rodale Press, Inc.; 1998.
47. Myers JB, Laudner KG, Pasquale MR, Bradley JP, Lephart SM. Glenohumeral range of motion deficits of posterior shoulder tightness in throwers with pathologic internal impingement. *Am J Sports Med.* 2006;34(3):385-391.
48. Kivlan B, Martin RR, Martin HD, Kelly, BT. Hip injuries in baseball. In: Dines JS, Altchek DW, Andrews J, ElAttrache NS, Wilk KE, Yocum LA, eds. *Sports Medicine of Baseball.* Philadelphia, PA: Wolters Kluwer Health; 2012:317-325.
49. Philippon MJ, Weiss DR, Kuppersmith DA, Briggs KK, Hay CJ. Arthroscopic labral repair and treatment of femoroacetabular impingement in professional hockey players. *Am J Sports Med.* 2010;38(1):99-104.
50. Edelstein J, Ranawat A, Enseki KR, Yun RJ, Draovitch P. Post-operative guidelines following hip arthroscopy. *Curr Rev Musculoskelet Med.* 2012;5(1):15-23.
51. Enseki KR, Draovitch P. Rehabilitation for hip arthroscopy. *Oper Tech Orthop.* 2010;(20):278-281.
52. Bizzini M, Notzli HP, Maffiuletti NA. Femoroacetabular impingement in professional ice hockey players. *Am J of Sports Med.* 2007;35(11):1955-1959.
53. Tyler TF, Nicholas SJ, Campbell RJ, McHugh MP. The association of hip strength and flexibility with the incidence of adductor muscle strains in professional ice hockey players. *Am J Sports Med.* 2001;29(2):124-128.
54. Vescovi JD, Brown TD, Murray TM. Descriptive characteristics of NCAA Division I women lacrosse players. *J Sci Med Sport.* 2007;10(5):334-340.
55. Wollin M, Lovell G. Osteitis pubis in four young football players: a case series demonstrating successful rehabilitation. *Phys Ther Sport.* 2006;7:153-160.
56. Perry AC, Wang X, Feldman BB, Ruth T, Signorile J. Can laboratory-based tennis profiles predict field tests of tennis performance? *J Strength Cond Res.* 2004;18:136-143.
57. Fernandez J, Mendez-Villanueva A, Pluim BM. Intensity of tennis match play. *Br J Sports Med.* 2006;40(5):387-391.

第 18 章 重返运动的结果

Asheesh Bedi, Jack G. Skendzel, Karen K. Briggs, Eilish O' Sullivan, Marc J. Philippon

近年来,FAI 被认为是导致年轻运动员髋关节疼痛、运动范围减小和运动表现下降的重要原因之一,且 FAI 也是造成非发育不良性髋关节退行性变化的主要原因之一[1-3]。Ganz 及其同事[4]首先描述了股骨近端和髋臼的解剖异常与盂唇和关节软骨损伤相关。未经处理的潜在骨性畸形以及软骨和唇部病变常会导致临床和功能评分受损以及 FAI 手术治疗失败[5]。参与剧烈运动的运动员会在髋关节处产生重复的高应力。那些髋关节解剖异常的个体,如股骨头颈偏心距减小或局灶性髋臼后倾,可能会由于体育活动导致髋关节疼痛、功能改变和过早的退行性改变,从而造成盂唇和关节软骨产生累积性损伤。

许多运动员可能面临发展成 FAI 和腹股沟疼痛的风险,包括冰球、美式橄榄球、足球、棒球、英式橄榄球、武术、舞蹈和高尔夫球运动员等[6-11]。Philippon 和 Schenker 报道,在 2000 年 9 月至 2005 年 4 月间,接受髋关节镜检查的职业运动员和奥运会水平的运动员中有 36%需要对 FAI 病损进行相应的减压术处理[12]。Byrd 和 Jones[5]报道,盂唇病变是最常见的髋关节内病变类型, 在接受过髋关节镜的运动员中有 61%呈现出相应病变。然而不幸的是,出现持续性腹股沟疼痛以及 FAI 的临床和影像学表现的运动员经常被不恰当地治疗,并且被诊断为软组织损伤而不是关节内病变[13]。在一篇报道中,在髋关节被正确识别为疼痛来源之前,多达 60%的由于髋部疼痛而接受髋关节镜手术治疗的运动员术后平均接受治疗 7 个月[5]。这类损伤的漏诊所产生的影响是巨大的,包括对盂唇和关节软骨的永久性损伤、错过比赛时间、经济损失以及发生骨关节炎的风险增加等。

FAI 和相关的腹股沟疼痛对运动员及其恢复到之前的运动水平具有重大影响。Feeley 及其同事[13]在 1997—2006 年间研究了 NFL 运动员的髋关节损伤,报道显示关节内髋关节病变的诊断十分困难, 且这种类型的损伤常与内收肌和股直肌拉伤同时发生,即所谓的“髋关节运动三联征”。此外,目前研究中关节内损伤仅占所有髋关节损伤的 5%,但它是比赛时间丢失最多的原因。因此,值得提醒的是,一旦 FAI 得到诊断,运动员应立即得到恰当的治疗。

有几种手术方式可以用来治疗运动员的 FAI 损伤。开放的外科脱位[14,15]以及关节镜手术[9-11,16-18]已显示出良好的术后结果并能让运动员返回赛场。解决髋臼撞击的可行技术包括对盂唇进行清理,使撞击边缘消退,或根据损伤形态进行重新固定。股骨的骨软骨成形术可以解决凸轮畸形和股骨头颈部偏心距减小的问题,关节镜清理术或微骨折可以解决软骨缺损的问题。关节镜手术解决 FAI 的主要益处包括通过更有限的手术切口来减少术后并发症,相应可能能提高高水平运动员返回职业运动的概率[9]。然而,在 Naal 及其同事最近对 22 名职业运动员进行 FAI 开放性外科脱位入路手术后的回顾性调查中[19],他们术后随访发现平均 3.8 年的时间,96%的运动员仍能在职业运动中保持活跃。这些结果表明,良好的开放性手术和关节镜手术均可以使患有 FAI 的运动员成功恢复到伤前的活动水平。

本章回顾了目前关于运动员 FAI 髋关节镜术后的相关报道结果以及这类运动员返回高水平体育运动的概率。最近的证据表明,针对运动员 FAI 的手术技术可以成功地使运动员恢复到高水平运动状态,但我们未来仍需要更多的工作来确定长期结果以及手术干预对 FAI 自然病程的影响。此外,FAI 非手术治疗的疗效目前仍不明确。目前我们的目标是识别那些可能从外科手术中受益的“处于危险中”的运动员,通过相应外科手术,处理导致运动员运动能力下降的相关症状,并且阻止对髋臼盂唇和关节软骨造成不良后果的病程进展。

FAI 关节镜手术后的结果

一些研究者报道了关节镜(表 18-1)和开放性手术(表 18-2)处理 FAI 和盂唇撕裂后相关运动员重返赛场的结果。

Byrd 和 Jones[18]报道了连续 200 名运动员的 FAI 关节镜术后的随访结果,最少随访 1 年。所有患者都有持续性髋关节疼痛,并降低了他们参加运动的能力。此外,这些患者的影像学结果提示疼痛来源位于关节内,并且通过一段时间的运动修正并未得到改善。他们对所有 200 名患者均进行了随访,其中包括 23 名职业运动员、56 名校际运动员、24 名高中运动员和 97 名业余运动员,随访平均时间为术后 19 个月。这些运动员当中大部分是业余跑步运动者。而在高水平运动员中,有 18 名美式橄榄球运动员、10 名足球运动员、11 名棒球运动员以及 8 名篮球运动员。在这个队列中,89%的人有盂唇撕裂、96%的人有髋臼关节软骨磨损、88%的人呈现出 TönnisⅢ级或Ⅳ级改变,所有患者的 mHHS 中位数从术前的 72 分改善至术后的 96 分($P<0.001$)。对于获得 2 年随访的 116 名运动员,中位 mHHS 评分更是改善了 21 分,提高到术后的 96 分。最后,他们当中有 181 名运动员(90%)能够恢复到术前的活动水平,其中包括 95%的参加职业体育运动的运动员和 95%的参加大学生比赛的运动员。

大多数运动员都有软骨损伤,但临床结果良好,大多数运动员能够恢复到之前的活动水平。然而作者警示,mHHS 在评估高水平运动员方面的作用有限,并且可能对这一优秀运动人群的轻微功能障碍的评判缺乏敏感性。最后提出软骨损伤的频率也是值得关注

表 18-1 关节镜治疗 FAI 后运动员返赛情况的研究总结

研究者	髋关节数目	平均年龄	平均随访时间	临床结果评分	手术类型	平均提高的髋关节评分分数	返回赛场的情况	备注
Byrd 和 Jones[5]	200	28.6 岁	最少1年，平均19个月	mHHS	股骨成形术、髋臼成形术、联合手术	20.5 分	95%的职业运动员、85%的校际运动员	5 例暂时性神经障碍(全部解决)
Nho 等[10]	47	22.8 岁	27 个月	mHHS、HOS	边缘修整/盂唇重新固定对清理/骨软骨成形术	20 分(mHHS)、12.6 分(HOS)	79%在平均 9.4 个月回到原来水平，73%需要 2 年 f/u	1 例进行了关节镜翻修，5 例无法重返比赛
Singh 和 O'Donnell[11]	24	22 岁	22 个月	mHHS、NAHS	边缘修整/盂唇修复、股骨颈骨成形术，微骨折术、切除髋臼骨赘	mHHS：在 1 年时提高了 8 分，4 年时提高了 10 分 NAHS：4 年提高了 15 分	23 例返回了顶尖水平的足球队	1 名运动员因严重的软骨磨损/骨关节炎被建议退役
Byrd 和 Jones[18]	15	31.7 岁	10 年	mHHS	清理术	45 分	87%恢复了原来的运动水平	5 例在术后平均 73 个月内进行了 THA
Philippon 等[9]	16	15 岁	1.36 年	mHHS、HOS-ADL	边缘修整/盂唇重新固定对清理、股骨骨成形术	35 分(mHHS)、36 分(HOS-ADL)	所有患者均返回了他们自身期待的运动中	11 例患者实施了髋臼软骨成形术，9 例患者实施了股骨头软骨成形术
Philippon 等[16]	45	31 岁	1.6 年	—	边缘修整/盂唇重新固定对清理/微骨折术/骨软骨成形术	—	93%返回了职业赛场	在术后平均 1.6 年里 78%的患者仍然保持了职业运动员水平
Guanche 和 Sikka[21]	8	36 岁	14 个月	WOMAC	盂唇/软骨/圆韧带的清理术	—	所有患者均恢复到了受伤前的跑步状态	平均术后 WOMAC：94

（待续）

表 18-1 关节镜治疗 FAI 后运动员返赛情况的研究总结(续)

研究者	髋关节数目	平均年龄	平均随访时间	临床结果评分	手术类型	平均提高的髋关节评分分数	返回赛场的情况	备注
McCarthy 等[8]	13	24 岁	18 个月	—	盂唇清理术	—	10 例患者全部返回赛场	无并发症
Boykin 等[22]	21	18.5 岁	8 个月	—	盂唇清理术、联合手术	—	56%重新回归划船运动	2 例患者进行了关节镜翻修
Boykin 等[23]	23	28 岁	41.4 个月	MHHS、HOS、SF-12	髂胫束自体移植物进行盂唇重建、联合手术	16.4 分(mHHS)、8.6 分(HOS-ADL)、20.8 分(HOS 运动状态)、7 分(SF-12 躯体评分)、5 分(SF-12 精神评分)	18/21 返回了赛场，81%恢复了原来的运动状态或更好	2 例因盂唇关节囊粘连处松解进行了翻修(分别在 8 个月和 25 个月时),2 例行 THA,1 例无法重返赛场
McDonald 等[24]	39	30.1 岁	2 年	—	微骨折术、联合手术	运动表现的数据	77%返回赛场	无并发症
McDonald 等[26]	17	31 岁	手术后的第 1 个季度	—	微骨折术、联合手术	运动表现数据的收集	82%重返赛场,11/17 恢复了原来的运动水平,在运动表现数据方面与对照组无显著差异	无并发症

mHHS:改良 Harris 髋关节评分;HOS:髋关节结果评分;WOMAC:西安大略和麦克马斯特大学骨关节炎指数;SF-12:简化版 SF-12 量表;NAHS:髋关节非骨关节炎评分;THA:全髋置换术;ADL:日常活动能力;f/u:随访。

表 18-2 FAI 患者开放性手术后重返赛场情况的研究总结

研究者	髋关节数目	平均年龄	平均随访时间	临床结果评分	手术类型	平均提高的髋关节评分分数	返回赛场的情况	备注
Naal 等[9]	22 例患者，30 例髋关节	19.7 岁	45 个月	SF-12、HOS、UCLA、HSAS	边缘修整和盂唇重新固定、软骨成形术、股骨骨软骨成形术	—	21 例继续参加专业比赛，88%的患者在 2 年的随访期间仍然保持着术前的运动状态	微骨折手术对术后结果没有显著影响
Bizzini 等[14]	5	21.4 岁	2.7 年	髋关节活动范围、髋关节核心肌群力量、返回赛场所需时间	开放性髋关节外科脱位和边缘修整/盂唇修复、股骨骨成形术	—	3 例恢复了瑞士职业联赛资格，2 例未恢复术前的运动水平	足球守门员和其他领域的运动员的术后结果没有显著差异
Naal 等[27]	192 例髋关节	30 岁	59.4 个月	WOMAC、HOS、SF-12、PCS、MCS、UCLA、HSAS	盂唇再固定对清理对部分切除，在所有患者中均行骨软骨成形术	—	84.9% 重返赛场，60.3%主观上觉得术后他们的运动能力有所提高	男性的 HSAS 和 UCLA 评分显著增高，并且他们有更多人觉得自己术后的运动能力较之前有所退化
Novais 等[31]	29	17 岁	1.8 年	UCLA、WOMAC	在所有病例中均行股骨头和颈部的骨软骨成形术、联合手术	1 分(UCLA)、1.5 分(WOMAC-疼痛)	50%较术前运动能力提高，30%术后的 UCLA 评分为该项评分的最大值	3 例患者术后运动能力显著下降，其中有 2 例患者在手术时发现有髋臼软骨损伤，Beck 分级达 V 级

UCLA：加州大学洛杉矶活动评分；HSAS：髋关节体育活动评分；HOS：髋关节结果评分；SF-12：简化版 SF-12 量表；WOMAC：西安大略和麦克马斯特大学骨关节炎指数；PCS：躯体成分量表；MCS：精神成分量表。

的，并强调了早期发现和识别高危运动员的重要性，以避免对关节内结构造成不可逆的二次损伤。

Byrd 和 Jones[20]还发表了对 15 名运动员进行的前瞻性分析的结果，这 15 名运动员均因在运动过程中发生疼痛而接受了髋关节镜手术治疗。所有患者均进行了 120 个月(10 年)的随访。他们进行的运动中最常见的运动包括足球(3)、网球(3)、篮球(2)和高尔夫球(2)。运动水平分级包括 9 名业余运动者、4 名高中运动员和 2 名校际奖学金运动员。在随访过程中，中位 mHHS 改善 45 分，13 例患者(87%)成功恢复到以前的运动水平的时间中位数为 3 个月。在整个研究过程中，有 5 例关节炎患者(33%)在平均术后 6 年最终进行了全髋关节置换术。

Nho 及其同事[10]报道了各种类型高水平运动员的临床结果，这些运动员均接受关节镜下 FAI 治疗，且随访至少 1 年。该研究包括 47 名参加过不同级别比赛(中学、大学代表队或专业队)的运动员，平均随访 27 个月。其中 33 位完成随访，并在手术后 6 个月、1 年和 2 年按要求完成了 mHHS 和髋关节结果评分(HOS)。这些运动员参加了冰球(11)、足球(7)、棒球(6)和其他几项运动。在关节镜检查期间，几乎所有患者(46/47，97.9%)都表现出盂唇损伤，47 例患者均显示出盂唇软骨交界处软骨的分层损伤。根据每位患者的病变情况，手术治疗包括通过盂唇清理或再固定术使髋臼后倾区域的相应撞击部位消退、滑膜切除术、韧带撕裂清理术和股骨骨软骨成形术等。术后 mHHS 的平均评分从术前的 68.6 分提高到 88.5 分。此外，HOS 评分从术前平均 78.8 分改善到术后平均 91.4 分。33 名球员中有 26 名能够重返比赛，平均时间为 9.4 个月。几乎所有人(92.3%)都回到了术前同样的运动水平。在术后 2 年随访中，24 例(73%)仍处于之前的运动水平。有 5 例患者由于持续性髋关节疼痛而无法重返比赛。总的来说，该研究表明各级别运动员都有较高的概率重返赛场，包括职业运动员(83%)、高中运动员(90%)和大学运动员(59%)。这项研究存在局限性，包括随访率为 70%，但这项研究还是阐明了对于一些运动项目的优秀运动员，在进行髋关节镜术后返回赛场的概率方面具有一定的可预测性。

McCarthy 及其同事[8]评估了因髋臼盂唇撕裂而行髋关节镜手术的 10 名优秀运动员共 13 例髋关节，平均随访 18 个月。10 名优秀运动员中有 7 名职业冰球运动员、1 名足球运动员、1 名棒球运动员和 1 名高尔夫球运动员。所有患者都伴有前上部位盂唇撕裂，并进行了该部位的清理，其中有 2 例同时有前后部位盂唇撕裂的患者也进行了盂唇的清理。手术后 13 例中有 12 例(92%)获得良好或优秀的结果，只有 1 例患者出现反复症状。然而，该研究的局限性是随访时间相对较短，以及研究中的治疗仅对软骨和盂唇病变进行处理而未对下方的骨性畸形进行相关处理。

Philippon 及其同事[9]报道了关节镜下处理有症状的 FAI，共 45 名专业运动员，平均随访 1.6 年。研究者还评估了每名运动员能够重返赛场的可能性。其中有 11 名在之前有过髋关节镜单纯治疗盂唇和软骨病变的病史。在关节镜手术中，22 例患者经历了凸轮病变减压，3 例患者经历了局灶性边缘撞击病灶的治疗，21 例患者进行了混合性股骨和髋臼畸形的相关治疗。所有患者均有盂唇撕裂，其中 25 例使用缝合锚钉进行了盂唇再固定术,12例修复了实质内部的撕裂。仅有5例患者进行了盂唇清理术。由于之前手术的原因,2例患者要由于全部盂唇缺失需要进行髂胫束自体移植。21例患者(47%)存在局灶性髋臼关节软骨Tönnis Ⅳ级改变,14例进行了微骨折处理,5例患者采用热软骨成形术处理。总的来说,有42名运动员(93%)能够重返职业运动。有3例患者无法返回赛场,这3名运动员在关节镜检查时均出现弥漫性骨关节炎改变,还有5名运动员需要再次手术。在进行术后平均1.6年的随访过程中,有35人(78%)在他们的职业生涯中保持活跃,因此作者也得出结论:专业运动员能够在FAI关节镜手术后重新返回赛场。与其他研究相同,骨关节炎的存在是临床预后不良以及影响运动员重新返回赛场的不良预后因素[20]。该研究中有1例患者是高级职业高尔夫球手协会(PGA)球员,存在弥漫性骨关节炎,但仍恢复到专业水平,这表明也许一项低强度的运动可能对运动员要求会低一些。尽管运动员存在显著的软骨损伤,仍能允许在一段时间后重返体育运动。

Guanche和Sikka[21]报道了8名高水平跑步运动员,他们均主诉非外伤性髋关节疼痛,随后他们都接受了髋关节镜手术治疗,并在没有应力性骨折的情况下对盂唇撕裂进行了清理。所有运动员均进行了前上部分盂唇撕裂清理术。其中有6例患者接受了髋臼软骨病变清理术。在该项研究中研究者没有对骨性畸形进行骨软骨成形术治疗。西安大略和麦克马斯特大学骨关节炎指数(WOMAC)未在术前进行测量,但在平均进行了14个月的随访后,评分平均值为94分,并且所有患者均恢复到了受伤前的水平。这项研究的局限性是其随访持续时间短暂,这会影响对未能解决的潜在骨性畸形产生撞击导致失败的评估能力。

Boykin等[22]对盂唇损伤并通过髋关节镜手术重返赛场的赛艇运动员进行了检验。确诊的运动员(18名,21例髋)中,85%接受了髋关节镜检查,平均年龄为18.5岁(14~23岁),主要是女性(85%)。在进行髋关节镜检查的18名运动员中,有11名进行了单独盂唇清理术,1名进行了髋臼软骨成形术和盂唇清理术,2名进行了盂唇清理术和股骨头颈处的骨软骨成形术,1名进行了盂唇修复和股骨头颈骨软骨成形术,3名进行了盂唇清理术、股骨头颈骨软骨成形术和髋臼缘修整。在这些患者中,在平均8个月的随访(3~25个月)中,只有56%的患者在手术后返回了赛艇赛场,33%未返回,11%的患者未获得其是否返回赛场的相关信息。2例患者需要翻修(1例6个月,另1例18个月),其中包括再次盂唇清理术和滑膜切除术。这2例患者在翻修手术后都返回了赛艇运动。作者推测,运动中所需的反复过度屈曲状态(在某些情况下加上内旋)可能使该类运动员受伤后难以重返赛场,这也导致了该项运动比其他运动的重返赛场率更低。该项研究的局限性是随访时间较短。

Boykin等回顾了优秀运动员关节镜下髋关节盂唇重建后前瞻性研究的结果[23]。这里的优秀运动员包括奥运选手、为职业球队效力的运动员,或将运动员作为他们主要工作和收入来源的人。Boykin等在21名优秀运动员中确定了23例髋,平均年龄为28岁,平均随访41.4个月(20~74个月)。所有患者均进行了股骨和髋臼的骨成形手术,其中23例髋中有9例髋关节进行了微骨折术。临床评估包括mHHS、HOS和SF-12以及一个满分为 10 分的患者满意度量表。对于那些不适合修复的极小盂唇,最终在术中决定进行盂唇重建。同侧髂胫束移植物用于盂唇重建,并且必要时进行其他相关手术,如股骨头颈部骨成形术和(或)髋臼缘修整,以及对软骨 Outerbridge Ⅳ级病变处进行微骨折术。患者从受伤到手术的时间平均为 21.9 个月。该组由 21 名运动员(23 例髋)组成,其中包括 7 名职业英式足球运动员、5 名职业曲棍球运动员、4 名职业美式足球运动员、2 名奥运滑雪运动员、1 名职业篮球运动员和 1 名奥运滑冰运动员。23 例患者中有 11 例曾有同侧手术史,其中有 10 例进行的是关节镜手术。2 例患者需要翻修进行关节囊的粘连松解手术,1 例是术后 8 个月时(同时还进行了微骨折术以及进一步股骨头颈减压手术),另 1 例是术后 25 个月时进行的手术。术后 21 名运动员中有 18 名返回职业运动,81%的运动员回到以前的水平或更好,但有 3 名患者没有重返赛场。其中 2 名进行了关节置换术,1 名退役。此项研究平均随访 41.4 个月,患者满意度良好,临床评分结果也有所改善。

McDonald 等[24]检验了在经历髋关节镜微骨折手术后优秀运动员回归赛场的情况。在该项研究中,有 39 名男运动员符合纳入标准,并接受髋关节镜微骨折 Outerbridge Ⅳ级的软骨缺损治疗。这些运动员与另一组行髋关节镜手术但未进行微骨折的 94 例髋关节进行比较。所有研究对象的平均年龄为 30.3 岁,运动员在术后平均停赛 10.1 个月。这些运动员包括美式足球、曲棍球、英式足球、高尔夫球、棒球和网球运动员。重返赛场的运动员平均随访时间为 3 年(2~12 年)。在接受髋关节镜微骨折治疗的患者中,30 名运动员接受了髋臼侧的微骨折治疗,5 名接受了股骨头侧的微骨折治疗,4 名运动员在关节两侧均进行了微骨折治疗。微骨折组有 77%的运动员在手术后返回赛场,然而对照组有 84%的运动员返回了赛场。在手术后的这一赛季,微骨折组 93%的运动员在关节镜检查后返回了赛场(对照组为 94%)。在手术后参加赛季数量上,微骨折组和对照组无显著差异。该项研究也表明,身体接触性运动、多重病变或负重面上的损伤并未增加运动员无法返回赛场的风险。

冰球

FAI 被认为是冰球运动员髋部和腹股沟疼痛的常见原因[9,13]。最近,Stull 及其同事[25]描述了在冲刺开始时青少年冰球运动员的凸轮形态使得自身处于股骨颈对髋臼撞击的“危险状态”,重复性活动可能导致盂唇和关节软骨损伤。一些学者已经开始聚焦于冰球运动员重返赛场事宜。

Philippon 等[16]对 28 名专业的 NHL 运动员进行了回顾性研究,这些冰球运动员出现症状性髋关节疼痛,使得他们无法重返赛场。所有患者接受的非手术治疗均以失败告终,进行了关节镜下 FAI 治疗,包括髋臼撞击部位消退术、股骨颈骨成形术和盂唇重新固定术。从症状出现到关节镜手术的平均时间为 19 个月。然后跟踪球员以确定他们重返运动的能力,作者的评判将滑冰能力作为部分训练或冰球运动的判断标准。平均随访时间为 24 个月。影像学分析显示所有患者都有凸轮畸形的证据,85%有髋臼后倾的证据。在所有患者中,93%是混合型 FAI。1 名患者只有凸轮撞击病变,另 1 名患者只有钳夹样病变。所有参与者都在上方的象限中发生盂唇损伤并采取锚钉修复。所有球员在术后平均 3.8 个月回到专业冰球比赛中(滑冰/冰球训练),mHHS 评分从术前平均 70 分提高到术后的 95 分($P<0.001$)。患者满意度中位数为 10,范围为 5~10。最后作者指出,髋关节损伤后 1 年内接受手术的球员在 3 个月后可以恢复运动,而等待手术超过 1 年的球员在 4.1 个月后才能返回赛场。那些髋臼和股骨软骨缺损的患者与无退行性改变的患者相比,从受伤到手术的时间通常会更长(24 个月对 14 个月,$P<0.01$)。

McDonald 等[26]报道了 17 名专业冰球运动员关节镜治疗 FAI 和微骨折治疗软骨病变的相关结果,所有运动员都有 Outerbridge Ⅳ级软骨病变且都进行了盂唇和 FAI 的治疗。实验组与对照组进行了比较,在年龄、联盟赛季数、比赛场次、冰上时间、得分、扑救成功率以及射门次数方面没有统计学差异。患者平均年龄为 31 岁(23~37 岁)。82%的运动员在接受关节镜手术后重返比赛。术后,上述表现指标无统计学差异,然而,术后在比赛时间和得分方面出现了下降趋势。术前表现数据是在手术前 1 年进行收集的。他们的软骨病变的平均大小为 $119mm^2$($20\sim250mm^2$)。其中没有 1 例为单纯钳夹型撞击,5 例有单纯的凸轮样撞击,12 例有混合性撞击。其中 13 例行盂唇修复,2 例行盂唇重建,2 例行盂唇清理术。术后,17 名运动员中有 11 名恢复了之前的水平。另有 3 名运动员没能再返回赛场。作者的结论是,相关运动员在微骨折术后不仅可以返回赛场,而且可以恢复到之前运动的水平。

Bizzini 及其同事[14]报道了 5 名职业曲棍球运动员在 FAI 开放性外科脱位手术后的结果。所有患者均行髋关节脱位后的骨软骨成形术以及唇盂分离后再固定术。平均随访时间为 32 个月,结果包括恢复运动的时间计量、髋关节活动范围和核心肌肉力量的测量。术后髋关节活动范围的恢复时间平均为 10 周,而核心力量达到术前水平需平均 8 个月的时间。运动员平均 6.7 个月返回球队训练,并在术后平均 9.6 个月时被允许参加第一场比赛。最后,60%的运动员恢复了以前的运动水平,其中 3 名球员返回职业比赛赛场,而有 2 名运动员只能返回到小联盟的比赛。

开放性 FAI 手术

关于运动员 FAI 和相关盂唇损伤术后早期回归方面是使用关节镜还是开放性手术治疗目前尚无明确共识。有人提出,可能由于避免了外展肌的剥离和重新固定,关节镜造成的髋关节手术创伤相对较少,且术后康复时间也短于开放性外科脱位[16]。Philippon 等[9]表明,使用关节镜手术的运动员返回职业体育的概率较 Bizzini 等[14]报道的更高,但 Naal 及其同事[19]则认为这两种方法均有效,他们的报道包括接受开放性外科脱位的 14 名患 FAI 的职业冰球运动员,其中 96%的人在术后平均 3.8 年后能够保持专业运动状态。这表明如果通过精细的手术技术和良好的操作,开放性手术和关节镜下治疗 FAI 均可以成功地让高水平的运动员返回具有竞争性的比赛。

Naal 等[27]检验了开放式手术治疗 FAI 后患者的运动和活动水平。共纳入了 192 例髋关节(153 例患者),平均年龄为 30 岁(14~55 岁)。患者中男性占 59.5%,女性占 40.5%。192 例髋关节中有 26 例曾进行过手术,其中大部分(14 例)是关节镜下髋关节手术。术后平均随访 59.4 个月(24~90 个月)。使用的结果评分包括 WOMAC、HOS、SF-12、躯体和精神成分量表、加州大学洛杉矶活动评分(UCLA)以及髋关节体育活动评分(HSAS)。其中,103 例患者行盂唇重建术,53 例行清理术,14 例行部分盂唇切除术。所有髋关节均进行股骨颈骨软骨成形术。153 例患者中有 126 例定期参加体育运动,107 例在体育运动中表现活跃,最终体育运动返回率为 84.9%。主观上 75%的患者对手术后的运动能力感到满意,60.3%表示他们手术后有所改善。HSAS 和 UCLA 评分所显示的活动水平在男性患者中显著提高。作者的结论是,大多数接受髋关节外科脱位手术治疗的 FAI 患者能够返回运动,且大多数患者对术后的运动能力感到满意。

澳式足球

Singh 和 O'Donnell[11]回顾性研究了连续 24 名澳大利亚澳式足球联盟(AFL)的球员,他们都进行了髋关节镜手术,其原因是可疑的髋关节内病变和运动加重的腹股沟区疼痛。髋关节镜采用侧卧位,平均随访 22 个月(6~60 个月),并在术前和术后评估了患者的状况。其中有 4 例髋关节术后随访 2 年以上,5 例髋关节随访 3 年以上,3 例髋关节随访超过 4 年,1 例髋关节随访超过 5 年。19 例髋关节(70%)有关节内滑膜炎,9 例髋关节出现盂唇病变。在 25 例髋中存在软骨盂唇交界处的关节软骨损伤。在全层软骨损失达 $3cm^2$ 的 6 例髋关节中行微骨折手术治疗。在 22 例发生凸轮型病变的髋关节进行了股骨颈骨成形术。术前 mHHS 平均分为 86 分,术后 1 年提高为 94 分,2 年为 97 分,4 年为 96 分。所有球员满意度较高且表示如果需要可以再次进行手术。其中有 23 名球员回到顶级 AFL 足球赛,另 1 名球员由于在关节镜检查中观察到广泛的骨关节炎,因此被建议从专业足球中退役。还有 1 名球员在髋关节手术后 1 年因膝伤而退役。平均随访 22 个月内没有患者需要进行翻修手术。

英式足球

Saw 和 Villar[28]报道了 6 名有顽固性髋关节疼痛的专业足球运动员,他们接受了髋关节镜下盂唇损伤清理术。所有运动员都能够回忆起存在髋关节急性损伤的情况,但没有任何人出现股骨近端解剖异常或髋臼发育不良的影像学征象。在关节镜检查时,所有患者均发现前方创伤性纵型盂唇撕裂伴关节软骨缺损。所有不稳定的盂唇撕裂被切除以达到稳定的边缘,未对 FAI 进行其他额外的干预。术后所有患者均有症状改善,6 名运动员中有 5 名在手术后平均 12 个月返回职业足球赛场。最后作者的结论是,由于对专业运动员高强度的运动要求,尽管骨性结构正常,仍可能会出现唇部撕裂和关节软骨损伤。然而,短期的随访限制了本文结论,并且正常骨性结构的报道也有可能反映了对影像研究缺乏相应的敏感性。

青少年运动员

FAI 对青少年来说是公认的髋部疼痛来源。Sink 及其同事[29]报道了年龄在 18 岁以下的青少年的髋关节疼痛,他们都勤于体育运动或跳舞。他们在 43%的患者中发现了局灶性髋臼处病变的影像学证据,其中只有6%的病例发现了凸轮畸形病变。他们的研究结果强调需要对患有髋关节疼痛的青少年个体进行彻底的病史、体格检查和影像学分析,确定潜在病变,以便进行手术治疗缓解症状,并防止因忽视FAI而带来的有害影响。

Philippon及其同事[30]报道了16例16岁以下的青少年患者,他们因特发性FAI接受了髋关节镜检查。所有患者都有FAI临床和影像学发现,且进行了非手术治疗后仍有髋部疼痛。FAI的关节镜治疗包括针对凸轮畸形和偏心距减小的股骨头颈交接处的骨成形术,术中如果股骨近端骺板仍然开放,则行有限的骨成形术,使用髋臼边缘退缩术来解决髋臼局部后倾,并且使用盂唇清理术或缝合锚钉重新固定附着点的方法来治疗盂唇病变,Outerbridge Ⅰ~Ⅲ级关节软骨缺损采用软骨成形术治疗。平均随访时间为1.36年(1~2年),在随访期间平均mHHS提高了35分,平均患者满意度评分为9分(9~10分),满分10分。该研究足以确定任何潜在的显著差异,但那些因关节软骨病变而接受软骨成形术的青少年的结果评分有下降趋势。所有患者术后在各自的运动均恢复了积极表现。

Fabricant等[17]对27例(21名患者)19岁或以下接受髋关节镜手术治疗FAI的运动员髋关节进行了回顾性研究,这些患者都在学校或社区参与至少一项有组织的运动或活动。研究者收集了来自髋关节镜患者登记系统的结果数据。患者在手术前都有6个月的非手术治疗,包括改善活动、物理治疗和髋关节内皮质类固醇注射,但都有症状持续。本研究中主要根据损伤模式治疗各种盂唇病变,包括通过部分腰大肌肌腱延长来治疗前内侧盂唇的挫伤型损伤、清理磨损性盂唇损伤,以及对局灶性髋臼边缘撞击病灶通过髋臼缘的再固定进行减压手术。如果盂唇不稳定,则用缝线进行再固定以达到解剖修复。在所有凸轮畸形病例中进行了股骨头颈交界处的骨成形术。所有患者均在术后6个月、12个月和24个月进行评估,最少随访1年,平均随访1.5年(1~2.5年)。mHHS平均改善21分,所有患者术后髋关节功能正常或接近正常($P<0.001$)。与盂唇清理术相比,那些接受了盂唇再固定的患者总体mHHS较高,虽然在最近的随访中各组的评分相似。该研究表明,关于青少年FAI关节镜处理的短期结果令人鼓舞,但仍然需要长期数据。

Novais等[31]报道了青少年运动员开放手术治疗FAI的结果。他们前瞻性地收集了29例患者的数据进行回顾性分析。UCLA评分和自我报告的活动情况被用来筛选研究对象。用WOMAC疼痛分量表评估疼痛。这29例患者中男性20例,女性9例,平均年龄17岁(12.7~20.7例)。平均随访时间为1.8年(1~3.9年)。在这些患者中,48.2%患有继发于小儿髋部畸形的FAI,10例曾接受过髋部手术[包括4例使用螺钉固定的股骨头骨骺滑脱症(SCFE)]。在患有Legg-Calvé-Perthes病的5例患者中,3例进行了转子间截骨术,1例进行了支架,1例进行了大转子的骺骨干固定术。1例遗传性骨软骨瘤病患者先前有股骨近端骨软骨瘤切除史。通过髋关节外科脱位,所有病例均完成股骨头颈交界处骨软骨成形术,他们当中有10例患者完成了髋臼缘的修整和盂唇的重新固定,3例完成了股骨转子间截骨术,2例完成了髋臼微骨折术,3例患者股骨颈进行了一定的延长。术后患者的UCLA评分有轻微改善。31%的活动评分没有变化。WOMAC疼痛评分有显著改善,并且还发现手术后的 UCLA 评分与 WOMAC 疼痛评分呈负相关。在手术后活动度较低的 6 例患者中,3 例 UCLA 评分降低了 1 分,但在非常活跃的事件中保持定期参与(UCLA≥8),另 3 例活动能力显著降低(3 例中 2 例有 Beck V 级髋臼软骨损伤)。最后作者得出的结论是,接受 FAI 髋关节外科脱位手术的青少年可恢复以前的体育运动水平。

要点与陷阱

- 高水平运动员能够恢复到术前水平(或更好)。
- 就运动员返回赛场的比率而言,FAI 的开放性手术治疗确实提供了与关节镜下治疗相媲美的结果。
- 在髋关节镜手术治疗 FAI 的传统干预方法中,增加微骨折术不会显著改变结果。

总结

运动员的 FAI 可导致明显的腹股沟疼痛和不适的症状，从而影响功能以及运动表现。此外,反复发生的继发于 FAI 的微创伤会导致可以预见的软骨和盂唇损伤,从而可能加速骨关节炎病变的进展。如果通过仔细的病史、体格检查和影像学检查正确识别髋关节疼痛的病因机制,并通过手术干预适当纠正,许多研究表明,大多数运动员能够恢复到以前的运动水平,并且在中期随访期间可以达到良好的临床结果。严重的术前软骨损伤是独立于手术入路和畸形之外的,是影响重返赛场的能力与返回赛场前持续治疗时间的预后不良因素。未来我们的研究既需要完全阐明 FAI 手术矫正的有效性,也需要阐明软骨盂唇病变对 FAI 自然史和退行性改变的进展的影响,还需要弄清我们目前用于解决骨和软组织病变的手术入路的长期结果。

(夏军　黄钢勇　陈康明　译)

参考文献

1. Beck M, Kalhor M, Leunig M, Ganz R. Hip morphology influences the pattern of damage to the acetabular cartilage: femoroacetabular impingement as a cause of early osteoarthritis of the hip. *J Bone Joint Surg Br.* 2005;87(7):1012-1018.
2. Leunig M, Beck M, Woo A, Dora C, Kerboull M, Ganz R. Acetabular rim degeneration: a constant finding in the aged hip. *Clin Orthop Relat Res.* 2003;413:201-207.
3. McCarthy JC, Noble PC, Schuck MR, Wright J, Lee J. The Otto E. Aufranc Award: the role of labral lesions to development of early degenerative hip disease. *Clin Orthop Relat Res.* 2001;393:25-37.
4. Ganz R, Gill TJ, Gautier E, Ganz K, Krugel N, Berlemann U. Surgical dislocation of the adult hip a technique with full access to the femoral head and acetabulum without the risk of avascular necrosis. *J Bone Joint Surg Br.* 2001;83(8):1119-1124.
5. Byrd JW, Jones KS. Hip arthroscopy in athletes. *Clin Sports Med.* 2001;20(4):749-761.
6. Ellis HB, Briggs KK, Philippon MJ. Innovation in hip arthroscopy: is hip arthritis preventable in the athlete? *Br J Sports Med.* 2011;45(4):253-258.
7. Byrd JW, Jones KS. Prospective analysis of hip arthroscopy with 10-year followup. *Clin Orthop Relat Res.* 2010;468(3):741-746.

8. McCarthy J, Barsoum W, Puri L, Lee JA, Murphy S, Cooke P. The role of hip arthroscopy in the elite athlete. *Clin Orthop Relat Res.* 2003;406:71-74.
9. Philippon M, Schenker M, Briggs K, Kuppersmith D. Femoroacetabular impingement in 45 professional athletes: associated pathologies and return to sport following arthroscopic decompression. *Knee Surg Sports Traumatol Arthrosc.* 2007;15(7):908-914.
10. Nho SJ, Magennis EM, Singh CK, Kelly BT. Outcomes after the arthroscopic treatment of femoroacetabular impingement in a mixed group of high-level athletes. *Am J Sports Med.* 2011;39(Suppl):14S-19S.
11. Singh PJ, O'Donnell JM. The outcome of hip arthroscopy in Australian football league players: a review of 27 hips. *Arthroscopy.* 2010;26(6):743-749.
12. Philippon MJ, Schenker ML. Athletic hip injuries and capsular laxity. *Oper Tech Orthop.* 2005;15(3): 261-266.
13. Feeley BT, Powell JW, Muller MS, Barnes RP, Warren RF, Kelly BT. Hip injuries and labral tears in the National Football League. *Am J Sports Med.* 2008;36(11):2187-2195.
14. Bizzini M, Notzli HP, Maffiuletti NA. Femoroacetabular impingement in professional ice hockey players. *Am J Sports Med.* 2007;35(11):1955-1959.
15. Espinosa N, Rothenfluh DA, Beck M, Ganz R, Leunig M. Treatment of femoro-acetabular impingement: preliminary results of labral refixation. *J Bone Joint Surg Am.* 2006;88(5):925-935.
16. Philippon MJ, Weiss DR, Kuppersmith DA, Briggs KK, Hay CJ. Arthroscopic labral repair and treatment of femoroacetabular impingement in professional hockey players. *Am J Sports Med.* 2010;38(1):99-104.
17. Fabricant PD, Heyworth BE, Kelly BT. Hip arthroscopy improves symptoms associated with FAI in selected adolescent athletes. *Clin Orthop Relat Res.* 2012;470(1):261-269.
18. Byrd JW, Jones KS. Arthroscopic management of femoroacetabular impingement in athletes. *Am J Sports Med.* 2011;39(Suppl):7S-13S.
19. Naal FD, Miozzari HH, Wyss TF, Notzli HP. Surgical hip dislocation for the treatment of femoroacetabular impingement in high-level athletes. *Am J Sports Med.* 2011;39(3):544-550.
20. Byrd JW, Jones KS. Hip arthroscopy in athletes: 10-year follow-up. *Am J Sports Med.* 2009;37(11):2140-2143.
21. Guanche CA, Sikka RS. Acetabular labral tears with underlying chondromalacia: a possible association with high-level running. *Arthroscopy.* 2005;21(5):580-585.
22. Boykin RE, McFeely ED, Ackerman KE, Yen YM, Nasreddine A, Kocher MS. Labral injuries of the hip in rowers. *Clin Orthop Relat Res.* 2013;471:2517-2522.
23. Boykin RE, Patterson D, Briggs KA, Dee A, Philippon MJ. Results of arthroscopic labral reconstruction of the hip in elite athletes. *Am J Sports Med.* 2013;41(10):2296-2301.
24. McDonald JE, Herzog MM, Philippon MJ. Return to play after hip arthroscopy with microfracture in elite athletes. *Arthroscopy.* 2013;29(2):330-335.
25. Stull JD, Philippon MJ, LaPrade RF. "At-risk" positioning and hip biomechanics of the Peewee ice hockey sprint start. *Am J Sports Med.* 2011;39(Suppl):29S-35S.
26. McDonald JE, Herzog MH, Philippon MJ. Performance outcomes in professional hockey players following arthroscopic treatment of FAI and microfracture of the hip. *Knee Surg Sports Traumatol Arthrosc.* 2014;22:915-919.
27. Naal FD, Schar M, Miozzari HH, Notzli HP. Sports and activity levels after open surgical treatment of femoroacetabular impingement. *Am J Sports Med.* 2014;42(7):1690-1695.
28. Saw T, Villar R. Footballer's hip: a report of six cases. *J Bone Joint Surg Br.* 2004;86(5):655-658.
29. Sink EL, Gralla J, Ryba A, Dayton M. Clinical presentation of femoroacetabular impingement in adolescents. *J Pediatr Orthop.* 2008;28(8):806-811.
30. Philippon MJ, Yen YM, Briggs KK, Kuppersmith DA, Maxwell RB. Early outcomes after hip arthroscopy for femoroacetabular impingement in the athletic adolescent patient: a preliminary report. *J Pediatr Orthop.* 2008;28(7):705-710.
31. Novais EN, Heyworth BE, Stamoulis C, Sullivan K, Millis MB, Kim YJ. Open surgical treatment of femoroacetabular impingement in adolescent athletes: preliminary report on improvement of physical activity level. *J Pediatr Orthop.* 2014;34(3):287-294.

索　引

B

闭孔神经　150

边缘撞击　26

D

大转子滑囊　128

大转子疼痛综合征　130

F

发育不良　57

分层法　3

G

股后皮神经　151

股神经　151

股外侧皮神经　151

骨软骨层　3

关节镜　32

关节囊盂唇层　7

关节内病变　226

关节外病变　221

关节外撞击　27

腘绳肌　114

过顶运动员　203

H

滑动髋　129

J

肌肉层　10

极限运动项目运动员　234

肩肘部损伤　213

接触类运动员　173

K

髋股撞击症　23

髋关节内侧软组织损伤　96

髋关节前侧软组织损伤　83

髋屈肌拉伤　83

M

慢性腘绳肌撕裂　122

N

耐力运动员　217

内收肌劳损 97

女运动员三联征　159

Q

髂腹股沟神经　150

髂腹下神经　150

髂胫束　129

髂胫束综合征　129

髂腰肌　12

髂腰肌撞击　86

S

深部臀肌综合征　139

神经层　12

生殖股神经　150

T

凸轮型撞击　25

W

外科脱位技术　47

外展肌复合体 129

X

下腰部损伤 212
小切口外科技术 51
胸腹部损伤 212
旋转类运动员 192

Y

阴部神经 144
应力性损伤 156
盂唇 10
运动性耻骨疝 98,100

Z

专项运动康复指南 251
转子间滑囊炎 130
坐骨神经 139